먹어서 병을 이기는 법

몸이 스스로 치유할 수 있는 새로운 과학적 방법

먹어서
병을 이기는 법

윌리엄 리 지음 | **신동숙** 옮김 | **김남규** 감수

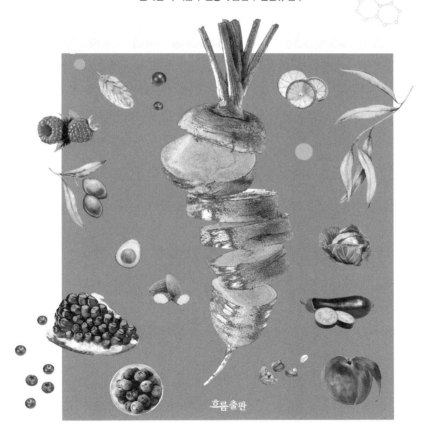

흐름출판

건강이 제대로 정의되고 음식이 건강에 어떻게 영향을 끼치는가를 우리가 명확히 이해할 수 있는 시대가 왔다. 이 책은 실제적인 과학을 토대로 그런 목표를 전폭적으로 이행해 나간다. 대단히 흥미롭고 유익한 이 책은 우리가 즐겨 먹는 음식들을 잘 활용하면, 누구든 건강해질 수 있음을 널리 전한다. 이 책은 흥미롭고 놀라운 사실을 알리면서, 건강한 식습관으로 병을 물리치도록 독자들을 자극한다. 기억하라. 당신의 운명은 당신의 손에 있다.

— 루이스 J. 이그나로, 노벨 생리의학상 수상자

최근에 나온 많은 식이요법과 건강 관련 도서들 중에 최고에 꼽혀야 할 책이다. 경험 많은 내과 전문의인 윌리엄 리 박사는 의학 연구 분야에서도 뛰어난 명성을 자랑한다. 그는 과학을 알고, 대중들에게 설명하는 방법을 잘 아는 사람이다. 그가 진술한 모든 사실은 건강에 관해 생각해볼보다 충실한 방법으로 우리를 인도한다.

— 콜린 캠프벨, 코넬대학교 박사

음식이 항암제라고 말한다면 대부분의 의사들은 "그런 엉터리 같은 소리"를 하고 있냐며 지적하고 비난할 것이다. 반면 암환자에게 음식이 중요하다라고 한다면 그건 틀린 이야기는 아니라고 할 것이다.

항암제가 완제품이라면 음식은 내가 조립해야 될 부품 같은 것이다. 퍼즐을 맞추듯이 잘 알고 끼워 맞추면 완성된 완제품이 될 수 있다. '이미 완제품이 나와 있는데 왜 직접 재료를 사서 힘들게 맞춰서 완제품을 만들려고 시간 낭비를 하는가'라고 답답해하는 분들도 있다. 하지만 퍼즐 맞추는 방법을 알리는 법, 음식 완성하는 조리법을 알려주는 참고서적이 있다면, 또 그 책이 아주 과학적이고 체계적이라면 믿고 노력해 볼 가치가 있는 것이다.

이 책은 음식에 과학을 더해 의학에 다가가려는 좋은 생각을 가진 저자의 훌륭한 지침서이다. 치료에 있어 답이 없어서가 아니라 못 찾아서 다들 궁금해 하면서 여기까지 와 있는데, 답을 찾을 수 있게 도움을 줄 수 있는 책이 나와 반갑다. 보이지 않던 영양소의 의학적 능력을 조금은 보일 수 있게 해주는 멋진 친구가 세상에 나온 것이다.

— 서재걸, 포모나의원 원장, 〈서재걸의 해독주스〉의 저자

우리는 '밥이 보약'이라는 말을 익숙하게 들어왔다. 이는 한의학의 기본개념인 '약식동원藥食同源'을 쉽게 풀이한 말이라 할 수 있다. 그러나 서양에서는 음식을 주로 에너지원이라는 차원에서 접근해 왔다. 윌리엄 리박사는 이 책을 통해 음식이 곧 건강을 지키는 약이라는 개념을 과학적으로 설명하고 있다. 리 박사가 제시하는 혈관신생, 재생, 마이크로바이옴, 면역, DNA보호의 5가지 방어체계는 한의학에서 말하는 스스로 치유

하는 능력인 '자생력自生力'의 개념과 같다. 또 자생력의 토대가 되는 간심비폐신肝心脾肺腎 작용과 놀랍도록 비슷해 너무나 흥미롭다. 이 책은 병의 공통분모를 찾고자 하는 저자의 관심의 결과물로서 그 구성이나 스케일 그리고 저자의 열정이 고개를 숙이게 만든다. 우리 인간에게 먹는 것은 삶의 중요한 기쁨 중 하나이다. 이 책에서 얻은 정보를 바탕으로 맛있게 먹고 건강을 지키기를 강력히 추천한다.

— 정세연, 초아재 식치한의원 대표원장, (사)한국식치연구원 원장

최근 의료의 패러다임이 치료 중심에서 예방 중심으로 변화하면서 식품의 기능도 점점 발전되고 있다. 인체에 에너지를 공급하는 단순한 역할에서 질병의 예방이나 치료에 적극적으로 이용될 뿐만 아니라 나아가서는 사회적, 정신적인 부분까지 삶의 모든 영역에서 중요한 수단이 되었다. 따라서 바른 먹거리야말로 이 시대의 큰 관심사임은 누구나 공감할 것이다.

식생활문화도 세계화되면서 전례 없이 다양한 식재료들을 다양한 조리법으로 쉽고 편리하게 이용할 수 있게 되었다. 그렇다 보니 인체 대사와 식품 그리고 영양에 대한 정확한 정보가 어느 때보다도 절실히 요구된다.

이 책에는 우리에게 익숙한 식재료도 있고 다소 생소하지만 자주 활용하면 좋을 세계의 여러 식재료들도 소개가 되고 있다. 많은 사람들에게 필요한 유익한 정보들이 잘 정리되어 있어서 영양학자로서 기쁘고, 많은 분들에게 좋은 활용가이드가 될 것이라 기대한다.

— 심선아, 한국식영양연구소 소장, 푸드닥터

월리엄 리 박사는 어떻게 하면 우리가 먹는 음식을 이용해서 타고난 건강 보호 수단인 선천적인 방어체계를 갈고 닦을 수 있는지를 소개한다.

　　　　　　　　　　　　　— 메멧 오즈, 의학박사, 『내 몸 사용 설명서』 저자

선구적인 책이다! 윌리엄 리 박사는 세계적인 명성을 누리는 의사이자 의학자다. 그는 우리가 몸의 자연치유력에 도움이 되는 선택을 함으로써 각자 건강의 운명을 통제할 수 있는 힘이 있다는 사실을 제시한다. 리 박사는 200가지 이상의 식품이 우리 몸의 방어 능력을 키우고, 건강에 도움이 되는 결과를 낳는다고 설명한다. 반드시 읽어보아야 할 책이다. 강력히 추천한다.

　　　　　　　　　　　　　— 딘 오니쉬, 의학박사, 『언두 잇UnDo It!』 저자

삶의 최고의 기쁨과 건강한 식성을 위한 설득력 있는 사례를 예찬한다. 이 책은 독자들에게 재미와 유익한 지식을 주고, 책 속에 몰입시키고, 독자들 각자가 결정하고 행동할 수 있는 힘을 준다. 혈관신생을 이용한 요법의 선구자인 윌리엄 리 박사는 우리가 건강을 뒤바꾸고 되찾을 스스로의 힘을 근본적으로 과소평가했음을 깨닫게 한다. 우리는 날마다 하는 일(먹는 일!)에서 각자 선택하고 창의성을 적용해서, 건강을 되찾을 수 있다. 리 박사는 우리가 몸을 공격하는 질병이라는 연극 속의 수동적인 배우들이 되거나 아니면 엘리트주의적인 치료법이나 돈이 많이 드는 최신 의학 기술에 의존할 것이 아니라, 식단을 통해서 5가지 몸의 방어체계를 강화할 역량이 있는 존재들임을 환기시킨다.

이 책은 음식의 힘에 관한 기막힌 이야기로, 건강의 의미를 되새기게 하며, 5×5×5 플랜이라는 유용한 방법을 제시함으로써, 삶의 즐거움을 최대한 오래 즐길 수 있도록 인도한다.

— 보노, 록그룹 U2의 보컬

월리엄 리 박사는 우리가 손에 드는 포크가 어째서 건강의 가장 강력한 도구가 될 수 있는가를 이야기한다. 이 책은 인체가 특정 건강방어체계를 통해 어떻게 자연적으로 병을 이기는가에 관한 새로운 사실을 전한다. 리 박사는 과학적인 증거를 동반한 장대한 여정으로 우리를 인도하면서, 우리가 먹는 음식이 이런 방어체계를 활성화할 수 있음을 보여준다. 우리가 즐겨 먹는 음식들을 외면하는 다른 많은 책들과는 달리, 이 책은 사람들이 좋아하는 음식들이 건강과 활력에 어떻게 도움이 되는지를 설명한다. 건강에 관심이 많은 사람은 새로운 고전으로 자리 잡을 이 책을 꼭 읽고 이 책의 내용을 친구들과 가족들과 공유할 것을 권한다.

— 마크 하이만, 의학박사,

『음식: 대체 뭘 먹어야 할까? Food: What the Heck Should I Eat?』 저자

드디어, 진짜 전문가가, 생생한 과학적 사실에 근거해서, 더 건강해지기 위해서 어떤 음식을 먹어야 하는지를 알려주는 책이 나왔다! 이 책은 우리가 몸에 관해 생각하는 방식이나 장을 보러 가거나, 식구들이 먹을 음식을 요리하거나 외식을 할 때 내리는 선택을 완전히 바꾸어 놓을 것이다. 건강, 미용, 체력적인 측면에서 최선의 결과를 얻기

바란다면 이 책을 처음부터 끝까지 꼼꼼히 읽어야 한다. 음식과 건강에 관한 문제를 다루는 우리 팀에 리 박사가 함께여서 아주 기쁘다!

— 신디 크로퍼드, 배우

농림부 장관으로 재직할 시절에 내가 맡은 임무 중 하나는 대중들에게 현대적이고 과학적 사실에 기초한 음식 관련 정보를 제공해서 국민의 건강과 영양 상태를 향상시키는 것이었다. 리 박사의 이 뛰어난 책은 내가 읽었던 건강한 음식, 영양, 병에 대한 저항성 간의 과학적인 관계를 다룬 책들 중에 최고다. 강력히 추천한다.

— 댄 글릭먼, 미국 전 농림부 장관

'먹는 것이 곧 우리다'라는 상투적인 문구를 더 정확하게 표현하자면 '음식을 통해 얻는 것이 곧 우리다'가 되겠다. 음식이 단순히 에너지원이나 영양소에 그치지 않고, 일종의 약이 된다면 어떨까? 획기적인 이 책에서 윌리엄 리 박사는 임상 의학 연구에 관한 지식으로 음식과 건강 관계의 새로운 분석을 내놓는다. 리 박사는 우리가 먹는 음식이 인체 기능에 어떤 영향을 주는지 그리고 음식이 어떻게 질병으로부터 우리를 보호하는지를 종합하면서, 이 관계를 설명하는 '음식이 약이다'라는 새로운 패러다임을 내놓는다. 이 책은 우리가 먹는 음식과 건강과의 관계에 관한 사람들의 생각의 혁명적인 변화를 예고한다.

— 디 에지, 록그룹 U2의 기타리스트, 혈관신생재단 대표

분자 영양학에 의해 분자 의학이 드디어 합류했다! 인간의 의료 활

동은 이제 건강과 질병의 가장 강력한 두 가지 결정 요인인 의학과 음식을 통합하여 진정한 변화를 이룰 수 있게 됐다. 리 박사는 건강과 질병에 영향을 끼치는 유전, 분자, 세포의 메커니즘을 밝히는 데 이바지한 뛰어난 의사이자 과학자이다. 이런 메커니즘에 관한 지식을 바탕으로 연구원들과 의사들이 병을 예방하거나 없애거나 통제하기 위해 목표 대상을 겨냥한 강력한 약을 내놓고, 현대적인 '정밀 의료'의 시대를 열 수 있게 됐다. 의학계는 약에 덧붙여 식단도 건강을 조절하는 중요한 역할을 한다는 것을 오래 전부터 인식했지만, 어떻게, 어째서 그런지에 관해서는 잘 이해하지 못하고 있었다. 이 책에서 리 박사는 우리가 먹는 음식에 담긴 분자 영양소의 특성과 그런 영양소가 병의 예방과 건강의 회복에 끼치는 영향에 관해 엄밀하고 포괄적인 과학적 해석을 제시해서, '정밀 분자 영양학'의 바탕을 마련한다. 그런 의미에서 이 책은 말 그대로 역사적인 개요서다.

이 책은 아주 다양한 종류의 식품에 들어 있는 미세영양소와 그 영양소들이 체내의 세포와 조직들과 상호작용하는 과정에 대한 깊이 있는 설명을 제시한다는 점에서 대단히 놀랍다. 지난 수십 년 동안 '건강한 음식'에 관한 기본적인 사실이 알려지면서, '하루에 사과를 한 개씩 먹으면 의사가 필요 없다' 같은 격언이 나오기도 했다. 이 책에서 리 박사는 단순히 사과가 몸에 좋은 이유만 설명하는 것이 아니라 더 나아가 어떤 종류의 사과가 가장 좋은지까지 알려준다.

이 책은 구성 또한 아주 훌륭하다. 리 박사는 감염원이 인체를 침범해서 유전적인 통제 기능에 문제가 발생하면서 암이 발달하거나 노화가 촉진될 우려가 있을 때 몸을 온전하게 지키고 건강을 유지하는 인체의 핵심 메커니즘부터 먼저 설명한다. 그런 기본적인 메커니즘은 혈관신생, 재생, 마이크로바이옴(몸에 존재하는 모든 미생물의 유전 정보), DNA 보호, 면역이다. 리 박사는 그런 기본 내용을 제시한 뒤에 이 메커니즘을 뒷받침하는 데 가장 효과적인 분자 영양소에 대해 자세히 설명하고, 어떤 식품에 그런 영양소들이 풍부하게 들어 있는지 알려준다. 사실상 명확한 식이요법을 제시하는 셈이다. 그런데 무엇보다도 반갑고 한편으로 놀라운 사실은 그런 식이요법에는 우리가 좋아하고 즐겨먹는 식품들이 가득하다는 점이다!

다양한 식품에 든 미세영양소들과 그 식품들이 우리 몸에서 하는 기능 간의 상호작용을 광범위하게 설명하면서 리 박사는 과학 실험을 통해 증명된 데이터들과 수준 높은 임상 실험 자료를 충분히 제시한다. 그런데 그는 바람직한 영양섭취 방법을 소개하는 데 그치지 않고, 책의 후반부에서는 각자가 좋아하는 음식을 활용해서 이런 건강한 식습관을 실천할 수 있는 '5×5×5 플랜'도 제안한다.

한마디로 이 책은 음식을 이용해서 건강을 증진하는 방법을 알려주는, 전문가와 대중들 모두에게 큰 도움이 될 최고의 안내서다. 이 책은 과학적이고, 포괄적이며, 관련 사실을 처방과 연결지었고, 무엇보다도 실용적이다! 이 책은 사람들의 식습관뿐 아니라 의료까지 대대적으로 변화시킬 것이다.

— 앤드류 C. 본 에센바흐, 의학박사

감수의 글

윌리엄 리 박사의 책을 한국의 독자에게 소개할 수 있게 되어 기쁘게 생각합니다. 리 박사는 국제적으로 명성이 높은 내과 교수이자 연구자입니다. 혈관신생재단Angiogenesis foundation이라는 비영리재단의 창립자이고, 신생 혈관과 암, 대사 질환, 퇴행성 질환 관계에 대한 실험 및 임상 연구에 있어서 높은 업적을 가지고 있는 분입니다. 미국 아마존 베스트셀러가 된 책의 저자이기도 하죠. 리 박사가 한 '암을 굶기는 식사'라는 제목의 TED 강의는 천만 명이 넘는 사람들이 시청할 정도로 큰 화제가 되기도 했습니다.

리 박사가 쓴 이 책은 우리 몸의 자연 치유 기능을 잘 이해하고, 도움이 되는 건강한 식생활을 소개하는 동시에 실천하는 방법을 구체적으로 제시하고 있습니다. 내용을 보면서 몇 가지 놀란 점이 있었는데, 가장 먼저 제가 감탄했던 부분은 어떻게 이토록 과학적인 사실을 쉽고 재미있게 풀어 썼을까 하는 것이었습니다. 객관적 근거를 통해 리 박사가 제시하는 명쾌한 해결책과 제안은 독자가 받아들이지 않을 수 없게 만듭니다. 방대한 문헌 조사와 사례 제시는 저자의 정보 처리 능력과 정리, 통합의 뛰어난 능력을 보여줍니다.

이 책은 우리들조차 잘 모르고 있는 우리 몸의 놀라운 치유 능력을 알기 쉽게 5개 기전으로 설명하고 있습니다. 혈관신생, 재생 줄기세포, 마이크로바이옴, DNA 보호, 면역 기능이 바로 그것이죠. 이러한 방어 체계가 조화를 이루어 우리 몸이 건강하게 유지되는 기전을 상세하게, 더군다나 전문지식이 없는 일반인들도 잘 이해할 수 있도록 비유를 들어 쉽게 풀어 쓴 것은 리 박사의 독보적인 재능이라고밖에 할 수 없습니다.

리 박사는 이 책에서 우리 몸의 놀라운 5가지 방어 체계가 심장 질환, 대사 질환, 퇴행성 질환, 암 등의 질병을 물리치는 데 아주 중요한 역할을 한다는 과학적 사실을 분명하게 제시합니다. 그리고 이러한 방어 능력을 활성화하는 가장 좋은 방법이 바로 음식이라는 답을 제시하고 있죠.

무려 200가지가 넘는 음식에 대한 자세한 설명은 혀를 내두를 정도이고 매우 흥미롭기까지 합니다. 음식을 조리하는 전문 요리사분께도 꼭 읽어보라고 권하고 싶습니다. 김치에 대한 소개와 우리나라 학자의 연구도 많이 포함되었고, 특히 아시아권 학자들의 연구 결과가 많이 인용되어 있는 것도 색다른 점입니다. 뿐만 아니라 세계 구석구석의 온갖 식재료와 음식에 대한 심도 있는 분석과 식견은 또 한번 감탄을 자아냅니다. 나쁜 음식을 선택하고 먹으면 왜 건강을 잃게 되는지, 우리가 미처 모른 채 즐겨 먹는 음식의 좋은 점과 나쁜 점은 어떤 것이 있는지, 독자들은 한 장 한 장 흥미진진하게 읽어 나가게 될 겁니다.

리 박사의 5×5×5 플랜-5가지 몸의 방어 체계에 도움이 되는 5가지 음식을 선택하여 매일 5번에 걸쳐 먹는 식사 습관-을 제시하고 있는 이 책에는 다른 수많은 건강책에서 말하는 단식법이나 칼로리 등에 관한 이야기는 없습니다. 특정 식이요법에 대한 언급도 없습니다. 리 박사가 이야기하는 것 중 일부를 말씀드리면, 약간 배고플 때 그만 먹기, 천천히 씹기, 여럿이 같이 먹기 등이 있습니다. 고개를 갸웃하는 분들이 있으시겠죠. 하지만 이 책을 다 읽고 나면 이것이 얼마나 중요한 일인지 여러분도 알게 되실 겁니다.

이 책의 가장 큰 장점은 지구에 존재하는 다양한 문화권의 사례, 장수촌의 특징 등을 조사한 결과와 개인의 경험 등이 균형 있게 구성되어 있어서, 과학 서적이면서 동시에 누구라도 쉽게 읽을 수 있을 만큼 대중성이 높다는 점입니다.

책의 마지막 부분에는 음식 조리방법과 음식물 보관법 등까지 제시하는데, 리 박사의 치밀함은 여기에서도 빛을 발합니다. 저자의 친절하면서도 세밀한 면모는 독자들에게 엄청나게 큰 도움이 될 것이라고 확신합니다. 리 박사 본인이 선호하는 5×5×5 식단은 독자로 하여금 '나도 한 번 해볼까' 하는 호기심이 절로 생겨나게 하죠.

리 박사는 좋은 식생활 습관을 권하고 우리 몸의 방어체계 활성화를 통해 오래도록 건강한 삶을 진정으로 바라고 있습니다. 성경의 복음을 전달하는 것처럼 리 박사는 음식 선교사이기도 합니다. 이 책은 우리 몸의 건강 방어 체계를 도와주는 좋은 식생활을 습관화하여 몸이 건강하고 행복해지게 하는 지침서입니다. 흔히들 장내 미생물이 주된 기전이라고 생각했지만 리 박사는 내과 의사답게 깊이 있는 통찰을 통해 독자들을 설득하고 깨우치고 있습니다. 자연 치유 능력을 키워서 건강하게 장수하는 비결이 잘 정리된 책입니다. 다양한 암과 대사성, 퇴행성 질환이 많아지는 한국의 현 상황에서 독자 여러분께 필독을 추천합니다.

연세대학교 의과대학 교수

김남규

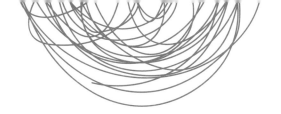

목차

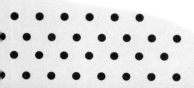

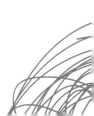

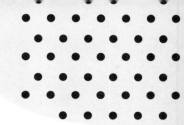

제3부 ——————————————

계획하고, 선택하고, 행동하라

: 먹어서 건강해지는 실천요령

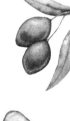

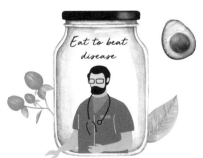

이제는 질병과의 싸움에서 정말로 중요한 전환기를 맞았다. 우리에게는 음식으로 몸의 건강 상태를 탈바꿈할 엄청난 기회가 있다. 우리는 이제 치료약을 발굴하고 개발할 때 사용되어 온 것과 똑같은 방법과 체계를 적용해서 실험한 식품에 관한 과학적 증거를 토대로 무엇을 먹고 마실지를 결정할 수 있게 됐다. 음식을 약처럼 연구해서 얻은 이런 데이터는 음식이 인간의 건강에 특별하고도 이로운 방식으로 영향을 끼칠 수 있다는 사실을 분명히 드러낸다.

본론에 들어가기에 앞서 개인적인 이야기부터 잠깐 꺼내려고 한다. 나는 내과 전문의이자 연구과학자다. 대학에서는 생화학(지금은 '분자세포생물학'이라고 불린다)을 전공했고, 졸업 직후 6개월 동안은 생명공학 분야에 몸담았다. 이후 많은 질병의 공통분모인 혈관신생, 즉 인체가 새로운 혈관을 만드는 과정에 연구 초점을 맞추고, 전 세계인의 건강을 증진시킨다는 특별한 목표를 두고 1994년에 비영리조직인 혈관신생재단Angiogenesis Foundation을 공동 설립해 25년간 이끌어 왔다.

나는 과학자로서 예전부터 병의 공통분모를 찾는 데 깊은 관심을 갖고 열정적으로 파고들었다. 대부분의 의학 연구는 특정 질병의 특성에 관한 연구를 바탕으로 여타 질병들과의 차이점을 찾고 치료법을 모색하는 식으로 진행된다. 하지만 나는 완전히 상반된 접근 방식을 취했다. 나는 여러 질병에서 공통된 부분을 찾고 그런 공통점이 새로운 치료법으로 발전할 가능성이 있는지를 탐색해서, 한 가지 질병이 아니라 여러 질병을 동시에 해결할 돌파구가 존재한다는 사실을 발견했다.

내가 혈관신생을 주요 연구 분야로 선택한 건 의사가 된 지 얼마 안 되었을 때였다. 혈관은 몸의 모든 세포에 산소와 영양소를 전달하기 때문에 건강에 지극히 중요한 요소다. 내 멘토였던 주다 포크만^{Judah Folkman}은 하버드대학교의 뛰어난 외과 전문의이자 과학자로, 암에 영양을 공급하는 비정상적인 혈관을 표적으로 삼는 방법이 완전히 새로운 치료법이 될 수도 있다고 맨 처음 생각했던 사람이다. 비정상적인 혈관신생은 암에만 영향을 끼치는 것이 아니라 그 밖에 심장병, 뇌졸중, 당뇨병, 알츠하이머병, 비만을 포함한 70여 가지 질병의 공통분모다. 1993년에 나는 이런 생각을 하게 됐다. '혈관의 발달을 조절하는 한 가지 방법만으로 이 모든 심각한 질병들을 해결할 수 있지 않을까?'

이것이 바로 혈관신생재단이 많은 동료들, 후원자들과 함께 해왔던 일이다. 우리는 공통분모를 공략하는 이런 접근법의 연구를 계획하고 새로운 치료법을 모색했다. 북미, 유럽, 아시아, 오스트레일리아, 중남미의 뛰어난 과학자들과 의사들 300여 명, 생명공학, 의료 기기, 진단 영상 기술 분야의 혁신적인 기업 100여 곳 그리고 미국국립보건원, 미국식품의약국, 전 세계 주요 의료협회들을 이끄는 통찰력 있는 지도자들이 우리와 함께했다.

그리고 그런 활동을 통해 상당한 성과를 얻었다. 공동의 노력을 쏟아 부은 덕분에 의료계에 혈관신생을 바탕으로 하는 치료법이라는 새로운 분야가 형성됐다. 그러면서 암, 신생혈관성 노인 황반변성(습성 황반변성)이나 당뇨망막병증처럼 시력 소실을 유발하는 질병이 있을 때, 병든 조직에서 혈관이 생성되지 못하도록 막는 처치법을 비롯한 혁신적인 치료법들이 나왔다. 또 당뇨병과 정맥성 하지 궤양 같은 병이 있을 때 새로운 혈관을 만들어서 필수 조직을 치유하는 방법이 개발되어 관련 의료 시술의 변화를 촉발하기도 했다. 현재 혈관신생을 이용해 미국식품의약국FDA의 승인을 받은 약품, 의료기기, 세포 조직 제품들은 32종 이상이 나와 있다.

이런 치료법들은 예전에는 그저 어렴풋한 아이디어에 불과했지만 종양학, 안과학, 상처치료의 중요한 기준으로 새롭게 자리 잡으면서 환자들이 더 오래, 더 나은 삶을 살도록 도움을 주고 있다. 우리는 심지어 수의사들과도 협력해서 반려견, 돌고래, 리프피시(산호초 주위에 서식하는 어류-옮긴이), 맹금류, 코뿔소, 북극곰을 위한 새로운 치료법을 개발하기도 했다. 나는 이런 발전에 함께했던 것을 보람 있게 생각한다. 혈관신생 분야에서 현재 1,500건의 임상 실험이 진행 중임을 고려하면, 앞으로도 분명 더 많은 발전을 거둘 것이다.

*

하지만 이 모든 성과에도 불구하고, 신종 질병의 발생 비율이 급격히 높아지는 냉정한 현실이 우리 앞에 있다. 전 세계 사람들의 건강을 위협하는 가장 큰 요인은 암, 심장질환, 뇌졸중, 당뇨, 비만, 퇴행성 신경질환 같은 비전염성 질병이다. 이런 질병들은 워낙 흔해서, 누구든 아는 사람이나 가까운 사람들 중에 이런 병으로 고생하거나 목숨을 잃은 사람이 꼭 있을 정도다. 세계보건기구[WHO]에 따르면 2015년에 심혈관 질환으로 사망한 사람은 1,770만 명, 암으로 숨진 사람은 880만 명, 당뇨병으로 숨진 사람은 180만 명이다.

　뛰어난 치료법이 개발되고 FDA의 승인을 받더라도 병을 치료하는 단 한 가지 대응으로 맞서는 것은 비전염성 질병에 대한 지속가능한 해결책이 되지 못한다. 신약을 개발하는 데 천문학적인 비용이 소요된다는 점도 그 이유 중 하나다. 실제로 생명공학 기술을 활용한 신약 개발에는 20억 달러 이상이 들기도 한다. 환자들이 FDA 승인을 받은 신약을 복용하고 싶어도 비용 부담이 엄청나서, 1년에 20만 달러에서 많으면 90만 달러 이상이 될 수도 있다. 이런 큰돈을 감당할 수 있는 환자들은 거의 없다. 때문에 세계 인구가 갈수록 증가하고 노화하는 가운데 정작 치료제가 필요한 사람들이 최신 치료약을 사용하지 못하는 상황에 처해 있다.

　약물 치료만으로는 건강을 지킬 수 없다. 그렇다면 중요한 질문은, 애초에 병을 치료해야 하는 상황에 이르지 않도록 질병을 어떻게 예방할 것인가가 된다.

　그 선구적인 방법 중 하나는 음식을 이용하는 것이다.

　식단이 부실하면 예방 가능한 질병이 찾아들 수 있다는 것은 모든 의사들이 잘 아는 사실이며, 음식은 의학계에서 그 어느 때보다 중요한 주제로 떠오르고 있다. 일부 급진적인 의과대학에서는 커리큘럼에 요리 수업을 넣기도 한다. 음식으로 건강을 도모하는 방법은 누구든 쉽게 접근할 수 있으며, 이 방법을 활용하면 값비싼 약을 쓰는 치료에 의존할 필요도 없다.

그런데 건강한 식단에 관해 깊이 알고 환자들과 상담할 수 있는 의사들은 많지 않다. 이런 현실은 의사 개개인의 잘못이 아니라, 영양학 교육을 거의 못 받은 데에서 비롯된 부작용이라고 보아야 한다. 하버드 T. H. 챈 보건대학원 교수인 데이비드 아이젠버그에 따르면, 미국의 의과대학들 중에서 영양학 수업이 필수 과목인 학교는 5곳 중 1곳에 불과하다. 의과대학에 개설된 영양학 수업은 평균적으로 19시간에 불과하며, 일선에서 진료 중인 의사들이 영양학에 대해 배울 수 있는 평생 교육 프로그램은 거의 없다시피 하다.

게다가 음식과 건강을 다루는 학문이 지금껏 서로 독립적인 분야로 다루어져 왔기 때문에 문제가 더 복잡해진다. 식품 공학자들은 식용 물질들의 화학적, 물리적 특성을 연구한다. 생명과학 연구원들은 인간을 포함한 살아 있는 유기체들을 연구한다. 전염병학자들은 현실 세계의 인구 집단을 연구한다. 각 분야가 각기 중요한 관점과 아이디어를 내지만 이 분야들이 하나로 합해져서 어떤 식품과 음료가 인체에 이로우며 어느 정도 이로운지, 식품의 어떤 성분이 정확히 그런 영향을 유발하는지와 같은 현실적인 질문의 답을 제시하는 경우는 거의 없다.

그렇다는 사실은, 의사들이 아무리 의학적으로 뛰어난 지식과 전문 기술을 갖췄더라도 병을 물리치고 건강을 지키기 위해 어떤 음식을 챙겨 먹으면 좋을지 환자들에게 조언하는 데에는 그다지 능숙하지 못할지도 모른다는 점을 암시한다.

나는 일을 하면서 몸소 그런 현실을 체감했다. 퇴역 군인들을 진료하는 병원에 근무하던 시절에 노인들을 진료하면서 이 환자들이 어쩌다가 이 지경이 됐을까 하는 생각을 자주 했다. 대부분이 남성이었던 그 환자들은 나라를 위해 싸우는 전쟁 용사로 강도 높은 훈련을 받았으며, 왕년에는 완벽히 건강한 몸의 표본이었던 사람들이다. 하지만 그로부터 수십 년이 지나고 병원 진료실을 찾았을 때 즈음에는 대부분이 과체중이고, 심할 경우 비만, 당뇨, 중증 심장병과 폐질환, 암에 걸려서 만신창이가 되어 있었다.

진료 뒤에 절망적인 진단이 나오면 환자들은 "상태가 얼마나 심각합니까?", "어떤 치료법이 있지요?", "얼마나 살 수 있습니까?" 같은 질문을 쏟아냈다. 그리고 거의 모든 환자들이 진료실을 나서려다 말고, 내 쪽으로 몸을 돌리고 이렇게 질문했다.

"선생님, 뭘 먹어야 몸 상태를 개선하는 데 도움이 될까요?"

하지만 나는 그 질문에 제대로 답할 수가 없었다. 그에 관한 교육이나 연수를 받은 적이 없었기 때문이다. 나는 그런 상황이 옳지 못하다고 느끼고, 답을 구하기 위해 개인적으로 연구를 시작했다. 그리고 결국에는 이 책을 쓰기에 이르렀다.

*

건강에 이로운 음식이 어떤 도움을 주는가를 알아보려면 우선은 건강의 정의부터 정확하게 이해해야 한다. 사람들 대부분은 건강을 병이 없는 상태로 인식한다. 하지만 건강은 그보다 훨씬 넓은 개념이다. 실제로 건강의 정의는 대대적으로 개선될 필요가 있다.

분명한 사실은, 건강이란 태어나는 순간에서 삶의 마지막 순간까지 전력을 다해서 몸을 보호하는 놀라운 방어체계 속에서 우리 몸의 세포와 기관들이 순조롭게 기능하는 활성 상태라는 점이다. 이런 건강 방어체계는 몸에 태생적으로 갖춰져 있다. 그중 일부는 대단히 강력해서 심지어 암 같은 질병까지 이길 수 있다. 그리고 이런 보호 체계들에는 각각의 기능이 있지만, 때로는 서로 지원하고 상호작용하기도 한다. 이런 방어체계들은 건강의 공통분모다. 병의 예방을 중시하고 그런 공통분모들에 초점을 맞추는 쪽으로 방향을 조절하면, 병이 들기 전에 차단하는 통합적인 방식을 취할 수 있다. 이것은 우리가 20년 전에 병을 치료하는 공통분모를 찾았던 것만큼이나 영향력 있는 변화가 될지도 모른다.

우리 몸에는 건강을 지탱하는 5가지 핵심 방어체계가 있다. 이 5가지는 모두 먹는 음식에 영향을 받는다. 어떤 음식을 먹어야 건강 방어체계에 도움이 되는지를 알면, 식단을 활용해서 건강을 유지하고 질병을 이기는 방법을 터득하는 셈이 된다.

동료 의사들이나 학생들에게 식단과 건강의 상관관계에 관해 설명할 때면, 나는 우리 몸이 성곽으로 둘러싸여 있을 뿐 아니라 곳곳에 설치된 기발한 방어 장치들로 보호된, 중세 시대의 요새와 같다는 비유를 든다. 이런 방어체계들 중에서 성벽의 사면斜面, 함정, 머더 홀murder hole(수비대가 침략자들을 공격할 때 사용하기 위해 통로나 천정 등에 뚫어놓은 구멍-옮긴이) 같은 것들은 실제로 적이 침략해 들어오기 전에는 그 존재가 겉으로 드러나지 않는다. 건강 방어체계는 몸이라는 요새를 지키는 숨겨진 방어 시설이다. 이 방어 시설들은 체내에서 몸을 치유한다. 그러므로 이제는 건강을 강화할 방법을 보다 체계적으로 살펴볼 수 있다.

이 5가지 방어체계는 혈관신생, 재생, 마이크로바이옴, DNA 보호, 면역이다.

혈관신생

약 10만 킬로미터에 이르는 혈관은 산소와 영양소를 몸 안의 모든 세포와 조직에 운반한다. 혈관신생은 이런 혈관이 형성되는 과정이다. 콩, 녹차, 커피, 토마토, 적포도주, 맥주, 경화 치즈 같은 식품들은 혈관신생 방어체계에 영향을 끼칠 수 있다.

재생

골수, 폐, 간, 그 외 체내의 거의 모든 기관에 산재하는 7만 5,000개 이상의 줄기세포 덕분에 우리 몸은 날마다 재생된다. 이런 줄기세포들은 평생에 걸쳐서 몸을 유지하고, 치료하고, 재생한다. 다크초콜릿, 홍차, 맥주는 이런 재생 기능을 촉진해서 손상된 부위의 재생을 돕는다. 자색 감자는 암을 촉발하는 치명적인 줄기세포를 없앨 수 있다.

마이크로바이옴

우리 몸에는 거의 40조 마리 가까이나 되는 박테리아가 살며, 그 대부분은 우리 몸을 지키는 데 기여한다. 이런 박테리아들은 우리가 섭취한 음식에서 물질대사에 필요한 물질을 만들고 장으로 보낼 뿐 아니라 면역 체계를 조절하고, 혈관신생에 작용하며, 심지어 뇌와 사회 기

능에 중요한 호르몬을 만들기도 한다. 김치, 사우어크라우트^{sauerkraut}
(잘게 썬 양배추를 소금에 절여 만든 독일식 김치-옮긴이), 체더치즈, 발효
빵 같은 음식을 먹으면 마이크로바이옴을 강화할 수 있다.

DNA 보호

DNA는 본래 유전자 지도이지만, 방어체계의 역할도 한다. DNA에
는 태양의 복사열, 가정의 화학물질, 스트레스, 수면 부족, 식단 불균형
등으로 인한 손상으로부터 몸을 지켜주는 뛰어난 복구 체계가 갖춰져
있다. 우리가 먹는 식품들 중에는 DNA의 복구 능력을 촉발하는 것도
있다. 몸에 이로운 유전자를 활성화하고 해로운 유전자를 비활성화는
식품도 있고, 텔로머^{telomer}(말단소립 단백질 – 옮긴이)를 늘여서 DNA를
보호하고 노화를 늦추는 식품들도 있다.

면역

면역 체계는 우리가 과거에 예측했던 것보다 훨씬 복잡한 방식으로
몸을 정교하게 보호한다는 사실이 밝혀지고 있다. 면역 체계는 장^腸의
영향을 받는다. 그래서 장을 잘 조절하면 암을 효과적으로 공략하거
나 퇴치할 수 있으며, 그런 효과는 심지어 노인들에게도 동일하게 나
타난다. 최근의 과학적 발견으로 면역 체계에 관해 사람들이 아는 사
실이 완전히 바뀌었다. 식품들 중에는 블랙베리, 호두, 석류처럼 면역
체계를 활성화시키는 것도 있고, 자가 면역 질환의 활동과 증상을 약
화시키는 식품도 있다.

이 책은 독자들이 날마다 무엇을 먹을지 결정할 때 더 나은 선택을 내리는 데 도움을 주고자 쓰게 됐다. 특히 각자 좋아하는 음식을 먹으면서 더 오래 살 수 있도록 돕고자 한다. 현재 몸이 튼튼하고 건강한 편인데, 앞으로도 그런 몸을 계속 유지하기를 바란다면, 이 책에서 꼭 필요한 정보를 얻을 수 있다. 나이가 들어간다는 사실을 감지하기 시작하면서, 몸의 기능이 퇴화되는 것을 막고 만성질환을 예방해야겠다는 생각을 하는 사람들에게도 이 책이 도움이 될 것이다. 또 심장질환, 당뇨, 자가 면역 질환 등의 만성질환이 있거나 가족력이 있어서 앞으로 그런 병에 걸릴 위험이 높은 수많은 사람들에게도 이 책이 큰 도움이 될 것이다.

어떤 한 가지 '종합 식단'을 소개하기 위해서 이 책을 쓴 것이 아님을 확실히 해두고 넘어가야겠다. 혹시 살을 빼야 하거나 글루텐 불내증이 있거나 혈당 조절에 문제가 있거나 알츠하이머병의 진행을 늦추거나 심장질환을 치료하기 위해서 정해진 규정 식단을 따르고 있다면, 그런 특화된 식단을 대체할 식단을 제시하는 것이 아니라 현재 실천 중인 식단 계획에 참고하거나 때에 따라 부가적으로 적용 가능한 식품 정보와 과학적인 증거를 제공하는 것임을 밝혀두고 싶다. 그리고 실제 생활에서 바로 접목할 수 있도록 후반부에서는 그런 식품을 맛있게 요리해서 먹는 방법도 소개할 것이다.

우리는 누구나 병을 두려워한다. 건강을 지키겠다는 목표가 있거나 현재 어떤 병에 걸려서 고생하고 있다면, 과학과 사실에 바탕을 둔 신뢰할 만한 정보와 즉시 적용할 수 있는 대처 방안이 필요할 것이다. 내가 이 책에서 언급한 식품에 관한 조언들은 의학적인 치료를 대체하기 위한 것이 아니다. 서구의 생물 의학biomedicine(생물 화학과 기능의 관계를 다루는 임상 의학-옮긴이)을 거부하고 음식이 특효약이라고 주장하는 의사들도 일부 있지만, 나는 그런 부류의 의사가 아니라 오히려 그 반대에 가깝다. 나는 내과 전문의로 교육과 실습을 거치고 경험을 쌓아왔기 때문에 진단을 내리고 치료 방법을 결정할 때 수술과 최신 약제를 포함한 증거 기반의 의학적 지식을 바탕으로 신중히 판단한다.

일반적으로 의사들 대부분은 음식을 이용해서 병을 물리치고 건강을 유지하는 방법을 조언하는 훈련은 따로 받지 않은 상태다. 실제로 주치의에게 어떤 음식을 먹는 것이 도움이 되느냐고 질문하면 그저 멍하니 쳐다보거나 시큰둥하게 아무거나 입에 당기는 대로 먹으라는 답을 듣게 되는 경우가 많다. 하지만 이 책은 그렇지 않다. 이 책에서는 각자 뭔가 해볼 수 있는 방법을 구체적으로 제시한다.

이 책은 3부로 구성된다. 1부에서는 건강 방어체계의 능력 뒤에 있는 놀라운 이야기들을 전하면서 그런 능력이 어떻게 발견됐고, 어떻게 작용하며, 우리가 그런 치유력을 어떻게 활용할 수 있는가를 다룬다. 상당히 흥미롭게도 이제는 과학자들이 치료제를 연구할 때와 동일한 도구와 방법으로 식품에 관해 연구하고 있다. 2부에서는 건강 방어체계를 활성화하는 식품을 소개할 텐데, 그중에는 독자들이 미처 생각하지 못했던 것들도 있을 것이다. 입이 떡 벌어질 만큼 놀라운 사실을 포함해서 건강에 보탬이 되는 200가지 이상의 식품에 관한 흥미로운 연구 결과도 소개할 것이다. 3부에서는 그런 식품을 각자의 삶에 적용하는 쉽고 현실적인 방법을 논한다. 나는 평소에 즐겨 먹는 음식으로 쉽게 건강을 증진할 수 있는 융통성 있는 방법을 고안하고, '5×5×5 플랜'이라고 이름 붙였다. 그에 관한 세부 내용은 3부에서 다루어진다.

이 책을 효과적으로 활용하려면, 우선은 음식으로 병을 이기는 방법의 전체적인 그림을 파악할 수 있도록 맨 처음부터 끝까지 쭉 읽어 내려가야 한다. 건강방어능력이란 무엇인지, 그와 관련해서 어떤 식품들이 있는지, 왜 그리고 어떤 방법으로 먹어야 하는지를 알아야 한다.

그 다음에는 여러 식품들이 건강에 어떻게 긍정적으로 영향을 끼치는가를 정리한 목록으로 돌아가서 더 자세히 살펴본다. 평소에 좋아하고 즐겨먹던 것들이나 생소하지만 한번 먹어봐야겠다는 생각이 드는 것들을 찾아본다. 목록에 나온 식품들 중에 개인적으로 좋아하는 식품들은 지속적으로 섭취하도록 한다.

그리고 본격적으로 준비가 됐으면, 3부로 들어간다. 이번에는 종이와 연필을 준비한다. 이 책에 나온 식품 목록을 토대로 각자 좋아하는 식품의 목록을 만들고, 〈부록 A〉에 있는 5×5×5 일일 워크시트를 작성한다. 자세한 작성 방법은 11장의 설명을 참조한다. 그리고 나면 이제는 몸소 실천할 차례다. 작성한 워크시트를 이용해서 그날그날 섭취할 건강식품을 선택하면 된다.

*

어떤 질병을 퇴치하거나 아니면 건강하게 오래 살 수 있는 '묘책' 같은 건 없다. 우리 삶에서 어떤 한 가지 요소만으로 병을 완전히 차단하는 것은 불가능하다. 그런데 내가 연구한 바에 따르면 그보다 훨씬 나은 길이 있다. 타고난 방어체계를 강화하면 몸은 저절로 치유된다. 이 사실을 통해 그동안 우리가 건강을 회복하고 몸을 건강하게 바꿀 능력이 우리에게 있음을 철저히 간과해왔다는 걸 깨닫게 된다.

여생을 더 오래 건강하게 지내는 것이 목표라면, 각자 선택해서 먹는 음식으로 목표 실현 가능성을 높일 수 있다. 방어 체계를 강화하고 적절히 관리하면, 병을 물리치고 수명뿐 아니라 삶의 질까지 높일 수 있다.

평생 음식을 먹을 때마다 우리가 내리는 선택은 삶을 편히 즐기면서도 건강을 유지할 완벽한 기회가 된다. 식생활에서의 계획적인 예방조치는 밤에 잠자리에 들기 전에 현관문과 가스레인지 밸브를 확인하는 습관을 들이는 것과 비슷한 기본 상식이다. 꾸준한 운동, 숙면, 스트레스 관리, 튼튼한 사회적 유대관계에 좋은 식습관이 더해지면 건강의 잠재력을 최대한 실현할 수 있다.

엄청나고 놀라운 과학적 진보의 시대인 이 시대에 건강은 모든 사람들이 성취 가능한 범위 안에 있다. 그런데 첨단 치료법이 더 많이 개발되고 있는데도, 수많은 사람들이 예방 가능한 만성 질병으로 고생하거나 목숨을 잃는다. 갈수록 높아지는 의료비용과 갈수록 해로워지고 불균형이 심해지는 환경 속에서 건강은 우리 모두에게 영향을 미치는 평등에 관한 문제다. 현대 의학의 전반적인 시스템은 붕괴 직전의 위태로운 상황에 있다. 의료비를 전체적으로 낮출 방법은 병든 사람들의 수를 줄이는 것뿐이다.

우리도 각자의 위치에서 최선을 다해야 한다. 이 세상을 더 건강한 곳으로 만들 최선의 방법은 자기 자신과 주위의 소중한 사람들을 위해 각자 내리는 선택에서 시작한다. 건강은 병이 없는 상태라는 생각을 버리고, 이제는 날마다 병을 이기는 음식을 먹도록 하자. 맛있게 먹고, 건강도 지키자!

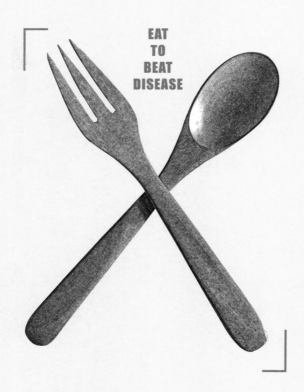

EAT
TO
BEAT
DISEASE

제1부

건강을 지키는
타고난능력

몸의 자연 방어체계

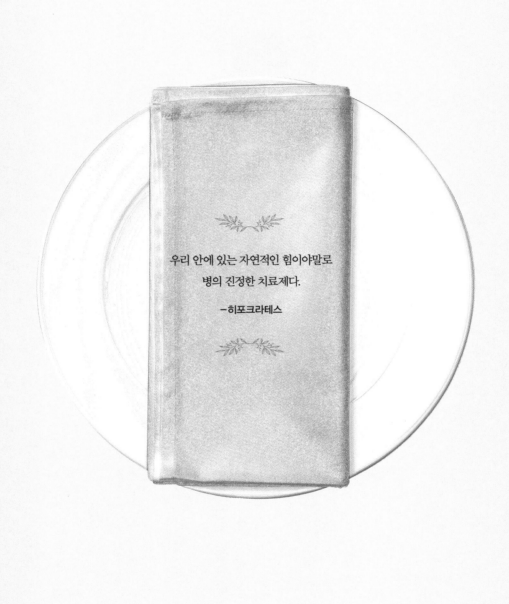

우리 안에 있는 자연적인 힘이야말로
병의 진정한 치료제다.

−히포크라테스

건강은 그저 병이 없는 상태가 아니라 기능이 왕성한 상태다.

우리 몸에는 혈관신생, 재생, 마이크로바이옴, DNA 보호, 면역이라는 5가지 건강 방어체계가 있어서 건강을 지키고 삶의 일상적인 위험요인 속에서도 끄떡없이 버틸 수 있다. 병에 걸려 몸이 안 좋아졌다가금세 치유되는 것도 이런 방어체계 덕분이다. 이 방어체계가 우리 몸을 어떻게 요새처럼 완벽히 방어하는지를 알면 그 치유 능력을 활용해서 건강한 삶을 더 오래 유지할 수 있다.

이런 건강 방어체계 뒤에는 각기 아주 흥미로운 과학 연구와 발견의 사연이 있다. 각각의 방어체계는 신체 기관, 세포, 단백질을 비롯한다양한 요소들의 조화로운 작용을 토대로 하며, 한 가지 질병이 아닌여러 가지 질병을 예방하는 공통분모로 작용한다. 이런 5가지 방어체계는 협력해 작용하면서 자궁 속 태아기부터 삶의 마지막 숨을 내쉬는 순간까지 우리 몸을 더 건강한 상태로 유지시킨다. 앞으로 이 5가지를 차례로 살펴보면서, 이 요소들이 우리에게 어떤 도움을 주는지알아보도록 하자.

1장
혈관신생

우리 몸속에서는 암이 자라고 있다. 단 한 사람도 빠짐없이 말이다. 당신도 예외가 아니다.

평생 암 진단을 받은 적 없었던 사람들의 시신을 부검한 연구에서, 40퍼센트 가까이 되는 40~50세 여성의 가슴에서 미세한 종양이 발견됐으며, 50~60세 남성의 50퍼센트는 전립선에서, 70세 이상의 100퍼센트 가까이는 갑상샘에서 미세한 크기의 암이 발견됐다. 이런 종양들은 건강한 세포들의 세포 분열에서 자연 발생적으로 오류가 발생하거나 세포의 DNA가 환경적 요인에 의해 변형되면서 생긴다. 우리 몸이 세포 분열을 할 때 DNA에서 최대 1만 개의 오류가 날마다 발생하기 때문에, 악성 종양이 생기는 건 그저 흔한 일 정도가 아니라 불가피한 일이다. 하지만 이런 미세한 악성 종양은 몸에 전혀 해가 되지 않는다. 대부분은 위험한 상태까지 진행되지 않기 때문이다. 이런 종양은 처음 발생할 때에는 볼펜으로 콕 찍은 자국보다도 작은 아주 미세한 크기이며, 비대해져서 장기 등의 신체 조직을 침범할 정도에 이르지 않는 한, 몸에 널리 퍼지거나 생명을 위협하지는 못한다.

우리 몸의 놀라운 방어체계는 이런 미세한 악성 종양의 성장에 필요한 혈액과 영양소 공급을 차단해서 종양이 커지지 못하도록 막는다. 그리고 우리가 먹는 음식들로 이런 방어체계를 최적화할 수 있다. 암세포를 굶어죽이고 악성 종양을 작고 무해한 상태로 억제시키는 식품은 100가지 이상으로, 콩, 토마토, 블랙 라즈베리, 석류 등이 있으며, 그중에는 감초, 맥주, 치즈 같은 의외의 식품들도 포함된다. 종양을 저지하는 이런 방어 무기는 식료품점, 농산물 직판장, 텃밭에서 쉽게 구할 수 있다.

이처럼 암을 차단할 수 있는 환경을 만드는 우리 몸의 방어체계는 '혈관신생'이라고 불린다. 혈관신생은 몸에서 혈관이 만들어지고 유지되는 과정이다. 정상적인 조건에서는 혈관이 산소와 필수 영양소들을 모든 신체 기관에 보내서 생명 활동을 지원한다. 그러나 혈관을 통제하는 이런 능력이 상실될 경우 암을 비롯한 각종 질병이 발생할 수 있다.

혈관신생 체계가 정상적으로 유지되는 한, 혈관은 적시 적소에 너무 많지도 너무 적지도 않게, 딱 필요한 만큼만 만들어진다. 혈관신생은 이런 식으로 순환계의 완벽한 균형을 찾아서 우리 몸을 '항상성'이라 불리는 상태로 유지시킴으로써 건강을 지킨다. 항상성이란 끊임없이 바뀌는 환경에 맞추어 조절하면서도 정상적인 기능을 안정적으로 유지하는 능력을 뜻한다. 혈관신생은 평생 몸 전체의 순환계를 만들고, 유지하고, 여러 상황에 맞게 조절해서 건강을 지키는 지극히 중요한 기능을 담당한다.

악성 종양이 병으로 발전하지 않을 수 있는 것은 종양에 혈액이 공급되지 않도록 자연적으로 차단하는 이런 강력한 건강 방어체계 덕분이다. 2부에서는 혈관신생에 관한 최근 학계의 연구를 토대로 어떤 식품이 혈관신생 체계의 항상성 유지 기능에 도움이 되는지, 어떻게 하면 우리가 먹는 음식으로 암 조직을 굶주리게 만들고, 혈관이 잘 발달하게 해서 심장의 영양 공급을 원활히 하고, 치명적인 질병을 피해 더 건강하게 장수할 수 있을지를 알아볼 것이다. 음식이 혈관신생과 건강에 어떤 식으로 영향을 끼치는지를 제대로 이해하려면, 우선 혈관이 날마다 우리 몸에서 어떤 일을 하는지부터 살펴보아야 한다.

혈관신생의 작용

우리 몸에는 산소와 영양소를 운반해서 세포들의 생명을 유지시키는, 약 10만 킬로미터에 이르는 혈관이 있다. 이런 혈관은 건강한 조직에 영양을 공급하고 질병으로부터 몸을 보호하는 생명의 관이다. 몸속의 혈관을 일렬로 늘어세우면 지구를 무려 두 바퀴나 돌 수 있는 길이가 된다. 그런데 놀랍게도 심장에서 뿜어져 나온 혈액이 몸 전체를 돌아서 다시 심장으로 돌아오는 데에는 단 60초밖에 걸리지 않는다.

혈관 중에 가장 미세한 것은 모세혈관이라고 불린다. 머리카락보다도 얇은 이런 모세혈관은 몸속에 약 190억 개가 있다. 모세혈관은 세포로 전달되는 혈액 수송 체계의 최종 연결고리이기 때문에 세포들과 특별한 관계를 유지한다. 그리고 혈관의 말단에 위치하기 때문에 몸의 모든 세포들은 모세혈관에서 사실상 200마이크로미터 반경 내에 있다. 이 정도면 사람 머리카락 두께만큼도 안 되는 대단히 가까운 거리이다. 모세혈관의 분포도와 분포 양식은 어떤 신체 조직인가와 그 조직에 필요한 혈액의 양이 어느 정도인가에 좌우된다. 예컨대 근육은 산소 요구량이 대단히 큰 조직으로, 몸의 지지대 역할을 하는 뼈와 비교했을 때 혈액 공급량이 4배나 많다. 혈액 소모량이 큰 그 외의 조직들로는 뇌, 심장, 신장, 간이 있으며, 이런 조직에는 모세혈관이 1제곱마이크로미터당 3,000개 정도로 대단히 조밀하게 분포한다.

모세혈관을 현미경으로 관찰해보면, 성장하는 조직에 맞게 적절히 디자인된 예술작품 같아 보인다. 가령 피부에 혈액을 공급하는 모세혈관은 혈관이 고리 모양으로 연달아 연결된 여러 줄의 벨크로(일명 찍찍이라고도 불리는 부착테이프-옮긴이) 여밈 형태이며, 몸의 표면에 혈액을 공급해서 온기와 색깔을 부여한다. 척수에서 손가락 끝에 이르는 신경을 따라 흐르는 모세혈관은 마치 전화 회선처럼 연결돼 신경에 영양을 공급하고 감각을 예리하게 유지시킨다. 대장의 모세혈관은 아름다운 기하학적 벌집 형태여서 대장에 소화 잔여물이 가득 찰 경우 대장과 함께 늘어날 수 있으면서도 영양소와 수분을 흡수해 혈류로 보내기 위해 표면적이 최대화되어 있다.

혈관신생은 생명 유지에 꼭 필요한 핵심적인 기능이어서 생식 계통에서, 그것도 착상이 이루어지기 전에 이미 시작된다. 정자와 난자가 만날 때쯤에는 이미 자궁내막에 새로운 혈관들로 한 겹의 층이 형성되어서 수정란을 수용해 영양을 공급할 준비가 갖춰진다. 임신이 되지 않으면 매달 생리 기간에 내막의 층이 떨어져 나가지만, 수정란이 착상될 경우에는 이 혈관들이 태아의 최초의 영양 보급로가 된다. 착상 후 약 8일이 지나면 새로운 혈관 조직인 태반이 만들어져서 엄마에게서 태아로 혈액이 전달된다. 그 뒤로 9개월에 걸쳐서 혈관신생의 조화로운 작용이 태아 안에서 진행되면서, 아무 것도 없었던 상태에서 시작해서 완전히 새로운 순환계가 갖춰지고 몸의 기관이 모두 채워진다. 임신 후기가 되어 출산이 임박하면, 태반에서 혈장인자라 불리는 자연발생적인 혈관신생 억제 인자가 분비되어서 혈관의 증식이 늦춰진다. 이처럼 혈관을 만들기 시작하고, 늦추고, 멈추는 능력은 태아기의 발달뿐 아니라 평생에 걸쳐 건강을 지켜주는 혈관신생 방어체계의 전형적인 특성이다.

혈관신생 방어체계는 인간을 포함해서 순환기관circulatory system이 있는 모든 동물들을 보호한다. 수술이나 외상 등으로 우리 몸에 깊은 상처가 생기면, 그 즉시 상처 부위에서 변화가 시작되고, 상처가 완전히 아물 때까지 계속해서 변화 과정이 진행된다. 만일 피가 흥건히 날 정도로 무릎이 심하게 까지고서 나중에 딱지가 졌을 때 섣불리 딱지를 벗겨낸 경험이 있다면, 그 과정이 진행되는 것을 직접 목격한 셈이다. 딱지 밑에 있는 조직은 선홍색이며 반들거린다. 그 붉어진 부위에서는 새로운 혈관 수천 개가 만들어져서 상처 입은 조직을 건강하게 회복시킨다.

그것이 바로 혈관신생 과정의 예다. 혈관신생은 상처 입은 조직에서 출혈이 발생하는 시점부터 시작된다. 이 반응을 촉발하는 것은 상처 부위의 정상적인 혈류의 흐름이 가로막히면서 생기는 저산소증이다. 산소 부족은 혈관을 증식해서 산소를 더 많이 유입하라는 신호다. 실제로 저산소증이 나타나면 상처 입은 세포들은 혈관신생을 자극하는 성장인자growth factor라고 불리는 단백질을 분비한다. 염증은 치유 초기에 대단히 중요한 역할을 한다. 대식세포와 호중구라고 불리는 염증세포들은 상처 부위로 흘러들어가서 상처에 생긴 세균이나 잔해들을 청소하고, 자체적으로 혈관신생을 위한 성장인자를 분비해서 혈관신생 반응을 증폭시킨다.

그때부터 세포 수준에서 혈관을 증식시키기 위한 여러 가지 일이 펼쳐진다. 인체에는 혈관에 내막을 만드는 내피세포endothelial cell라고 불리는 특별한 세포가 있는데, 치유를 담당하는 구조팀은 대기하고 있다가 성장인자의 신호를 받고 내피세포를 배치한다. 약 1조 개의 내피세포가 순환기관에 내막을 형성하기 때문에 내피세포는 몸에서 가장 숫자가 많은 부류의 세포에 속한다. 이런 각각의 내피세포를 점화 스위치와 연결된 자동차 엔진으로 상상해 보자. 상처 부위에서 방출된 성장인자는 자동차의 열쇠에 해당한다. 자동차 열쇠가 점화 스위치에 딱 들어맞듯이 성장인자들은 내피세포의 표면에 달린 특정 수용기에 들어맞는다. 점화 스위치에 정확한 열쇠가 꽂히면 엔진에 시동이 걸린다. 이때 내피세포들은 성장인자 단백질의 발원점으로 이동할 준비를 갖추고 분열해서 새로운 혈관이 될 관을 만들기 시작한다. 하지만 그전에 우선 내피세포들이 정맥 밖으로 나와야 한다. 내피세포들은 세포 바깥쪽의 슬리브관처럼 생긴 벽을 소화하는 효소를 분비해서 혈관 벽에 구멍들을 낸다. 그러면 활성화된 내피세포들이 구멍들 밖으로 잇따라 빠져 나오고, 상처 부위에서 파송된 성장인자들의 증감에 따라 그 방향으로 새로운 혈관을 만든다. 혈관은 가늘고 길게 늘어나고, 세로로 동그랗게 말리면서 관을 형성한다. 이런 관들은 나중에 끝부분이 연결되어서 모세혈관 고리를 형성한다. 상처 부위에 모세혈관 고리들이 갈수록 많이 형성되면서 치유를 위한 새로운 순환이 탄생한다.

새롭게 형성된 혈관은 너무 약해서 혼자 힘으로는 혈류를 지탱할 수가 없다. 그래서 혈관주위세포pericyte의 도움을 받으며 발달한다. 혈관주위세포는 몇 가지 방식으로 혈관의 발달을 돕는다. 우선 튜브 양말tube sock(뒤꿈치가 따로 없는 신축성이 강한 양말-옮긴이)로 발목을 감싸듯 혈관주위세포가 내피의 관 주위를 감싼다. 그와 동시에 혈관주위세포는 혈관신생을 늦춰서 혈관이 심각하게 과잉 생성되지 않도록 방지한다. 혈관주위세포들은 모양 변형이 가능하다. 일단 새로운 혈관에 자리를 잡으면, 촉수처럼 생긴 팔로 내피세포를 감싸 안는다. 혈관주위세포 1개는 한 번에 최대 20개의 세포를 관장하며, 화학 신호를 방출해서 혈관신생 과정에서의 광분한 활동을 가라앉힐 수 있다.

일단 새로운 혈관들이 자라나고 안정화되면 혈액 순환이 시작된다. 새로 흘러든 산소는 성장인자 스위치를 서서히 줄여서 정지시킨다. 동시에 자연적인 혈관신생 억제제가 해당 부위에서 방출되어 새로운 혈관이 더 이상 자라나지 못하게 억제한다. 새로운 혈관이 확실하게 자리를 잡으면, 혈관을 감싼 내피세포들은 생존인자survival factor라고 불리는 단백질을 대량으로 만들어 내서 혈관신생이 일어나는 곳 주위에 있는 세포들이 치유되도록 돕는다. 방어 능력이 있는 이 새로운 혈관들은 제대로 형성될 경우 평생 유지되면서 피부를 비롯한 몸의 여러 기관들을 보호한다.

혈관신생 체계는 몸의 기관들이 건강하게 제 기능을 유지하기 위해 혈관이 더 많이 필요한 시기와 장소를 지속적으로 감지한다. 혈관은 뛰어난 건축가 같은 안목으로, 운동 후에 혈관이 더 필요하다는 사실을 감지한다. 근육을 만들기 위해 혈액이 더 많이 필요하기 때문이다.

그런가 하면 혈관을 정리할 필요는 없는지 여부도 지속적으로 살핀다. 건강한 혈관신생 체계는 혈관이 너무 많거나 부족해지지 않도록 적당한 균형과 분포를 유지하는 임무를 하루 24시간 끊임없이 수행한다.

혈관신생 체계는 밝기를 조절하는 조광 스위치 같아서 혈관을 증식해야 할 필요가 있으면 강도를 높인다. 낮춰야 할 때는 몸 안에서 자연적으로 생기는 내생적인 억제제가 그 과정을 진압한다. 자극하고 억제하는 이런 작용은 근육, 혈액, 심장, 뇌, 모유, 정액을 포함해 체내 모든 곳에서 나타난다.

최적의 건강 상태를 유지하려면 혈관신생을 조절하는 체계가 완벽해야 한다. 하지만 평생에 걸쳐서 많은 요인들이 이런 방어 체계를 무력화시킨다. 과도한 혈관신생으로 병든 조직에 영양을 공급하거나 아니면 혈관신생이 부족해서 조직의 손실과 사멸을 초래하기도 한다. 2부에서는 혈관신생 방어 능력을 높여서 병에 대한 몸의 저항성을 키우는 식품들에 관해서 알아볼 것이다. 그에 앞서 몸에서 자라는 미세한 암에 관해 살펴보면서, 이런 방어체계가 어떤 식으로 붕괴되는지, 그에 따라 어떤 심각한 결과에 이를 수 있는지를 짚고 넘어가겠다. 그래야 건강에 유익한 음식을 먹는 것이 왜 그토록 중요한지를 이해할 수 있을 테니 말이다.

미세한 암 조직이 몸에서 더 이상 자라지 않는 주된 이유는 몸의 선천적인 혈관신생 억제 기능 때문이다. 이런 보호 기능은 악성 종양의 혈액 공급을 차단함으로써 종양의 성장을 억제한다. 하버드 의대 연구원들이 1974년에 이미 발견했듯이, 종양에 영양을 공급하는 혈관이 없으면 암세포는 성장을 멈추고 무해한 상태로 유지된다. 5장에서 설명하겠지만, 우리 몸의 면역 체계는 나중에 결국 그런 미세한 암세포를 찾아내서 제거한다. 하지만 시간이 흐르면서 상처 치유 과정에 맞먹는 엄청난 양의 성장인자 신호가 분비되면서 암이 존재하던 아주 작은 영역이 방어체계를 압도해버리기도 한다. 연구실에서의 실험을 통해서, 작은 암세포 덩어리에 혈관이 새로 생기기만 하면 종양이 기하급수적으로 자라서 혈관신생이 시작된 지 단 2주 만에 크기가 1만 6,000배나 커질 수 있음이 확인됐다.

종양이 혈관신생 방어체계를 장악해서 자기 자신의 순환계를 증식할 경우, 무해했던 암세포가 순식간에 치명적인 암으로 발전할 수 있다. 설상가상으로 암 조직에 영양을 공급하는 것과 동일한 혈관이 통로 역할을 해서 악성 세포가 혈류로 빠져나갈 수도 있다. 그렇게 되면 가장 위험한 상황인 암세포의 전이가 나타난다. 실제로 암환자들이 최초에 발생한 종양으로 목숨을 잃는 경우는 드물다. 그런 종양은 수술로 보통 제거할 수 있기 때문이다. 주된 사망 원인은 산탄을 퍼붓듯 사정없이 몸을 공격하는 암세포의 전이다.

불필요한 곳에 혈관신생이 진행되지 않도록 조절하는 몸의 기능을 강화하면 암을 억제하는 강력한 효과를 얻을 수 있다. 따라서 혈관신생 방어 능력을 키우는 것이 우리가 추구해야 할 목표다. 혈관의 신생을 균형 있게 조절하는 몸의 선천적인 대응 체계가 활성화되면, 암세포에 영양이 공급되지 않기 때문에 암세포가 증식하지 못한다. 혈관신생 치료법으로 효과를 보았던 최초의 환자는 콜로라도 덴버에 사는 12세 남자 아이 톰 브릭스였다. 톰은 폐에 종양이 생기는 폐 모세혈관 혈관종증이 있었다. 종양 부위가 확대되면서 호흡이 힘들어져서 가장 좋아하던 야구를 할 수 없게 됐고, 심지어 밤에 잠을 자는 것조차 힘들어했다. 담당 의사들은 최후의 수단으로 혈관신생을 중단시키는 인터페론 알파interferon alfa라는 약을 사용했다. 그리고 1년 뒤에 폐의 종양들이 줄어들면서 톰은 정상적인 생활을 다시 할 수 있게 됐다. 톰의 치료 경과는 대단히 놀랄 만한 것이었다. 이는 혈관신생으로 종양을 치료한 '최초의 인간 사례'로 『뉴잉글랜드 의학 저널New England Journal of Medicine』에 소개됐다.

생명공학 기업들은 1990년대에 종양의 혈관신생을 억제하는 표적 치료제를 개발하기 시작했다. 암을 치료하는 혈관신생 요법의 효과가 최초로 증명된 사례는 대장암으로, 종양의 혈관들을 겨냥한 아바스틴Avastin이라는 치료제를 사용한 환자들의 생존율이 높아졌다. 이후 다른 많은 암들도 혈관신생을 억제하는 기능을 하는 아바스틴을 비롯한 10여 가지 상표의 약을 사용해 신체 고유의 혈관신생 방어 기능을 증강시켜서 치료할 수 있었다. 치료 가능한 암의 종류로는 신장암, 폐암, 뇌암, 갑상샘암, 간암, 자궁경부암, 난소암, 유방암 그리고 다발성 골수종 등이 있다. 미국 식품의약국의 마크 매클렐런은 2004년에 "이제 혈관신생 억제제는 수술, 항암 치료, 방사선의 뒤를 잇는 암의 4번째 치료 요법으로 생각할 수 있다"라고 선언하기도 했다.

과도한 혈관신생은 암 외에도 시력 손실을 비롯한 다른 많은 질병을 불러일으킨다. 눈이 건강할 때 우리가 눈앞의 것을 볼 수 있는 이유는 빛이 혈관에 방해받는 일 없이 수정같이 맑은 체액을 거쳐 망막에 닿고, 뇌에 인식되기 때문이다. 눈의 혈관신생은 아주 엄격하게 통제되어서 망막의 혈관을 감싼 내피세포는 보통 평생 단 두 번만 분열된다. 하지만 전 세계적으로 65세 이상 노인들의 시력 손실의 주원인인 노인 황반변성AMD(노화에 따른 시력 감퇴)과 당뇨병으로 인한 시력 손실 모두 혈관신생으로 비정상적으로 얽힌 혈관 다발이 생기면서 체액이 유출되고 출혈이 생기면서 발생한다. 불필요한 혈관신생에 따른 이런 끔찍한 결과로 시력이 파괴되는 것이다. 다행히도 이제는 FDA의 승인을 받은 생물학적 약제를 눈에 주입해서 파괴적인 영향을 끼치는 혈관신생을 중지시킴으로써 체액 유출을 막고 시력을 보호할 수 있다. 일부 환자들은 이런 치료로 시력을 되찾기도 한다. 내가 진료했던 환자들 중에도 노인 황반변성으로 사실상 장님이 되어 가장 좋아하는 골프나 운전을 전혀 할 수 없었던 사람이 있었다. 하지만 치료를 받은 뒤로 다시 운전을 하고 골프장에 나갈 수 있게 됐다.

류마티스성 관절염과 퇴행성 관절염이 있으면 관절에 염증이 생기면서 파괴적인 효소를 분비하는 새로운 혈관이 만들어진다. 이런 효소들은 연골을 파괴해서 격심한 관절통을 유발한다. 또 피부가 흉하게 붉어지거나 하얀 각질이 일어나는 증상인 건선에서는 피하에서 비정상적인 혈관신생이 진행되면서 부종, 심한 가려움, 통증을 동반한 홍반을 유발한다.

알츠하이머병도 과도하거나 비정상적인 혈관신생과 관련이 있다는 사실이 밝혀졌다. 나는 정신과 의사 앤소니 배그누치 박사와 함께 2003년에 의학저널 『란셋The Lancet Oncology』에 발표한 논문에서, 뇌혈관의 이상이 알츠하이머병에 영향을 끼친다는 사실을 알렸다. 알츠하이머병이 발생하면 뇌혈관이 비정상적으로 작용해서 혈액의 흐름을 개선하기보다는 오히려 신경독소를 분비해 뇌세포를 죽인다는 사실이 현재에는 널리 알려져 있다.

심지어 비만도 혈관신생과 깊은 관련이 있다. 비만은 여러 요인이 복합적으로 작용하는 질병이지만, 과식과 불건전한 식습관은 혈관신생을 자극하는 성장인자의 혈중 수치를 높인다. 종양과 마찬가지로 지방 덩어리도 지방 세포에 영양을 공급할 새로운 혈관이 있어야 자랄 수 있다. 이런 증상들을 비롯한 많은 건강 문제를 해결하기 위해 혈관신생 표적 치료제들이 개발 중인데, 실험실에서와 임상 실험에서 모두 유망한 결과가 보고되고 있다.

필요 이상으로 혈관이 생성되지 않도록 저지하는 것도 중요하지만, 혈액 공급을 복구하거나 증가시켜야 할 신체 기관을 보호할 수 있도록 순환계를 적절히 발달시키는 능력을 유지하는 것도 그에 못지않게 중요하다. 나이가 들면 몸의 순환계가 자연적으로 쇠퇴하기 때문에 건강한 조직과 기관에 영양을 공급하고 유지하기 위해 몸의 기능을 뒷받침하고 끌어올릴 필요가 있다. 이런 기능이 위태로워질 경우 혈관신생 방어체계를 갖추지 못해서 심각한 결과를 초래하게 된다.

그런 심각한 결과 중 하나가 신경 장애다. 신경 장애는 신경의 기능이 손상되면서 발생한다. 이런 장애가 있으면 심각한 통증이나 마비가 생길 수 있으며, 증상은 비교적 가벼운 수준에서 중증에 이르기까지 다양하다. 말초신경은 몸 전체를 흐르는 배선으로, 수축하거나 이완하라는 뇌의 명령을 근육에 전달한다. 또 피부와 근육에서 느끼는 감각을 뇌로 보내는 역할도 한다. 전기 신호를 전달하는 이런 배선에는 신경 혈관vasa nervorum이라는 고유의 작은 순환계가 있어서 신경에 혈액을 안정적으로 공급한다. 그런데 이런 신경 혈관에 이상이 생기면 신경이 죽기 시작한다. 그렇게 되면 저리고 얼얼한 느낌이 들거나 참기 힘든 고통이 느껴지거나 손발 또는 다리가 완전히 무감각해지는 등의 증상이 나타날 수 있다.

당뇨가 있는 사람들은 혈당이 적절히 관리되지 않을 경우 신경의 혈액 공급에 문제가 발생할 수 있다. 또 당뇨는 혈관신생을 늦춰서 신경을 손상시키기도 한다. 연구원들은 혈관신생을 이용한 치료법으로 신경의 혈행을 개선할 새로운 방법을 연구해왔다. 당뇨가 있는 동물들의 근육에 혈관신생 단백질 VEGF vascular endothelial growth factor (혈관내피성장인자)의 유전자를 주입하면 신경에 공급되는 혈류가 증가하고 신경의 기능이 정상 수준에 가깝게 회복된다는 사실이 실험에서 밝혀지기도 했다. 말초신경질환을 유발하는 또 하나의 흔한 원인은 항암 치료제다. 항암 치료에 쓰이는 약물은 암세포뿐 아니라 신경에도 엄청난 피해를 입히며, 신경의 순환계를 파괴한다. 연구원들은 실험실 연구를 통해서 VEGF를 이용한 유전 요법이 신경과 혈액 공급을 완벽히 보호해서 기능 손실을 방지하는 효과가 있음을 확인했다.

혈관신생 방어체계가 무너지면 다른 많은 질병이 찾아들 수 있다. 만성적인 상처도 그 예 중 하나다. 정상적인 상처는 몇 주 내에 완치되는 데 비해서 만성적인 상처는 치유되기까지 시간이 아주 많이 걸리거나 아예 치유가 되지 않는다. 상처 부위가 감염되고 괴저가 생겨서 상처가 있는 팔다리를 절단해야 하는 경우도 종종 생긴다. 미국에서만 해도 800만 명 이상이 당뇨, 죽상동맥경화증, 하지정맥류 등으로 생긴 만성 상처로 인해 고통 받고 있다. 만성적인 상처는 유방암과 대장암보다도 사망률이 높은, 눈에 크게 안 띄면서도 치명적인 병이다. 만성적인 상처가 있는 환자를 진료하는 의사는 혈관신생을 촉발해서 혈액 순환을 개선하고 치유 속도를 높이는 것을 주요 목표 중 하나로 삼아야 한다. 이런 목표는 다양한 의료기기와 식단을 포함한 여러 기술을 활용해서 달성할 수 있다. 혈관신생을 촉진하는 음식에 관해서는 6장에서 자세히 알아볼 것이다.

심장과 뇌 역시 혈관신생 방어체계에 의존해서, 순환계에 위험 요소가 있을 때마다 반응한다. 심장과 뇌 같은 장기의 혈액 순환을 재빨리 복구하는 것은 말 그대로 생사가 달린 문제다. 죽상동맥경화증이 발생해 혈관이 막힐 경우, 몸의 방어 체계가 작동해서 새로운 혈관이 만들어지고, 폐색된 혈관 주위로 자연적인 우회로가 형성된다. 곁맥관 collateral vessels이라고 불리는 이런 자연적인 우회로는 관상동맥이나 경동맥이 점진적으로 좁아지면서 경색될 때 형성된다. 따라서 관상동맥이나 경동맥 질환이 있는 사람들도 혈관신생 방어체계가 제대로 작동하기만 한다면 수년에서 수십 년을 더 살 수 있다. 심지어 심근경색이나 허혈성 뇌졸중 같은 급성 혈관 폐색이 발생하더라도 환자가 그 위기를 넘기고 살아남기만 한다면, 이후 혈관신생 방어체계가 작동해서 자연적인 우회로를 만들게 된다.

그런데 당뇨병이나 고콜레스테롤혈증 같은 병이 있거나 흡연을 하거나 나이가 많아서 혈관신생이 순조롭지 못한 환자들은 이런 방어 작용이 더디게 진행된다. 심장과 뇌의 혈관신생을 자극하는 치료법의 임상실험에서 새로운 치료법으로 이 과정의 속도를 높일 수 있음이 밝혀졌지만, 아직은 실험 단계여서 실제 환자 치료에 활용하려면 앞으로 몇 년이 더 있어야 한다. 2부에서는 심혈관의 혈관신생과 치료에 도움이 되는 음식에 관해서 알아볼 것이다.

음식과 혈관신생

완벽하게 기능하는 혈관신생 체계는 분명 많은 질병으로부터 우리를 보호해준다. 우리의 건강은 순환계의 혈관이 과도하거나 부족하지 않고 정상적인 균형을 유지하느냐에 좌우된다. 이런 균형이 뒤틀어지면 도움이 필요하다. 생물약제를 개발하는 제약기업과 의료기기 기업들의 연구원들이 환자들의 생명, 팔다리, 시력을 보존하는 새로운 치료법 개발에 박차를 기하고 있지만, 새로운 치료법을 개발하는 데에는 10년이나 그 이상의 긴 시간과 10억 달러 이상의 큰돈이 들기도 하며, 설사 개발에 성공하더라도 비용이나 약을 구하기 힘든 이유 등으로 일반인들이 이용하기 어려울 수 있다. 게다가 이런 약과 기기들은 예방이 아니라 병의 치료를 목적으로 한다.

반면 우리가 먹는 음식은 치료를 보조하는 수단뿐 아니라 병을 예방하는 목적으로도 활용 가능하다. 세계 각지에서 진행되는 연구는 우리가 익히 알고 즐겨 먹는 몇몇 음식들로 혈관신생 방어체계의 양쪽 측면을 모두 강화할 수 있다는 사실을 밝히고 있다. 더 나아가 음식을 어떻게 요리해 먹고, 어떤 음식들을 곁들여 먹는가도 혈관신생에 영향을 끼칠 수 있다. 이런 연구 결과는 우리가 무엇을 어떻게 먹어야 하는가에 관해서 완전히 새로운 관점에서 생각해보게 하고, 혈관신생의 영향으로 생기는 질병을 예방할 가능성을 높일 수 있는 새로운 가능성을 제시한다. 현재 혈관신생과 관련이 있는 질병이 있어서 병을 이기기 위해 노력하는 중이라면, 그런 상황을 개선하는 데 도움이 되는 음식을 선택함으로써 병을 제어하거나 더 나아가 물리칠 수도 있다.

이런 접근 방식의 위력에 관한 증거는 무수히 많다. 콩, 야채, 차를 많이 먹고 마시는 아시아 사람들은 유방암과 그 밖의 여러 암에 걸릴 위험이 상당히 낮다. 가령 일본에는 100세 이상인 사람들이 6,900명 이상이나 된다. 중국도 100세 이상 인구가 증가하고 있다. 건강하게 104세까지 장수했던 내 종조부는 위산^{Yishan}산 밑에서 주민들이 녹차를 키우는, 상하이 외곽의 창수라는 마을에 사셨다. 100세가 넘어서까지 활기차게 사는 그리스 이카리아^{Ikaria}와 이탈리아 사르디니아^{Sardinia}의 노인들은 엄격한 채식 식단은 아니지만 혈관신생 방어체계를 강화하는 식재료가 가득한 지중해식 식단을 따른다. 혈관신생이 건강 방어 체계의 핵심 요소 중 하나라는 사실임을 인식하면, 몸 안에서와 외부적인 건강관리체계에서 지속적인 건강을 유지할 새로운 비밀들을 풀어 나갈 수 있을 것이다.

혈관신생 방어체계가 파괴되어 생기는 질병

과도한 혈관신생	불충분한 혈관신생
노화에 따른 시력 감퇴	탈모
알츠하이머병	당뇨병 족부 궤양
뇌암	발기부전
유방암	허혈성 심장질환
자궁경부암	심부전(심장 기능 상실)
대장암	신경증
당뇨로 인한 시력 손실	말초동맥질환
자궁내막증	말초신경질환
신장암	욕창
백혈병	정맥성 하지 궤양
간암	
폐암	
림프종	
다발성 골수증	
비만	
난소암	
전립선암	
건선	
류마티스성 관절염	
갑상샘암	

2장
재생

　혈관신생이 장기에 영양을 공급할 혈관을 새로 만든다면, 무엇이 몸 속의 장기들을 만들고 유지하는 걸까? 그것은 바로 줄기세포다. 줄기 세포는 우리 몸에 꼭 필요한 요소이다. 만약 줄기세포의 기능이 갑자 기 중단된다면 그로부터 일주일 내에 사망하게 될 정도다. 줄기세포는 태아기에서부터 신체와 건강을 유지하는 데 핵심적인 역할을 한다. 우 리는 말 그대로 줄기세포에서 만들어진다. 정자와 난자가 만나고 5일 이 지나면 자궁에서 약 50개에서 100개의 배아줄기세포로 이루어진 작고 동그란 배아로 발달하면서 생명이 시작된다. 이런 줄기세포들은 다능성多能性이어서 근육에서 신경, 피부, 뇌, 안구 등 몸 안에서 어떤 세 포나 조직으로든 바뀔 수 있다. 수정을 통해 만들어진 '배아'가 12주 동안 성장해서 '태아'가 되는 과정에서, 줄기세포는 각 신체 조직의 기 능을 담당할 특화된 세포들로 바뀌고, 신체의 기본 장기들이 만들어진 다. 그러면서 각 기관별로 특화된 세포들의 수가 특화되지 않은 줄기 세포의 수를 능가하기 시작한다.

　태아의 줄기세포는 몸의 각 기관을 만드는 역할은 물론이고 태아와 엄마 모두의 건강을 지키는 역할도 한다. 뉴욕의 마운트 시나이 의과 대학의 연구원들은 임신한 쥐들을 대상으로 심근경색 증상을 연구하는 획기적인 실험을 진행했다. 이 실험에서 다룬 심근경색은 심장의 주요 심실의 50퍼센트 이상을 손상시킬 만큼 심각한 수준이었다. 사람이 이 정도의 피해를 입었다면 즉사하거나 최소한 심부전을 일으키고도 남을 정도였다. 연구원들은 심근경색이 발생하고 몇 주가 지날 때까지 생존한 쥐들을 관찰하는 과정에서 태아의 줄기세포가 자궁에서 엄마의 혈류로 이동했다는 사실을 발견했다. 그리고 놀랍게도 그렇게 이동한 태아의 줄기세포는 손상된 엄마 심장으로 가서 심장을 재생하고 복구하기 시작했다. 심근경색이 발생한 지 한 달 뒤, 엄마의 심장으로 이동했던 태아 줄기세포의 50퍼센트는 엄마의 심장 세포가 되어서 자발적인 박동 능력을 갖췄다. 이 연구는 태아의 줄기세포가 엄마의 건강을 지키는 데 기여할 수 있음을 입증한 최초의 사례였다.

출생할 무렵이 되면 태아의 몸속 세포 대부분은 최종적인 기관으로 모두 바뀌고, 줄기세포는 극히 일부만 남는다. 출생한 뒤에 일부 줄기세포는 태반과 탯줄에 남는다. 탯줄에 있는 줄기세포는 제대혈 상태로 채취해서 조혈모세포 은행에 보내 냉동 보관했다가 미래에 치료 용도로 사용할 수 있다. 그렇게 해두면 언젠가는 태아는 물론이고 엄마, 더 나아가 가족 구성원들의 손상된 신체 기관을 복구하거나 재생하는 데 활용할 수 있을지 모른다. 평생 단 한 번밖에 없는 기회이기 때문에 나는 제대혈 보관을 적극 권장하는 편이다.

비록 수가 많지는 않지만, 줄기세포는 성인기에도 계속해서 아주 중요한 기능을 한다. 줄기세포는 보이지 않는 곳에서 조용히 대부분의 장기를 재생하는데, 이 과정은 각 기관별로 다른 속도로 진행된다.

- 소장은 2~4일마다 재생된다.
- 폐와 위는 8일마다 재생된다.
- 피부는 2주마다 재생된다.
- 적혈구는 4개월마다 재생된다.
- 지방세포는 8년마다 재생된다.
- 뼈는 10년마다 재생된다.

재생 속도는 나이에 따라서도 변한다. 25세에는 심장 세포의 약 1퍼센트가 매년 새로 바뀌지만, 나이가 들면서 재생 속도가 점점 늦어져, 75세 무렵에는 매년 심장 세포의 0.45퍼센트만이 새롭게 바뀐다.

면역세포들은 7일마다 재생된다. 그래서 줄기세포가 완전히 없어지면 감염으로 곧 목숨을 잃을 가능성이 크다. 그리고 혹시 감염을 이기고 살아남았다 하더라도 출혈로 사망하게 된다. 혈액의 응고를 담당하는 혈소판이라는 성분이 10일마다 교체되기 때문이다. 만일 그 위기를 넘겼더라도 피부가 6주 안에 소실될 것이다. 그리고 폐가 기능을 상실해서 질식사하게 된다. 이렇듯 줄기세포는 우리 건강을 지키는 생명줄이다.

줄기세포의 치유력

줄기세포에 관해서 우리가 알고 있는 내용은 원자폭탄 투하 사건을 계기로 처음 밝혀졌다. 1945년에 히로시마와 나가사키에 투하된 원자폭탄은 약 20만 명의 사상자를 내고, 세계 2차 대전을 종식시켰다. 폭발 현장 생존자들 중에는 방사능에 노출되면서 골수의 세포 재생능력이 상실되어 나중에 목숨을 잃는 사람들이 대거 발생했다. 이 사건을 계기로 세계 여러 정부들이 미래에 닥칠지 모를 핵전쟁에 대비하게 되면서 과학자들은 치명적인 방사능에 노출된 사람들을 보호하고 치료하는 데 사용할 수 있는 줄기세포 연구에 나선다. 캐나다 연구원인 제임스 틸James Till과 어니스트 맥컬러프Ernest McCullough는 1961년에 줄기세포들이 골수와 비장에 분포한다는 사실과 이 세포들이 혈액세포를 재생할 수 있다는 사실을 밝혔다. 이 두 연구원은 적절한 시기에 줄기세포를 주입할 경우 치사량의 방사능에 노출된 실험동물들의 목숨을 구할 수 있음을 확인했다.

틸과 맥컬러프 연구로 조혈모세포 이식이 발전하게 됐으며, 조혈모세포 이식은 현재 암 치료 과정에서 혹독한 화학요법과 고농도 방사능 요법을 받아야 하는 전 세계 암환자들의 생명을 지키는 시술이 됐다. 화학요법과 방사능요법은 암세포를 없애면서 골수에 있는 건강한 줄기세포도 함께 파괴한다. 줄기세포가 없으면 암환자들의 면역 체계가 깨져서 감염으로 목숨을 잃을 수도 있다. 이럴 때 기증자의 조혈모세포를 암환자의 골수에 이식하면, 필연적인 죽음으로부터 환자들을 구할 수 있다. 기증 받은 조혈모세포는 환자의 골수에 들어와서 융합되고, 면역 체계를 재구성한다. 기증자의 조혈모세포를 이식하는 이런 기술은 의학적으로 대단히 중대한 발견이었다. 조혈모세포 이식의 선구자인 E. 에드워드 도널 토머스는 1990년에 신장 인식의 선구자인 조지프 머리와 노벨 생리의학상을 공동 수상했다. 하지만 화학요법이나 방사능요법으로 손상을 입은 경우가 아닌, 건강한 사람들에게도 줄기세포는 여전히 꼭 필요하다. 줄기세포가 온몸 구석구석을 끊임없이 재생하기 때문이다.

우리 몸에 있는 37조 2,000억 개의 세포 중에 비율로 따지면 고작 0.002퍼센트에 불과한 줄기세포는 몸을 다시 건강하게 회복시킬 수 있는 큰 영향력이 있는 세포다. 줄기세포들은 죽거나 낡아서 못쓰게 된 세포들을 고치고, 바꾸고, 재생한다. 마치 몸속의 특수부대라도 되는 것처럼, 줄기세포들은 정보를 수집하고, 정찰하고, 신체 기관을 최적의 상태로 유지하는 임무를 수행한다. 우리 몸에 상처나 병이 생길 때마다 줄기세포들이 행동에 돌입해서 병을 치료하거나 치유에 도움이 되는 조직들을 새로 만든다. 이런 작용이 바로 몸의 방어체계 중 하나인 재생이다. 최근 연구들은 혈관신생 체계와 마찬가지로 줄기세포도 우리가 먹는 음식에 큰 영향을 받는다고 사실을 밝히고 있다.

근육을 단련하는 운동선수들이나 태아를 잉태한 산모들 혹은 노화의 맹위에 맞서려는 사람들은 몸에 필요한 음식을 잘 골라 먹으면 줄기세포의 수와 기능을 높일 수 있다. 또 음식으로 심장을 보호하고, 정신을 명민하게 유지하고(두뇌 재생), 상처를 치유하고, 젊은 시절의 몸매를 유지할 수도 있다. 줄기세포 건강 방어체계에 도움이 되는 음식은 2부에서 자세히 알아볼 예정이며, 여기서는 우선 적당한 음식을 챙겨 먹는 것이 생명을 보존하는 데 어떻게 도움이 되는지 이해할 수 있도록 재생의 개괄적인 내용을 설명하려고 한다.

줄기세포와 상처

재생 방어체계는 부상을 입거나 상처가 생기면 그 즉시 반응하도록 되어 있다. 성인의 줄기세포는 분화되지 않은 상태로 대기하고 있다가 필요해지면 행동에 나선다. 줄기세포들도 세포분열에 의해 교체되고 복제될 수 있으며, 그러면서도 다능성은 그대로 유지한다. 임무를 받으면, 환경을 감지하고 주변 환경에서 얻은 단서를 활용해서 재생되어야 할 정확한 유형의 세포로 변하라는 지시를 내린다. 그래서 폐에 배치되면 폐가 되고, 간에 배치되면 간이 된다.

줄기세포들이 어떻게 이런 보호 기능을 완수하는가에 관한 이야기는 이 세포들이 비활동, 미분화, 재생 가능한 상태로 존재하는 곳에서 시작된다. 줄기세포들은 니치niche라고 불리는 특별한 은신처에 거주한다. 니치는 피부, 창자의 벽, 모낭의 기저, 고환과 난소, 지방조직, 심장과 뇌에 있으며, 뼛속 텅 빈 공간에 있는 스펀지 같은 조직인 골수에 특히 많다.

골수는 최소한 세 가지 유형의 줄기세포가 보존되는 장소다. 조혈모세포HSC는 혈액을 만드는 세포로 바뀐다. 중간엽 줄기세포는MSC 근육, 지방, 연골, 뼈, 그 밖에 혈액 이외의 다른 요소들의 전구물질이다. 혈관 내피 전구세포EPC는 재생 조직에서 혈관을 새로 만드는 데 기여한다. 이 줄기세포들은 모두 골수에 위치하기 때문에 이들을 묶어서 골수 유래 단핵세포BM-MNC라고 부른다.

재생이 필요한 신체 기관의 요청으로 줄기세포들이 활동을 개시하면, 줄기세포들을 니치에서 순환계로 보내기 위한 일련의 절차가 진행된다. 골수에 있는 줄기세포들은 문제가 발생한 조직에서 보낸 성장인자의 구조신호를 받는다. 성장인자 중에서도 특히 혈관내피 성장인자VEGF는 줄기세포를 활성화하는 영향력이 가장 크다. 위험에 처했다는 이런 신호는 뼈 조직을 관통하는 혈관을 통해 골수에 전달된다. 그리고 일단 골수로 들어온 신호는 사인sign 곡선 채널이라고 불리는 모세혈관계를 따라 골수 안에서 이동한다. 이런 줄기세포들은 신호를 화학적인 경계 신호로 해석하고, 그에 따라 대응한다. 구조 신호를 보내는 것으로 시작된 이 과정은 줄기세포 군단이 벌집에서 나온 벌떼처럼 날아서 골수에서 몸의 순환계로 이동하는 것으로 일단락된다. 신체의 손상된 부위를 재생하기 위한 이 중요한 단계는 줄기세포 동원stem cell mobilization이라고 불린다.

뒤이어 일어나는 과정을 보면 줄기세포들이 얼마나 빈틈없이 작용하도록 만들어졌는지를 확인할 수 있다. 줄기세포들은 응급 상황이 발생할 때마다 피해를 입은 최전방에 재빨리 도달한다. 이들은 심장 박동의 추진력으로 흐르는 혈류의 빠른 흐름을 타고 이동하며, 생물학적 자동유도장치를 이용해 구조신호를 보낸 기관의 정확한 피해 지점을 찾아낸다. 유도 미사일이 목표물에 초점을 맞추듯이 줄기세포들은 도착 지점을 찾는다. 그러면 수용기라고 불리는 줄기세포의 단백질이 도착 지점의 단백질에 부착된다. 이들은 벨크로처럼 정확히 달라붙어서 줄기세포들이 상처 부위에만 접합되도록 한다. 이 모든 과정은 구조신호가 전송된 뒤 아주 재빠르게 일어난다. 한 연구에서는 의사가 수술 부위를 절개하고서 48시간이 지난 뒤, 상처 치유에 관여하는 혈중 혈관내피 전구세포의 수가 수술 전에 비해 14배나 증가했음이 확인됐다.

줄기세포들은 일단 해당 부위에 연결되면 주변 환경의 지시를 토대로 임무를 수행한다. 피부로 가면 피부 세포가 되고, 피부에 필요한 요건에 맞게 반응한다. 심장으로 가면 심장 근육 세포가 되어서 심장에 필요한 요건대로 반응한다. 줄기세포들은 상처가 생긴 뒤에 치유에 나서는 팀의 일원으로 맡은 작업을 한다. 염증세포와 그 밖의 면역 세포들, 혈관 세포, 혈액 응고 세포를 포함한 피해 대응팀 전원이 각자 맡은 임무를 가지고 나타난다.

줄기세포가 상처 입은 조직에 접합된 뒤에 정확히 어떤 일을 하는지는 아직까지도 다소 불확실하다. 이들이 각기 발달해서 그 부근의 조직으로 재생된다는 사실은 알려져 있다. 하지만 줄기세포는 그리 오래 남아 있지 않고, 기껏해야 며칠 동안 잔존할 뿐이다. 과학자들은 이런 줄기세포에 어떤 일이 생기는 것인가를 입증하기 위해 노력 중이다. 이와 관련한 이론이 몇 가지 있는데, 줄기세포들이 겉모습을 바꾸고 배경 속으로 사라지면서 줄기세포와 그 부위의 일반 세포들을 구별하기가 힘들어진다는 설명도 있다. 아니면 꼭 필요한 역할이지만 수명이 길지는 않아서 임무를 완수한 뒤에 사멸하는 것인지도 모른다.

명확히 밝혀진 사실은 줄기세포들이 성장인자, 사이토카인cytokine 그리고 성장하거나 복구되는 조직들에 필요한 생존인자 같은 단백질들을 만드는 공장이라는 점이다. 또 이들은 단백질과 유전 정보를 가득 담은 엑소좀exosome과 마이크로베지클microvesicle 같은 특별한 소포체를 분비하기도 한다. 이런 물질들이 신체 기관에서 분비되면, 손상을 복구하기 위해 다음 단계에서 어떻게 해야 하는가를 다른 세포들에 지시한다. 줄기세포들은 이런 물질들을 분비해서 해당 부위 주위를 더 건강하게 만들 수 있도록 다른 세포들을 격려하는 것이다. 이런 작용은 파라크라인 효과paracrine effect(주변세포 영향 효과)라고 불린다. 뼈의 재생을 관찰한 연구에 따르면, 손상된 뼈 주위를 개선하는 데 도움을 주는 줄기세포에 의해 최소한 43개의 성장인자들이 분비된다.

줄기세포 반응에 관여하는 성장인자들 중 일부는 혈관신생을 촉발하는 성장인자들과 정확히 일치해서 이 두 가지 건강방어체계를 연결한다. 예컨대 산소 부족(저산소증)이나 부상으로 세포에서 혈관내피 성장인자가 분비되면 이 성장인자는 해당 부위에서는 혈관신생을 촉발하고, 멀리 떨어진 골수 니치에서는 줄기세포들이 이 성장인자의 신호를 받고 작용하기 시작한다. 새로운 세포 조직 덩어리가 재생되면 신선한 혈액을 공급받아야 할 것이다. 혈관신생이 이때 작용해서 혈관을 새로 만들어 재생된 조직에 필요한 영양분을 공급한다. 역으로 줄기세포들도 새로 혈관을 만드는 데에 기여하면서 서로 윈-윈 하는 관계를 형성한다. 새로 만들어진 혈관에 있는 세포의 2~25퍼센트는 줄기세포에서 나온 것이다.

줄기세포 손상의 원인

문제가 생긴 부위를 치유하고 건강을 유지하기 위해서는 재생 방어체계가 꼭 필요하지만, 줄기세포는 평생에 걸쳐 줄기차게 우리 몸을 공격해오는 여러 요인들에 아주 취약하다. 그중 가장 큰 피해를 끼치는 것은 담배다. 흡연자가 담배 연기를 들이쉬면 산소 결핍이 발생하면서 혈류에 줄기세포들이 소집된다. 그런데 장기적으로 흡연을 할 경우 나중에는 골수에 비축된 줄기세포가 고갈되면서 재생과 회복에 필요한 줄기세포가 거의 남지 않게 된다. 설상가상으로 그나마 남은 줄기세포들도 정상적인 역할을 하지 못한다. 복제 기능이 크게는 80퍼센트까지 줄어들고, 재생에 참여하는 비율도 40퍼센트 가까이 줄어든다. 몸의 재생에 기여하는 줄기세포의 수와 기능이 줄어드는 것은 흡연으로 혈액에 직접적으로 입는 피해 이외에 흡연자들이 심혈관과 폐 질환의 위험에 더 많이 노출되는 이유를 설명해준다.

담배를 피우지 않더라도 주위에 흡연자가 있으면 결코 안전하지 못하다. 간접흡연도 직접 담배를 피우는 것만큼이나 해로울 수 있다. 다른 사람이 내뿜은 담배 연기에 30분만 노출되어도 줄기세포의 얼을 빼놓기에 충분하다. 그리고 대기오염도 마찬가지로 피해를 준다. 대기오염이 심한 지역에 사는 사람들은 공기 중 위해물질 농도가 치솟으면 미세먼지 입자에 노출되면서 혈액 내 혈관내피 전구세포의 수가 급감한다는 사실이 연구로 밝혀졌다.

과음도 줄기세포를 죽인다. 술은 줄기세포에 다양한 방식으로 영향을 주는데, 원숭이들에게 날마다 소량의 술을 마시게 했던 실험에서는 놀랍게도 술을 마시지 않은 원숭이들보다 술을 마신 원숭이들이 순환계의 줄기세포 수가 더 많았다. 하지만 술을 마신 원숭이들의 줄기세포는 제 기능을 하지 못했으며, 재생에 참여하는 능력이 떨어졌다. 줄기세포들이 술에 취해 길을 똑바로 걷지 못하고 휘청거린다고 상상하면 된다. 임신부가 술을 많이 마셔서 생기는 태아기 알코올 증후군은 성장 중인 태아에게 영구적인 뇌 손상과 발육의 이상이 생기는 처참한 결과를 초래한다. 태아기 알코올 증후군으로 이런 엄청난 손상이 나타나는 이유도 부분적으로는 줄기세포 손상의 결과일지 모른다. 알코올은 태아 줄기세포에 치명적이다. 실제로 루이지애나 주립대학교 연구팀은 쥐의 태아 발달 연구에서 그런 사실을 확인했다. 폭음도 줄기세포에 추가적인 피해를 입힌다. 켄터키대학교 연구팀은 폭음이 뉴런을 새로 만드는 데 필요한 뇌 줄기세포인 회돌기교세포oligodendrocyte 전구체의 활동성을 저해한다는 사실을 확인했다. 그 영향은 뇌의 해마 부위에서 특히 명확하게 나타난다. 해마는 단기 기억과 장기 기억을 만드는 뇌의 부위다. 그나마 다행히도 폭음을 중단할 경우 입었던 손상을 만회할 수 있음이 연구에서 함께 밝혀졌다.

대기오염, 담배, 술에 최대한 노출되지 않도록 주의하면 줄기세포 손상을 어느 정도는 방지할 수 있지만, 그 밖의 위험 요인들 중에는 피하기가 좀처럼 어려운 것들도 있다. 가령 노화는 재생 능력을 끊임없이 약화시킨다. 나이가 들면 자연적으로 골수 안의 줄기세포 수가 줄어든다. 세월이 흐를수록 줄기세포 보유량이 격감할 뿐 아니라 남은 줄기세포들도 젊을 때에 비해 활동성이 떨어진다.[1] 혈중 콜레스테롤 수치 상승 역시 줄기세포의 기능을 손상시킨다. 단 모든 콜레스테롤이 다 그런 것은 아니다. 좋은 콜레스테롤로 알려진 HDL 콜레스테롤은 혈관내피 전구세포의 예정된 세포사細胞死를 늦춘다. HDL 콜레스테롤을 높이는 식이 요법을 하면 이런 세포들을 보호할 수 있다. 그렇게 되면 건강에 유익한 대가가 따른다. 혈관내피 전구세포는 죽상동맥경화증을 예방하고, 혈류를 감소시키는 지방 플라크가 혈관 벽에 축적되는 것을 방지하고, 혈관의 내벽을 치료한다. HDL을 좋은 콜레스테롤로 여기는 이유 중에는 줄기세포에 의한 이런 혈관 보호 작용 효과도 있다.

만성질환도 줄기세포에 해로운 영향을 줄 수 있다. 당뇨병은 줄기세포에 치명적이다. 당뇨가 있는 사람들은 줄기세포 수가 적고, 그나마 있는 줄기세포들도 제 기능을 못한다. 고혈당이 문제를 일으키기 때문이다. 고혈당 환경에 노출된 줄기세포는 조직을 재생하는 능력이 떨어진다. 정상적인 경우처럼 복제해서 수를 늘릴 수가 없고, 몸속에서 제대로 이동하기가 힘들어져서 새로운 기관을 만드는 데 더 이상 기여하지 못하게 된다. 게다가 정상 줄기세포들보다 생존 인자도 더 적게 분비한다. 연구원들은 고혈당이 당뇨가 없는 사람의 줄기세포에도 영향을 줄 수 있다는 사실도 알아냈다. 이런 사실은 우리가 당 섭취에 주의해야 할 이유를 하나 더 덧붙인다.

줄기세포 손상은 1형 당뇨병과 2형 당뇨병 모두에서 나타난다. 1형 당뇨병은 몸의 면역 체계가 당의 대사를 적절히 조절하는 데 필요한 인슐린을 만드는 세포들을 파괴하는 병이다. 2형 당뇨병도 마찬가지로 혈당 대사와 관련한 문제이지만, 자가 면역 때문이 아니라 유전, 비활동적인 생활습관, 비만 등으로 몸이 인슐린에 제대로 반응하지 않거나 인슐린을 필요한 만큼 만들어내지 않으면서 생긴다. 뉴욕대학교의 한 연구는 2형 당뇨병이 있을 때 혈관내피 전구세포의 기능이 50퍼센트 가까이 손상되며, 혈당이 정상 수준으로 관리되지 못할 경우 그보다 큰 손상이 나타난다고 밝혔다. 또 연구원들이 당뇨병이 있는 사람들의 혈관내피 전구세포의 기능을 시험했을 때, 그 전구세포들이 혈관 형성에 참여할 확률은 당뇨가 없는 사람들보다 2.5배 낮았다. 1형 당뇨병 환자들의 줄기세포를 관찰했던 네덜란드의 연구에서도 그와 비슷한 손상이 확인됐다.

당뇨병이 4억 2,200만 명 이상이 앓고 있는 전 세계적인 질병이며,

그로 인해 매년 160만 명이 목숨을 잃고 있다는 점을 고려하면, 줄기세포의 손상은 사람들에게 대단한 영향을 끼치는 문제임을 알 수 있다. 당뇨병은 심장병, 뇌졸중, 실명, 신장병, 만성 궤양, 하지 절단 장애의 주요 근본 원인인데, 이 모두가 줄기세포 기능 부전과 관련이 있는 의학적 부작용이다. 이런 상황에서 당뇨병, 고지혈증, 노화로부터 줄기세포 기능을 보호하거나 개선하는 데 도움이 되는 방법은 말 그대로 생명을 구하는 수단이 될 수 있다.

말초혈관계 질환은 죽상동맥경화증에 동반되는 증상으로, 장기간 당뇨병을 앓은 환자에게서 흔히 발병한다. 그렇게 되면 혈관이 급격히 좁아지면서 다리에 산소가 제대로 공급되지 못한다. 증상은 시간이 흐를수록 차츰 악화되고, 근육, 신경, 족부의 피부에 흘러드는 혈류는 갈수록 적어진다. 다리의 세포들은 산소 부족으로 결국은 사멸하고, 그에 따라 피부 궤양과 허혈성 족부 궤양이라고 불리는 심각한 손상이 초래된다. 당뇨가 있으면 상처의 자가 치유가 지체되기 때문에 당뇨가 있는 사람들에게서 허혈성 족부 궤양이 생기면 쉽게 감염이 되고 괴저가 생긴다. 그러다 보면 환자의 생명을 구하기 위해 다리를 절단해야 하는 경우도 빈번히 발생한다. 이탈리아 파도바Padova 대학교 연구원들은 2형 당뇨병이 있는 환자들의 혈중 줄기세포 관련 수치와 말초혈관계 질환을 조사해서 당뇨가 없는 건강한 사람들과 비교했다. 분석 결과 당뇨성 혈관 질환이 있는 환자들은 줄기세포의 수가 47퍼센트 적었으며, 줄기세포가 가장 적은 사람들은 허혈성 족부 궤양을 함께 앓고 있는 것으로 밝혀졌다. 상처의 재생과 치료에 줄기세포들이 얼마나 중요한지가 확인된 것이다.

여기에서 얻을 수 있는 교훈은 당뇨병을 잘 관리하는 것이 재생 방어체계를 보호하는 데 절대적으로 필요하다는 사실이다. 혈당을 더 잘 관리하면 줄기세포를 더 건강히 지킬 수 있다. 반대로 당뇨를 적절히 조절하지 못하면 줄기세포 기능이 심각하게 손상된다. 혈당 관리를 개선하면 혈관내피 전구세포의 기능을 개선할 수 있다. 그러므로 당뇨병 환자들은 혈당 조절에 심혈을 기울여야 한다. 혈당 조절이 삶과 죽음을 가르는 요인이 될 수도 있으니 말이다.

줄기세포의 수와 기능이 강화될 때의 이점

줄기세포의 상태가 나빠지면 건강도 나빠진다. 그럴 때 줄기세포를 강화하는 조치를 취하면 건강에 긍정적인 영향을 끼칠 수 있다. 심혈관 질환을 예로 들어 생각해보자. 독일 홈부르크의 연구원들이 피험자 519명을 조사해서『뉴잉글랜드 의학저널』에 발표했던 연구에서는 순환계 혈관내피 전구세포의 양으로 그 사람이 12개월 내에 심근경색이나 뇌졸중에 걸릴 것인지 여부를 내다볼 수 있었으며, 더 나아가 그런 발작으로 목숨을 잃을지 아닌지 여부까지 예측할 수 있었다. 이 연구에서 혈관내피 전구세포 수치가 높은 사람들은 그런 증세의 최초 발작을 겪을 위험이 26퍼센트 낮았다. 또 줄기세포 수치가 높은 사람들은 심혈관계 증상으로 사망할 위험이 70퍼센트나 낮았다.

스웨덴의 '말뫼 다이어트와 암 연구Malmo Diet and Cancer Study'도 줄기세포 수치와 심혈관 질환 간의 상관관계를 조사했던 획기적인 연구조사 중 하나다. 1991년에 시작된 이 연구는 중년 피험자들을 대상으로 했다. 연구원들은 19년 동안 정기적으로 혈액 검사를 실시해서 피험자들의 건강 상태를 확인했으며, 질병과의 상관관계를 알아보기 위해 영양 상태에 관한 설문지를 작성하게 했다. 또 피험자들 중 4,742명의 줄기세포인자stem cell factor를 측정했다. 줄기세포인자는 골수에서 생성되는 단백질로, 지정된 구역에서 대기 중인 줄기세포들에 영양을 공급한다. 또 줄기세포인자는 혈류에도 떠다니면서 줄기세포들이 복제하고, 이동하고, 최종적으로 몸의 수요에 따라 특정한 조직으로 바뀔 수 있도록 안내하는 역할을 한다. 줄기세포인자는 건강한 줄기세포 기능에 필수적인 요소다. 연구원들은 말뫼 연구 참가자들 중에서 줄기세포인자의 수치가 가장 높은 집단은 가장 낮은 집단보다 심부전이 생길 위험은 50퍼센트, 뇌졸중 발병 위험은 34퍼센트, 모든 원인에 의한 사망 원인은 32퍼센트 낮다는 사실을 확인했다. 그리고 아니나 다를까, 혈액 내 줄기세포인자가 가장 적은 집단은 대부분이 흡연자이거나 음주량이 많거나 당뇨가 있는 사람들이었다. 이로써 생활 방식과 줄기세포의 기능, 만성질환을 앓을 위험 사이에 밀접한 관계가 있음이 드러났다.

심혈관계에서도 줄기세포들은 고유의 보호 기능을 맡는다. 혈관내피 전구세포는 새로운 혈관을 만드는 데에만 기여하는 것이 아니라 기존의 혈관에 생긴 손상을 복구하는 데에도 중요한 역할을 한다. 동맥혈관이 굳어지고 좁아지는 죽상동맥경화증은 심부전, 뇌졸중, 말초혈관계질환, 심지어 발기부전이 생길 위험까지 높인다. 혈관 내벽에 주로 생성되는 플라크는 마치 하수관의 긁힌 부분에 녹이 생기듯, 혈관 내벽에 손상이 생긴 부위마다 침착된다.

내벽의 손상이 복구되지 않으면 더 많은 플라크가 축적되어 결국에는 혈관의 직경이 좁아지면서 혈액 흐름이 차단된다. 혈관내피 전구세포는 마치 재봉사라도 되듯 내벽을 수리할 수 있다. 그러므로 줄기세포가 손상되면 죽상동맥경화증을 예방하는 방어 능력이 떨어진다. 줄기세포를 건강하게 유지하면 동맥경화가 생길 위험을 줄이고 심혈관 질환이 발생하지 않도록 보호할 수 있다.

뇌 줄기세포의 손실은 치매의 진행을 암시하는 조짐이다. 희소돌기아교oligodendrocyte 전구세포라고 불리는 이런 줄기세포들은 뇌의 뉴런을 재생하고 교체하며, 나이가 들어서도 뇌의 기능을 예리하게 유지하는 데 꼭 필요하다. 이 줄기세포들은 폭음으로 영향을 받는 줄기세포들과 같은 종류다. 현재 뇌 줄기세포를 강화해서 알츠하이머병을 치료할 방법이 연구되고 있다. 이와 관련해 미세아교세포microglia라고 불리는 특별한 종류의 뇌세포가 연구되고 있는데, 조혈모세포에서 생성되는 미세아교세포는 뇌를 청소하고, 뇌에 치명적이며 알츠하이머병을 유발하는 베타 아밀로이드 플라크를 제거하는 역할을 한다. 중국의 화중과기대 연구원들은 줄기세포 모집인자SDF-1라고 불리는 단백질을 알츠하이머병이 있는 쥐의 뇌에 주입하는 실험을 진행했다. 그 결과 이 단백질이 골수의 조혈모세포를 뇌로 불러들이고 그 조혈모세포들이 미아교세포로 전환되면서, 뇌에 축적된 아밀로이드 찌꺼기들이 더 많이 제거된다는 사실을 발견했다.

줄기세포 의약품

건강에서 줄기세포가 끼치는 영향은 말이 필요 없을 정도여서, 현재 줄기세포 치료법 개발을 위한 임상 연구가 전 세계적으로 진행 중이다. 줄기세포를 이용한 재생 요법은 다양한 측면에서 접근할 수 있지만, 가장 일반적인 치료법은 체내에 줄기세포를 주사해서 심장, 뇌, 눈, 신장, 췌장, 간 같은 주요 기관의 재생 기능을 증진하는 것이다. 재생 치료에 관한 임상시험 정보는 전 세계적으로 가장 포괄적인 연구 데이터베이스인 클리니컬 트라이얼즈 인터넷 사이트 clinicaltrials.gov에서 찾아볼 수 있다. 미국 국립 의학도서관이 운영하는 이 사이트는 현재 개발 중인 최신 치료법을 찾는 환자들이나 그 가족들에게 대단히 소중한 정보원이다. 재생의학 분야의 임상시험 정보를 찾으려면, 검색창에 알아보려는 질병 이름과 함께 'BM-MNC(골수 유래 단핵세포의 약칭)', '전구체 progenitor', '재생의료 regenerative' 같은 용어를 함께 입력하면 된다.

검색을 해보면 임상시험 종류, 무엇을 시험하는지, 임상시험이 어디에서 진행 중인지, 시험 참여 환자들을 모집 중인지의 여부 그리고 시험이 끝난 경우에는 보통 그 결과까지 확인할 수 있다. 현재 진행 중인 재생의학 관련 임상시험은 6,000개 이상으로, 이 분야는 의학계에서 임상시험이 가장 활발하게 진행 중인 분야 중 하나다. 줄기세포를 이용한 가장 흥미로운 임상시험들 중에는 다발성 경화증, 파킨슨병, 자폐 치료를 목표로 하는 연구들이 있다.

재생 치료에 사용되는 줄기세포는 다양한 출처를 거쳐서 입수하는데, 줄기세포 치료에 관심이 있다면 병원에서 실제로 어떤 식으로 진행이 되는지 알아둘 필요가 있다. 줄기세포 치료에 활용되는 줄기세포는 일반적으로 골수, 혈액, 지방, 때로는 피부에서도 채취한다. 예를 들어 골수의 줄기세포는 엉덩이 골반 뼈에 큰 주사기를 찔러 넣어 액체 상태의 골수를 뽑아내는 식으로 얻는다. 그 밖의 방법으로 성분채집술

apheresis이라 불리는 과정을 통해 혈액에서 줄기세포를 추출해서 응축한 뒤에 환자에게 주입할 수도 있다. 채취한 줄기세포는 상태가 최상인지 그리고 안전한지 확인하기 위해 몇 가지 검증 과정을 거친 뒤에 의사가 환자의 몸에 주입하게 된다.

이런 상상을 한번 해보자. 성형외과의가 심장질환이 있는 환자의 복부에서 지방조직을 제거하는 지방흡입술을 시술한다. 제거된 조직은 처리 과정을 거쳐 지방에서 지방 줄기세포를 분리해내고, 그렇게 얻은 줄기세포를 심장병 전문의가 건네받아서 그 환자의 심장에 주입한다. 실제로 이런 시술이 현재 임상시험 중이다. 심근경색이 발생했던 환자의 지방조직에서 줄기세포 2,000만 개를 채취해서 손상 부위에 주입한 결과 손상 부위가 50퍼센트 감소했다는 사실이 임상시험 초기 연구 결과로 확인되기도 했다.

줄기세포를 얻을 수 있는 독특한 경로로, 앞서 말했듯이 피부에서도 채취할 수 있다. 피부에는 유도만능 줄기세포iPSC라고 불리는 세포가 있다. 이 줄기세포는 흔히 볼 수 있는 줄기세포가 아니다. 유도만능 줄기세포는 일반 줄기세포로 역분화하고, 전혀 다른 기관의 새로운 세포로 변화할 수 있다.

의학 연구원인 야마나카 신야가 2006년 이런 사실을 발견하면서 모든 생물학 교재는 다시 쓰여야만 됐다. 야마나카 신야는 이 연구 공로로 2012년에 존 거든Sir John B. Gurdon과 노벨 생리의학상을 공동 수상했다. 이 발견은 이미 현장에서 적용되고 있다.

2014년에 일본 고베에 있는 리켄 발생생물학 센터의 한 연구팀은 황반에 새로운 혈관이 비정상적으로 많이 생기는 노인 황반변성AMD이 발생해서 시력 손실이 진행 중인 77세 여성의 치료 방법을 모색했다. 연구원들은 그 환자의 피부에서 비비탄(지름이 0.175인치인 공기 총탄-옮긴이) 크기만 한 조직을 떼어낸 다음 그 조직에서 유도만능 줄기세포를 채집했다. 그 유도만능 줄기세포가 망막 색소 상피RPE라고 불리는 눈의 특별한 망막 세포로 바뀌도록 재프로그램하고, 뒤이어 재생된 망막 색소 상피 세포를 망막에 이식했다. 그 시술은 안전했고 2년 뒤까지도 효력이 지속되었을 뿐 아니라, 시력 손상의 추가적인 진행을 막았으며 부분적으로 시력이 회복되기까지 했다.

줄기세포를 활용한 재생의료가 일반화하려면 대부분의 분야에서 앞으로도 여러 해가 더 필요하겠지만, 임상시험에 참여한 환자들과 일부 사립 의료시설은 이미 치료 효과를 보고 있다. 2016년에 바티칸에서는 전 세계의 의학, 과학, 자선활동, 신앙계의 지도자들이 성인 줄기세포의 잠재력을 이용해 건강을 지키고 병을 치유하는 연구의 진척 사례를 공유하는 '셀룰러 호라이즌Cellular Horizons'이라는 제목의 학회를 열었는데, 나도 그 학회에 참석해서 그런 사례를 직접 확인했다. 나는 식단을 통해 병든 조직을 재생한다는 새로운 개념을 발표하기 위해 그 자리에 초대됐는데, 다른 연구원들도 각자 놀라운 연구 성과와 결과를 발표했다.

가장 인상 깊었던 연구는 노스웨스턴대학교의 리차드 버트가 자가면역 질환으로 건강이 완전히 나빠져 산소 호흡기에 의존해 사는 환자를 치료했던 사례였다. 그레이스 메이하우스라는 이름의 여성은 17세에 피부경화증을 진단받았다. 피부경화증은 면역 체계가 몸을 공격해서 염증을 만들고 콜라겐을 과잉 생성하는 지극히 고통스러운 병이다. 피부경화증이 있으면 피부와 장기들이 결국에는 돌처럼 딱딱해진다. 말 그대로 조각상처럼 딱딱하게 굳어버리는 것이다. 그레이스는 몸이 경직되고 수축되는 기분이었고, 숨이 가빠서 쉽게 피곤해졌다.

그리고 엘리자베스 코겐타키스라는 또 다른 젊은 여성은 중증 근무력증으로 근력이 너무 약해져서 자리에 누워 지내면서 산소 호흡기로 호흡하고 관을 통해 영양을 공급받았다. 그녀를 치료하던 의사들은 별달리 손쓸 방법이 없었다. 버트는 이 두 환자들에게 재생 치료법이 도움이 될지 모른다고 생각하고, 환자들에게 각자의 줄기세포를 주사했다. 이들은 처치 후에 즉각적으로 상태가 호전되었음을 느꼈으며, 손상되었던 신체 기능도 재빨리 회복됐다. 그 두 환자는 정상적인 생활을 할 수 있게 되었고, 활력을 되찾았으며, 바티칸까지 직접 와서 그들의 경험을 직접 사람들 앞에서 이야기할 수 있을 정도가 됐다. 2018년 4월에는 바티칸에서 '유나이트 투 큐어Unite to Cure'라는 제목으로 컨퍼런스가 다시 열렸다. 이 행사에서도 뇌성마비, 자폐를 포함한 놀라운 줄기세포 응용 사례들과 주목할 만한 초기 효과들이 소개됐다.

그런데 재생 치료가 오로지 줄기세포를 주사하는 방법으로만 시행되는 것은 아니다. 가령 환자의 줄기세포가 활성화되어 효과적으로 작용하도록 유도하는 기술도 있다. 앞서 태반은 임신기에 조직의 재생에 필요한 세포와 단백질이 저장되어 있는 곳임을 알아보았다. 양막羊膜이라고 불리는 태반의 얇은 막은 예전부터 상처 치료에 활용됐다. 양막에는 256개 이상의 성장인자와 재생인자, 줄기세포를 자극하는 사이토카인이 들어 있다. 상처 치유가 더딘 부위에 양막을 올려놓으면 재생인자들이 분비되고, 환자의 골수에서 줄기세포들이 소집되어서 상처 부위로 향한다. 양막을 이용한 임상시험 결과 당뇨병 족부 궤양과 정맥성 하지 궤양의 치료에서 기존의 치료기술보다 훨씬 큰 개선 효과가 나타났다. 나는 줄기세포를 활용한 기술을 연구하면서 2012년에 환자의 자체적인 줄기세포를 동원하는 메커니즘 중에서 체외에서 작용하는 모든 기술에 '줄기세포 마그넷stem cell magnet'이라는 이름을 붙였다.

치료에 환자 자신의 줄기세포를 동원하는 치료방식 중에 피부에 초음파를 보내는 방법도 있다. MIST라는 이름의 특수 기기는 낮은 초음파 파장과 함께 미세한 물방울 줄기를 분사한다. 그 물방울을 상처 부위에 뿌리면 물방울이 소리에너지를 담은 채로 환자의 상처에 내려앉아서 상처 조직으로 침투된다. 그렇게 되면 골수에 있는 줄기세포들에 신호가 전달되고, 줄기세포들은 순환계를 통해 상처 부위로 모인다. MIST를 활용한 치료는 안에서 밖으로 조직을 재생시키기 때문에 욕창(압박 궤양) 방지에 사용되어 왔다. 욕창은 환자가 병원이나 요양원 같은 곳에서 장기간 움직임 없이 누워서 지낼 때 흔히 생기는데, 요양원 환자들 중에서 많게는 3분의 1이 욕창을 앓는다. 궤양이 생긴 부위에 균에 침투하면 근육과 뼈가 전부 드러날 정도로 상처가 심해지면서 순식간에 엄청나게 위험한 상태에 이를 수 있다. 욕창이 나타날 때는 본격적인 진행에 앞서 해당 부위의 피하 조직이 모두 죽기 시작한다. 이런 증상은 심부조직손상deep tissue injury이라고 불린다. 이때 아무 조치도 취하지 않으면 결국 피부가 괴사하고 궤양으로 조직이 패이면서 살이 외부로 노출된다. MIST는 심부조직손상을 치료해서 욕창을 방지하는 역할을 한다. 이 치료법을 사용하면 피부를 건드리지 않고 죽어가는 상처 조직을 치료할 수 있다. 음파 에너지가 실린 물방울이 피부에 닿으면 그 에너지가 심부조직손상이 생긴 곳으로 줄기세포를 소집하고 그 부위의 피의 흐름을 개선해서 상처가 생기는 것을 방지한다.

간단히 말해서 재생의료는 이미 의료 처치 방식을 바꾸어 놓고 있으며, 지금은 치료하기가 까다롭거나 불가능한 질병을 정복할 선구적인 방법들이 앞으로 재생의료를 통해 개발될 것이다.

음식과 줄기세포

재생 기능은 고도의 의료기술을 통해서만 강화될 수 있는 것은 아니다. 몸의 재생 방어체계가 부엌에서 촉발될 수도 있다. 우리가 먹는 음식 중에는 인체의 줄기세포를 활성화해서 몸 안에서 재생하고 치유하는 능력을 증강하는 것들이 있다. 이런 음식을 활용하면 의사, 병원, 주사 치료의 도움 없이도 인체의 재생 능력을 동원할 수 있다. 음식을 통한 재생 요법은 몸속에 비축된 줄기세포를 이용해 건강을 회복시킨다. 음식 중에는 줄기세포의 활동성과 재생을 촉진하는 식품이 있는가 하면, 줄기세포를 손상시키고 무력화하는 것도 있다. 줄기세포를 인사불성으로 만드는 결과는 우리가 바라는 바와는 분명 거리가 멀다. 만약 암에 걸린 줄기세포라면 그런 결과가 목숨을 살리는 일이 될 수도 있겠지만 말이다. 실제로 암세포를 무력화하는 효능이 있는 식품도 있다. 현재 몸을 건강하게 유지하고 체력을 단련하는 것이 목표이거나, 단순히 흉하지 않게 나이 들었으면 좋겠다는 바람이 있거나, 아니면 심장병, 알츠하이머병, 당뇨병, 암 같은 심각한 만성질환을 앓는 경우, 먹는 음식으로 줄기세포를 자극해서 몸속에서부터 치유가 시작되게 만들 수 있다. 줄기세포에 영향을 끼치는 식품에는 어떤 것이 있으며, 이런 식품들을 건강 증진에 어떻게 활용할 수 있는지에 관해서는 2부에서 자세히 알아볼 것이다.

재생이 필요한 질병

급성 뇌손상	심부전
노인 황반변성	고콜레스테롤혈증
탈모	신장병
알츠하이머병	간질환
죽상동맥경화증	다발성 경화증
자폐증	중증 근무력증
실명	심근경색
암(모든 종류)	골관절염
뇌 위축	골다공증
뇌성마비	파킨슨병
만성 상처	말초동맥질환
심부조직손상	피부경화증
치매	척수손상
우울증	뇌졸중
당뇨병	혈관성 치매
발기부전	

3장
마이크로바이옴

인간의 정체성이 유례없이 확대되고 있는 가운데, 새로운 정체성이 또 하나 추가됐다. 우리는 단순한 인간이라기보다는 통생명체^{holobiont}다. '통생명체'라는 용어는 상호 이익이 되는 여러 종의 집합체인 유기체를 뜻하는 말이다. 우리가 통생명체인 이유는 우리 몸이 단일 개체가 아니라 몸의 표면과 내부에 가득한 39조 마리의 박테리아를 포함한 대단히 복잡한 생태계이기 때문이다. 대다수가 몸에 이로운 작용을 하는 이 박테리아들은 규모가 엄청나다. 박테리아의 개체 수는 체내 세포의 개수(약 37조 개)와 비등하며, 전부 합하면 무게가 약 1.36킬로그램으로, 뇌의 무게에 맞먹는다. 박테리아들은 놀라울 정도로 강인해서 장의 화학물질과 위산도 이겨낸다.

의학계에서는 한때 박테리아를 해로운 질병의 매개체로 보고 없애야 한다고 생각했지만, 이제는 박테리아 대부분이 아주 복잡하고 정교한 과정을 통해 우리 몸을 건강하게 지켜주고, 심지어 행동에 영향을 줄 정도로 광범위한 영향을 끼친다는 사실이 잘 알려져 있다. 마이크로바이옴이라는 총칭으로 불리는 이런 이로운 박테리아는 수동적인 불법 거주자와는 거리가 멀다. 이들은 세포, 조직과 다양한 방식으로 상호작용하며 복잡한 생물학적 체계를 형성한다. 그 안에는 균, 바이러스, 고세균古細菌 등이 포함되지만, 이 장에서는 박테리아에 관해 주로 다룰 것이다.

전 세계 연구원들은 마이크로바이옴에 어떤 특성이 있는지, 마이크로바이옴이 어떻게 건강을 증진하며, 궁극적으로 암 같은 질병 정복에 도움을 줄 수 있는지에 관해 갈수록 많은 사실을 밝혀내고 있다. 장 박테리아 중에 락토바실러스 플란타룸Lactobacillus plantarum, 락토바실러스 람노서스Lactobacillus rhamnosus, 바실러스 마이코이즈Bacillus mycoides 같은 것들은 내분비 물질이나 호르몬의 기능을 하며, 더 나아가 옥시토신, 세로토닌, 감마 아미노부티르산GABA, 도파민 같은 뇌 신경전달물질을 생성하고 방출하기도 한다. 이런 화학물질들은 기분에 아주 큰 영향을 끼치는 뇌 신호를 활성화한다. 어떤 박테리아는 당뇨병을 방지하는 대사산물을 배출하고, 또 어떤 박테리아는 복부 지방이 늘어나지 않게 관리한다. 장 박테리아 중에 비피더스균은 장과 뇌 사이의 특별한 상호작용을 유도해서 스트레스와 불안을 줄여주는 것으로 밝혀졌다. 인체의 박테리아는 혈관신생, 줄기세포, 면역에 영향을 주며, 더 나아가 호르몬, 성적인 기능, 사회적 행동에까지 영향을 끼친다. 또 세포의 성장을 촉진하거나 반대로 세포를 교란하고 감염시킬 수도 있다. 다시 말해 우리 몸의 미생물군microbiota은 삶과 죽음을 가르고, 심각한 질환의 발병 가능성을 좌우한다.

음식은 마이크로바이옴의 힘에 놀라울 정도로 큰 영향을 끼친다. 우리가 먹는 음식이 곧 박테리아의 먹이이니, 따지고 보면 당연한 일이다. 박테리아는 우리가 섭취하는 식품을 분해해서 건강에 영향을 주는 이로운(혹은 해로운) 부산물을 만들어 낸다.

식품이 박테리아에 어떻게 영향을 주는지 알아보기 전에 우선 우리 몸에 거주하는 이 유익한 주민들에 관해 조금 더 자세히 살펴보자. 관련 연구 분야에서는 몸의 질병을 예방하고 치료하는 마이크로바이옴 방어체계의 미개발 자원을 이용하는 신흥 의학 혁명이 일고 있다.

인간과 박테리아의 관계: 이롭거나 해롭거나

인간은 이 행성에서 박테리아와 함께 진화해왔다. 호모사피엔스가 출현했던 30만 년 전, 수렵채집 생활을 했던 인류의 조상은 원시 곡물, 견과, 콩류, 과일 등 구할 수 있는 건 뭐든지 찾아 먹었는데, 그 모두가 미생물의 번식에 필요한 섬유질이 풍부한 식재료였다. 인류의 원시 조상들은 박테리아가 우글대는 땅바닥이나 초목에 있는 먹거리를 손으로 채집해서 먹었기 때문에 뭔가 먹을 때마다 미생물도 덩달아 섭취되어 장으로 내려갔다. 기원전 1만 년 경 최초의 농업혁명이 일어나서 인간이 수렵채집을 벗어나 경작에 의존하기 시작한 뒤로도 인류가 섭취한 음식은 채식이 기본이었다. 미생물의 먹이인 섬유질의 분포가 높은 식이 패턴과 박테리아가 풍부한 환경은 진화 과정에서 인간의 몸을 생존에 적합하게 만들어 갔다.

인간과 박테리아의 운명이 이처럼 밀접히 뒤얽혀 있었는데도 역사 대부분의 기간 동안 인간은 박테리아가 우리 몸속에서 어떤 역할을 하는지는 고사하고 박테리아가 존재한다는 사실조차 인식하지 못했다. 그러다가 지난 몇 세기에 걸쳐 박테리아가 질병과 건강에 어떤 역할을 하는가에 관한 과학적 발견이 보고되면서 우리가 알고 있는 내용이 완전히 바뀌었다. 그 시작은 질병과의 관련성이었다.

실제로 미생물학 연구 초기에 박테리아에 관한 지식 대부분은 '해로운' 박테리아에 관한 것이었는데, 거기에는 그럴 만한 이유가 있었다. 역사를 지나오는 동안 무시무시한 전염병들이 전 세계를 휩쓸고 지나가면서 그 길목에 있는 거의 모든 사람의 목숨을 마구잡이로 앗아갔다. 암흑시대에는 장티푸스, 흑사병, 이질, 나병 같은 무서운 병이 창궐해서 수많은 사람들이 병에 걸려 고생하고 목숨을 잃었다. 그 시대 의사들은 그런 질병의 원인을 이론상으로만 예측할 뿐이었다. 박테리아가 비위생적인 환경 조건 때문에 확산되었다는 사실에 관해서는 더더욱 잘 몰랐다. 전 세계 대부분의 사회 군락에서는 집과 길거리에 사람들의 대소변, 산패한 음식, 해충들이 뒤섞이면서, 박테리아들이 증식하고 확산하기에 최적의 조건인 시궁창이 도처에 생겼다.

의학계에서 이와 관련한 깨달음의 순간은 1861년 빈에서 임산부의 사망률이 급속히 높아지던 상황 속에서 나왔다. 어떤 특정한 산과 병동에서 아기를 낳은 뒤에 감염되어 목숨을 잃는 여성들이 충격적일 정도로 많이 발생했던 것이다. 그 병동의 의사였던 이그나즈 제멜바이스 Ignaz Semmelweis는 하나의 패턴을 발견하는데, 숨진 산모의 분만을 담당했던 의사들은 영안실에서 사망자를 검시한 뒤에 곧바로 분만실로 아기를 받으러 왔다. 제멜바이스는 이런 의문을 갖는다. '산모의 목숨을 앗아갔던 원인이 의사와 함께 이동해서 그 다음 산모에게 전달된 것이 아닐까?' 그래서 그는 이런 새로운 방법을 생각해낸다. 의사들이 영안실에서 사망한 임산부의 검시를 마치고 분만실로 가기 전에 '살균제'로 손을 씻도록 했던 것이다. 그 방법은 실제로 효과가 있어서, 감염으로 인한 산모 사망률이 한 자리수로 급락했다.

제멜바이스의 발견은 위생적인 의료 절차의 개발에 대단히 중요한 순간이었다. 그 다음 번의 중요한 사건으로, 조지프 리스터^{Joseph Lister}라는 의사가 손 씻기만으로는 불충분하며, 모든 수술 도구를 살균제로 소독해야 한다고 경고하고 나섰다. 그렇게 되면서 수술 이후 괴저가 생기는 일이 줄었다. 이와 같은 혁신으로 오늘날 우리가 당연하게 받아들이는 것과 같은 병원, 수술실, 진료실에서 위생과 소독의 높은 기준이 마련되어 지금껏 수백만 명의 목숨을 구해 왔다.

하지만 그런 조치로 예기치 않았던 결과가 나타났다. 감염을 일으킬 수 있는 박테리아를 억제하고 통제하는 법이 더 많이 알려질수록 박테리아가 위험하다는 생각이 더 널리 확산된 것이다. 그 결과 세균을 기피하는 시대가 시작됐고, 그런 분위기는 오늘날까지 이어져 내려오고 있다. 우리 대부분은 가능한 모든 곳에서 박테리아를 씻어내고, 멸균하고, 피하면서 자랐다. 세균은 해롭기 때문에 항생물질로 없애야 한다는 생각이 공공보건과 대중의 의식에 스며들었다. 살균제, 손 소독제, 항균 비누는 가정 상비품이 됐다. 식품 생산 과정에서도 살충제, 살균, 가축에 쓰는 항생제가 널리 퍼지면서 모든 곳에서 세균이 사라져 갔다. 사실 항생제 혁명은 현대 의학을 완전히 뒤바꿔 놓았다. 세균을 없앨 수 있는 힘을 전 세계의 의사, 병원, 보건소 손에 쥐어주면서 과거에 엄청난 위력을 행사하던 전염병들이 대부분 사라졌다.

하지만 과학은 조용하게 반직관적인 사실을 밝혀왔다. 일부 박테리아는 실제로 생명을 살리는 이로운 기능을 한다. 1907년에 저명한 러시아 출신의 동물학자 일리야 메치니코프Ilya Metchnikoff는 '모든 박테리아가 유해하다'라는 통설이 잘못된 것일지 모른다는 의문을 제기했다. 프랑스에서 콜레라가 널리 유행했던 1892년에 메치니코프는 페트리 접시에 박테리아들을 섞어 놓고 관찰해서, 콜레라의 성장을 촉진하는 박테리아도 있지만 놀랍게도 콜레라의 성장을 방해하는 박테리아들도 있다는 사실을 발견한다. 그러면서 그는 이로운 박테리아를 먹으면 치명적인 질병을 예방하는 데 도움이 되지 않을까 하는 생각을 품는다. 또 어떤 사람들은 척박한 시골 환경에서 가난해서 위생 상태가 좋지 못한 데도 불구하고 장수한다는 사실에 주목했다. 불가리아의 코카서스 산맥에 사는 농민들은 100년 이상을 살았다. 그는 그곳의 나이든 주민들은 불가리아 유산균이라는 박테리아가 든 발효 요구르트를 마신다는 점을 관찰했다. 메치니코프는 장수의 비결 중 하나는 건강한 박테리아를 섭취하는 것이라고 제안했다. 그 주장의 정당성은 역사로 입증되었으며, 그는 면역학 분야의 선구적인 연구로 1908년에 노벨상을 받았다.

마이크로바이옴의 과학

오늘날 마이크로바이옴은 의학 연구에서 가장 흥미롭고 혁신적인 분야로 받아들여진다. 마이크로바이옴은 대단히 빠르게 성장 중인 연구 분야다. 2000년에는 마이크로바이옴에 관한 논문이 고작 74편에 불과했지만, 2017년에는 9,600편 이상의 논문이 발표됐다. 이 분야는 엄청난 속도로 발전하고 있어서, 핵심을 몇 가지만 추리는 것이 불가능하다. 인체의 박테리아와 관련한 부분의 백과사전을 전부 다시 써야 할 정도이며, 이 새로운 지식은 건강과 관련한 사람들의 일반적인 생각은 물론이고 의료 관행과 공공보건 정책 그리고 음식, 건강 보조제, 조제약, 진단 검사 업계에서 제품을 만드는 방식을 완전히 뒤바꾸어 놓을 것이다.

이 책에서는 최신 연구에서 밝혀진 사실에 기초해서, 몸에 이로운 음식들을 선택하는 데 도움이 되는 내용을 소개하고 있다. 음식과 관련된 박테리아는 건강에 이로운 박테리아를 중심으로 몇 가지만 소개할 것이다. 식품영양과 인체라는 대단히 복잡한 분야를 이처럼 의도적으로 단순화해서 설명하면, 독자들이 박테리아의 분류와 메타게놈의 과학적 사실에 머리가 혼란해지는 일 없이 마이크로바이옴에 관한 기본적인 지식을 얻을 수 있을 것이다.

생전 처음 동물원을 방문하는 사람이라면 그곳에 있는 모든 동물에 관한 자세한 정보를 속속들이 읽고 외우기보다는 동물들의 주요 특성을 중심으로 살펴보아야 하듯이, 지금 다루는 마이크로바이옴에 관한 설명도 그런 식으로 접근했으면 한다. 박테리아들의 이름은 주로 라틴어로 되어 있어서 발음하기 힘들고 잘 외워지지도 않는다. 하지만 그 이름에 익숙해져야 한다. 박테리아들은 사실 우리 몸의 일부일 뿐 아니라, 몸에 유익한 박테리아의 이름이 앞으로는 초등학생들도 다 알고 있을 정도로 유명해질 것이기 때문이다.

액티노박테리아Actinobacteria, 박테로이데테스Bacteroidetes, 락토바실러스Lactobacillus, 퍼미큐티스Firmicutes, 프로테오박테리아Proteobacteria, … 이런 이름들이 이 책에서 접할 박테리아인데, 이 정도는 그저 시작에 불과하다. 세계적으로 박테리아의 종류는 10억 가지 이상이다. 대부분은 인간과 직접적인 관계가 없지만, 그래도 진화 과정에서 상당히 많은 종류의 박테리아들이 인체로 들어와 번성하게 되었다. 장 박테리아 종류로 알려진 것은 1,000종 이상이다. 입속에서도 500종 이상의 박테리아가 발견됐으며, 한 사람의 입속에는 일반적으로 25종 이상의 박테리아가 거주한다. 침 1밀리리터에는 구강 박테리아가 많게는 1억 마리나 있다. 한 번 꿀꺽 삼키는 침 속에 일본 도쿄의 수도권 인구(3,700만)보다 3배나 많은 박테리아가 들어있다고 보면 된다.

미국 국립보건원은 인간 게놈 프로젝트에서 영감을 얻어, 2008년에 인간 마이크로바이옴의 신비를 밝히겠다는 목표에서 인간 마이크로바이옴 프로젝트Human Microbiome Project를 시작했다. 이 프로젝트는 2012년에 저명한 과학저널 『네이처』에, 242명의 마이크로바이옴의 박테리아를 정리한 획기적인 논문을 발표했다. 이 연구는 각 자원자들의 몸을 여러 차례에 걸쳐 여러 군데 조사했다. 조사한 신체 부위는 입, 코, 피부, 장, 생식관 등이었다. 조사 결과 신체에서 발견되는 미생물의 다양성에 개인별로 엄청난 차이가 있음이 밝혀졌다. 사람마다 마이크로바이옴의 수와 다양성이 아주 크게 달랐을 뿐 아니라, 한 사람의 몸에서도 부위에 따라 발견되는 박테리아들에 현격한 차이가 났다. 건강한 사람들 중에서 모든 사람에게서 보편적으로 발견되는 박테리아군이 단 한 가지도 없는 경우도 있었다.

마이크로바이옴의 다양성은 건강의 중요한 특징이다. 인간 사회와 마찬가지로 박테리아 생태계의 다양성은 건강을 지키는 힘과 더 효과적인 협동체계를 조성한다. 우리 몸의 박테리아가 더 많고 다양할수록 우리는 더 건강해진다. 근방에 많은 종의 생물이 어울려 살면서 번성하는 화려한 산호초처럼, 마이크로바이옴은 우리의 건강을 위해서 서로를 용인하고 협력하는 공동체 구성원들의 절묘한 균형에 좌우되는 생태계다.

인간의 마이크로바이옴은 건강에 다양한 방식으로 영향을 끼치는데, 예를 들면 장을 통과하는 음식을 처리하면서 만들어 내는 물질들도 인체에 영향을 준다. 그런 물질들 중 가장 잘 알려진 것으로 짧은사슬지방산SCFA이 있다. 짧은사슬지방산은 식물에서 나온 섬유질을 박테리아가 분해하면서 생기는 부산물이다(참고로 프리바이오틱스는 보통 짧은사슬지방산을 생성하는 박테리아의 먹이인 식이섬유를 의미한다). 짧은사슬지방산은 건강에 엄청나게 많은 역할을 하는 것으로 알려져 있다. 짧은사슬지방산은 항염 작용을 해서 장은 물론이고 몸 전체적인 건강을 지켜줄 뿐 아니라, 몸에서 포도당과 지질의 물질대사가 더 잘 되도록 돕는다. 또 면역력을 강화하고, 혈관신생을 촉진하며, 줄기세포에 도움을 주어서 우리 몸의 네 가지 방어체계를 아우른다. 락토바실러스와 비피도박테리아Bifidobacteria는 짧은사슬지방산을 만들기 때문에 몸에 이롭다고 여겨진다.

짧은사슬지방산 중에 가장 중요한 세 가지는 프로피온산염, 부티르산염(낙산염), 아세트산염으로, 모두 몸에서 고유의 역할을 맡는다. 예를 들어 프로피온산염은 콜레스테롤을 낮추고, 염증을 줄이고, 죽상동맥경화증을 유발하는 플라크가 동맥에 침착되지 않도록 보호하고, 소화력을 높인다. 그리고 면역 세포도 활성화한다. 부티르산염은 대장에 있는 장 세포의 주요 에너지원이며, 대장의 건강을 도모하고, 덧붙여 항염 작용도 한다. 또 혈관신생을 자극해서 상처 치유를 돕고, 줄기세포가 여러 다른 장기의 세포로 전환되는 과정을 촉진한다. 아세트산염은 말초 조직으로 가서 식욕을 억제하는 렙틴의 분비를 촉진한다.

그 밖의 마이크로바이옴 대사산물들도 건강에 보탬이 된다. 가령 락토바실러스 플란타륨이라는 박테리아는 장 줄기세포의 항염 작용을 자극하는 대사산물을 만든다. 이 대사산물은 장의 염증을 가라앉히고 장이 치유될 수 있는 환경을 만든다. 한국의 매콤한 발효 음식인 김치에는 락토바실러스 플란타륨이 있어서 A형 인플루엔자 감염을 예방하는 박테리아 대사산물이 생성되는 것으로 연구에서 밝혀졌다. 리그난은 프리바이오틱스 역할을 하는 식물성 폴리페놀이다. 리그난은 장 마이크로바이옴에 의해 분해되면서 엔테로디올^{Enterodiol}과 엔테로락톤^{Entero lacton}이라는 생리활성물질을 만든다. 이 물질들은 유방암을 억제하는 것으로 확인됐다. P-크레졸^{P-cresol}과 히푸르산^{hippurate}도 장에서 생성되는 대사산물로 스트레스와 불안을 줄여주는데, 초콜릿을 먹으면 그 작용이 더 강화되기도 한다. 이스턴 핀란드대학교 연구원들은 통곡물과 섬유질이 많은 음식을 먹으면 박테리아들이 제2형 당뇨병을 예방하는 대사산물인 인돌프로피온산^{indolepropionic acid}을 만든다는 사실을 발견했다.

그런데 달갑지 않은 측면도 있다. 마이크로바이옴이 만들어 내는 물질 중 일부는 우리 몸에 해를 끼친다. 그래서 최대한 그런 물질 생성을 제한하기 위해 노력해야 한다. 가령 디설포비브리오^{Desulfovibrio}라는 박테리아는 썩은 달걀 냄새가 나는 화합물인 황화수소를 만든다. 황화수소는 화산이나 온천에서 흔히 볼 수 있는 물질로, 인간의 장에 대단히 해롭다. 보통 장의 내벽은 음식과 찌꺼기가 장 밖으로 흘러나가지 않도록 뚫린 곳 없이 막혀 있지만, 디설포비브리오가 만든 황화수소는 장 내벽을 손상시킨다. 그렇게 되면 장에 구멍이 생기면서 장 안의 음식물과 소화 후 찌꺼기들이 장 밖으로 새어나오기 쉽다. 새어 나온 음식물 입자들은 장에 염증 반응을 일으키고, 음식에 대한 알레르기 같은 반응을 초래하거나 심하면 대장염을 일으킨다. 염증성 장 질환이 있는 환자들의 대변에서 황화수소를 만드는 박테리아가 검출되는 건 놀랄 일이 아니다.

위치

마이크로바이옴은 우리 몸 곳곳에 흩어져 있으며, 특히 피부와 체강體腔에 많다. 건강에 유익한 박테리아는 치아, 잇몸, 혀, 편도선, 코, 폐, 귀, 성기 그리고 장에서 많이 발견된다.

9미터 남짓 되는 긴 관인 소화관은 길게 펴 놓으면 픽업트럭 두 대 정도의 길이가 된다. 소화관은 입에서 시작해 항문에서 끝나며, 그 사이에는 위, 소장, 대장이 있다. 대장은 마이크로바이옴이 밀집해 있는 구역 중 하나다. 대장 내부는 끈적끈적한 점액으로 전부 둘러싸여 있어서 장이 보호된다. 이 점액질이 우리가 섭취했거나 소화 과정에서 생성된 유해한 물질의 유입을 차단하는 역할을 한다. 점액과 내막 모두 장 박테리아에 의해 영향을 받을 수 있다. 어떤 박테리아는 점액 내에서도 번성한다. 장은 단순히 소화기관이라기보다는 마이크로바이옴이 조종하는 지휘본부에 해당한다.

내장에 거주하는 건강한 박테리아들은 우리가 태어나기도 전에 이미 장에 자리를 잡는다. 의대생 시절, 나와 내 동급생들은 임신한 여성의 자궁은 멸균 상태이며, 몸에 이로운 박테리아들은 분만 시에 아기의 머리가 산도를 빠져 나오면서 아기에게 옮겨가는 것이라고 배웠다. 질 박테리아가 아기의 입술에 닿고, 그것이 몸속으로 들어가면서 장에 기생하게 된다는 이론이었다. 그런데 자궁이 멸균 상태라는 추측은 번복된 지 오래다. 이제는 임신 중에 건강한 박테리아가 엄마의 몸에서 태아로 이동한다는 사실을 다들 잘 알고 있다. 아홉 달 동안 태아를 둘러싸 보호하는 양수뿐만 아니라 태반에도 박테리아가 있으며, 이 박테리아들은 태아의 몸에서 발달하면서 마이크로바이옴과 미래의 건강에 기여한다. 물론 태아가 엄마 몸 밖으로 나오는 과정에도 산도를 통과할 때 박테리아가 아기에게로 이동한다.

아기가 태어난 뒤로도 마이크로바이옴을 만드는 데 엄마가 기여하는 건 끝나지 않는다. 신생아들은 태어난 즉시 엄마 품으로 들어가서 피부를 맞대며 지낸다. 맨살이 닿으면서 아기는 박테리아와 접촉한다. 이후 모유수유를 하면서도 아기에게 엄청나게 많은 미생물이 전달된다. 앞서와 마찬가지로 과거에는 의사들이 의대에서 공부할 때 모유는 멸균 상태라고 배웠지만, 그렇지 않다는 사실이 이제는 잘 알려져 있다. 다들 알고 있듯이 엄마의 면역 체계에 있는 수지상 세포^{dendritic cell}라고 불리는 특별한 세포가 엄마의 장에 있는 박테리아를 림프관을 통해 젖으로 보낸다. 그 말은 아기의 장으로 들어갈 건강에 이로운 박테리아가 모유에 잔뜩 들어 있다는 뜻이다. 실제로 영아의 장 박테리아의 30퍼센트 가까이는 엄마의 모유에서 오는 것으로 추정된다. 10퍼센트는 젖꼭지를 빨 때 피부 박테리아를 삼키면서 들어오고, 나머지는 출생 직후에 노출된 환경에서 온다. 아기가 하루에 모유를 보통 800밀리리터 정도 마시기 때문에 24시간마다 최대 1,000만 마리의 박테리아를 삼키는 셈이다. 그렇다면 출생을 둘러싼 시기에 엄마나 아기에게 항생제가 투여됐을 때 어떤 잠재적인 영향이 있을지 한번 생각해보라. 엄마의 몸속에 있는 건강에 유익한 박테리아를 감소시키거나 분만을 할 때나 젖을 물릴 때 이런 좋은 박테리아가 아이에게 잘 전달되지 못할 수 있다. 분유를 먹고 자란 아기들은 최소한 생후 6주 이상 모유를 먹고 자란 아기들과는 마이크로바이옴에서 현격한 차이가 난다.

아기가 이유식을 먹기 시작하면 장에 들어오는 음식의 박테리아와 프리바이오틱스가 바뀌면서 장의 미생물군도 다시 바뀐다. 3세 즈음에는 평생 건강을 지키는 데 도움이 될 미생물들의 기본 바탕이 형성된다. 모든 연령층에 걸쳐(3세에서 100세 이상인 사람까지) 건강 관련 문제가 전혀 없고 중대 질병 가족력이 없는 '기막히게 건강한' 1,095명을 조사한 연구에서, 공통분모를 이루는 마이크로바이옴은 젊은이들과 노인들 모두 거의 똑같았다.

의학계는 현재 항생제를 어떻게 사용할 것인가의 딜레마에 직면해 있다. 나도 의사이기 때문에 항생제의 가치를 알고, 항생제를 신중하게 사용할 때 어떤 이점이 있는지를 익히 알고 있다. 하지만 마이크로바이옴에 관해 최근 많이 밝혀지고 있는 사실들은 '이로운 친구들'을 죽이는 데 따른 결과에 대한 교훈을 준다. 의사라면 누구든 인턴 시절에 클로스트리듐 디피실리균의 감염 사례를 보았을 것이다. 그런데 클로스트리듐은 외부에서 침입한 물질이 아니라 정상적인 마이크로바이옴의 일부다. 클로스트리듐은 장 박테리아의 일종이지만 다른 박테리아에 의해 억제되어야만 지나친 증식을 막을 수 있다. 환자에게 클리다마이신 같은 항생제를 투여하면 때로는 클로스트리듐 디피실리 균이 과잉 증식해서 장 속에서 소동을 일으킨다. 심한 설사, 열, 경련, 장천공과 출혈처럼 생명에 지장을 줄 수 있는 합병증을 유발한다. 그런데 마이크로바이옴이 어떻게 건강을 지켜주는가를 알게 되면서 사람들은 음식 알레르기, 당뇨병, 비만, 심혈관 질환, 암, 알츠하이머병, 우울증의 발병이 증가하는 의문스런 상황의 원인이 장 박테리아의 변화에 있을지 모른다는 생각을 하기 시작했다. 의문이 풀리기까지는 아직 갈 길이 멀지만, 우리 모두가 항생제 남용과 방부제 남용에 보다 깊은 주의를 기울여야 한다. 그리고 몸의 건강을 위해 장 박테리아를 온전히 보존하는 방법에 대해 더 많이 생각할 필요가 있다. 먹는 음식을 활용하는 것도 그 방법 중 하나다.

음식이 마이크로바이옴에 어떻게 영향을 끼치는가

장 마이크로바이옴의 기능은 음식에 큰 영향을 받는다. 평생에 걸쳐서 60톤의 음식이 소화관을 지나가게 된다. 우리가 먹는 음식은 박테리아에게도 먹이가 된다. 섬유질 중심의 프리바이오틱 식품은 박테리아의 기능을 증진시킬 수 있다. 또 건강한 미생물이 들어 있는 음식을 먹음으로써 새로운 박테리아를 몸의 생태계로 받아들일 수도 있다. 가장 쉽게는 널리 알려진 발효음식을 먹는 방법으로, 자세한 내용은 8장에서 다시 다룰 것이다. 그런 것들이 바로 프로바이오틱probiotic(인체에 이로운 미생물 성장을 촉진하는-옮긴이) 식품이다. 그 밖에 장의 환경을 조절해서 일부 박테리아가 더 쉽게 성장하도록 만드는 식품도 있다.

우리는 평생에 걸쳐서 새로운 박테리아를 몸에 들이며 심지어 친구와 가족들과 박테리아를 교환하기도 하는데, 그런 박테리아는 마이크로바이옴의 일부가 된다. 키스를 할 때도 많게는 8,000만 마리가 몸에 들어올 수 있다. 그러나 박테리아가 우리 몸에 들어오는 가장 대표적인 경로는 음식을 섭취할 때다. 마이크로바이옴에 영향을 끼치는 음식은 박테리아의 좋은 먹이가 되는 프리바이오틱스나 유익한 박테리아들이 들어 있는 프로바이오틱 식품이다. 요구르트, 사우어크라우트, 김치, 치즈 같은 프로바이오틱 식품에는 생균이 들어 있어서 각각의 식품에 든 박테리아들이 몸속 생태계로 들어온다. 이런 효과가 잘 드러나는 예로, 부드럽고 말랑말랑하며 톡 쏘는 맛이 나는 유명한 프랑스 치즈인 카망베르 치즈를 들 수 있다.

카망베르 치즈의 효과는 프랑스 국립농업연구소와 파리 데카르트 대학 연구원들의 공동연구에서 잘 드러났다. 연구원들은 실험에 지원한 건강한 성인 12명에게 카망베르 치즈 덩어리를 주사위만한 크기로 잘라서 한 번에 세 조각씩(40그램), 4주 동안 하루에 두 차례씩 먹게 했다. 그리고 실험을 시작하기 전에 한 번, 실험을 진행하는 동안 두 번, 실험이 끝나고 한 달 뒤에 한 번 지원자들의 대변 시료를 채취했다. 분석 결과 여러 주목할 만한 유기체가 확인됐다. 하나는 인체에서 보통은 잘 발견되지 않지만, 카망베르 치즈를 맨 처음 만들었던 문화권에 존재하는 게오트리쿰 칸디둠Geotrichum candidum이라는 박테리아였다. 이를 통해 치즈에서 시작된 유기체가 장까지 살아서 들어갈 수 있다는 사실이 증명됐다. 치즈 발효제로 쓰이는 류코노스톡 메센테로이데스Leuconostoc mesenteroides라는 박테리아도 대변 시료에서 검출됐다. 그리고 카망베르 치즈를 날마다 섭취할 경우, 카망베르 치즈와 건강한 사람의 마이크로바이옴에서 공통으로 발견되는 락토바실러스 플란타륨 박테리아의 수가 늘어났다. 즉 치즈를 섭취하면 새로운 박테리아가 장에 들어올 뿐 아니라 본래 장에 있던 박테리아에까지 영향이 미친다는 사실이 확인된 것이다.

프리바이오틱스는 장에 있는 건강한 박테리아의 먹이가 되는 비소화성 식품이다. 프리바이오틱스 자체는 미생물이 아니지만 박테리아에 영양을 공급해서 건강한 장 박테리아의 기능을 증진하고, 결과적으로 건강에 이로운 대사산물을 생성하거나 면역 체계를 강화하는 역할을 한다. 일반적으로 프리바이오틱스는 식이섬유로, 미생물들에 의해 분해되어서 많은 이로운 대사산물을 만드는데, 가장 대표적으로 앞에서 언급했던 짧은사슬지방산이 있다. 다양한 종류의 프로바이오틱 식품과 프리바이오틱 식품에 관해서는 2부에서 자세히 다룰 것이다.

음식은 건강에 도움이 되는 박테리아에 유리하게 장의 환경을 바꾸는 방법으로도 마이크로바이옴에 영향을 끼친다. 장에 거주하는 박테리아 종자들은 서로 겨루는 운동 팀에 비유할 수 있다. 박테리아 종들은 지배권을 차지하기 위해 훈련하고 각자의 능력을 시험할 준비를 한다. 어떤 종이 좋아하는 음식을 주면 그 박테리아 종이 다른 종들을 능가해서 성장할 수 있는 에너지를 주는 셈이어서 그 박테리아가 경쟁우위를 얻게 된다. 연구원들은 마이크로바이옴 영양의 하위분야가 있으며, 식품에 포함된 당, 지방, 섬유소의 비율이 장에 어떤 박테리아가 우위를 점유하느냐를 결정할 수 있음을 발견했다.

환경에서의 작은 변화들도 특정 박테리아에 유리하게 작용할 수 있다. 어떤 박테리아는 장의 내벽을 뒤덮은 점액층에 산다. 점액에는 겔을 생성하는 탄수화물이 들어 있어서 점도를 유지하는 데 도움을 준다. 이 탄수화물은 장 박테리아의 대사 작용에도 활용된다. 몇몇 식품들은 점액층에 양향을 주고 환경을 개선해서 이 박테리아들을 돕는다. 아커만시아Akkermansia는 장 점액층에 살면서 번성하는, 건강에 이롭고 중요한 박테리아 중 하나다. 크랜베리나 석류처럼 장의 점액질을 늘리는 식품을 먹으면 아커만시아를 증식시키는 데 도움이 된다. 이런 식품들은 2부에서 자세히 다루게 될 것이다.

마이크로바이옴과 미래 세대

몸속 박테리아가 건강에 어떤 식으로 영향을 끼치는가를 알아가는 것과 동시에 다른 한편에서는 생활방식이 대물림되면서 마이크로바이옴이 미래 세대에 전달될 수 있음을 밝히는 연구 결과들도 발표되고 있다. 앞서 언급했듯이 사람은 장의 박테리아 생태계가 다양할수록 더 건강해진다. 하지만 음식과 마이크로바이옴의 관계를 연구하는 스탠퍼드, 하버드, 프린스턴 대학의 과학자들은 식생활에 주의를 기울이지 않을 경우 우리가 먹는 음식이 도움이 되기는커녕 도리어 일부 장 박테리아가 멸종하도록 몰아가서 결국에는 미래 세대의 건강에 영향을 끼칠 수도 있다고 보고했다. 과학자들은 무균 생쥐에게 건강한 인간의 몸에서 채취한 장 박테리아를 이식하는 실험을 했다. 실험에 지원한 건강한 사람의 대변을 실험쥐의 장에 집어넣어서 박테리아가 쥐를 숙주로 삼아 건강한 인간의 장에서와 같은 생태계를 만들도록 유도한 것이다.

한 실험에서 실험쥐 집단의 식단을 저지방 고섬유질 식단(인간과 박테리아 양쪽 모두의 건강에 이로운 채식 위주 식단과 비슷한)에서 건강에 나쁜 고지방 저섬유질 식단으로 바꾼 뒤 7주간 지켜보았다. 이와 같은 식단의 변화는 마이크로바이옴의 모든 것을 바꾸어 놓았다. 애초에 건강한 실험 참가자의 분변에 있었던 다양한 박테리아들의 무려 60퍼센트가 건강에 나쁜 식단으로 바꾼 뒤에는 절반으로 감소했다. 과학자들이 실험쥐들에게 다시 건강한 채식 식단을 공급하자 감소했던 박테리아의 30퍼센트만이 예전 수치로 회복됐다. 그리고 전체적인 마이크로바이옴의 분포가 길게는 15주 동안(쥐 수명의 10퍼센트에 해당한다) 바뀐 상태 그대로 유지됐다. 과학자들은 일부 건강한 박테리아는 회복력이 있어서 음식으로 인한 손상을 이겨낼 수 있지만 그렇지 못한 박테리아들도 있다고 결론지었다. 그들은 이런 지속적인 손상을 식단 변화가 마이크로바이옴에 남긴 '상흔'으로 지칭했다.

　그런데 이 연구에서 특히 흥미로운 대목은 바로 이것이다. 그 실험쥐들을 번식시키고, 각 세대 구성원들을 고지방 저섬유소 서구식 식단에 노출시키면서 지켜본 결과, 마이크로바이옴 상흔이 세대가 거듭될수록 점점 더 커졌다. 실험쥐들의 후손으로 한 세대씩 내려갈 때마다 건강한 인간에게서 얻어온 박테리아들이 쥐의 마이크로바이옴에서 갈수록 많이 사라졌다. 4대손(맨 처음 실험쥐의 증손자)까지 내려왔을 무렵에는 최초 세대였던 건강한 쥐의 마이크로바이옴에는 있었지만 후손의 마이크로바이옴에서는 종적을 감춘 박테리아들이 72퍼센트나 됐다. 몸에 나쁜 고지방 저섬유소 식단을 동일하게 유지한 후손들이 건강에 유익한 장 미생물을 영구적으로 제거해 버린 것이다. 그런 유익한 미생물들은 멸종했으며, 나중에 채식 위주의 건강한 식단으로 돌아와도 재생되지 않았다.

심지어 단기적으로도 건강에 나쁜 식단은 마이크로바이옴을 사정 없이 파괴하고 상흔을 남기며, 그런 상흔은 건강한 식단으로 바꾼 뒤로도 회복되기까지 시간이 걸린다. 이런 상흔은 건강에 심각한 불균형을 초래할 수 있다. 마이크로바이옴이 다른 건강방어체계들과 연결되어 있기 때문에 건강에 나쁜 식단은 결국 혈관신생 방어체계를 손상시키고, 줄기세포 기능을 파괴하고, 몸이 DNA를 보호하기 더 힘들게 만들고, 면역 체계를 약화시킨다. 이는 심각한 문제다. 박테리아들 중에는 암과 감염에 대응하는 면역 방어체계를 활성화하거나 면역반응을 약화시켜서 장에 들어오는 음식물에 대한 알레르기 반응을 방지하는 유익한 박테리아들이 있기 때문이다. 이와 관련해서는 5장에서 면역 체계에 관해 논할 때 더 자세히 설명하기로 한다.

마이크로바이옴과 질병

비록 현대 문명이 20세기 대부분의 시기를 미생물에 기인한 질병에 맞서면서 보냈지만, 어쩌면 우리는 박테리아를 이용해 질병에 맞설 수 있을지 모른다. 나는 보스턴의 MIT에서 비교의학 학부를 이끄는 수전 어드먼Susan Erdman 교수의 강의를 들은 뒤로 그 가능성을 진지하게 받아들이기 시작했다. 나는 매년 열리는 상처치유학회의 공동 의장으로 있으면서 그녀를 학회에 초청해서 락토바실러스 루테리Lactobacillus reuteri라는 박테리아에 관한 연구 내용을 발표해 달라고 부탁했다. 어드먼은 이 박테리아가 어떻게 상처 치유 속도를 높이는가에 관한 내용을 설명했다. 나는 그 강연 내용에 완전히 사로잡혔다. 락토바실러스 루테리는 일부 요구르트와 건강 보조제에서 발견되는 박테리아다. 그녀는 실험쥐 연구에서 락토바실러스 루테리가 포함된 식수를 마신 쥐들이 상처에서 더 빨리 회복됐다는 설득력 있는 자료를 제시했다. 그리고 프로바이오틱스로 먹었을 때 사람에게도 효과가 있었다. 나중에 어드먼과 나는 박테리아가 어떻게 치유 기간을 단축시키는지 알아보기 위해 공동 연구를 진행했다. 그 이유는 다름 아니라 락토바실러스 루테리를 섭취하면 피부 상처를 치료하는 혈관신생이 더 빨리 이루어지기 때문이었다. 건강방어체계들 사이에서 또 하나의 연결점이 확인된 순간이었다.

그런데 상처 치유 사례는 시작에 불과하다. 실험쥐를 이용한 연구에서 락토바실러스 루테리는 복부지방과 비만을 감소시키는 효과도 있었다. 심지어 포테이토칩 같은 정크푸드를 먹은 상태에서도 그런 효과가 나타났다. 락토바실러스 루테리는 머리카락을 두껍고 윤이 나고 건강하게 만들고, 피부톤을 개선하고, 면역력을 높이고, 대장과 유방에서 종양이 커지지 못하도록 막는 역할도 했다. 그게 전부가 아니다. 실험에서 락토바실러스 루테리가 든 식수를 마신 수컷 쥐는 고환의 크기가 커지고, 테스토스테론 수치와 교미 빈도가 높아졌다. 정말로 놀라운 결과는 락토바실러스 루테리가 뇌를 자극해 옥시토신 호르몬을 분비시킨다는 점이다. 옥시토신은 포옹을 하거나 악수를 할 때, 친한 우정을 느낄 때, 키스를 할 때, 모유수유를 할 때, 오르가슴을 느낄 때 뇌에서 분비되는, 사회적 유대감과 관련 있는 신경화학물질이다. 락토바실러스 루테리에 관한 심도 있는 이 연구는 대단히 인상적이어서, 『뉴욕타임스』에 '미생물, 사랑 이야기'라는 제목의 기사가 실리기도 했다. 그

작용과 잠재적인 효과에 관한 과학적 증거가 있기 때문에 두말할 필요도 없이 락토바실러스 루테리는 챙겨 먹을 가치가 있는 미생물이다.

마이크로바이옴의 균형 붕괴

디스바이오시스dysbiosis란 박테리아 생태계에 심각한 교란이 발생해서 당뇨, 비만, 자폐, 염증성 장 질환, 감염성 결장염, 과민성 장증후군, 암, 천식, 건선, 다발성 경화증, 파킨슨병, 알츠하이머병, 죽상동맥경화증, 심부전, 셀리악병, 간 질환, 만성피로증후군, 치아 우식증, 조현병, 우울증 같은 다양한 병과 관련이 있는 장 박테리아의 불균형이 초래된 상태를 말한다. 각 질병을 유발하는 정확한 미생물의 유형이나 미생물 불균형의 메커니즘, 그런 상태가 원인인지 아니면 결과인지에 관해서는 이 분야 유망한 과학자들의 주도로 연구가 진행되고 있다. 또 의료계에서도 이 문제에 관심을 기울이기 시작했다. 한때 치약, 비누, 세제를 비롯한 2,000여 가지 소비재에 널리 사용됐지만 지금은 사용이 금지된 항균 화학물질 트리클로산Triclosan은 유아의 장 마이크로바이옴에 지장을 주고, 대장염 발생률을 높이며, 실험쥐 연구에서는 종양을 발생시키는 것으로 밝혀졌다.

생명공학 업계도 마이크로바이옴의 힘을 활용할 방법을 찾기 위해 열성적으로 노력 중이다. 분변 미생물군 이식FMT 시술은 디스바이오시스가 발생해서 장 박테리아의 건강 상태가 나빠진 사람에게 건강한 기증자의 분면에서 채취한 유익한 장 박테리아를 이식하는 시술이다. 이 치료법은 클로스트리듐 디피실리균 감염 환자를 치료하면서, 앞에서 설명했듯 항생제 투여에 따른 합병증이 발생하는 경우에 주로 사용된다. 물론 클로스트리듐 디피실리균에 감염됐을 때에는 균을 죽이기 위해 항생제를 더 많이 투여하는 것이 기본 대응법이지만, 많게는 환자의 60퍼센트에서 감염이 재발된다. 그런 경우 의사들은 분변 미생물군 이식을 활용한다. 건강한 기증자에게서 채취한 대변을 물과 섞은 뒤에 대장내시경을 이용해서 대장 내부 전체에 살포한다. 비록 시술 방식이 마음에 썩 내키지 않을지 모르지만, 이 치료법을 옹호하는 사람들은 단 한 차례 시술로 병이 치유될 확률이 90퍼센트에 이른다고 주장한다. 현재 학계에서는 분변 미생물군 이식이 재발성 요로 감염, 만성 변비, 당뇨병, 궤양성 대장염, 비만을 예방하거나 치료할 수 있는지 알아보는 임상시험이 진행되고 있다.

일부 생명공학 기업들은 장의 건강한 박테리아 재생성을 촉진해 당뇨, 비만을 비롯한 여러 질병을 치료한다는 목표로, 프로바이오틱스, 식이섬유, 식물성 활성물질을 섞은 음료를 개발하고 있다. 또 어떤 기업들은 건강상태의 진단에 초점을 맞춰서 대변 샘플을 분석해 미생물군 보고서를 만들어 주는 서비스를 제공하고 있다. 스마트것SmartGut이라는 대변검사 서비스는 대변의 박테리아 DNA 배열을 조사해서 장에 나쁜 박테리아가 있는지, 그렇다면 어떤 조치를 취해야 하는지를 알려준다. 또 스마트제인SmartJane이라는 질 미생물검사 서비스는 성병 감염 유무를 조사하고, 23가지의 건강한 질 박테리아 존재 유무를 확인해준다.

프로바이오틱스 건강 보조제들은 건강한 박테리아를 손쉽게 체내에 들일 수 있다고 홍보한다. 관련 업계도 엄청나게 성장해서 2016년에 이미 360억 달러 규모에 이르렀고 2024년에는 650억 달러 규모에

이를 것으로 예측되지만, 아직은 그 효력이 정확히 검증되지 않았다. 젖산균과 비피더스균 같은 성분이 든 프로바이오틱스 상품은 마트나 약국, 온라인 쇼핑몰에서 손쉽게 구할 수 있다. 문제는 시판중인 대부분의 프로바이오틱스 상품이 8장에서 살펴볼 식품들에 비해 그다지 깊이 연구되지 않았다는 점이다. 그러나 일반적으로 프로바이오틱스 상품들은 면역계가 건강한 사람들에게는 안전하며, 설사와 소화 장애 증상을 개선하는 데 잠재적으로 도움이 되는 것으로 받아들여진다.

음식은 마이크로바이옴에 영향을 주는 가장 강력한 수단이 될 수 있다. 자연식품에는 보다 다양한 종류의 미생물이 들어 있다. 가령 요구르트, 발효음식, 일부 음료에는 박테리아가 가득하다. 그런데 프로바이오틱 박테리아를 직접 섭취하지 않더라도 우리가 먹는 음식은 마이크로바이옴 방어체계에 일상적으로 대단히 큰 영향을 준다. 실제로 어떤 음식을 먹느냐는 시간 단위로 장 박테리아 구성을 늘리거나 줄일 수 있다. 그리고 음식은 장의 치유 능력에도 놀라울 정도의 영향을 끼친다. 2부에서 여러 다른 종류의 식품을 먹는 것이 어떻게 더 좋은 마이크로바이옴을 만들고 작용하는가를 알아볼 것이다. 한 가지 예를 들자면 장에 사는 이로운 박테리아 한 가지의 수를 늘리면, 암 치료 효과가 더 높아진다는 연구 결과도 있다.

그런데 그에 앞서 건강을 지키는 강력한 방어체계 한 가지를 더 알아보고 가려고 한다. 바로 DNA를 보호하는 신체의 메커니즘이다.

마이크로바이옴의 불균형으로 생기는 질병

알츠하이머병	담낭암
천식	심부전
죽상동맥경화증	과민성 장증후군
자폐증	장 누수 증후군
조울증	간 질환
유방암	대사 증후군
셀리악병	다발성 경화증
만성피로증후군	비만
만성폐쇄성폐질환	췌장암
대장암	파킨슨병
크론병	건선
우울증	류마티스성 관절염
당뇨병	조현병
식도암	위암
음식 알레르기	궤양성 대장염

마이크로바이옴의 주요 박테리아

주요 박테리아 문門	
박테로이데테스Bacteroidetes	마이크로바이옴에서 두 번째로 큰 비중을 차지한다. 박테로이데테스 중 다수가 짧은사슬지방산을 만드는 박테리아이다.
퍼미큐티스Firmicutes	마이크로바이옴에서 차지하는 비중이 가장 크고, 종류도 가장 다양하다. 짧은사슬지방산을 만드는 유익한 박테리아들이 주로 이 종류에 속하지만, 병원성 박테리아들도 있다.
프로테오박테리아Proteobacteria	일반적으로 지나치게 많으면 해롭다고 알려져 있다. 다수의 연구들이 프로테오박테리아가 많아지면 대사증후군과 염증성 장 질환이 생긴다는 사실을 보고했다.
액티노박테리아Actinobacteria	일반적으로 유익한 박테리아로 알려져 있다. 액티노박테리아 부류에는 비피더스균이 포함되어 있는데, 비피더스균은 프로바이오틱스 건강 보조제에 흔히 들어 있는 성분이다.
베루코미크로비아Verrucomicrobia	비중이 아주 작은, 최근에 발견된 종류다. 건강에 도움이 되는 아커만시아Akkermansia가 포함된 것으로 잘 알려져 있다.

주목할 만한 유익한 박테리아

속屬/균주菌株	문門	
아커만시아 뮤시니필라 (균주)	베루코미크로비아	특정 폴리페놀을 음식으로 섭취하면 증가한다. 면역 체계를 조절하고, 혈중 포도당 대사를 증진하고, 장 감염을 줄이고, 비만을 방지하는 데 도움을 준다. 일부 암 치료의 효과를 높인다.
박테로이데스 (속)	박테로이데테스	고단백질과 동물성 지방 섭취와 관련이 있다. 글리칸의 분열을 담당한다.
비피도박테리아 (속)	액티노박테리아	프로바이오틱스 건강 보조제에 흔히 포함된다. 짧은사슬지방산을 생성한다.
엘카제이 (균주)	퍼미큐티스	프로바이오틱스 건강 보조제에 흔히 포함되고, 발효 유제품에 들어 있다. 위장염, 당뇨, 암, 비만, 심지어 산후우울증까지 막아준다.
락토바실러스 플란타룸 (균주)	퍼미큐티스	프로바이오틱스 건강 보조제에 흔히 포함된다. 사우어크라우트나 고다치즈 같은 발효 식품에 들어 있다. 비타민 B의 일종인 리보플라민을 생성한다.
락토바실러스 루테리 (균주)	퍼미큐티스	프로바이오틱스 건강 보조제, 발효 유제품, 발효빵에 들어 있다. 면역력을 높이고, 유방과 대장의 종양 발달을 막고, 장-뇌 축gut-brain axis에 영향을 주어 사회적 호르몬인 옥시토신을 만들고 혈관신생을 자극한다.
락토바실러스 람노서스 (균주)	퍼미큐티스	프로바이오틱스 건강 보조제, 발효 유제품에 들어 있다. 건강한 여성의 비뇨생식관에서 가장 많이 발견되며, 박테리아 과다증식이 발생할 경우 보조식품으로 보충해주면 도움이 된다.
프레보텔라 (속)	박테로이데테스	채식 위주 식단과 관련이 있다. 짧은사슬지방산을 생성한다.
루미노코쿠스 (속)	퍼미큐티스	프로바이오틱스 건강 보조제에 들어 있으며, 콩을 많이 섭취하는 것과 연관이 있다. 짧은사슬지방산을 생성한다.

유해한 박테리아

속屬/균주菌株	문門	
클로스트리듐(속)	퍼미큐티스	이 부류의 박테리아들 중에는 클로스트리듐 디피실(설사를 유발한다), 클로스트리듐 보툴리눔(식중독의 일종인 보툴리누스 중독을 일으킨다) 같은 박테리아가 포함된다.
클로스트리듐 히스톨리타쿰(균주)	퍼미큐티스	클로스트리듐 속에 속하는 병원성 박테리아다. 가스 괴저를 일으킨다고 알려져 있다.
데설포비브리오나시에(속)	프로테오박테리아	황산 환원 박테리아이다. 황화수소가 장의 내벽을 손상시킨다. 장의 투과성과 감염을 증가시킬 수 있다.

4장
DNA 보호

DNA는 나선형 계단 모양으로 꼬여 있으며(이중 나선구조라고 불린다) 세포 안에 들어갈 정도로 아주 작은 각 개인의 유전자 청사진으로 생각하면 된다. 이 계단 모양의 구조는 부모에게 물려받은 유전자들로 구성된다. 이는 생명을 유지하고 정상적으로 기능하기 위해 우리 몸이 의존하는 모든 측면의 소스코드(컴퓨터 프로그램을 프로그래밍 언어로 기술한 글-옮긴이)에 비유할 수 있다. 하지만 DNA는 손상되기가 쉬우며, 평생 동안 맹렬한 공격의 표적이 된다.

DNA는 자연발생적인 피해 1만 가지 이상에 하루도 빠짐없이 노출되고도 버텨낸다. 발생하는 오류들 중 일부는 수조 개의 세포들이 날마다 쉴 새 없이 일하고 복제되면서 으레 생길 수밖에 없는 자연적인 손상이다. 또 염증이 생기거나 바이러스에 감염되는 등의 문제가 발생한 데 따른 부작용으로 생기는 오류도 있다. 그런가 하면 숨 쉬는 공기와 먹는 음식을 통해 몸에 들어오거나, 생활 소비재를 비롯한 여러 출처에서 피부를 통해 흡수되는 유해 화학물질의 영향으로 오류가 발생하기도 한다. 어떤 까닭으로 발생하든, 모든 오류는 DNA의 정상 기능을 방해하고 건강을 사정없이 파괴한다. 우리가 이렇게 DNA를 해치는 맹공격에 날마다 시달리는데 어째서 우리가 더 자주 병이 들거나, 돌연변이가 되거나, 치명적인 암에 걸리지 않을까 궁금할 것이다. 그 이유는 DNA에 기본적으로 스스로를 방어하고 보호하는 능력이 있어서 숱한 피해를 입어도 몸의 건강을 지켜나갈 수 있기 때문이다.

DNA와 관련해서 우리가 주로 듣는 내용은 혈통에 관한 것이지만, 암을 비롯한 많은 질병에 걸릴 유전적 위험성을 확인하는 데 도움이 되는 유전학적 스크리닝genetic screening과 관련한 중요한 기술적 발전도 있다. 근래에는 개인 맞춤형 의료의 장이 마련되면서 암의 치료법을 결정하는 데 유전자 검사가 활용되기도 한다. 또 DNA의 배열을 바꾸고, 결함이 있는 유전자를 건강한 유전자로 바꾸는 데 활용하는 기술이 나왔다는 소식을 들어본 사람도 있을 것이다. 그런데 DNA에 관한 가장 놀라온 사실은 내가 지금부터 설명하려는 내용일지 모른다. DNA는 건강방어체계의 일원으로 몸의 건강을 지킨다.

어떤 이유에서든 DNA가 손상되면, 유전적인 지령을 따르는 방식에 오류가 발생한다. 돌연변이 유전자가 대물림되면 심각한 병이 생길 수 있다. 나이가 들면 DNA가 마모된다. 인생을 살아가면서 우리가 내리는 선택들(어디에서 살고, 무엇을 먹고, 어떤 생활방식으로 살아가는지)은 DNA를 돕거나 아니면 해치거나 둘 중 하나다. 건강하게 살고 싶다면 반드시 DNA를 보호해야 한다. DNA가 와해되거나 변이를 일으키면 건강이 위태로워진다.

DNA에는 스스로를 보호하기 위한 별도의 메커니즘이 있다. 인간의 세포에는 DNA의 구조적인 이상이 발생하지 않았는지를 끊임없이 모니터하는 강력한 복구 과정이 진화적으로 갖춰졌다. 구조에 비정상적인 부분이 조금이라도 감지되면 복구팀이 DNA에 의해 부호화된 동일한 정보 여러 가지를 검토한다. 세포에 있는 분자 가위가 DNA에서 손상된 부분을 잘라내고, 올바른 구조와 배열로 바꾼다. 이런 과정은 DNA가 스스로를 복제하는 과정에서 발생하는 구조적 기형을 대부분 방지한다.

DNA 방어 체계가 작동하는 또 다른 방식은 후성적 변화epigenetic change라고 불리는 반응을 통해서이다. 후성적 변화는 DNA가 환경이나 특정 생활양식(예를 들면 다이어트)에 노출되었을 때 건강한 유전자를 증식하고 손상된 유전자를 차단할 수 있게 해준다. 이런 과정은 상황에 따라서 특정 유전자가 더 많아지거나 더 적어지도록 만든다.

텔로미어telomere(말단소립, 말단소체라고도 불림-옮긴이)도 DNA를 보호하는 방법 중 하나다. 텔로미어는 신발 끈 양쪽 끝을 덮어 감싼 꼭지처럼 염색체의 양단에 위치한다. 텔로미어는 나이가 들면서 DNA가 낡아 못쓰게 되는 것을 방지한다. 몸에 좋은 음식을 먹고, 밤에 숙면을 취하고, 규칙적으로 운동을 하는 등의 건강한 활동으로 텔로미어를 보호할 수 있다.

음식은 이런 DNA 보호체계의 힘을 최적화하는 데 대단히 중요한 역할을 한다. 건강을 증진하는 후성적 변화를 유도하고, 텔로미어를 보호하고 강화함으로써 DNA의 복구 기능을 돕는 것으로 알려진 식품에 관해서는 2부에서 자세히 알아볼 것이다. 유전자 검사, 유전자 편집, 유전자 치료법의 발전에 힘입어 식단이 DNA 건강방어체계에 어떻게 영향을 끼치는가가 조금씩 밝혀지고 있다. 과학적 발전이 어느 정도에 이르렀는지 확인하고 음식의 역할을 이해하기 위해서 DNA의 연구 역사를 짧게나마 훑어보도록 하자.

DNA의 역사

이제는 초등학생들도 DNA가 무엇인지를 익히 알고 있지만, 놀랍게도 인류가 DNA에 관해 알게 된 것은 고작 150년 정도밖에 안 됐으며, 유전자 배열을 해석해낸 것은 최근 50년 내의 일이다. 유전학 연구의 발단은 체코 모라비아의 브르노라는 도시에서 아우구스티누스 수도회의 한 과학자로부터 시작된다. 그의 이름은 그레고어 멘델Gregor Mendel이다. 멘델은 정원에서 자라는 완두콩들을 교배하면 색깔이나 모양 등의 특수한 성질을 만들어 낼 수 있다는 사실을 알아챘다. 그리고 한 세대에서 다음 세대로 전달되는 특성에는 특정한 규칙이 적용된다는 내용을 담은 연구를 1866년에 발표했다. 멘델의 유전법칙이라고 불리는 이 연구에서 멘델은 눈에 안 보이는 요인이(즉 유전자가) 정보를 운반하고, 그 정보로 해당 유기체의 특성이 결정된다고 보았다.

DNA의 존재가 물리적으로 처음 발견된 것은 1869년 독일 튀빙겐의 의사 프리드리히 미셔Friedrich Miescher의 연구를 통해서다. 미셔는 크림 전쟁에서 부상을 입은 병사들의 고름 묻은 붕대를 조사하던 중에 세포 안에서 나온 것으로 추정되는 특이한 물질을 발견한다. 그는 이 물질을 뉴클레인nuclein이라고 불렀다. 12년 뒤인 1881년에 미셔의 스승이었던 독일의 생화학자 알브레히트 코셀Albrecht Kossel은 미셔의 연구 결과를 더 면밀하게 살펴볼 가치가 있다고 생각했다. 코셀은 뉴클레인이 디옥시리보핵산deoxyribonucleic acid에서 만들어진 것임을 알아내고, 이것에 DNA라는 이름을 붙였다. 그는 이 발견으로 역사상 DNA 연구자들이 여러 차례 받았던 노벨상 중 첫 번째 노벨상을 1910년에 수상하게 된다.

그런데 DNA의 진정한 본질은 그 뒤로 71년 동안 밝히기 어려운 불가사의한 영역으로 유지됐다. 그러다가 1952년에 런던 킹스칼리지의 생물학자 로절린드 프랭클린이 최초로 DNA의 고해상도 사진을 찍어냈다. 그 이듬해에는 프랭클린이 찍은 사진을 바탕으로 제임스 왓슨James Watson과 프랜시스 크릭Francis Crick이 케임브리지 대학에서 연구하며 DNA의 구조를 밝히면서, '생명의 암호'를 실질적으로 해독해냈다. 왓슨과 크릭은 이 공로로 1962년에 DNA 연구 역사상 두 번째 노벨상을 수상한다.

1990년에는 인간 역사상 가장 원대했던 과학 프로젝트로 꼽히는 '인간 게놈 프로젝트'가 시작된다. 미국, 프랑스, 독일, 스페인, 영국, 중국, 일본의 20여 개 대학과 미국국립보건원, 미국의 생명공학기업인 셀레라 제노믹스Celera Genomics가 참여했던 이 거대한 프로젝트의 목표는 인간의 모든 유전자의 구조를 파악해 지도를 만드는 것이었다. 15년이라는 목표 시한보다도 2년이나 빠른 2003년 4월 14일, 미국 정부는 인간의 모든 유전자 배열이 밝혀졌음을 공식 발표한다. 이 중요한 업적은 프랜시스 콜린스Francis Collins와 크레이그 벤터Craig Venter라는 선구적인 과학자 두 사람의 주도로 달성됐다. 이후 인간 이외에도 침팬지, 개, 쥐, 개구리 같은 다른 동물의 게놈을 완벽히 해독하는 연구가 진행됐다.

DNA의 과학

DNA의 소스코드는 A(아데닌), T(티민), C(시토신), G(구아닌) 네 가지 알파벳으로 시작되는 이름의 화학물질로 쓰여 있다. 나선형 계단의 각 칸은 이 알파벳들의 조합으로 이루어지며(예를 들면 A-T, C-G), 이런 조합의 배열은 하나의 유전자라고 알려진 단백질에 관한 총체적 정보를 부호화한다. 모든 유전자들의 총체는 몸의 생존에 필요한 1만여 개의 단백질을 만드는 데 필요한 지침을 상세히 기술하고 있다.

놀랍게도 체내의 모든 세포는 이 소스코드를 읽을 줄 안다. 세포들은 미니 3D 프린터처럼 작동하는 시스템에 이 코드를 다운로드한 뒤에 이를 이용해 단백질을 만든다. 이런 단백질의 생성은 잉태된 순간부터 목숨을 다하는 순간까지 눈에 보이지 않는 곳에서, 매 초마다 은밀히 진행된다. 사람들이 '인간 게놈'이라고 말할 때 이 용어는 평생 몸에 필요한 것들을 만들기 위해 부호화되어 있는 DNA들로 구성된 유전자의 총체를 의미한다.

게놈이 어떻게 건강한 상태를 유지하는가를 이해하기 위해서는 인체에 놀랍도록 많은 양의 DNA가 있다는 점을 우선 고려해야 한다. 각 세포에는 DNA가 180센티미터 남짓 돌돌 감겨 굵게 뭉쳐진 실타래 모양인 염색체라 불리는 물질이 들어 있다. 세포 핵 속에 들어 있는 이런 염색체는 인간의 경우 46개로, 23개는 어머니에게서, 나머지 23개는 아버지에게서 물려받는다. 체내의 모든 세포(현재는 37조 2,000개로 추정한다)에서 DNA를 끄집어내서 한 줄로 연결하면, 약 676억 킬로미터에 이르는 유전자 고속도로가 만들어진다. 이는 지구에서 명왕성까지 거리의 10배에 해당한다! 더 흥미로운 사실도 있다. 이런 대단한

DNA 고속도로의 3퍼센트만이 실제로 몸에서 유전자를 만든다. DNA의 97퍼센트는 유전자가 어떻게 사용되어야 하는지를 몸에 알려주는 항공교통관제소 역할을 한다.

붐비는 공항에서 고도로 숙련된 항공교통관제소 직원들의 통제 하에 항공기들의 이착륙이 안전하게 이루어져야 하는 것과 마찬가지로, DNA의 기능은 절대적으로 정확하게 이행되어야 한다. 오류가 발생하면 치명적인 결과에 이를 수 있기 때문이다. 유전정보를 담은 소스코드가 손상되면, 세포의 3D 프린터들은 해로운 단백질을 너무 많이 만들 수 있다. 유용한 단백질을 너무 적게 만들거나 아예 엉뚱한 단백질이나 결함이 있는 단백질을 만들 수도 있다. 이런 오류에 따른 결과는 대단히 심각해서 항공교통관제소가 잘못된 지시를 내리면 아슬아슬한 상황이나 경미한 사고가 나거나 아니면 항공기와 탑승객이 전멸하는 끔찍한 상황에 이르는 것과 마찬가지의 결과가 초래된다.

DNA 손상의 위험

애석하게도 우리가 사는 세상은 DNA에게는 아주 위험한 곳이다. 많은 외부적인 요소는 소스코드를 파괴하고 손상시킬 수 있는 위협적인 존재다. 많은 위험 요인들이 산업에 의해 발생하지만, 사람이 만들지 않은 위험 요인들도 있다. DNA에 가장 해로운 요소 중 하나는 태양 자외선이다. 외출할 때 잊지 않고 항상 자외선 차단제를 바르는가? 연구에 따르면, 자외선 차단제를 바르지 않을 경우 피부를 관통할 수 있는 해로운 태양 자외선이 DNA에 매 시간마다 10만 개의 병변을 만들 수 있다고 한다. 일단 해변에 누워 햇볕을 쬐고 나면, 실내로 자리를 옮기더라도 DNA를 향한 공격은 중단되지 않는다. 예일대학교 연구원들은 태양에 노출된 이후에도 피해가 계속된다는 사실을 밝혔다. 피부가 짙어지게 만들고 자외선을 흡수하는 멜라닌 색소는 흡수한 에너지를 화학자극chemiexcitation이라고 불리는 과정을 통해 저장한다. 햇빛이 있는 곳에서 벗어나서 실내에서 몸을 식히는 중에도 억제됐던 에너지가 방출되면서 최소 3시간 이상 피부 세포에서 DNA 변이를 일으키는 상태가 지속된다.

해변에서의 일광욕은 이렇듯 건강에 해로울 수 있다. 그런데 자각하지 못하는 사이에 DNA가 손상되는 경우도 있다. 아침 출근길에 자동차 앞 유리창으로 쏟아져 들어오는 태양빛을 받으며 차를 탔던 적이 있다면, 차를 타고 이동하는 내내 자외선이 당신의 DNA를 손상시켰던 것이다. 그보다도 더 인식하기 힘든 경우는 비행기에 타 있는 순간이다. 비행기를 탈 때마다 자외선 차단제를 바르는가? 지금껏 안 발랐다면, 이제부터는 바르는 게 좋을 것이다. 캘리포니아대학교 샌프란시스코 캠퍼스 연구원들이 2015년에 『JAMA 피부과학JAMA Dermatology』에 발표한 연구에 따르면 3,000피트 상공에서 1시간 동안 비행하면서 조종실 창문으로 들어오는 햇빛에 노출됐던 항공기 조종사들은 태닝숍에서 20분 동안 시술을 받은 것과 동일한 양의 자외선에 노출됐다. 반직관적으로 느껴질지 모르지만 구름 낀 날씨는 오히려 더 위험하다. 구름은 자외선을 위에서 항공기 쪽으로 반사시키기 때문에 비행기에 탑승한 조종사와 승객들의 DNA 손상과 흑색종 발생 위험을 높인다.

위험 요인은 햇빛뿐만이 아니다. 땅에서는 유해한 방사선이 방사된다. 바로 지하실 틈으로 집에 스며드는 무취의 천연가스 라돈 같은 물질을 통해서다. 대지의 위치에 따라 방출되는 라돈의 양이 다르긴 하지만, 라돈은 DNA를 손상시키는 눈에 안 보이는 가택 침입자다. 실제로 라돈은 비흡연자들이 폐암에 걸리는 가장 큰 원인이다. 흡연 자체도 물론 대단히 해롭지만, 집에서 노출되는 라돈 때문에 담배로 인한 폐암 발생 확률이 더욱 높아진다.

담배 연기는 그 자체로도 DNA에 큰 해를 끼친다. 담배 연기와 함께 체내에 흡입되는 화학물질은 약 4,000가지인데, 그중 70가지는 벤젠, 비소, 포름알데히드 같은 발암물질이다. 이런 화학물질을 들이마신다고 기분이 전환되거나 마음이 진정되는 건 전혀 아니다. 담배는 몸 전체적으로 염증을 유발한다. 그런데 안타깝게도 흡연을 하지 않더라도 간접흡연에 노출될 경우 친구, 가족, 직장동료, 반려동물의 DNA에 흡연을 할 때와 마찬가지로 해로운 영향이 전달된다.

세탁용제가 방출되는 카펫, 새 자동차, 매니큐어 리무버, 샴푸, 페인트 같은 일반적인 소비재에 든 화학물질도 DNA를 손상시킨다. 또 주유소에서 주유를 할 때 벤젠이 들어 있는 가스를 들이마시게 되는데, 벤젠도 DNA에 손상을 준다. 그러니 주유소에 있을 때는 되도록 바람을 등지고 서 있는 것이 좋다.

DNA를 손상시키는 이런 독성 물질의 영향이 자손에게까지 전달될 수 있다는 연구들이 보고되고 있다. 예를 들면 아버지의 정자에 들어 있는 DNA는 비스페놀 A(플라스틱을 만드는 데 사용됨), 디에틸프탈레이트(야광 막대를 만드는 데 사용됨), 카드뮴(도자기 유약과 담배에서 나옴) 같은 유독성 화학물질에 영향을 받을 수 있다. 이런 식으로 노출되면서 후성적 메커니즘에 의해 정자의 유전자가 바뀔 가능성이 있으며, 이런 변화는 자손들에게 대물림될 수도 있다. 그리고 임신한 여성이 벤젠(석유의 성분), 퍼클로로에틸렌(드라이클리닝에 사용됨), 담배 같은 유해 화학물질에 노출되면 태아의 DNA에 흔적을 남긴다. 이것은 평생 동안 아이의 몸에 남는다.

DNA가 손상되면 병이 들거나 심하면 사망할 수도 있다. 하지만 DNA는 최대한 손상되지 않은 상태로 한 세대에서 다음 세대로 전달되어야 한다는 중요한 지령을 수행한다. 이런 숙명적인 임무를 달성할 수 있도록 DNA에는 해로운 노출에 맞서 싸울 방어체계가 갖춰져 있다. 이런 방어체계가 우리가 먹는 음식으로 크게 강화될 수 있다는 사실은 9장에서 살펴볼 예정이며, 지금은 DNA의 방어체계에 관해 간략히 알아보고 넘어가기로 하자.

첫 번째 DNA 건강방어체계: DNA 복구

우리 몸에서는 날마다 믿기 힘들 정도로 많은 양의 DNA 손상이 일어나지만, DNA에는 손상이 문제로 발전하기 전에 대부분 복구해내는 태생적인 능력이 있다. 자기복구 효소가 태생적으로 갖춰진 덕분에 DNA에서 발생한 오류가 영구적인 변형으로 남는 경우는 1,000분의 1 이하에 불과하다. 이런 효소들은 분자 수준에서 복잡한 작용을 통해 기능을 수행하며, DNA 특유의 구조를 복구하는 데 최적화되어 있다.

앞서 설명했듯이 정상적인 DNA의 모든 가닥은 각 칸이 분자 2개로 이루어진 나선형 계단인 이중나선구조이다. DNA에는 이 분자들을 짝짓는 엄격한 규칙이 있다. 아데닌ᴬ은 항상 티민ᵀ과 짝을 맺고, 시토신ᶜ은 항상 구아닌ᴳ과 짝을 맺는다. 이런 규칙은 염기대합ᵇᵃˢᵉ ᵖᵃⁱʳⁱⁿᵍ

이라고 불린다. 이런 짝짓기 규칙이 어긋나는 상황은 흔히 나타나는 DNA 손상 유형 중 하나다. 각 세포는 하루에 약 100차례씩, 시토신이 다른 화합물로 바뀌는 자연발생적인 과정에서 규칙에 맞지 않는 쌍이 만들어진다. 태양 복사열에 노출될 경우에도 티민 분자 2개가 짝을 이루어서 제 기능을 못하는 비정상적인 쌍둥이화합물 쌍을 만든다. 프리 라디칼free radical(짝짓지 않은 전자를 가지는 원자나 분자로, 반응성이 크다. 자유기, 유리기, 자유라디칼이라고도 불린다-옮긴이)로 인해 심각한 손상이 발생하는 경우도 있다. 천연 화합물에는 대단히 불안정한 산소 원자가 있는데, 이 산소 원자는 마치 화학 수류탄이라도 되듯이 주위에 에너지를 방출해서 정상적인 DNA의 규칙적인 대합을 어그러뜨린다.

인체의 세포에는 이런 유형의 손상을 찾아내 고치는 복구 효소가 있다. DNA의 정상적인 이중나선 구조의 일탈이 발견될 경우 이 효소들이 행동에 나선다. 효소들은 DNA의 일부가 손실됐거나 손상됐음이 확인되면, 정상적인 부분으로 대체한다. 복구 효소들은 마치 손상된 의류를 수선하는 의복수선공처럼 그 부위에 맞는 재료를 이용해 최대한 매끄럽게 잇는다. 뉴클레오시드 A, T, C, G 중에서 해당되는 재료가 복구에 사용되며, 이중나선 구조의 올바른 순서에 맞춰서 교체된다.

과학적 조사와 임상 연구들에서, 특정 식품을 섭취하면 손상 발생 후의 복구 속도와 효과를 높이거나 애초에 손상이 발생하지 않도록 예방할 수 있고, 결과적으로 DNA 손상을 줄일 수 있다는 사실이 밝혀졌다. 항산화제는 DNA 보호 기능이 있다고 알려져 있으며, 항산화제의 이점에 대해서는 이미 건강 보조제 업계에서 떠들썩하게 광고하고 있다. 실제로 항산화제들은 혈액 속에 떠다니는 프리라디칼을 중화시켜서 DNA 손상을 미연에 방지할 수 있다. 다만 항산화제는 이미 손상이 발생한 뒤에는 그다지 도움이 되지 않는다. 그때는 DNA 복구 체계가 필요하다. 9장에서는 항산화제를 건강 증진에 활용하는 새로운 방법을 포함해서 DNA 보호와 복구에 영향을 끼치는 음식들에 관해 자세히 알아볼 것이다.

DNA 복구 체계가 활동에 나서면 세포는 발생한 피해의 파급 효과를 최소화해야 한다는 것을 인식하고, 세포가 스스로를 복제하기 위해 사용하는 복제 사이클에 제동을 건다. 그렇게 되면 손상된 DNA가 후손에 전달될 가능성이 적어진다. 또 피해가 너무 커서 복구가 불가능할 경우에는 '아폽토시스^{apoptosis}'를 통해 사멸한다. 아폽토시스는 세포가 몸에서 더 이상 자신의 임무를 수행할 수 없을 때 스스로 소멸되는 특별한 자기파괴 프로그램이다.

생명공학 기업들이 박테리아의 DNA 복구 과정을 활용해서 인간, 식물, 곤충의 다양한 질병을 치료하는 새로운 유전자 치료법을 개발 중이라는 사실도 알아 둘 가치가 있다. 이 기술은 '주기적으로 간격을 띄어서 분포하는 짧은 회문구조 반복서열'의 약칭인 '크리스퍼^{CRISPR}'라는 이름으로 불린다. 크리스퍼는 박테리아가 이질적인 유전 요소를 잘라내 제거할 때 쓰는 자기방어체계의 일부로, 박테리아의 50퍼센트에서 자연발생적으로 나타난다. 과학자들은 이런 메커니즘을 인간 유전자를 편집하는 데 적용할 수도 있다는 사실을 발견했다. 즉 비정상적인 기능을 비활성화하기 위해 이런 병든 유전자들을 외과적으로 잘라낸 뒤에 생명공학 기술로 정상적인 건강한 유전자를 대신 넣는 것이다. 이 기술은 다른 유전자 수정 기술들과는 비교도 안 될 정도로 정확하고, 활용도가 높고, 빠르기 때문에 2012년에 크리스퍼를 이용한 기술이 발표된 직후 유전학 기술 업계에 혁신적인 변화가 일었다. 인간의 병을 치료하는 데 크리스퍼가 얼마만큼의 잠재력이 있을지는 아직 확실히 드러나지 않았지만, 크리스퍼는 유전 공학 연구에 꼭 필요한 도구로 이미 자리매김했다.

두 번째 DNA 건강방어체계: 후성적 변화

많은 사람들의 생각과는 달리 유전자의 운명은 태어날 때 정해지는 것이 아니다. 실은 그 반대에 가깝다. DNA 규칙 자체는 바뀌지 않지만 환경에 따른 영향으로 일부 유전자가 활성화되거나 비활성화 될 수 있다. 이때 영향을 끼치는 환경 조건은 평생 동안 숨쉬고, 만지고, 먹는 것들이 모두 포함된다. 그런데 이런 현상을 바탕으로 하는 DNA의 건강방어 수단이 있으니, 바로 후성유전학epigenetics이다. 그리스어 접두어 에피epi는 '~위에' 또는 '~인근에'라는 의미로, 이런 환경적인 요인은 유전자의 발현이나 단백질 생성 기능을 조절하는 유전자의 기본적인 측면 이외의 요소라고 생각하면 된다.

후성유전학은 체내의 모든 세포가 동일한 DNA를 가지고 있는데, 어떻게 그토록 다양한 종류의 세포와 기능이 존재하는지를 설명해준다. 각 세포 주위의 조직 환경은 기관에 따라 다르다. 예컨대 심장 세포는 박동하고 혈액을 몸으로 펌프질하는 전류를 만들 수 있는 유전형질이 발현된다. 심장에 있는 유전자들은 심장 세포 주변 미세환경microenvironment의 영향을 받는다. 안구 뒤쪽에 있는 망막의 세포들은 DNA로 빛을 인식하고 뇌가 시야로 해석할 수 있는 신호를 전송하는 단백질을 만든다. 망막 세포들은 아주 가까이에 있는 환경에 따라서 움직이고, 빛 자체에서도 영향을 받는다. 놀랍게도 심장 세포와 망막 세포는 완벽히 똑같은 DNA 소스코드를 가지고 있지만, 사용하는 부분은 다르다. 코드의 어느 부분을 사용하는가는 기관의 미세환경과 DNA가 갖춰야 할 처리능력에 따라 결정된다.

후성적 발현은 고정되어 있는 것이 아니다. 심지어 하나의 장기 내에서도 변화가 생길 수 있다. DNA는 상황에 따라서 몸 안팎의 외부 영향에 반응한다. 후성적 발현에 영향을 주는 조건은 스트레스, 마음챙김, 수면, 운동, 임신을 비롯한 많은 내적 조건이 있다. 그리고 좋든 싫든 DNA의 활동에 변화를 주고는 외적인 요소 중에는 우리가 먹고 마시는 식품들도 포함된다. 식물성 식품과 차, 커피에 든 생리 활성 물질은 DNA에 이로운 영향을 끼치는 후성적 효과가 있다. 패스트푸드와 인스턴트식품 같은 가공식품에 들어 있는 화학물질들도 DNA에 영향을 줄 수 있는데, 물론 그 영향은 부정적이다. 후성유전학 덕분에 건강에 이로운 유전자는 증식되고 해로운 유전자는 봉쇄될 수 있다.

후성적 변화의 유형

음식과 환경은 후성적 변화를 야기할 수 있는데, 이런 요인이 어떻게 작용하는가를 이해하기는 조금 까다롭다. 대표적인 후성적 변화로는 메틸화methylation와 히스톤 변형histone modification이 있으며, DNA는 이런 메커니즘을 통해서, 자극에 대한 반응으로 적합한 유전자를 활성화하고 문제가 있는 유전자를 비활성화하는 방식으로 건강을 지킨다. 그럼 우선 메틸화부터 살펴보자.

앞에서 설명했듯이 나선형 계단형 이중나선구조가 DNA의 중추이며, 계단의 한 칸 한 칸은 가장자리를 연결하는 A-T 또는 C-G 알파벳의 쌍으로 구성된다. 이런 염기쌍은 맞물린 지퍼의 이빨처럼 DNA의 전 구간에 걸쳐 연결되어 있다. DNA가 사용될 때에는 특수화된 세포 조직이 DNA 지퍼를 열고 이빨들을 읽으면서 단백질 생성 지침을 검토한다. 지퍼 이빨을 읽는 과정에서 메틸기(과학에 일가견이 있는 사람이라면 CH$_3$라는 화학식이 익숙할 것이다)라는 화학물질 집단을 투입할 수 있는데, 그런 과정은 메틸화 반응이라고 불린다. 메틸화는 세포가 DNA의 지침을 읽는 방식을 바꾼다. 너무 많은 메틸기가 지퍼의 이빨에 보내져서 DNA에 지장을 주거나 활동을 방해하는 경우 과메틸화 hypermethylation가 일어난다. 그렇게 되면 지퍼의 해당 부분은 더 이상 읽을 수가 없고, 그 부분에서는 단백질이 생성되지 않는다. 그래서 몸에 해로운 단백질의 경우, 다행히도 이런 후성적 변화로 그 단백질의 생성이 중지될 수 있다. 생물학이 대부분 그렇듯 그 반대의 양상도 일어날 수 있는데, 그것이 바로 저메틸화 hypomethylation다. 저메틸화는 보통 때 유전자가 표면화되지 않도록 억제하는 기능을 해왔던 메틸기가 제거될 때 생긴다. 갑자기 지퍼의 해당 부분이 열려서 그 유전자가 단백질을 많이 만들 수 있게 된다. 그래서 만일 제한이 풀려버린 단백질이 암을 억제하는 기능을 한다든지 하는 이로운 단백질일 경우라면 바람직한 영향을 끼치게 된다.

후성적 변화의 두 번째 유형인 히스톤 변형도 메틸화와 마찬가지로 특정한 유전자가 더 많이 혹은 적게 생기도록 만든다. 히스톤은 세포 안에 들어 있는 단백질로, 동그란 공 모양이다. DNA는 이런 히스톤들의 주위를 돌돌 감고 있다. DNA 한 가닥에는 여러 개의 히스톤이 감겨 있어서 도톰한 히스톤 매듭들이 줄줄이 달린 DNA 가닥은 등산용 로프와 비슷한 형태를 띤다. DNA는 특별한 효소의 도움을 받아 히스톤 매듭을 풀며, 그렇게 해서 단백질 생성 조직이 유전자 코드를 읽을 수 있게 된다. 그런데 아세틸기라고 불리는 화학물질들은 덧붙여지거나(아세틸화) 히스톤에서 떨어져 나가면서(탈아세틸화) 히스톤의 모양을 바꿀 수 있다.

결과적으로 색다른 유전자들이 발현되거나 억제될 수 있어서 세포에서 단백질이 더 많이 혹은 더 적게 만들어지게 된다. 유전자가 발현되는 것이나 억제되는 것 모두 본질적으로 건강에 이롭거나 해롭거나 하지는 않다. 그 영향은 해당 유전자가 유익한 단백질을 만드는지 해로운 단백질을 만드는지 여부에 달려 있다. 어떤 유전자가 종양을 억제하는 등의 유익한 단백질을 만든다면, 감긴 DNA를 풀어 놓는 것이 건강에 도움이 될 것이다. 반면 해로운 유전자라면 DNA가 감긴 상태로 두는 편이 이롭다.

후성적 변화의 세 번째 유형은 마이크로RNA^{microRNA}와 관련이 있다. DNA에는 단백질을 만드는 소스코드가 들어 있지만, DNA 소스코드는 단백질 생성 과정에서 RNA^{ribonucleic acid}(리보핵산)라고 불리는 주형_{鑄型}으로 우선 전환된다. 단백질을 합성하는 실질적인 작업을 수행하는 것이 바로 이 RNA이다. 그런데 RNA 중에서도 마이크로RNA라고 불리는 특수한 부류가 있는데, 이들은 주위를 떠다니며 RNA 주형과 상호작용하여 유용한 단백질을 만들기 위해 조절하는 역할을 한다. 마이크로RNA는 이런 유용한 단백질을 만드는 유전자들의 30퍼센트 이상에 관여하는 것으로 알려져 있다.

그럼 후성유전학 관련 내용을 최대한 간단히 요약해보자.

- 메틸화는 단백질을 생성하지 못하도록 유전자들을 잠재운다.
- 아세틸화는 감긴 DNA를 풀어서 유전자들이 단백질을 만들 수 있게 한다. 탈아세틸화는 DNA가 더 팽팽히 감기게 해서 단백질이 덜 만들어지게 한다.
- 마이크로RNA는 RNA 주형을 방해함으로써, 특정 단백질의 생성을 선택적으로 차단한다.

DNA의 후성적 효과는 특히 다이어트와 관련해서 연구가 아주 활발히 진행되고 있다. 그런데 식품과의 연관성을 설명하기 전에 먼저 일상적인 생활습관과 환경이 후성적 변화를 통해 유전자에 어떤 영향을 주는가를 알아보는 것이 좋겠다.

건강에 이로운 활동 대부분은 긍정적인 후성적 변화를 낳는다. 그리고 그런 활동들이 건강에 이로운 이유가 바로 유전자를 통해 나타난 것임이 차츰 밝혀지고 있다. 예를 들어 운동은 유전자가 더 자유로이 풀어놓아서 근육을 만들고, 심장의 펌프질하는 능력을 향상시키고, 새로운 혈관을 만들어서 근육 확장을 보조하고, 혈중 지질 농도를 낮추는 유익한 단백질을 만드는 후성적 변화를 야기한다. 또 운동의 영향으로 나타나는 후성적 변화는 해로운 유전자를 차단하기도 한다. 그런 작용은 수영, 전력질주, 인터벌 트레이닝(속도와 강도가 다른 활동을 교차시켜가며 하는 운동-옮긴이), 고강도 걷기 운동 이후에 나타난다.

쥐를 이용한 실험실 연구들은 운동이 뇌의 DNA 활동을 증가시킨다는 사실을 밝히고 있다. 이런 결과는 묶인 DNA를 풀어 놓는 히스톤의 아세틸화로 뇌 건강을 유지시키는 단백질이 더 많이 생성되면서 나타난다. 운동이 DNA에 끼치는 영향은 단순히 운동을 하는 사람에게만 해당되는 것이 아니다. 남성의 경우 운동이 정자에 영향을 주기 때문에 자손에게까지 영향이 전달될 수 있다. 코펜하겐 대학의 임상 연구는 피험자들에게 자격을 갖춘 강사에게 스피닝(실내에서 음악에 맞추어 율동 따위를 하면서 고정식 자전거의 페달을 빠르게 돌리는 운동─옮긴이) 수업을 일주일에 5일 동안 매회 1시간씩, 총 6주에 걸쳐서 받게 했다. 피험자들은 20대 초반의 건강한 남성들이었다. 연구원들은 실험 시작 전, 6주간의 스피닝 운동 기간이 종료된 뒤 운동을 그만두고 3개월을 보낸 뒤에 각각 피험자들의 정액을 채집했다. 분석 결과 스피닝 운동은 정자 DNA 중에서도 특히 한 군데, 즉 그 이후에 수태된 태아의 뇌의 기능과 신경계 발달을 담당하는 부분에 영향을 끼친 것으로 확인됐다. 따라서 어떤 남성이 규칙적으로 운동을 할 경우, 나중에 한참이 지나서 잉태될 아이의 뇌에 이로운 영향을 줄 수도 있다.

숙면은 DNA의 후성적 변화를 유도하며, 밤을 새우는 것도 마찬가지로 변화를 유발한다. 물론 숙면은 좋은 영향을 끼치고 밤샘은 해로운 영향을 끼친다. 아이슬란드대학교와 스웨덴의 웁살라대학교 연구원들은 건강한 20대 남성 16명을 대상으로, 8시간 동안 잠을 잤던(숙면을 취했던) 날과 전혀 잠을 못 잤던(밤샘했던) 날 이후를 각각 조사했다. 그 두 가지 날에 각각 잠자리에 들기 전과 그 다음 날 아침을 먹기 전에 혈액 검사를 실시했다.

연구 결과 8시간 동안 잠을 잤을 경우 지방을 태워서 비만을 예방하는 유전자가 활성화된 반면, 잠을 못잔 날에는 그런 유전자들의 활동이 저지됐다. 또 아동들을 대상으로 한 연구에서는 숙면을 취하지 못하거나 수면 시간이 너무 짧을 경우 비만이 발생할 위험이 45퍼센트 증가했다. 수면의 후성적 효과는 대단히 크다. 단 하룻밤을 새우는 것만으로도 많게는 269가지 유전자에 후성적으로 악영향을 끼쳐서 종양을 억제하는 유전자를 비롯한 유전자들이 단백질 생성 작용을 못하게 만들 수 있다. 그것은 바람직하지 못한 결과다. 암을 차단하는 유전자를 억제하면, 종양이 생길 위험이 높아지게 되니 말이다.

명상은 염증과 관련이 있는 유전자들의 활동성을 낮추는 유익한 후성적 변화를 유발한다. 반면 스트레스는 염증과 관련된 유전자의 활동을 후성적으로 촉발한다. 또 심한 외상을 경험한 뒤에 외상 후 스트레스 장애PTSD를 겪는 사람들을 분석한 결과 DNA에 해로운 후성적 변화가 많이 발생했음이 확인됐다.

환경적 위험 요인도 암, 자폐증, 우울증, 조현병, 알츠하이머병, 자가면역 질환, 비만, 염증성 장 질환, 비만을 비롯한 수많은 중증 질병을 앓는 환자들에게서 나타난 후성적 변화의 요인이었다. 말할 것도 없이 유해한 후성적 효과를 낼 수 있는 요인이라면 그 어떤 것이든 노출을 최소화해야 한다. 그와 동시에 음식을 통한 중재로 건강에 이로운 유전자를 활성화하는 긍정적인 후성적 변화의 능력을 활용할 수 있다.

세 번째 DNA 건강 방어체계: 텔로미어

DNA 방어 장치의 세 번째 구성 요소인 텔로미어는 염색체 DNA 양쪽 끝에 있는 일종의 보호캡으로, 염색체 구조를 지탱하고 염색체들이 서로 들러붙지 않게 해준다. 텔로미어는 DNA 보호에 꼭 필요한 요소인데 나이가 들면서 자연적으로 점점 짧아진다. 그래서 텔로머레이스 telomerase('텔로머라이제'라고도 불림-옮긴이)라는 효소가 끊임없이 활동하면서 텔로미어를 복구한다. 2009년에 캘리포니아대학교 샌프란시스코 캠퍼스의 생물학자 엘리자베스 블랙번Elizabeth Blackburn은 텔로미어에 관한 연구로 DNA 연구에서의 세 번째 노벨상을 수상한다. 블랙번은 텔로머레이스가 없으면 텔로미어가 빠른 속도로 짧아져서 DNA가 보호받지 못하면서 세포들이 빠르게 노화되고 사멸한다는 사실을 발견했다. 이와 관련한 연구 내용은 블랙번의 2017년 TED 강연에 아주 잘 설명되어 있다.

노후에 텔로미어를 길고 건강하게 유지하는 데 필요한 조건은 사실 아주 어린 나이에 정해진다. 캘리포니아대학교 샌프란시스코 캠퍼스 연구원들은 모유수유가 유아의 텔로미어 길이를 늘이는 효과가 있음을 확인했다. 피험자들은 영아기에 전적으로 모유만 먹으면서 성장한 아동 121명이었다. 유치원에 다니기 시작할 무렵(만 4세에서 5세 사이)에는 이 아이들의 텔로미어는 분유를 먹고 큰 아이들보다 길었다. 이런 결과로 텔로미어의 영향이 대단히 오래 간다는 사실, 즉 아이가 젖을 끊고 고형식을 먹기 시작한 지 한참 지나서까지 모유수유의 이로운 효과가 유지된다는 사실이 확인됐다.

그런데 텔로미어는 노화 과정에서 부득이하게 짧아진다. 65세 이상인 사람들을 조사한 연구에서는 길이가 짧은 텔로미어가 긴 텔로미어보다 더 빨리 소멸된다는 사실이 밝혀졌으며, 어떤 행동들이 텔로미어의 단축을 가속화하는가에 관한 연구가 진행되고 있다. 흡연, 강도 높은 스트레스, 수면 부족, 운동 부족이 텔로미어를 더 빨리 닳게 하고 활동성을 감소시키는 것으로 알려져 있다.

대단히 흥미롭게도 100세까지 장수하는 사람들은 대개 텔로미어의 길이가 길다. 2008년에 이런 사실이 밝혀지면서 어떤 생활방식과 식단이 텔로미어 길이를 연장시키는지에 관한 일련의 연구가 진행됐는데, 연구 결과 재고의 여지없이 당연한 사실이 확인됐다. 생활습관과 관련해서는 규칙적인 운동을 한 사람들의 텔로미어 길이가 길었다. 스트레스를 받은 사람들이 안정을 취하면 텔로미어의 활동이 증가하고 텔로미어의 손상이 방지됐다. 안정을 취하는 다양한 방식에 관한 연구도 있었는데, 예를 들어 크리야 요가를 하면 조용한 음악을 듣는 것보다 텔로미어를 보호하는 효과가 더 컸다. 딘 오니쉬는 블랙번과의 공동 연구를 통한 역사적인 연구 성과를 2008년에 의학저널 『란셋』에 발표했다. 전립선암이 있는 남성 환자들을 대상으로 했던 이 연구는 포괄적인 생활방식의 변화가 텔로미어를 복구하는 텔로머레이스의 성능을 개선시키며, 그 효과는 5년 뒤의 추적 조사에서도 유지됐다. 텔로머레이스의 효과에 덧붙여 생활방식의 변화도 암을 억제하는 데 도움이 되는 혈관신생 단백질에 후성적 변화를 불러일으켰는데, 이는 딘 오니쉬와 내가 환자들을 대상으로 공동연구를 수행해서 밝힌 사실이다. 앞에서 여러 번 언급했듯이 건강방어체계의 긍정적인 변화는 서로 관련이 있음이 밝혀졌다.

텔로미어에 끼치는 영향 중에서 먹는 음식은 가장 영향이 큰 요소였다. 모유수유를 했던 아이들의 텔로미어가 더 길다는 연구 결과를 떠올려보자. 모유 이외에 우리가 섭취하는 음식의 영향을 연구했던 연구원들은 텔로미어가 음식의 영향으로 짧아질 수도 있다는 사실을 확인했다. 즉 음식이 부정적인 영향을 끼칠 수도 있다는 뜻이다. 4세 때부터 탄산음료를 마시기 시작했고, 탄산음료를 일주일에 4회 이상 마신 아이들은 그보다 덜 마시거나 아예 마시지 않는 아이들보다 텔로미어가 짧았다. 모유와 탄산음료가 텔로미어에 끼치는 영향은 음식이 DNA 건강방어체계에 끼치는 영향 중에 극히 일부가 밝혀진 데 불과하다. 9장에서 살펴보겠지만, 아주 흥미롭게도 콩, 강황, 커피를 비롯한 몇몇 식품들은 해로운 영향을 둔화시키고 동시에 건강을 보호하는 유전자들이 발현되도록 돕는다. 또 지중해식 식단이나 그와 비슷한 부류의 식단과 같은 건강한 식이요법을 실천하면 텔로미어를 보호하고 그 길이를 늘이는 데 도움이 된다. 그런 식품들을 더 자세히 알아보기 전에 설명해야 할 건강방어체계가 한 가지 더 있다. 바로 면역 체계다.

DNA 방어체계가 무너졌을 때 생길 수 있는 질병

알츠하이머병	모세혈관 확장성 운동실조증
죽상동맥경화증	자폐증
암(모든 종류)	셀리악병
낭포성 섬유증	우울증
당뇨병	염증성 장질환
라-프라우메니증후군	린치 증후군
비만	파킨슨병
외상후 스트레스 장애	류마티스성 관절염
조현병	전신 홍반성 루프스

5장
면역

─────

면역 체계가 튼튼하면 감기에 잘 안 걸린다는 건 누구든 알 터이다. 그런데 면역력이 아주 강하면 암을 물리칠 수 있다는 사실도 알고 있었는가? 몸에 암세포가 생겼고 심지어 온몸에 암이 퍼졌더라도 우리 면역계는 암세포를 몸에서 완전히 없앨 능력이 있다. 유전, 흡연, 환경, 몸에 나쁜 식습관을 비롯한 여러 요인들이 암을 일으킨다고 일반적으로 알려져 있다. 하지만 어떤 요인에서 암세포가 생겼는지에 관계없이, 암이 병으로 발전하는 원인은 악성 세포가 면역계에 의해 제거되지 않은 채 포위망을 벗어났기 때문이다. 사실 우리 면역계는 알려진 건강방어체계들 중에 으뜸이다. 면역계는 베인 상처를 통해 균에 감염되지 않게 지켜주고, 몸에 침범한 바이러스에 맞서고, 버스 옆자리에 앉은 사람의 기침으로 해로운 세균이 공기를 통해 우리 몸에 들어와 병을 일으키지 않게 지켜준다. 면역력의 진정한 힘은 암에 맞서 싸우는 면역력을 키우는 법을 연구하는 과정에서 조금씩 밝혀지고 있다. 요즈음에는 암 환자들이 면역력을 높이는 치료법으로 병의 증상이 차츰 사라지고, 결국 엄청나게 심각했던 상태를 극복하고 생존하는 사례가 속속 보고되고 있다.

1장에서 언급했듯이 우리가 인식하지는 못하지만 우리 몸 안에서는 미세 종양이 끊임없이 생기며, 그렇더라도 그런 종양들 대부분은 문제로 발전하지 않는다. 그 한 가지 이유는 암세포가 우리 몸에 해가 될 정도로 커지려면 혈액을 공급받아야 하지만, 혈관신생 방어체계가 정상적으로 작용하면 암세포에 혈액이 공급되지 않기 때문이다. 그리고 면역 체계가 최전방에서 우리 몸을 방어한다. 면역 세포에는 암을 포함한 적군을 아군과 구별할 수 있는 특별한 능력이 있다. 일선의 면역 세포들이 암이 커지는 기미를 포착하면, 세포 공격을 요청한다. 그러면 비정상적인 세포들이 문제를 일으키기 전에 암을 죽이는 특별한 면역 세포가 일거에 비정상적인 세포들을 공격해서 전멸시킨다.

때로는 암세포가 위장을 해서 면역 체계의 검문을 빠져나간다. 우호적인 단백질로 몸을 감싸서 면역 세포들이 정상 세포로 여기도록 속이는 방법을 통해서다. 그렇게 되면 암세포가 눈에 뜨이지 않아서 발각되지 않고 빠져나갈 수 있다. 과격 테러리스트들이 일반 시민들로 붐비는 틈 속에 섞여 정체를 감추듯, 이렇게 신분을 은폐한 암세포들은 몸집을 키워 위험한 존재로 발전할 가능성이 있다.

또 어떤 때는 면역계가 약해져서 암세포를 걸러내지 못하면서 암세포가 증식하기도 한다. 에이즈^{AIDS} 같은 면역결핍증을 앓는 사람들이나 장기 이식 후 거부 반응을 방지하기 위해 평생 동안 면역 억제 기능이 있는 스테로이드를 복용해야 하는 사람들은 면역력이 약해졌기 때문에 암이 발병할 위험이 아주 높다.

새로운 암 면역요법은 면역 체계가 위험한 암세포를 제거하는 역할을 완수하도록 유도한다. 이런 치료법은 암세포를 죽이는 독성 약물이나 표적치료제에만 의존하는 데에서 벗어난 괄목할 만한 발전이다. 면역요법은 우리 몸이 스스로 암세포를 몰아낼 수 있게 돕는다. 텍사스 대학교 MD 앤더슨 암 센터의 제임스 앨리슨James Allison과 교토대학교의 혼조 타스쿠本庶佑는 암 치료에 면역 체계를 이용하는 방법의 선구적인 연구로 2018년에 노벨 생리의학상을 공동수상했다.

면역 치료법 중에는 암세포가 눈속임하기 위해 자기 주위에 둘러싸는 단백질을 차단해서 결과적으로 암세포들을 드러내는 방법이 있다. 면역관문 억제제checkpoint inhibitor라고 불리는 이런 치료제들은 환자 스스로의 면역력이 눈을 떠서 암세포를 '볼 수' 있게 만든다. 그러면 면역 세포들이 암세포를 제거할 수 있다.

미국 전 대통령인 지미 카터는 90세에 악성흑색종이라는 치명적인 피부암에 걸렸다. 암세포는 간과 뇌에까지 전이되어 예후가 상당히 안 좋았다. 보통의 경우라면 생존이 어려운 상태였다. 카터는 종양에 직접적으로 방사선을 쬐는 치료와 병행해서 키트루다Keytruda(PD-1 항체)라는 면역관문 억제제를 복용했다. 이 약은 면역 체계가 종양을 찾을 수 있도록 돕는 역할을 했고, 치료는 곧 효과를 나타냈다. 뇌에 있는 종양이 항암 치료제를 사용하지 않고도 모두 사라졌다. 음악가이자 피아노과 교수였던 내 어머니는 82세에 자궁내막암 확진을 받았다. 수술로 암 조직은 제거했지만, 1년 뒤에 암이 심하게 재발해서 여러 장기로 전이됐다. 의료진은 종양의 유전자분석을 통해 종양이 MSI-Hmicrosatellite instability-high(현미부수체 불안정성)의 특성을 띤다는 사실을 알아냈다. 그렇다는 건 키트루다가 도움이 될 가능성이 크다는 뜻이었다. 지미 카터와 마찬가지로 내 어머니도 극소량의 방사선 치료와 병행해서 면역 치료제를 사용했는데, 면역 체계가 모든 암을 깨끗이 제거해냈다.

그 외에도 암환자와 주치의 양쪽 모두의 입장에서 완전히 새로운 방식으로 접근하는 획기적인 면역 치료법들이 있다. 분리반출법apheresis이라고 불리는 기술을 이용하면 면역 세포를 채집할 수 있는데, 이 과정은 헌혈과 비슷하다. 혈액을 채취해서 T세포를 제거한 뒤에 남은 혈액 성분을 환자에게 다시 수혈한다. T세포는 특수 연구실로 보내서 유전적 처리를 해서 CAR-T 세포로 만든다. 이 시술은 T세포를 재설정한 뒤에 암에 표적이 맞춰진 면역계의 자동 추적 미사일로 만든다. CAR-T 세포 치료법은 림프종과 백혈병을 치료하는 데 효과가 있다. 내 친구 한 사람이 미만성 거대B세포 림프종diffuse B cell lymphoma이라는 공격적인 암에 걸렸다. 통상적인 치료법을 써봤지만 암이 계속해서 커지고 퍼져나갔다. 그래서 그 친구는 자신의 면역세포로 만든 CAR-T 세포를 몸에 주입하는 시술을 받았다. 한두 주가 지난 뒤부터 강력해진 면역 세포의 작용 징후가 나타나기 시작했으며, 시술 후 2달도 채 안 지난 시점에서 면역 체계에 의해 암의 흔적이 깨끗이 제거됐다. 면역 요법으로 치료받은 모든 환자에게서 이런 효과가 나타나는 것은 아니지만, 이런 치료로 암이 사라진 환자들의 경우는 그 효과가 몇 년이 지난 뒤에도 유지된다.

특정 식품들이나 그런 식품에 든 특정 성분들이 면역 체계에 강력한 영향을 끼치기도 한다. 이탈리아의 로마대학교 과학자들은 밤, 블랙베리, 호두, 석류, 딸기 등에 많이 들어 있는 생체 활성 물질인 엘라그산

ellagic acid이 방광암 환자들에게 면역관문 억제제(예를 들면 키트루다)와 마찬가지로 면역 체계를 속이는 단백질의 생성을 차단한다는 사실을 발견했다. 이에 관해서는 10장에서 더 자세히 다룰 것이다.

면역 체계는 분명 건강방어체계의 중요한 기둥이다. 면역 체계는 독창적인 패턴 인지 시스템을 통해 바이러스, 박테리아, 기생충으로부터 몸을 지켜내도록 만들어졌다. 면역 세포들은 위협 요소들을 색출해서 파괴하지만, 정상적인 세포는 건드리지 않는다. 몸이 건강하고 특별한 이상이 없을 때는 면역 체계가 소방대원과 마찬가지로 대기 상태에 있으면서 경보음이 울리면 즉각 행동에 나설 준비를 한다. 몸은 면역 반응을 언제 켜고 꺼야 하는가를 자동적으로 안다. 부족하지도, 과하지도 않게, 모든 힘이 균형 잡혀 있으면서도 항상 주의를 기울이며 경계 상태를 유지한다.

면역 체계를 평생 보호하기 위해 우리 각자 실천할 수 있는 방법이 여러 가지 있다. 운동, 적절한 수면, 스트레스 지수를 낮추고 관리하는 것은 모두 면역 체계를 건강하게 유지하는 데 도움이 된다. 그리고 먹는 음식으로도 면역 체계를 보호할 수 있다. 특정 식품들은 면역력을 높이고 노화에 맞서는 데 도움을 준다. 또 지나치게 활성화된 면역 체계를 가라앉히는 데 도움이 되는 식품들도 있다. 이런 식품들에 대해 논하기 전에, 면역력의 향상이 어떻게 인류의 발전에 기여했으며, 인류가 끔찍한 질병을 극복할 수 있도록 어떻게 도왔는가에 관한 이야기를 우선 나눠보기로 하자.

면역력 증강을 위한 초창기의 노력

천연두smallpox(마마, 두창으로도 불림-옮긴이)라는 이름으로 알려진 전염병은 한때 이 세상에서 가장 치명적인 질병 중 하나였다. 인류는 고대로부터 천연두로 고통 받아왔다. 천연두가 있었다는 증거는 파라오 람세스 5세의 머리를 포함해 이집트 미라들에서도 발견된다.

천연두는 천연두 바이러스variola에 의한 전염병이다. 최초의 전염은 바이러스를 들이마시거나 만질 때 시작된다. 바이러스는 몇 주 내에 온 몸의 세포를 공격하기 시작한다. 그에 따라 발열, 전신에 나타나는 수포, 내부 출혈이 발생할 수 있다. 역사적으로 감염자의 30퍼센트가 목숨을 잃었다. 천연두에 걸렸다가 살아남은 사람들에게는 끔찍한 흉터가 남고, 눈이 감염됐을 경우 실명하기도 했다. 20세기에만 해도 천연두로 사망한 사람들이 전 세계적으로 3억 명이다. 그런데 1980년에 세계보건기구WHO는 "천연두는 공식적으로 퇴치됐으며, 이제 더 이상은 인류에 위협이 되지 않는다"고 역사적으로 선언한다. 이런 성과는 전 세계적으로 예방접종사업이 진행되면서 바이러스가 병을 일으키기 전에 면역 체계가 바이러스를 인식해서 파괴할 수 있도록 훈련시킨 덕분에 나온 것이었다.

몸의 방어체계를 이용해서 천연두를 물리치자는 생각은 20세기에 처음 나온 것이 아니었다. 중국의 마지막 왕조인 청나라의 4대 황제인 강희제康熙帝(1661~1772) 재위 시절에는 천연두가 유행해서 엄청나게 많은 사람이 목숨을 잃었다. 그래서 강희제는 이 무시무시한 전염병으로부터 자금성에 있는 가족과 군인들을 지켜야겠다고 마음먹는다. 그는 왕실의 의사들에게 천연두로 사망한 사람들의 피부에 말라붙은 천연두 상처 딱지를 모아서 가루로 만들어서 가족들과 친위대 병사들의 코에 바르라고 지시 내린다. 천연두 상처 딱지에 노출되면서 면역 체계가 가동되어 사람들에게 천연두 바이러스에 면역력이 생기기 시작한다. 임시변통으로 만든 이 기법이 천연두접종variolation으로 알려지고, 이후에 현재 우리가 예방접종으로 알고 있는 형태로 발전했다. 영국의 의사인 에드워드 제너Edward Jenner는 1796년에 천연두 접종법을 최초로 개발하여, 면역학의 아버지로 평가 받는다.

이후 200여 년 동안 의학 연구원들은 대중들의 목숨을 위협하는 소아마비, 파상풍, 광견병, 수두, 볼거리, 콜레라, 디프테리아, 간염 같은 치명적인 질병을 예방하는 접종을 속속 개발해냈다. 이런 예방 백신들은 몸에 침입한 외부 침입자에 맞설 방어 능력을 면역 체계에 일깨워서 병의 진행을 막고 건강을 지키는 역할을 했다.

2006년에는 인유두종 바이러스에 감염되어 자궁경부암이 생기는 것을 방지하기 위한 인유두종 바이러스HPV 예방 백신인 가다실Gardasil이 성공적으로 개발됐다. 2010년에는 전립선암 치료에 쓰이는 백신 프로벤지가 미국식품의약국FDA의 승인을 받으면서 최초의 암 치료 백신이 나왔다. 또 같은 해에 암 면역 치료법의 일종인 면역관문 억제제 여보이가 흑색종 치료제로 승인받기도 했다. 이를 토대로 지미 카터 전 대통령과 우리 어머니의 목숨을 구한 키트루다를 비롯한 여러 면역 항암제들이 나오게 됐다.

그리고 아직 개발 초기이기는 하지만, 개인 맞춤형 암 백신을 개발하는 것도 가능해졌다. 종양의 DNA를 분석해서 어떤 변이가 생겼는지를 파악한 뒤에 환자의 피부에 특수 단백질을 주사하는 방식이다.

주입된 단백질은 암을 색출해 파괴하도록 면역 체계를 훈련시킨다. 그래서 이제는 암 환자들이 치료의 일환으로 각자 상황에 맞는 암 치료 백신을 맞을 수 있게 됐다.

이런 모든 역사적 발전에도 불구하고, 믿기 힘들지 모르지만, 면역 체계에 대해 우리가 알고 있는 것 대부분은 고작 지난 50년이라는 짧은 세월 동안 발견한 것들이다. 자, 그럼 이제는 면역 체계가 실제로 어떻게 작용하는가를 알아보자. 우선 해부학적으로 우리 몸 어느 곳에 위치해 있는지부터 살펴볼 것이다.

면역 체계의 구조

면역 체계의 힘은 군대 같은 조직능력에 있다. 면역 체계는 마치 군대처럼 여러 부문으로 나뉜다. 각 부문은 각기 다른 유형의 병사들로 구성되며, 이들에게는 고유의 훈련방식, 무기, 방어 기술이 있다. 면역계의 중앙사령부는 골수, 흉선, 비장과 림프절, 장, 이렇게 몸의 4군데에 위치한다.

골수는 뼛속에 텅 빈 곳을 채우고 있는 스펀지 같은 조직이다(2장에서 설명했듯이 골수는 줄기세포를 만드는 주요 기관이기도 하다). 골수는 조혈모세포라고 불리는 줄기세포를 이용해서 몸의 거의 모든 면역 세포를 만든다.

흉선은 가슴뼈 뒤에 자리한 기관으로, T세포라고 불리는 특별한 면역 세포의 본거지이다. 골수에서 형성된 T세포는 흉선에 와서 성장한다. 흉선은 실질적으로 태어나는 순간부터 사춘기 때까지만 활동하기 때문에 면역 체계의 T세포는 주로 어린 시절에 생성되고 비축된다. 어른이 되면 흉선이 위축되고 지방 세포로 대체된다.

비장은 몸의 왼편, 위장 뒤쪽에 위치하며, 스펀지 같은 재질로 되어 있고 크기는 주먹만 하다. 비장은 혈액을 보관하고 걸러낸다. 비장은 면역 체계의 일환으로, 거대한 림프절 역할을 한다. 비장에서는 B세포라고 불리는 특별한 세포가 몸에 침입한 세균과 바이러스를 인식하는 항체를 만든다. 외상으로 장기가 파열되거나 병에 걸려 비정상적으로 장기가 비대해져서 비장을 절제한 사람들도 있다. 그런 사람들은 비장이 없어서 예전처럼 항체를 많이 만들어 내지 못하기 때문에, 감염에 더 취약한 상태이며 백신을 통한 질병 예방 효과도 떨어진다.

면역의 4번째 사령부인 장은 음식과 면역의 관계를 이해하는 데 아주 중요한 부분이다. 3장에서 알아보았듯이 장은 마이크로바이옴의 본거지이기도 한데, 이런 장이 면역 체계에도 영향을 끼친다. 장이 면역 방어체계로서 대단히 중요한 역할을 한다는 사실은 비교적 최근에야 알려졌다. 내가 의대에 다니던 시절에만 해도 장의 면역 기능은 대체로 간과됐다. 조직학histology(생물 조직의 구조, 발생, 분화 등을 연구하는 학문-옮긴이) 수업 시간에 장에 있는 파이어판peyer's patches이라는 작은 판이 면역 기능과 관련이 있다고 배웠을 뿐이다. 장의 슬라이드를 검토할 때 그 부분을 현미경으로 가까스로 확인할 수 있었을 뿐이다. 또 교수님은 아마도 맹장에 일정 역할이 있었겠지만 지금은 퇴화했거나 불필요해졌다고 설명하셨다. 그것이 당시에 통용되던 지식으로, 그때만 해도 장은 과소평가됐다.

그러나 이제는 장이 약 32제곱미터에 이르는 넓이의 면역 기관이라는 사실이 잘 알려져 있다! 장 사령부에는 면역 방어에 기여하는 성실한 면역 세포들이 있을 뿐 아니라 장에 거주하는 건강한 박테리아들은 몸 전체에 포진한 면역 세포들에 신호를 보낸다. 4곳의 중앙사령부 외에 면역 기능을 통제하는 기관들로는 편도선, 림프관, 림프절이 있다.

면역계의 군사들

다른 건강방어체계들과 마찬가지로, 면역 체계도 여러 구성원이 각기 맡은 역할을 하며 몸을 보호한다. 면역 체계의 주요 세포들과 기능에 대해 알아두면, 2부에서 음식과 면역의 역할에 관한 연구를 더 깊이 이해하고 인식하는 데 도움이 될 것이다.

면역계의 세포는 백혈구라는 이름으로 알려져 있다. 백혈구에는 호중구neutrophil, 림프구lymphocyte, 단핵구monocyte, 호산구eosinophil, 호염기구basophil의 5가지 종류가 있으며, 각기 다른 역할을 한다. 이 5가지 백혈구는 혈중 개체수가 가장 적은 것에서 많은 것의 순서로 나열한 것이다.

림프구는 사실 여러 종류의 면역 세포들이 모인 집단이다. 주요 림프구로는 T세포, B세포, NK세포(내추럴킬러세포 또는 자연살해세포라고도 불림-옮긴이)의 세 가지 종류가 있다. T세포는 도움 T세포, 세포독성 T세포, 억제 T세포의 세 가지 유형으로 다시 나뉜다. 그 밖의 면역 세포들로는 대식세포, 비만세포, 수지상 세포 등이 있다. 이들 모두가 면역 체계의 일환으로 각자의 건강을 지킨다.

이 세포들은 모두 골수에 있는 조혈모세포라는 줄기세포에서 유래한다. 항암 치료를 받으면 면역력이 떨어지는 것은 항암제가 혈류에 있는 백혈구뿐 아니라 골수 세포까지 파괴하기 때문이다. 한편 그 반대의 측면에서 음식이 골수에 있는 면역 세포의 생성에 영향을 끼칠 수도 있다. 서던캘리포니아대학교 과학자들은 일시적인 단식이 면역 체계를 새롭게 구성하는 데 도움이 된다고 밝혔다. 놀랍게도, 연속으로 2~4일간 금식할 경우 인체는 재활용 모드로 진입해서 낡고 오래된 면역 세포들을 치워버린다. 그리고 음식이 다시 몸에 들어오기 시작하면, 골수의 조혈모세포들이 면역 세포들을 새로 만들기 시작하면서 면역 체계가 다시 만들어진다.

면역 체계의 두 종류: 빠른 것과 느린 것

인간의 면역은 실은 서로 다른 두 가지 체계로 구성되는데, 이 두 가지 모두 세균, 바이러스, 기생충, 암세포 등의 외부 침입자들로부터 몸을 지키는 고유의 방식이 있다. 그 첫 번째는 침입자가 몸을 공격했을 때 즉각 반응하는 신속한 대응이다. 이것은 침입자가 어떤 부류이든 지간에 매번 똑같은 무기를 사용하도록 프로그램 된 일률적인 체계로, 내재면역innate immune이라고 불린다. 알레르기 반응이나 염증이 생기면 내재 면역계가 작동한다. 동물의 90퍼센트는 면역 체계로 오로지 이런 면역 반응만 갖추고 있다.

두 번째는 반응 속도는 늦지만, 훨씬 정교하다. 이 체계는 방어 체계를 정렬하기까지 약 일주일가량이 소요되지만, 일단 준비만 갖춰지면 침입자들을 아주 정교하게 조준해서 제거한다. 이것은 적응면역adaptive immune 또는 획득면역acquired immune이라고 불리며, 상대를 죽이는 특별한 세포로 방어하거나 말벌처럼 모여들어서 적을 에워싸고 공격하는 항체를 만드는 두 가지 방식으로 주로 작용한다. 두 가지 체계 모두 건강에 중요하다. 음식이 이 면역 체계들에 각기 어떤 영향을 끼치는가에 대해서는 뒤에서 설명할 것이다.

내재면역계: 염증의 주체

어딘가에 베여서 상처 부위가 그 즉시 부어오르는 것을 본 적이 있다면, 내재면역 체계가 자기 임무를 수행하는 과정을 목격했던 것이다. 내재면역계는 몸에 침투한 침입자에 대응하는 최초의 대응 체계다. 이를테면 앞마당에 수상한 사람이 발을 들여놓는 순간 재빨리 행동에 나서는 경비견 같은 역할을 하는 것이다. 내재면역계는 대상을 가리지 않고 눈에 띄는 것은 무엇이든 막아서 차단한다. 내재면역계에는 육체적, 화학적, 세포적 요소들이 포함된다. 우선 피부는 침입자를 막는 외부 장벽이다. 입, 코, 기도의 체액에 든 효소는 입 안에 들어오거나 호흡을 통해 침투한 침입자들을 제거하는 화학전을 벌인다. 미생물이 입을 통해 소화관으로 들어오는 경우는 위산이 용해한다. 기침이나 재채기는 물리적인 힘을 이용해 코와 폐에 들어온 외부 침입자들을 쫓아낸다.

내재면역계 세포들은 염증을 만든다. 염증은 조직이 손상되거나 외부 요소가 침입했을 때의 몸의 반응이다. 염증이 생기면 상처 부위에 특수한 면역 세포가 나타나 벽을 쌓고 적을 특정 영역으로 몰아서 죽이고, 자기 스스로의 몸을 없앤다. 현장에 출동한 이 특수한 세포들은 식세포食細胞라고 불린다. 참고로 식세포라는 뜻의 영어 단어 'phago-cyte'는 '게걸스럽게 먹다'는 뜻의 그리스어 'phago'에서 유래했으며, 호중구, 단핵구, 대식세포, 비만세포들이 식세포에 포함된다. 식세포는 위험할지 모르는 미립자나 미생물을 먹어서 제거한다. 그뿐 아니라 세포 시체와 손상된 조직에서 나온 잔해들도 먹어치운다. 식세포는 감염된 상처에 고름을 만들며, 다른 면역 세포들을 문제가 생긴 부위 쪽으로 유도하기도 한다.

빨갛게 부풀어 오르면서 통증과 열기가 생기는 것은 면역 반응이 일어나고 있다는 중요한 징후다. 식세포 중에서도 특히 비만 세포는 상처 부위에서 히스타민을 방출하는데, 히스타민은 혈관을 확장시켜서 그 부위가 빨갛게 달아오르면서 열이 나게 만든다. 이때 확장된 혈관은 투과되기 쉬운 상태가 된다. 그러면 체액과 단백질이 혈관 밖으로 유출되면서 조직이 부어오르게 된다. 알레르기성 비염인 고초열이 있을 때 눈이 충혈되면서 부어오르고 콧물이 줄줄 흐르는 것과 마찬가지의 과정이다(항히스타민을 복용하면 이런 증상이 완화된다). 혈관 밖으로 흘러나온 단백질은 상처 부위에 출혈이 있을 경우 혈액이 응고되도록 돕는다. 하지만 부기와 화학 신호가 신경을 자극하면서 통증을 유발한다. 천식 발작이 일어날 때 혹은 음식 알레르기가 있을 때 장에서도 이와 유사한 염증 반응이 나타난다.

백혈구는 염증반응 강도를 조절하는 사이토카인이라는 화학 물질을 분비한다. 이런 화학 물질들 중에 가장 중요한 것 중 하나로 인터페론interferon이라는 물질이 있다. 인터페론은 간섭하다interfere라는 단어에서 파생된 이름에 걸맞게 바이러스 감염에 개입하고, NK 세포를 포함한 다른 면역 세포들이 전쟁에 뛰어들게 만든다. 이 세포들에는 정상 세포와 비정상 세포를 구별하는 능력이 있다. 비정상적인 세포가 발견되면 NK 세포는 특수한 단백질과 힘을 모아서 비정상적인 세포의 활동을 막은 다음 소멸시킨다. 임무가 완수되면 식세포 처리반이 출동해서 잔해를 먹어 치운다.

정상적인 상황에서는 내재면역 반응은 단기간 동안 진행되다가 며칠 내로 사라진다. 면역 반응을 정지시켜야 할 때가 되면 면역 체계에서 생성된 인터류킨10^{interleukin10}이라는 화학 물질이 분비되어 상황이 종료되고 면역 방어 체계는 평상시 상태로 되돌아간다. 하지만 염증이 진정되지 않으면 면역 반응이 만성적으로 나타나서 정상 세포들이 손상될 수 있다.

이 정도 설명을 들었으면 염증 반응을 일으키는 능력이 우리 몸에 침입한 박테리아들을 몰아내는 데 어떻게 도움이 되는가를 이해했을 것이다. 이것은 꼭 알아두어야 할 중요한 부분이다. 이른바 '항염증 식단'에 관한 이야기를 들을 때, 정상적인 상태에서는 염증을 일으키는 몸의 능력을 완전히 없애는 것이 바람직하지는 않다는 사실을 염두에 두어야 하기 때문이다.

하지만 만성 염증은 완전히 다른 이야기다. 만성 염증은 건강을 위협하는 문제다. 외부 침입자가 없어지지 않거나 자가 면역 반응으로 몸이 자기 자신을 공격하면 지속적인 면역 반응이 나타나면서 큰 피해를 일으킬 수 있다. 만성 염증은 모닥불이 진화되지 않은 채 계속 타올라 산불로 번지고 걷잡을 수 없이 확산되면서 모든 것을 태워버리는 상황에 빗댈 수 있다. 이에 관해서는 뒤에서 더 구체적으로 살펴볼 것이다.

적응면역계

소아마비 등의 질병을 예방하기 위해 예방접종을 하면, 적응면역계는 병에 맞설 보호책을 만드는 과정을 담당한다. 적응면역계(혹은 획득면역계)는 면역 체계 중에서도 더 복잡하고 정교한 구조다. 적응면역계는 일률적인 도구인 내재면역계와는 달리 적을 까다롭게 골라서 공격한다. 그리고 침입자들을 영구적으로 기억해둔다. 이런 기억 덕분에 혹시라도 그 침입자(박테리아, 바이러스, 암 등)가 나중에 다시 출현하면 신속하게 대응팀을 배치할 수 있다. 수두처럼 한 번 앓으면 다시 걸릴 걱정이 없거나 아니면 예방접종을 해서 아예 그 병에 평생 한 번도 걸리지 않을 수 있는 건 바로 인체의 적응면역 덕분이다. 적응면역 반응이 병에 맞설 방법을 일단 배우면, 평생 동안 그 병에 걸리지 않게 보호한다.

보다 정교한 체계인 적응면역계는 두 가지 전략으로 접근한다. 우선 침입자를 죽이는 세포들을 이용해서 공격하는데, 이는 세포매개성 cell-mediated 면역이라고 불린다. 또 항체를 공격 무기로 사용해서 소멸시켜야 할 적의 표식을 만든다. 침입자가 맨 처음 포착된 시점으로부터 7~10일이 지나야 항체가 만들어지기 때문에 이 적응면역 체계는 대응하기까지 시간이 오래 걸린다.

적응면역계는 T세포와 B세포를 주로 활용하는데, 이 두 세포는 모두 골수의 조혈모세포라는 줄기세포에서 만들어진다. B세포는 완전히 형성되기까지 골수에 머문다. 일단 완전히 성숙하면, B세포는 골수에서 나와서 비장, 장, 편도선 같은 림프 기관으로 가서, 각기 배치된 장소에서 침입자가 나타날 때까지 경계하며 기다린다. 그러다가 불법 침입자가 나타나서 면역 방어 요청이 들어오면 B세포들은 림프 기관에서 쏟아져 나와 침해당한 부위로 가서 몸을 지킨다.

반면 T세포는 일찌감치 둥지를 뜬다. T세포는 아직 덜 성숙된 시기에 골수에서 나와서 흉선으로 간다. 흉선은 T세포들의 신병훈련소 같은 역할을 한다. 그곳에서 T세포들은 비자기 세포(외부 침입자인 적군)와 자기 세포(아군)를 구별하는 법을 익힌다. 비자기 세포를 인식하고 죽일 능력을 갖췄는지 심사하는 시험을 통과한 T세포들은 신병훈련소에서 출소한다. 그 뒤로는 말단 림프조직을 순환하면서 부름 받을 때까지 대기한다. 예선에서 아군을 공격하는 행위는 용인되지 않는다. 그래서 실수로 자기 세포를 죽인 T세포는 시험을 통과하지 못하고 파괴된다. 침입자들을 파괴하는 훈련을 이수해서 정상 세포를 다치게 하지 않는 T세포들만이 흉선에서 나와서 몸 곳곳에 배치될 수 있다.

T세포와 B세포는 모두 숙련된 정보 요원들이다. 이들은 외부 침입자들에 대해 잘 알고, 각 침입자에 맞게 대응한다. 침입자에 관한 정보가 일단 수집되면, 역습이 시작되고, 적에 관한 정보는 추후에 사용할 수 있도록 기록된다. 우리 각자의 몸속에는 면역 기록 체계가 있어서, 살아오면서 노출됐던 박테리아와 감염원에 관한 모든 정보가 담겨 있다. 적들이 침입하는 전장에서 수지상 세포라는 특별한 세포가 적응면역계에서 일어나는 일에 관한 정보를 전달한다. 수지상 세포는 박테리아, 바이러스, 암세포가 가진 고유 단백질의 특징을 기록한다. 그리고 필요한 상황이 생기면 수지상 세포가 적합한 면역 세포에게 이 특징에 관한 정보를 전달하고, 면역 세포들은 침입자를 찾아서 표식을 남기고, 없앤다. 일단 최전방에 충분한 수의 정보 요원들이 소집되면, T

세포와 B세포는 방어 전략을 수정한다. 수백만 개의 세포가 몸을 방어하기 위해 전투에 나서는 상황에서는 군대에 비유한 설명이 더 적절하게 맞아떨어진다. 그런 상황은 전투에서 요새를 지키는 것과 비슷하다. 군대가 약하거나 나태하면 적에게 성을 빼앗기게 된다. 제대로 훈련이 되어 있지 않거나 조직적이지 못하거나 통제를 벗어나서 행동하면 혼란이 초래될 것이다. 그리고 부대원들이 사령관에게 등을 돌려 반란을 일으키면 지켜야 할 시민들을 죽음으로 몰아갈 수 있다. 다행스럽게도 우리 면역계는 대체로 잘 훈련되어 있고, 규율이 잘 잡혀 있으며, 평화를 지키는 데 헌신한다.

세포매개성 면역

음식이 어떻게 면역 체계를 활성화하는가를 이해하려면 면역의 지휘계통에 관해 알아볼 필요가 있다. 면역계를 구성하는 여러 요소들은 각기 다른 식품들의 영향을 받는다. 방어 수단을 강화하는 식품이 있는가 하면 약화시키는 식품도 있다. 음식은 T세포와 관련이 있는 세포매개성 면역에 주로 영향을 끼친다. 앞에서 설명했듯이 T세포는 도움 T세포, 세포독성 T세포, 억제 T세포(면역 체계를 약화시키기 때문에 '조절 T세포'라고도 불린다)의 세 가지 유형으로 나뉜다.

도움 T세포에게는 임무가 있다. 바로 돕는 역할이다. 이들은 다른 세포들에게 무엇을 해야 하는지 알리는 신호 물질을 방출함으로써 침입자에 맞서는 면역 공격을 조직한다. 도움 T세포는 면역계의 여러 부문에서 보내온 경계 신호를 받으면 행동에 나선다.[2] 도움 T세포가 방출하는 화학물질 신호 중에는 다른 면역 세포들의 공습을 요청하는 것도 있고, B세포에게 침입자를 막을 항체를 만들라는 지시를 내리는 신호도 있다. T세포는 세포 부대에 공격을 지시하고, 필요에 따라서는 증원병이나 새로운 무기를 도입하기도 한다.

세포독성 T세포는 박테리아, 감염된 세포, 암세포를 직접 찾아서 죽이는 전투병이다. 이들은 손을 더럽히는 수고를 마다 않고 침입자들에게 접촉해서 전멸시킨다. 세포독성 T세포는 마치 좀비 사냥꾼이라도 되듯이, 예전에는 건강한 세포였지만 이제는 감염이 되어 위험해진 세포들을 찾아서 제거한다.[3] 나중에 다시 설명하겠지만, 우리가 먹는 식품 중에는 혈액 속의 도움 T세포와 세포독성 T세포를 활성화하고 수를 증가시켜서 면역 방어 능력을 증강시키는 것들이 있다.

억제 T세포(혹은 조절 T세포)도 면역 조절에 중요한 세포다. 억제 T세포는 면역 체계를 진정시키는 데 핵심적인 역할을 한다. 이들은 도움 T세포와 세포독성 T세포를 더 이상 보내지 말라는 화학 신호를 방출해서, 면역 체계가 평상시의 건강한 기본 상태로 돌아가서 모든 시스템이 대기하도록 이끈다. 면역 체계가 가라앉지 않으면 과민성이 되는데, 자가 면역증이 바로 이런 상태에 해당한다. 일부 식품들은 혈액 속 억제 T세포의 수를 늘려서 자가 면역 반응을 예방하는 데 도움을 줄 수 있다.

항체와 아주 오래 남는 기억

사람들 대부분은 면역이라고 하면 항체를 떠올린다. 항체는 후각이 예민해서 경찰견이나 사냥개로 많이 쓰이는 블러드하운드처럼 몸에 도사리고 있는 악당의 낌새를 포착해내는 재주가 있다. 항체는 B세포에서 만들어진다. B세포는 쉴 새 없이 몸을 순찰하고 다닌다. 염증이 급속히 퍼진 징후가 특별히 나타나지 않았더라도 B세포는 아직 몸을 공격하지는 않았지만 몸속에 침투해 혈액 속에 조용히 떠다니는 박테리아와 바이러스를 찾아낸다. B세포는 혈류를 타고 다니면서 혈액 속에 떠다니는 외부 침입자가 없는지 꾸준히 살피는데, B세포는 항체 수용기를 마치 고슴도치의 가시처럼 외부 표면에 배치하는 방식을 쓴다. B세포 하나에는 항체 수용기가 최대 20만 개씩 달려 있다. 이런 수용기는 박테리아와 바이러스에서 나온 항원에 들어맞도록 만들어져 있다. 항원은 외부 침입자들의 해적 깃발이다. 항원(깃발)을 가진 침입자가 항체 수용기(가시)에 들어맞으면 걸려들고, B세포에 의해 처리된다.

B세포는 문제를 해결 중인 도움 T세포가 보낸 신호에 응답하기도 한다. 그러면 B세포는 혈류를 타고 해당 지역으로 가서 수용기를 침입자의 항원에 붙인다. 항원은 영어로 'antigen(안티젠)'으로, '항체 발생기antibody generator'를 줄여서 만든 이름이다. 항원이 수용기에 붙으면 B세포가 스스로를 끊임없이 복제해서, 발견한 침입자를 공격하는 항체를 만들 수 있는 B세포가 더 많아진다. 놀랍게도 B세포 1개는 1초에 항체를 200개 만들어서 뿜어낼 수 있다. 항체가 침입자와 맞닥뜨려서 그 침입자를 없애야 할 존재로 표시하면, 포식세포가 떼로 덤벼들어 침입자를 제거한다. B세포 대부분은 전투 중에 죽지만, 일부는 살아남아서 기억세포가 된다. 기억세포들은 침입자의 특징을 기억해둔 뒤에 종적을 감춘다. 나중에 동일한 침입자가 몸에 다시 들어오면 기억을 담당하는 B세포가 항체를 만드는 방법을 인식한 채로 행동에 돌입한다. 그리고 그 다음 번에는 더 빨리 적을 소멸시킨다. 몸 안의 B세포 수를 늘리고 활성화하는 데 도움이 되는 고추와 감초를 비롯한 식

품들에 관해서는 뒤에서 다시 설명할 것이다.

면역 체계의 오류와 질병

면역 체계가 맡은 기능을 제대로 해내지 못하면 생명이 위태로워진다. 물론 때로는 몸에 침입한 박테리아와 바이러스가 방어체계를 빠져나가기도 한다. 우리가 감기나 독감에 걸리는 것이 바로 그 때문이다. 대대적인 적의 공격은 몸 외부에서 시작될 수도 있고 내부에서 시작될 수도 있다. 예를 들어 해로운 미생물들은 코, 입, 눈, 귀, 성기, 항문 등 외부와 연결된 모든 구멍을 통해 몸속으로 들어온다. 그리고 상처가 생기면 피부가 개방되면서 갈라진 틈으로 미생물들이 일제히 유입된다. 병원에 소독 절차와 기술이 마련되지 않았을 시절에는 의사의 손이나 산과 의료기구들을 통해 균이 산모들 사이에 전파되어서 아기를 낳은 뒤 감염으로 목숨을 잃는 여성들이 많았다. 따라서 면역 방어체계가 고장이 나면 외부 침입자들에 의해 재앙적인 결과가 초래될 수 있다.

면역이 붕괴되어 생명이 위태로운 지경에 놓인 상태로 가장 잘 알려진 예는 에이즈(후천성 면역 결핍증)다. 에이즈는 체내의 면역을 무자비하게 제거해 버리는 HIV^Human Immunodeficiency Virus(인체면역결핍 바이러스) 감염으로 생긴다. 에이즈에 걸리면 대단히 위험한 병원균에 감염되거나 암이 발달할 위험이 아주 높아진다. HIV는 서아프리카의 침팬지들에서 유래해 인간에게 전파된 레트로바이러스^retrovirus라고 불리는 유기체이다. 레트로바이러스는 상황에 맞게 조절해서 인체에 침입해 건강한 T세포를 파괴한다. 체내에 충분한 양의 T세포가 있지 않으면, 그저 HIV만이 아니라 다른 모든 침입자들을 발견해 죽이는 능력이 급격히 저하된다. HIV에 감염된 환자들의 체내 HIV가 증식하지 못하도록 성공적으로 통제할 수 있게 된 것은 현대 의학의 가장 큰 성과 중 하나다. 효과적인 치료법은 치명적인 바이러스의 혈중 수치를 감지할 수 없는 수준으로 낮추어서 HIV 감염자들이 정상적인 생활을 유지할 수 있게 한다.

그리고 T세포, B세포, 포식세포의 기능이나 면역 세포를 활성화하는 데 도움을 주는 보조 단백질들이 부족한 유전성 면역결핍증도 여러 가지가 있다. 이것들은 주요 면역결핍증으로 알려져 있으며, 흔하지는 않다. 중증복합면역결핍증 SCID 으로 알려진 유전병 때문에 멸균 비닐 풍선 속에서 살아서 '버블 보이 bubble boy'라고 불렸던 소년의 사진을 기억하는 사람이 있을지 모르겠다. 그 아이는 실질적으로 면역력이 전혀 없었기 때문에 외부 세계에 노출되면 생존할 수가 없었다.

면역 체계는 다발성 골수증이나 백혈병 같은 암, HPV와 B형, C형 간염을 비롯한 감염 질환, 항암 화학요법과 방사선치료, 당뇨병, 영양실조, 알코올 중독 등에 의해서 약화되기도 한다. 비만도 면역 체계를 약화시킨다. 연구에 따르면 비만인 사람들은 외상을 입은 뒤나 중환자실에 있는 기간 동안에 병에 감염될 위험이 비만이 아닌 사람들보다 훨씬 높았다. 비만에 의해 면역력이 약해졌기 때문이다. 실제로 몸이 비만인 상태 한 가지 요인만으로, 입원 이유를 막론하고 입원해 있던 누군가가 병원에서 사망할 확률은 비만이 아닌 경우보다 최고 7배까지 높았다. 비만인 사람들의 면역력 저하는 그 외에 잇몸(치주염), 방광, 피부, 폐에 감염이 나타날 확률도 높았다.

면역계는 장 미생물의 영향을 받는데, 그 관련 사항은 중요한 연구

분야다. 장 내벽 속에는 GALT^{gut associated lymphoid tissue}(장 관련 림프조직)라는 거대한 면역 명령 지휘본부가 있다. 그 안에서 사는 면역 세포들은 면역 방어체계를 켜야 한다거나 꺼야 한다고 알려주는 장 박테리아의 신호를 받는다. 박테리아들 중에서 현재까지 락토바실러스, 비피도박테리아, 아커만시아, 엔테로코커스^{enterococcus}, 알리스티페스^{Alistipes}, 페칼리박테리움^{Faecalibacterium}이 특히 면역 체계에 이로운 것으로 밝혀졌다. 이런 박테리아들이 부족하거나 결핍되면 면역 방어체계가 약화된다. 서구식 식단은 면역 반응을 약화시킬 수도 있다. 건강에 좋지 않은 음식들이 마이크로바이옴 생태계를 방해하는데, 그렇게 되면 장과 면역 세포 사이에 의사소통 오류가 발생할 수 있기 때문이다.

그와 정반대쪽 측면에서, 제멋대로 행동하는 면역 군단은 건강에 해를 끼칠 수 있다. 자가 면역^{autoimmunity}은 정상 세포와 조직이 공격당해서 그 기능이 손상되는 과민성 면역 체계를 지칭하는 용어다. 자가 면역 질환으로 분류되는 증상에는 40여 가지가 있으며, 제1형 당뇨병, 전신 홍반성 루프스, 다발성 경화증, 건선, 류마티스성 관절염, 전신 경화증 등이 대표적이다. 이런 증상들 모두 만성적으로 염증이 나타나고 자신의 신체 기관을 공격하는 특징을 보인다.

자가 면역 질환은 한 가지 이유가 아니라 여러 요인에 의해 유발된다. 유전, 환경, 감염, 약물 반응, 마이크로바이옴의 변화 등이 모두 자가 면역증과 관련이 있다고 알려져 있다. 자가 면역 질환에서 나타나는 일반적인 특징은 면역 방어기능을 잠재우는 정상적인 조절 기능의 고장이다. 병이 진행될 때 면역의 공격은 특정 신체 기관에만 국한될 수도 있고, 몸 전체적으로 나타날 수도 있다.

제1형 당뇨병은 특정 기관을 공격하는 예로, B세포가 인슐린을 만드는 췌장의 베타 세포를 표적으로 항체를 만들어서 문제가 생긴다. T세포가 베타 세포를 파괴하면 체내 인슐린이 고갈되어 혈액 속 포도당을 분해할 수 없게 된다. 대사 작용에서 이런 오류가 생기면 혈중 당 수치가 높아지고, 여러 세포와 기관에서 기능 오류가 생긴다. 그래서 정상적인 기능을 유지하려면 정기적으로 인슐린 주사를 맞아야 한다.

다발성 경화증은 자신의 항체가 신경을 감싸는 피막인 미엘린^{myelin}을 공격할 때 생기는 증상이다. 항체의 공격으로 뇌와 척수, 근육에 손상을 입게 되며, 이런 손상은 흰개미들이 집안에 깔린 전선의 절연 설비를 갉아 먹는 것에 비유할 수 있다. 다발성 경화증 환자들은 근육이 약해지고, 신체 동작을 조절하기가 힘들고, 시력이 나빠지고, 뇌 기능이 손상되고, 신경의 기능에 여러 심각한 문제들이 생긴다.

셀리악병도 자가 면역 질환의 하나다. 셀리악병 환자들은 밀, 보리, 호밀에 들어 있는 단백질의 일종인 글루텐에 면역 반응을 일으킨다. 글루텐에 강한 면역 반응이 나타나면서 창자벽에 부차적인 피해를 일으켜서 장 누수가 생긴다. 셀리악병의 정확한 메커니즘은 여전히 밝혀지지 않았지만, 자기 항체가 소장을 비롯한 내부 기관을 공격해서 극심한 경련통을 유발한다고 알려져 있다. 다행히 글루텐을 먹지 않으면 항체가 서서히 없어지면서 증상도 보통 사라진다.

그렇지만 자가 면역 반응은 만성화하고, 사실상 신체의 모든 부위에 영향을 끼칠 수 있는 대단히 심각한 상태에 이를 수 있다. 항체가 자신의 DNA를 무차별적으로 공격하는 루프스(전신 홍반성 루프스)가 발병하면 관절, 피부, 심장, 신장, 심지어 뇌까지, 몸 전체에 염증이 생길 수 있다. 전형적으로 루프스 환자의 혈액에서는 이중 가닥으로 된 DNA를 공격하는 항체가 발견된다. 이런 루프스 항체는 무리를 이루어서 미세한 크기의 면역 복합체 덩어리를 형성하고, 몸속의 온갖 기관에 퍼져서 기능 부전을 일으킨다.

자가 면역 질환은 현대 사회에서 증가하고 있다. 정확한 원인은 아직 알려지지 않았지만, 이 현상은 건강하지 못한 식습관과 관련이 있다. 또 장 마이크로바이옴의 불균형으로 면역 체계의 정상적인 조절이 와해되는 것과도 연관이 있을 가능성이 있다.

과도한 면역 반응에 따른 증상들 중에는 천식과 음식 알레르기 같은 알레르기 반응도 있다. 심한 알레르기를 앓는 사람들의 경우, 일반적으로 해가 되지 않는 알레르겐(꽃가루, 음식 등)이 콧속이나 입안의 점막을 통해 들어왔을 때 면역 체계가 과잉 반응한다. 그에 따라 그 알레르겐에 대한 항체가 생기고, T세포가 활성화되어 사이토카인이 배출된다. 항체와 사이토카인은 다른 면역세포들을 불러서 '침입자'를 제거하게 한다. 천식이 있을 경우 T세포에 의해 기도에서 사이토카인이 배출되어 염증에 대한 과잉 반응이 나타난다. 그 때문에 천식을 앓는 사람들은 폐 밖으로 공기를 내뿜기가 힘들어지면서 숨쉬기가 힘들어 쌕쌕거리게 된다. 손을 쓰지 않고 내버려둘 경우 염증이 기도의 평활근을 수축시키는데, 심해지면 질식해 사망에 이를 수도 있다.

면역 체계는 앞에서 살펴본 다른 여러 방어체계들과 마찬가지로 우리가 먹고 마시는 음식에 큰 영향을 받는다. 2부에서는 혈관신생, 재생, 마이크로바이옴, DNA 보호, 면역에 각기 영향을 주는 식품에 관해 알아볼 것이다.

비정상적인 면역 체계와 관련 있는 질병

면역 체계를 약화시키는 질병	면역 체계의 약화로 인해 생기는 질병	과잉 면역 반응에 따른 증상
에이즈	모든 종류의 암	알레르기
알코올 중독	에이즈 관련 질병	천식
모세혈관확장성 운동실조증		셀리악병
체디아크–히가시증후군		크론병
당뇨병		그레이브스병
B형 간염		하시모토 갑상선염
C형 간염		다발성 경화증
HPV		건선
인체면역결핍 바이러스		류마티스성 관절염
백혈병		전신홍반성 루프스
영양결핍		전신 경화증
다발성 골수종		궤양성 대장염
비만		제1형 당뇨병
중증 복합성 면역결핍장애		

면역 체계의 주요 요소

내재면역계	
비만세포	히스타민을 방출해서 알레르기 반응을 일으킨다. 기생충에 맞선다.
NK세포	세포의 외피를 용해시키는 효소를 주입해서 비정상적인 세포를 죽인다. 정상적인 건강한 바이러스와 감염세포나 암세포를 구별한다.
호중구	부상당한 부위에 축적된다. 상처 주위에 군집을 이루고, 대식세포와 단핵구를 불러들여서 상처와 세포의 잔해를 깨끗이 치운다.
대식세포	침입한 세포를 에워싼 뒤에 죽인다. 여러 종류의 면역 반응을 촉발한다.
수지상 세포	침입자의 항원을 인식하고 T세포의 면역 반응과 사이토카인 분비를 촉발해서 면역 세포들이 문제에 대응하게 한다. 내재면역계와 적응면역계 사이의 메신저 역할을 한다.

적응면역계	
도움 T세포	사이토카인을 배출해서 다른 면역 세포들을 모집함으로써 면역 반응을 조직한다.
세포독성 T세포	바이러스에 감염된 세포와 암세포를 인식한다. 건강하지 못한 세포를 죽이는 독소를 배출함으로써 계획적인 세포사를 담당한다.
조절 T세포	다른 T세포들을 추적 관찰하고 조절한다. 건강한 세포의 면역 관용(면역세포나 항체가 숙주 즉 자신을 공격하는 것을 막는 여러 단계의 보호 작용—옮긴이)을 유지한다. 면역 체계를 가라앉혀서 정상적인 균형 상태를 회복한다.
기억 T세포	침입자에 관한 정보를 모으고, 나중에 활용할 수 있게 정리해두어서, 앞으로의 감염에 대비해 몸의 방어기능을 향상시킨다.
NK T세포	외부에서 유입된 지질 분자 중에서 항원이 있는 분자를 찾아낸다. 이 세포가 활성화되면 염증이 심해진다.
감마 델타 T세포	장벽과 점막에서 발견된다.
B세포	침입 세포들을 표시하는 항원을 만든다. T세포 반응을 촉발하는 항원을 인식한다. 일부는 미래에 필요할 경우 항체를 다시 만들 수 있도록 항원을 기억해 두는 기억 B세포가 된다.

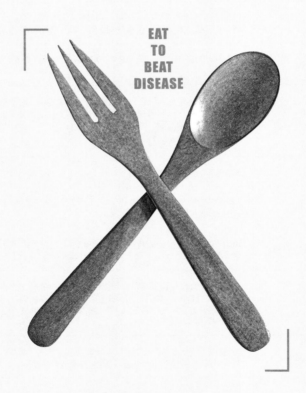

EAT
TO
BEAT
DISEASE

제2부

먹어서 병을 이긴다

음식이 약이
될 수 있다는 증거

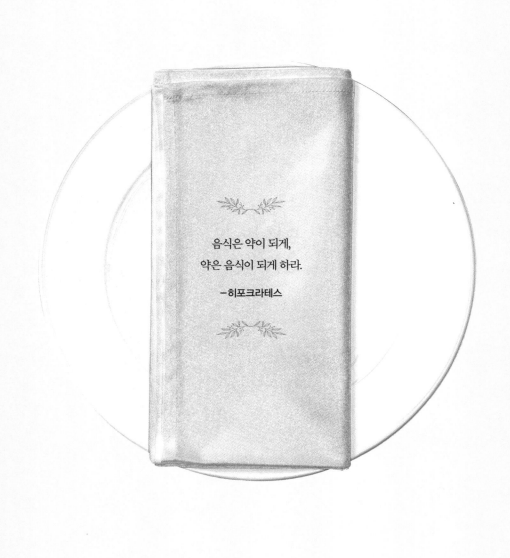

음식은 약이 되게,
약은 음식이 되게 하라.

-히포크라테스

몸의 5가지 면역방어체계는 우리가 먹는 음식과 밀접한 관련이 있다. 실제로 많은 연구들이 이런 방어체계의 능력을 활성화하거나 반대로 무력화시키는 음식의 영향력에 관한 증거를 보고하고 있다. 2부에서는 건강방어체계의 측면에서 우리가 먹는 식품들이 건강에 어떤 영향을 끼치는가를 하나씩 밝혀가려고 한다.

이와 관련한 연구가 전 세계적으로 진행 중이어서 유럽, 아시아, 남아메리카, 북아메리카를 비롯한 세계 곳곳의 실험실에서 진행된 과학자들의 연구 정보를 살펴보게 될 것이다. 음식이 인간의 건강에 끼치는 영향은 중요한 문제이기 때문에 이 책에서는 인간을 대상으로 한 임상 실험과 역학 조사를 중심으로 살펴보겠지만, 사람이 특정 식품을 섭취할 때 어떤 일이 일어나는가와 관련해 우리가 잘 몰랐던 사실을 밝혀주는 흥미로운 실험 결과도 다룰 것이다. 여기서 소개하는 자료 대부분은 보통 연구실이나 의료기관에서나 참고할 만한 내용이다. 그런 자료를 여기에서 다루는 이유는 음식이 우리와 직접적인 관련이 있는 중요한 사안이기 때문이다. 관련 내용을 들으면, 습득한 정보를 즉시 삶에 적용할 수 있다. 허락을 기다리거나 의사 처방을 받을 필요가 없다. 지금부터 소개할 연구 결과들 중에서는 상당히 놀라운 것들도 있고, 기분 좋아지는(만일 당신이 미식가라면) 내용도 있겠지만, 어쨌든 모든 정보가 먹는 음식을 선택하는 당신의 태도에 변화를 가져올 것이다. 자, 그렇다면 몸의 건강방어체계의 프리즘을 통해서 바라보는 음식의 새로운 세계에 눈뜰 준비를 하고, 시작해보자.

6장
병은 굶기고, 건강은 먹여 키우고

암이나 심장질환 같은 무서운 병에 걸리는 일만큼은 누구든 피하고 싶을 것이다. 규칙적으로 운동하고, 붉은 고기와 설탕 섭취를 줄이고, 담배를 피우지 않는 생활 습관은 그런 심각한 질환을 예방하는 확실한 방법이지만, 그것만으로는 부족하다. 그에 덧붙여 음식을 이용해서 몸의 혈관신생 방어체계를 지원하고 확충하면, 끔찍한 병에 걸릴 위험을 크게 줄일 수 있다.

콩은 혈관신생에 끼치는 영향이 가장 먼저 확인되었던 식품이다. 독일 하이델베르크 대학교에 근무하는 그리스 출신 과학자 티오도르 포치스Theodore Fotsis는 1993년에 콩을 즐겨먹는 건강한 일본인 남녀의 소변에서 강력한 항암 효과가 있는 제니스테인genistein이라는 천연 성분이 발견되었음을 밝힌 중대한 논문을 발표한다. 포치스는 실험실 연구를 통해 제니스테인이 종양에 의해 생성된 혈관을 억제한다는 사실을 확인했다. 이후의 연구들을 통해 제니스테인은 실제로 암세포 네 종류(신경모세포종, 유잉육종, 횡문근육종, 망막모세포종)의 성장을 직접적으로 차단할 수 있음이 밝혀졌다. 제니스테인은 체내에서 합성이 안

되기 때문에 식품 섭취를 통해서만 얻을 수 있다. 이 실험에서는 쌀과 녹차를 주로 경작하는 농부들이 대부분인 마을 사람들의 소변을 검사했다. 이들은 채식주의자들로, 콩을 주식으로 했다. 콩이 기본이 되는 식단은 아시아에서 흔히 찾아볼 수 있다. 이 농부들의 소변에서 검출된 제니스테인은 서구식 식단을 따르는 사람들에 비해 30배나 많았다. 포치스의 연구는 혈관신생을 억제할 수 있는 영양소로는 최초로, 몸에 흡수되고 소변으로 배출되는 것이 명확히 확인된 식품에 관한 보고였다. 연구원들은 채식을 주로 하는 아시아인들이 서양인들보다 치명적인 암에 덜 걸리는 이유가 아마도 콩에 들어 있는 이 영양소 때문일지 모른다는 의견을 내놓았다.

2002년에는 이탈리아 제노바에 있는 국립암연구센터의 연구원인 애드리아나 알비니Adriana Albini가 혈관신생예방angioprevention이라는 용어를 제시했다. 알비니는 건강한 사람들에게 부작용을 일으키지 않는 안전한 화합물을 이용해서 비정상적인 혈관신생을 막으면 암을 예방할 수도 있을 것이라고 생각했다. 약물 중에도 이런 용도에 알맞은 것들이 있지만, 그보다는 식품을 활용하는 편이 아무래도 가장 안전하다. 오늘날 혈관신생예방이라고 하면 넓게 식품, 약물, 건강보조제를 이용하는 방법으로 정의된다. 나와 알비니는 동료 연구원들과 함께 음식 등을 이용한 혈관신생예방에 관한 최신 연구를 정리해서 저명한 과학 저널인 『네이처 리뷰 임상 종양학Nature Reviews Clinical Oncology』에 발표했다. 혈관신생과 병의 예방에 관한 연구는 혈관신생재단 그리고 헌신적인 과학자들과 의사들로 구성된 세계적인 기관들의 연구로 끊임없이 발전하고 있다.

혈관신생예방 식단은 몸의 혈관신생 방어체계가 균형 있는 건강한 상태로 유지되는 것을 목표로 한다. 서구에서 훈련받은 의사들로서는 이런 접근방식이 혼란스럽게 느껴질 수 있다. 병의 치료에서 균형은 의사들이 보통 잘 다루지 않는 개념이기 때문이다. 균형은 예방적인 측면에서 몸의 균형에 초점을 맞추는 힌두의 아유르베다나 전통 중국 의술과 더 잘 어울리는 주제다. 그런 의학적 접근법에서는 건강을 몸과 마음이 균형 잡힌 상태로 본다. 따라서 건강하려면 늘 균형 잡힌 상태를 유지해야 한다. '골디락스 존Goldilocks zone'은 고성능 망원경을 이용해서 태양에서 너무 가까이에 있어서 불에 타듯이 뜨겁거나 너무 멀리 있어서 얼어버릴 정도로 춥지 않은 딱 적당한 거리에 있는 행성을 찾는 우주 생물학자들이 보통 사용하는 용어다. 이런 골디락스 존을 혈관신생에서 찾는다면, 체내의 모든 세포에 충분한 영양을 공급할 정도로 충분한 혈관이 있으면서도 병든 세포에 영양을 공급해 병을 키우지는 않는 범위가 될 것이다. 즉 혈관이 너무 많지도, 너무 적지도 않은 딱 적당한 양으로 유지되는 상태다.

건강한 사람들의 병을 예방하는 수단 중에 안전성을 따지면 음식만한 것이 없다. 물론 대장 용종을 예방하는 약처럼 특정한 병을 예방하는 약이 나와 있기도 하지만, 약은 본질적으로 균형을 유지하는 것과는 거리가 멀기 때문에 잠재적인 부작용의 문제가 항상 따라다닌다. 약품은 보통 무언가를 없애거나 만드는, 뚜렷한 한 가지 역할을 위해서 제작된다. 예컨대 암 치료제인 아바스틴Avastin은 치료에는 효과가 있지만 예방적인 측면에서는 전혀 효용이 없다. 아바스틴을 몸에 주입하면 혈관신생 신호가 거의 0에 가깝게 줄어든다. 그런데 혈관신생을 막는 것이 암 치료에는 도움이 될지 모르지만, 체내 혈관신생의 정상적인 균형이 파괴되는 결과에 이른다. 몸의 다른 기관들이 정상적으로 기능하려면 소량의 혈관신생 신호들이 필요하지만 이런 균형 파괴로 혈관신생의 정상적인 기능이 손상되면서 상처 치유가 더뎌지는 등의 부작용이 나타날 수 있다.

그와 대조적으로 음식에서 얻는 성분에는 압도적인 효과나 파괴력이 없다. 음식을 통해 조금씩 체내에 흡수되는 생리활성물질은 혈관신생의 균형을 유지하는 인체 스스로의 능력에 영향을 줄 수 있다. 섭취하는 음식을 통해 얻는 혈관신생 요소들은 단순히 과도한 혈관을 정상 수준으로 회복시키는 데 그친다. 즉 암에 영양 공급을 차단하려다가 심장에 필요한 혈액이 제대로 공급되지 못하는 지경에 이를 우려는 없다. 몸을 건강한 상태로 유지하는 것에 초점이 맞춰져 있기 때문이다. 그 반대의 경우, 혈관신생을 촉진하는 음식도 혈관이 순환계의 자연적인 한계 이상으로 과잉 증식하도록 만들지는 않는다. 혈관신생에 도움이 되는 음식은 몸의 장기를 혹사시켜서 암을 유발하는 법이 없다. 혈관신생 식단은 항상성의 원칙을 꾸준히 따르면서 몸의 조화와 균형 유지에 도움을 준다.

과잉 혈관신생으로 초래되는 질병

혈관신생이 병의 공통분모라고 했던 것을 기억할지 모르겠다. 1장에서 관절염, 시력 소실, 알츠하이머병에 관해 설명했다. 음식으로 혈관신생 방어체계를 강화해서 예방하거나 내성을 키울 수 있는 주요 질병들에 관해 더 알아보자.

잘 알려져 있지 않지만 혈관신생과 관상동맥질환 사이에는 중요한 관련성이 있다. 심장의 관상동맥에는 콜레스테롤에 의한 플라크가 침착될 수 있는데, 그럴 때마다 심장 근육에 혈관신생이 왕성히 이루어져야 한다. 그런데 이런 플라크는 그저 혈관벽에 쌓여서 만들어진 두꺼운 침전층에 불과한 것이 아니다. 플라크는 종양처럼 점점 자라는 조직으로, 새로 생성된 혈관에 의존해 성장한다. 관상동맥 플라크 신혈관형성neovascularization(혈관신생을 달리 표현한 용어)은 치명적이다. 이런 미세혈관들이 생성되면 플라크가 두꺼워져서 관상동맥이 막힐 뿐 아니라 포장도로에 균열이 생기듯 혈관들이 약해져서 파열되기 쉬운 상태가 된다. 관상동맥이 파열되면, 마치 터널이 함몰되면서 천정이 무너져 내려 막혀버리는 것과 같은 상황에 이른다. 그렇게 되면 아무것도 통과할 수가 없다. 관상동맥에서 이런 일이 벌어지면 혈류의 흐름이 막혀서 치명적인 심근경색이 나타날 수 있다. 플라크에 이런 위험한 혈관이 발달하지 않도록 막는 것은 새로운 혈관을 키워서 심장 근육을 보조하는 것 못지않게 중요하다.

암에 대해서는 앞에서 설명했지만, 암은 인류가 가장 두려워하는 질병 중 하나이니 더 자세히 알아볼 가치가 충분하다. 유방, 전립선, 폐, 대장 등에 생기는 모든 종류의 고체 종양은 아주 미세한 크기보다 더 커지려면 혈관신생 과정이 필요하다. 혈관신생이 일어나지 않으면 암세포가 몸에 널리 퍼질 수도 없다. 백혈병, 림프종, 다발성 경화증처럼 혈액 종양이라고 불리는 소위 액체 종양들조차 혈관신생에 의존한다. 그런 병이 있을 때 골수, 림프절, 비장에 있는 암세포 무리는 암세포 성장에 필요한 생존 인자를 공급하는 혈관을 발판으로 성장한다.

유전적으로 암 발생 위험이 높은지 여부를 확인하는 테스트를 받아보고 싶으면 의사에게 문의하면 된다. 침이나 혈액 샘플을 분석하면 유방암, 대장암, 난소암, 전립선암, 위암, 피부암, 췌장암, 방광암 같은 유전성 암으로 발전할 수 있는 세포 변이가 나타났는지 알아볼 수 있다. 테스트에서 변이 여부가 양성으로 밝혀지면, 유전학 전문가를 찾아가서 암 발병 위험을 줄이는 방법을 문의하는 것이 좋다. 정기적으로 암 검진을 받거나 암이 생길 가능성이 높은 신체 기관(예를 들면 가슴이나 난소) 일부를 수술로 제거하는 것 외에는 암에 걸릴 위험을 낮추는 방법과 관련해 의사들이 환자들에게 해줄 수 있는 말이 별로 없다. 운동, 숙면, 스트레스 관리 행동방침도 물론 당연히 중요하다. 그렇지만 무엇보다도 음식을 통해 혈관신생을 억제하는 것이 발병 위험을 낮추는 데 큰 도움이 될 수 있다.

암의 90~95퍼센트는 어떤 환경과 생활방식에 노출되는가와 관련이 있다. 암으로 인한 사망 중에 약 30퍼센트가 음식과 연관이 있는 것으로 추정된다. 암을 연구하는 학자들과 활동가들 대부분은 암에 걸릴 확률을 낮추기 위해 피해야 할 음식에 관해 주로 언급한다. 그러나 혈관신생재단은 음식을 기회의 측면에서 접근해서, 음식, 음료, 천연식재료를 이용해 암에 걸릴 확률을 낮추는 법에 집중한다. 심혈관 질환과 마찬가지로 암과 관련해서도 피해야 할 식품에 관한 정보는 무척 많다. 혈관신생재단은 그에 덧붙여 우리 몸의 생명줄인 혈관을 만들어서 병의 치유를 돕는 음식에 관해서도 연구하고 관련 자료를 분석해왔다.

그런 연구를 통해 밝혀진 가장 고무적인 사실은 세상에 알려진 가장 맛있는 음식들 중 일부는 혈관신생 균형을 유지하는 데 도움이 된다는 것이다. 그런 기능을 하는 식품은 어떤 것들이며, 효능을 뒷받침하는 증거는 어떤 것들인지에 관해 지금부터 알아보자. 특히 평소에 먹을 것에 관심이 많은 편이라면, 놀라고 기뻐할 만한 내용이 많을 것이다.

혈관신생 억제 식품

콩

일본 주민들의 소변을 분석했던 포치스의 연구 이후, 음식으로 섭취한 콩이 체내에서 혈관신생을 억제하는 강력한 효력이 있다는 사실은 다른 학자들에 의해 재차 검증됐다. 다수의 일반인들을 대상으로 했던 연구들에서 콩류 식품을 많이 먹는 사람들은 유방암, 전립선암, 관상동맥질환을 비롯해 혈관신생과 관련이 있는 여러 질병에 걸릴 확률이 낮다는 결과가 확인됐다.

콩류 식품에는 3,000년 전에 중국 동부에서 유래한 고대의 콩과 식물로 만드는 수십 가지 식품이 포함된다. 에다마메(풋콩), 두유, 소이너트soy nut(콩을 물에 불린 뒤에 구운 것-옮긴이)처럼 생콩을 이용한 식품에서 간장, 두부, 미소, 낫토, 템페(콩을 발효시켜 만든 인도네시아의 음식-옮긴이)처럼 발효된 식품까지, 콩은 다양한 형태로 조리되거나 가공된다. 아시아인들이 운영하는 시장에 가면 말리거나 얼리지 않은 신선한 콩을 구할 수 있지만, 동네 식료품점이나 슈퍼마켓 냉동식품 코너에서도 콩 제품을 흔히 찾을 수 있다. 아시아인의 식단에서 두부는 여러 음식에 두루 쓰이는 흔한 식재료다. 서구 문화권에서는 다양한 종류의 두부를 찾으려면 아시아 시장을 찾아가면 된다. 중국, 일본, 한국, 태국,

베트남 식당에 가면 콩을 재료로 만든 음식들이 많다.

콩에는 이소플라본 중에서도 특히 제니스테인, 다이제인daidzein, 에쿠올equol이라는 혈관신생 생리활성물질이 들어 있다. 발효된 콩 제품에는 그런 성분의 함량이 더 높다. GCPgenistein concentrated polysaccharide라는 건강 보조제는 제니스테인과 다이제인을 고도로 농축시킨 것이다. 혈관신생재단에서는 GCP가 사람의 혈관세포에 끼치는 영향에 관한 실험을 통해 강력한 혈관신생 작용을 확인했다. GCP는 전립선 암세포와 림프종 세포를 직접 죽일 수도 있다. 콩에 들어 있는 생리활성물질은 혈관신생 억제 기능을 통해 암의 성장을 억제할 뿐 아니라 죽상동맥경화증을 유발하는 플라크가 생성되는 것을 막는다. 아시아에서는 콩 섭취가 심혈관 질환에 걸릴 위험을 16퍼센트 낮추는 효과가 있다는 연구 결과들이 이미 보고된 바 있다.

그런데 사람들 사이에는 콩의 식물성 에스트로겐이 유방암을 일으킬 수 있으므로 여성들은 콩을 먹지 말아야 한다는 잘못된 믿음이 널리 퍼져 있다. 이제는 이런 근거 없는 사실을 바로잡아야 한다. 사람을 대상으로 한 연구를 통해 과학적으로 밝혀진 사실에 따르면, 콩의 식물성 에스트로겐은 유방암에 걸릴 확률을 높이는 것이 아니라 오히려 그 반대 작용을 한다. 식물성 에스트로겐은 인체에서 항에스트로겐제의 기능을 해서 암을 유발하는 에스트로겐의 작용을 저해한다. 그리고 앞에서 설명했듯이 식물성 에스트로겐의 일종인 제니스테인은 혈관신생을 억제해 암세포를 굶어 죽이는 역할을 한다.

유방암 완치 환자 5,042명을 조사한 '상하이 유방암 생존연구'는 콩이 몸에 해로운 것이 아니라 이롭다는 사실을 밝힌 가장 설득력 있는 역학 조사로 꼽힌다. 4년에 걸쳐 진행된 이 연구에서 미국 벤더빌트 대학교 연구원들은 유방암을 극복한 사람들의 콩 섭취량을 암이 재발했거나 사망한 사람들의 콩 섭취량과 비교 분석했다. 콩이 정말로 인체에 조금이라도 해로운 영향을 끼친다면, 이런 대다수 집단의 사례에서 분명히 드러났을 것이다. 하지만 이 연구에서는 콩 섭취량이 가장 많았던 여성들은 암 재발 확률이 32퍼센트나 낮았다. 사망률도 29퍼센트 낮았다. 콩의 이런 이로운 영향은 피험자들이 에스트로겐 수용체 양성 유방암인지 음성 유방암인지에 관계없이 동일하게 나타났다.

그러니 앞으로는 기회가 있을 때마다 콩을 먹도록 하자. 실제 사례 연구에서 건강에 도움이 되는 적정량은 하루에 콩 단백질 10그램, 두유 1컵 정도의 분량이었다. 그리고 실제 사례 연구들을 통해 콩류 식품을 꾸준히 먹으면 유방암에 걸릴 위험이 낮아진다는 사실이 확인됐다. 더 많이 먹을수록 발생 위험은 더 낮았다. 또 채식주의자라면 익히 알겠지만 콩은 단백질공급원으로써도 아주 훌륭하다. 콩은 가공식품 재료로도 흔히 쓰이지만, 생콩이나 발효된 콩과 똑같은 효력이 있는지 여부는 불확실하다. 그러니 단순히 콩이 재료로 쓰인 가공식품을 골라 먹는 것은 권하지 않는다. 그보다는 두유, 대두, 두부 같은 신선 식품이나 전통적인 콩류 식품을 찾아 먹는 것이 좋다.

토마토

토마토는 요리에 쓰이는 야채로 흔히 생각하지만 엄밀히 따지면 과일이다. 토마토의 원산지는 중앙아메리카로, 멕시코의 전통 요리 재료로 쓰였다. 그러다가 스페인 정복자들에 의해 토마토가 유럽에 소개되고, 이후 식민지 정복자들과 함께 아시아 전역에 전파됐다. 토마토를 뜻하는 이탈리아어 포모도로pomodòro는 황금빛 사과라는 뜻으로, 유럽인들이 맨 처음 봤던 토마토는 붉은색이 아니라 노란빛이 도는 주황색이었을 가능성이 크다. 이후 식물학자들이 품종개량을 해서 토마토는 둥글고 매끈한 모양에 선홍색 빛을 띤 형태가 됐다. 유럽인들은 토마토를 치명적인 독이 들어 있는 가지속屬 식물로 오해해서 처음에는 장식용으로만 사용했다. 이탈리아에서는 농민들이 토마토를 요리에 쓰기 시작했으며 나중에는 이탈리아 요리의 주요 재료가 되었다. 남유럽 사람들은 아메리카 대륙에 이주할 때 토마토를 새로운 터전에 함께 가지고 갔다. 오늘날 토마토는 세계 어디에서든 시장에 가면 구할 수 있다. 생과일 형태로 구입하거나 캔으로 가공한 것, 농축한 것, 말린 것, 가루 낸 것, 소스나 음료로 만든 제품을 구입해 사용할 수 있다. 토마토는 유럽 지중해 연안, 아메리카, 아시아 할 것 없이 전 세계 사람들이 즐기는 식재료다.

토마토는 독이 든 과일과는 거리가 멀며, 오히려 몸에 이로운 생리활성물질이 잔뜩 들어 있다. 특히 리코펜('라이코펜'이라고도 불림–옮긴이), 루틴, 베타크립토잔틴 같은 카로티노이드가 많다. 그중에서도 리코펜은 혈관신생을 억제하는 강력한 효력이 있는 것으로 밝혀졌기 때문에 가장 중요하다. 리코펜은 토마토에 전체적으로 분포하지만, 특히 껍질에는 과육보다 3~5배 많이 들어 있다. 그러니 요리를 할 때 가급적 껍질을 벗겨내지 않는 것이 좋다. 사실 토마토에 든 영양소를 최대한 얻기 위해서는 익혀 먹는 것이 중요하다. 리코펜은 토마토가 줄기에 달린 상태일 때는 트랜스trans라는 화학적 구조로 존재한다. 애석하게도 트랜스-리코펜은 몸에서 흡수가 잘 안 된다. 하지만 토마토를 익히면 열에 의해 리코펜 구조가 트랜스 구조에서 시스^{cis} 구조로 바뀌어서 몸에 쉽게 흡수될 수 있게 된다. 또 토마토를 조리하면 토마토 세포에서 리코펜이 더 많이 나오기 때문에 토마토를 소스나 페이스트로 만들면 리코펜 농도가 더 높아진다. 리코펜은 지용성이어서 기름에 잘 녹는다. 토마토를 올리브오일로 조리하면 혈액에 흡수되는 리코펜의 양이 3배 증가한다.

역학 조사를 활용한 많은 연구들이 몸에 이로운 토마토의 효능을 증명했다. 토마토가 전립선암을 예방하는 효과가 있음을 증명한 연구만 해도 30가지 이상이다. 하버드 의료 종사자 추적조사Harvard Health Professionals Follow-Up Study에서는 남성 4만 6,719명의 리코펜 섭취량을 조사해서, 일주일에 토마토소스를 2~3컵 섭취하는 것이 전립선암에 걸릴 위험을 30퍼센트 낮추는 결과와 연관이 있음을 확인했다. 리코펜이 암의 혈관신생을 억제하는 기능이 있다는 사실과 일치하는 결과다. 전립선암이 발병한 사람들 중에서는 토마토소스를 더 많이 먹은 사람이 혈관신생과 암의 공격성이 덜한 것으로 나타났다.

토마토 품종은 1,000가지 이상이며, 품종별로 리코펜 함량에 차이가 난다. 그러면 어떤 품종이 혈관신생 억제력이 가장 높을까? 119가지 토마토 품종을 조사한 한 연구에 따르면 방울토마토가 다른 모든 토마토들보다 리코펜 함량이 24퍼센트 높았다. 이탈리아 베수비오 화산 비탈에 있는 산 마르자노San Marzano 지역에서 유래한 종자인 산 마르자노 토마토도 다른 토마토들보다 리코펜 함량이 월등히 높은 축에 든다. 산 마르자노 토마토는 맛도 독특해서 신선하게 그냥 먹거나, 통조림으로 가공하거나, 걸쭉하게 갈아서 요리에 사용할 수도 있다. 노란빛이 감도는 주황색 종자인 탠저린^{Tangerine} 토마토는 장에서 더 잘 흡수되는 시스-리코펜 함량이 높기 때문에 주목할 만하다. 오하이오 주립 대학 연구원들의 임상 실험에서 탠저린 토마토는 혈액에 흡수되는 양이 평범한 빨간 토마토로 만든 토마토 주스보다 8.5배나 많았다. 이 토마토의 톡 쏘는 달콤한 맛은 맛을 중요하게 여기는 식도락가와 몸의 건강을 먼저 생각하는 사람들 모두에게 환영받을 만하다. 껍질이 검붉은색인 흑토마토는 빨간 토마토보다 리코펜이 더 많으며, 노란 토마토보다는 1,000배 이상 더 많다.

잘 익은 토마토들은 묵직한 느낌이 들며, 지그시 눌러 보면 약간의 탄력이 있다. 그리고 단 냄새가 난다. 생토마토는 직사광선을 피해 실온에서 보관하고, 줄기에서 따거나 시장에서 구입한 뒤 며칠 내에 먹는 게 좋다.

혈관신생 억제 채소

브로콜리는 십자화과$^{+字花科}$ 배추속 식물이다. 이 부류에는 브로콜리라브 청경채, 콜리플라워, 로마네스코 등이 포함된다. 브로콜리의 원산지는 이탈리아다. 브로콜리에는 브라시닌^{brassinin}과 설포라판$^{sulfora-phane}$ 같은 강력한 혈관신생 억제 생리화학물질이 들어 있다. 일주일에 브로콜리를 1~2컵 먹는 사람은 여러 종류의 암에 걸릴 위험이 평균보다 낮다. 시카고대학교, 미네소타대학교, 하버드대학교, 미국국립보건원에서 진행한 연구들에 따르면 브로콜리를 먹는 것이 각종 암의 발병률을 낮추는 효과가 있어서 비호지킨림프종은 40퍼센트, 폐암은

28퍼센트, 유방암은 17퍼센트, 난소암은 33퍼센트, 식도암은 31퍼센트, 전립선암은 59퍼센트, 흑색종은 28퍼센트 낮아지는 결과와 관련이 있었다.

케일은 건강에 좋은 채소로 세계적으로 지나치게 과대 포장된 면도 있지만, 실제로 건강에 좋은 채소로 평가를 받을 가치가 충분하다. 케일에는 혈관신생을 억제하는 생리화학물질이 브라시닌, 인돌-3-카비놀indole-3-carbinol, 퀘르세틴quercetin, 루테인, 설포라판, 켐페롤kaempferol, 이렇게 최소 6가지가 들어 있다. 여러 종류의 케일 중에도 특히 맛이 뛰어나고 북미와 유럽의 늦가을에서 겨울 사이에 시장에 나오는 케일 종자로 블랙케일이 있다. 블랙케일은 카볼로 네로cavolo nero, 라시나토lacinato, 투스칸 케일Tuscan kale, 다이너소어 케일dinosaur kale 등 여러 가지 이름으로 불린다. 이탈리아 투스카니에서 재배되는 카볼로 네로는 짙은 남색과 초록색이 섞인 것 같은 짙은 색의 잎사귀 모양의 채소로, 이탈리아 전통 조리법에 많이 쓰인다. 미네스트로네(야채와 파스타를 넣은 이탈리아식 수프-옮긴이)와 리볼리타 수프의 기본 재료인데, 이 수프에는 몸의 건강방어체계를 강화하는 재료들이 가득 들어 있다.

케일을 구입할 때는 잎사귀가 온전하고 줄기가 단단한 것을 고른다. 먹을 수 없는 굵은 섬유질 줄기는 버리고, 잎을 잘게 썰거나 다진다. 그리고 삶거나 데치거나, 버터나 기름을 두른 프라이팬에 굽거나 수프에 넣거나, 파스타나 쌀과 섞어 먹는다. 적절히 익힌 카볼로 네로는 먹기 좋은 연한 질감이며, 색이 짙고, 순하고 달콤한 뒷맛이 있어서 감칠맛이 느껴진다.

혈관신생 억제 과일

핵과^{核果}로 분류되는 과일은 중앙에 단단한 씨가 있고 달콤한 과육과 과즙이 있는 여름 과일들로, 흔히 보는 복숭아, 자두, 천도복숭아, 살구, 체리, 망고, 리치 같은 것들이 이에 해당한다. 카로티노이드, 캠퍼롤, 안토시아닌, 쿼르세틴, 클로로겐산을 포함한 혈관신생 억제 기능을 하는(뒤에서 다시 설명하겠지만 그에 덧붙여 재생, DNA 보호 기능도 하는) 생리활성물질들이 핵과에 들어 있다. 미국국립암센터와 일리노이대학교 시카고 캠퍼스에서 발표한 연구에 따르면 날마다 중간 크기의 핵과 2개를 먹는 남성들은 식도암에 걸릴 위험이 66퍼센트, 폐암에 걸릴 위험은 18퍼센트 낮았다. 핵과는 어떤 것을 고르든 좋은 선택이 되지만, 자두에는 항암 효력이 있는 폴리페놀이 복숭아에 비해 3배나 많다. 그리고 실험실 연구에서, 살구에 들어 있는 카로티노이드의 일종인 루테인이 뇌를 손상시키는 베타아밀로이드 원섬유의 형성을 막는다는 사실이 밝혀졌다. 베타아밀로이드 원섬유는 알츠하이머병에서 나타나는 비정상적인 혈관신생과 관련이 있다. 건조 과일을 많이 먹는 것도 부족한 과일 섭취를 보충하는 쉬운 방법이기는 하지만, 과일을 건조하면 생리활성물질의 함량이 낮아지기 때문에 가능하면 생과일을 먹는 편이 좋다.

사과는 몸에 좋지만, 어떤 종류를 고르는 것이 좋을지 혼란스러울 수도 있다. 사과에는 혈관신생 억제 기능을 하는 카페인, 페롤산 같은 폴리페놀이 다량 들어 있다. 두 가지 중요한 역학 조사 연구인 EPIC European Prospective Investigation into Cancer and Nutrition(암과 영양에 관한 유럽의 전향적 연구)과 미국국립보건원^{NIH}−미국퇴직자협회^{AARP}의 식습관과 건강에 관한 연구에서는 특정 과일 섭취와 암의 관계를 분석했는데, 특히 사과에 관한 결과가 상당히 인상적이다. 하루에 사과 1개씩을 먹는 사람들은 방광염에 걸릴 위험이 10퍼센트, 대장암은 20퍼센트, 폐암은 18퍼센트 낮은 것으로 밝혀졌다.

전 세계에서 자라는 7,500여 종류의 사과들 중에 100종류 정도가 시장에 상품으로 나온다. 맛이나 질감(단단하고, 아삭하고, 달콤하고, 시큼하고, 담백한) 외에는 건강적인 측면에서 사과 종류별로 어떤 차이가 있는지를 알기는 힘들다. 그런데 연구들을 통해 이제는 그 답이 밝혀졌다. 몸의 건강을 지키는 폴리페놀 함량이 가장 높은 사과 세 가지는 그래니 스미스, 레드 딜리셔스, 레네트(리틀 퀸)이다.

사과가 나는 철에는 애플사이다apple cider(사과를 압착해서 즙을 내어 발효시킨 무알코올 음료-옮긴이)도 함께 나온다. 탁한 애플사이다에는 생리활성물질이 더 들어 있어서 건강에 가장 좋다. 투명한 사과주스는 필터로 거르는 과정에서 몸에 좋은 화합물들이 많이 제거된 상태다. 메이요 클리닉에서 3만 5,159명을 대상으로 진행한 연구에서, 애플사이다 또는 사과주스를 한 달에 2번 이상 마시는 것은 비호지킨 림프종의 위험을 35퍼센트 낮추는 결과와 관련이 있었다.

딸기, 라즈베리, 블랙베리, 블루베리, 크랜베리처럼 계절별로 나오는 베리류 열매들도 혈관신생 억제 방어체계 강화에 도움이 된다. 베리류의 강렬한 색과 시큼한 맛은 안토시아닌과 엘라그산 같은 혈관신생 억제에 강력한 효력이 있는 생리활성물질이 들어 있다는 증거다. EPIC 연구에서는 유럽 10개국에 거주하는 47만 8,535명을 20여 년간 관찰해서 심혈관 질환을 포함한 만성질환과 암 같은 건강 문제가 식습관과 어떤 관련이 있는가를 분석했다. 그 중요한 결론 중 하나로, 베리류를 많이 먹는 사람은 암에 걸릴 위험이 낮았다. 어떤 종류인가에 관계없이 베리류 과일을 매일 5분의 1컵 먹는 사람은 폐암에 걸릴 위험이 22퍼센트 낮았다.

주목할 만한 종류로 라즈베리의 일종인 블랙 라즈베리가 있다. 블랙 라즈베리가 진한 색을 띠는 것은 생리활성물질이 농축되어 있기 때문이다. 실제로 전암성 병변인 바렛식도Barrett's esophagus(식도의 점막이 위의 점막을 구성하는 원주상피세포로 변해 있는 상태-옮긴이) 환자들의 임상실험에서, 블랙 라즈베리는 병변의 공격성을 완화하고 암으로 진행되는 세포 변화를 줄이는 효험을 나타냈다. 마찬가지로 전암성 병변인 대장 용종이 있는 환자들에게도 블랙 라즈베리가 종양의 성장을 늦추는 것으로 확인됐다. 블루베리가 짙은 남색을 띠는 것은 혈관신생 억제 생리활성물질 델피니딘delphinidin이 들어 있기 때문이다. 여성 7만 5,929명을 대상으로 한 연구에서 생블루베리를 일주일에 1컵씩 먹는 사람들은 유방암에 걸릴 위험이 31퍼센트 낮았다. 잠시 뒤에 설명하겠지만, 블루베리에는 복합적인 건강방어체계를 활성화하는 놀라운 능력이 있다.

딸기에는 강력한 혈관신생 억제제 역할을 하는 엘라그산이라는 생리활성물질이 풍부하게 들어 있다. 베리류 과일에서 시큼한 맛이 나는 것은 이 엘라그산 때문이다. 엘라그산이 특히 많이 들어 있는 딸기가 세 종류 있는데, 뉴질랜드가 원산지인 루비젬Rubygem, 오하이오 밸리가 원산지인 카마로사Camarosa, 터키가 원산지인 오스만리Osmanli이다. 이 세 가지 종류를 시장이나 마트에서 혹시 발견하면 꼭 사는 것이 좋다. 크랜베리는 신맛이 아주 강하지만 엘라그산 함량은 낮은 편이다. 대신 항암, 혈관신생 억제 효과가 있는 프로안토시아닌proanthocyanin이 많이 들어 있다.

해산물

해산물을 즐겨 먹는 사람들은 장수한다. 그 배경에는 생선과 갑각류가 혈관신생에 끼치는 영향도 한몫 한다. 해산물의 살 부위에는 몸에 좋은 다가불포화지방산PUFA이 들어 있다. 이 지방산은 물고기들의 먹이인 식물성 플랑크톤에서 나온다. 사람들은 오메가-3 지방산이 몸에 좋다는 사실을 다들 알고 있다. 그런데 건강에 이로운 작용을 하는 이 오메가-3 지방산은 EPA(에이코사펜타엔산), DHA(도코사헥사에노익산), ALA(알파-리놀렌산) 세 가지로 분류된다. EPA와 DHA는 해산물에 들어 있고, ALA는 대개 식물성 식품에 들어 있다. 혈관신생 억제 능력은 오메가-3의 다가불포화지방산에서 찾을 수 있다. 하지만 건강을 도모하는 역할을 하는 것은 그저 오메가-3 다가불포화지방산뿐만이 아니라 오메가-3와 오메가-6 지방산의 실질적인 비율이 중요한 작용을 한다. 3과 6이라는 숫자는 지방산에서 '불포화'된 부분이 분자 내에서 어디에 위치하느냐를 의미한다. 연구원들은 수산물에서 섭취하는 오메가-3의 양이 많을수록 암을 예방하는 데 도움이 된다는 사실을 발견했다. 반면 식물성 기름에 주로 들어 있는 오메가-6 지방산의 섭취량이 오메가-3 지방산 섭취량보다 더 높으면 유해한 염증이 늘고 병에 걸릴 위험이 증가하는 것으로 밝혀졌다.

싱가포르-중국 건강 연구Singapore Chinese Health Study와 EPIC 연구처

럼 대규모 집단을 대상으로 한 연구들에서는 해산물 섭취가 암의 발병률을 낮추는 것과 관련이 있다는 사실이 밝혀졌다. 여성 3만 5,298명을 조사했던 싱가포르-중국 건강 연구에서는, 생선이나 갑각류를 하루에 85그램 이상 먹는 사람들은 대장암에 걸릴 확률이 31퍼센트 낮다는 사실이 밝혀졌다.

생선의 유익한 효능은 암 예방 말고도 많다. 중년 여성 3만 8,022명을 조사한 하버드대학교의 여성 건강 연구에서, 연구원들은 10년 동안 매주 지방질이 많은 생선을 1~2인분 섭취한 사람들은 노인 황반변성이 생길 위험이 42퍼센트 줄어든다는 사실을 발견했다. 안구 뒤쪽의 비정상적인 혈관신생으로 혈관이 팽창하고 터지면서 발생하는 노인 황반변성은 노인 실명의 가장 큰 원인이다. 중국 창수 제2 인민병원의 메타분석에서는 아이슬란드, 네덜란드, 미국, 오스트레일리아에서 진행했던 8가지 연구의 연구 대상자 12만 8,988명의 자료를 분석했다. 그 결과 생선 섭취(빈도는 한 달에 1회 이하에서 일주일에 3~4회까지 다양했다)는 노인 황반변성의 위험을 24퍼센트까지 낮추는 것으로 나타났다. 연구에서는 섭취한 생선 종류에 따른 차이도 조사했다. 고등어, 연어, 정어리, 블루피시(푸른빛이 도는, 게르치류의 물고기-옮긴이), 황새치를 먹는 경우에는 노인 황반변성 발병 위험이 32퍼센트 낮았다. 참치는 발병 위험을 42퍼센트 낮추는 효과가 있었다. 참치, 황새치, 블루피시를 비롯한 덩치 큰 생선은 맛이 있지만, 먹이사슬의 상위단계에 있어서 수은 함량이 아주 높기 때문에 이런 생선은 적당히, 주의해서 섭취해야 한다.

더 건강해지고 싶다면 지방이 많은 생선을 챙겨 먹어야 한다. 해안에 사는 사람들은 아마도 평소에 신선한 해산물을 즐겨 먹을 것이다. 내륙에 거주하는 사람들도 바다에서 급속 냉동한 생선을 어렵지 않게 구입해 먹을 수 있다. 생선을 급속 냉동하면 몸에 좋은 오메가-3 지방산이 해동 후에도 보존된다. 어떤 해산물을 골라 먹을 것인가도 중요한 문제다. 일본의 츠키지 수산물 시장, 스페인 바로셀로나의 보케리아 시장, 이탈리아 베네치아의 수산물 시장 같은 곳에 가면 그날그날 바다에서 건져 올린, 그 어디에서도 찾아보기 힘든 수많은 종류의 신선한 생선과 갑각류를 비롯한 해산물들 앞에서 두 눈이 휘둥그레지고 입이 떡 벌어질 것이다.

수산물 시장에서 볼 수 있는 수많은 해산물들 중에서 적당한 것을 고르는 데 도움을 주기 위해 오메가-3 다가불포화지방산 수치를 토대로 시장이나 식당 메뉴에서 자주 볼 수 있는 생선 종류를 목록으로 정리해 보았다. 나는 이 목록을 만들면서 세계에서 손꼽히는 수산물 시장들, 레스토랑 메뉴, 어업 지속가능성 차트 그리고 8개국(덴마크, 프랑스, 아이슬란드, 이탈리아, 일본, 노르웨이, 스페인, 미국)의 믿을 만한 영양성분 자료에 나온 항목들을 상호참조해서 해산물 100그램당 오메가-3 지방산$^{EPA+DHA}$ 함량이 높은 제품의 정보를 얻었다. 이렇게 준비해 두었으니, 음식에 관심이 많은 사람들은 먹는 기쁨을 한껏 누리기 바란다. 강력한 혈관신생 억제 효능이 있는 진미 중에서는 보타르가(소금에 절인 숭어 알-옮긴이), 오징어 먹물, 해삼 같은 것들도 있다.

혈관신생을 억제하는 오메가-3 지방산이 들어 있는 해산물 중에서 엄선한 식품 목록은 다음과 같다.

최고 수준(해산물 100그램당 3~30그램): 헤이크(대구류 생선-옮긴이), 해삼, 바지락, 눈다랑어, 방어, 농어, 참다랑어, 새조개, 보타르가, 캐비어(철갑상어 알), 연어 알

높은 수준(해산물 100그램당 0.5~2.44그램 이상): 연어, 노랑촉수, 대서양 가자미, 참굴, 숭어, 정어리, 북극 곤들매기, 블루피시, 감성돔, 지중해산 농어, 닭새우, 멸치, 전갱이, 붕어, 블랙 베스(농어류), 황새치, 달고기, 납작굴(유럽굴), 오징어, 무지개 송어

중간 수준(해산물 100그램당 0.2~0.5그램 이상): 게, 홍합, 숭어, 문어, 가리비, 갑오징어, 새우, 파이팅(대구류), 바칼라오(마른 대구), 줄무늬 농어, 넙치, 대서양산 가재

낮은 수준(해산물 100그램당 0.2그램 이하): 대구, 그루퍼(농어류), 곰새우(갈색새우), 소라, 쇠고동, 전복, 홍어

마지막으로 한 가지 덧붙이자면, 틸라피아(역돔)를 조심해야 한다. 양식 민물고기인 틸라피아를 식재료로 쓰는 레스토랑이 많으며, 흰살 생선이어서 맛이 순하고 담백하지만, 이 생선에는 감춰진 위험 요인이 있다. 틸라피아에는 오메가-3 지방산에 비해 오메가-6 지방산의 비율이 높아서 건강에 이롭지 않으므로, 건강을 생각한다면 그다지 바람직하지 않은 식재료이다.

닭 넓적다리

육류 중에서는 닭고기가 가장 몸에 좋은 편에 속한다. 사람들은 대다수는 흰살에 지방이 적기 때문에 가금류는 가슴살이 최고라고 생각

하지만, 짙은색 고기에는 독특한 영양학적 성분이 있어서 몸에 이로우며, 특히 고기를 먹을 때 지방을 제거하고 먹는 사람들에게는 더욱 그렇다. 닭의 넓적다리와 다리 부위의 고기가 몸에 이롭다는 사실은 연구들을 통해 입증됐다. 색이 짙은 부위의 고기에는 자연적으로 생기는 지용성 비타민인 비타민 K2(메나퀴논)이 들어 있다. 시금치 같은 식물이 만드는 비타민 K1과는 달리 비타민 K2는 박테리아가 만들며, 혈관신생 억제 기능이 있다.

일본의 히로시마대학교 연구원들은 연구를 통해 비타민 K2가 대장암 세포의 혈관신생과 성장을 강력하게 억제한다는 사실을 알아냈다. 또 일리노이대학교 연구원들은 비타민 K2가 혈관신생과 전립선암의 성장을 억제한다는 사실을 밝혔다. 비타민 K2의 효능은 심장질환에까지 영향을 끼친다. 비타민 K2가 든 식품을 더 많이 섭취하는 사람들은 심장질환으로 사망할 위험이 57퍼센트 이상 낮았으며, 플라크가 생겨서 동맥이 경화될 위험도 52퍼센트나 낮았다. 앞에서 설명했듯이 플라크가 발달하려면 혈관신생이 필요하기 때문에 연구 결과로 드러난 이런 관련성은 이치에 합당하다. 연구원들은 비타민 K2가 콜레스테롤을 만드는 몸의 능력을 저해하며, 동맥 경화를 방지할 수 있다는 사실도 알아냈다. 그러니 닭 가슴살을 주로 먹는 데 익숙해졌더라도 건강을 생각하면 두 번 생각할 필요도 없이, 몸에도 좋고 맛도 좋은 넓적다리와 다리 부위 고기를 선택하도록 한다.

바람에 건조한 햄: 좋은 것, 나쁜 것, 위험한 것

세계보건기구WHO는 가공 육류를 발암물질로 규정한다. 하지만 특별히 두 종류의 가공육은 알아두어도 좋을 듯하다. 몸에 이로운 지방이 들어 있지만 사람들에게 잘 알려지지 않았기 때문이다. 하나는 이탈리아의 프로슈토 디 파르마prosciutto di Parma이고 다른 하나는 스페인의 하몽 이베리코 데 베요타jamón Ibérico de bellota이다. 이 두 가지 햄은 공장식 축산에서 통상적으로 기르는 돼지와는 다른 종류의 돼지로 만든다. 이 돼지들은 지방질 근육조직 내에 전체적으로 퍼져 있어서 특별히 더 맛있다.

이탈리아 파르마Parma 지역에서 사육되는 돼지들은 전통적인 방식에 따라 어릴 때 파르미지아노 레지아노 치즈의 유장乳漿을 먹여 키우기 때문에 살에서 견과향이 난다. 그리고 나중에는 오메가-3 다가불포화지방산이 풍부한 밤을 먹여 키운다. 다가불포화지방산이 살의 지방질 층에 축적되어서 가공된 육류에도 해산물에서와 마찬가지로 몸에 좋은 다가불포화지방산이 들어 있다. 스페인의 이베리코 돼지들은 방사해서 키우는 검은 발black-footed 종이다. 다 자란 뒤에는 돼지들에게 도토리를 먹이로 주는데, 도토리에는 오메가-3 불포화지방산이 많이 들어 있으며 특히 올리브오일과 마찬가지로 올레산 함량이 높다. 올레산은 몸에 좋은 콜레스테롤인 HDL의 생성을 촉진하고 나쁜 콜레스테롤인 LDL 수치는 낮춘다. 이 두 가지 햄은 바람에 건조한 것이어서, 인공 보존제가 전혀 첨가되지 않는다. 아주 얇게 저며서 먹는 이 햄들은 오메가-3 지방산의 공급원이 되는 식품이다. 실제로 얇게 저민 햄 9조각을 먹으면 오메가-3 지방산을 14그램 섭취하게 되는데, 이는 연어 85그램을 먹어서 얻을 수 있는 것과 동일한 양이다.

그렇다면 프로슈토와 하몽을 과연 몸에 좋은 식품으로 분류할 수 있을까? 애석하게도 그렇지는 못하다. 오메가-3 지방산이 포함되었다는 장점이 다른 바람직하지 못한 측면을 무시할 만큼 강력하지는 못하기 때문이다. 건조 햄은 건강식품이 아니다. 파르마와 하몽 모두 포화지방이 연어보다 2배 많다는 점을 염두에 두어야 한다. 그리고 나트륨의 경우에도 염분이 있는 바다에 사는 연어보다 1회 섭취량을 기준으로 25~30퍼센트 더 많다. 하몽은 프로슈토보다 나트륨 함량이 약 30퍼센트 적다. 나트륨을 많이 섭취하는 것은 고혈압과 위암의 발생과 연관이 있다고 알려져 있으며, 다음 장에서 자세히 알아보겠지만 소금은 줄기세포를 손상시킨다. 또 프로슈토는 염증을 유발하는 성질이 있어서 주의해야 하는 오메가-6 지방산의 비율이 연어에 비해 더 높다. 프로슈토와 하몽 같은 햄을 좋아한다면 이런 사실을 유념해야 한다. 햄을 꼭 먹어야 한다면, 이탈리아나 스페인 사람들처럼 향미를 음미하면서 아주 조금만 먹도록 하자.

음료

차는 물 다음으로 사람들이 많이 마시는 음료로, 역사가 4,000년 이상이다. 찻잎에는 카테킨, 갈산, 테아플라빈과 같은 생리화학물질이 2,000종 이상 들어 있는데, 상당수는 찻잎을 뜨거운 물에 담그면 스며나와 찻잔에 담긴다. 혈관신생재단에서는 혈관신생 억제 항암제를 테스트할 때 쓰는 실험실 시험 도구를 이용해서 차의 생리학적 효능을 연구했다. 그 결과 차에는 이례적으로 강력한 혈관신생 억제력이 있으며, 그 효능이 약에 버금갈 정도라는 사실을 알아냈다. 흥미롭게도 차의 종류별로 효과가 달랐다. 중국의 자스민차가 일본 녹차보다 효능이 강했고, 홍차의 일종인 얼그레이는 자스민보다도 강력했다. 가장 주목할 만한 결과는 서로 다른 차 종류들, 이를테면 녹차와 자스민차를 섞을 경우 시너지 효과가 생겨서 차를 한 가지만 마실 때보다 혈관신생 억제 효과가 2배 이상으로 강력해진다는 점이었다.

물론 녹차는 몸에 좋은 차로 가장 많이 알려져 있다. 녹차에 들어 있는 생리활성물질 중에 가장 많이 연구되는 것은 EGCG라는 폴리페놀이다. 녹차에는 EGCG가 홍차보다 16배 이상 많이 들어 있다. EGCG는 유해한 혈관신생과 암의 성장을 저해하고, 혈압을 낮추고, 혈중 지질을 개선하고, 면역세포의 항상성을 회복시키며, 항산화 작용과 항염 작용을 한다. 넓은 의미의 녹차에는 센차라고 불리는 일본 녹차에서 자스민차, 우롱차까지 다양한 종류가 포함된다. 하루에 녹차류를 2~3잔 마시면 대장암에 걸릴 위험을 44퍼센트까지 낮출 수 있다.

캐모마일차는 말린 캐모마일 꽃잎으로 만드는 유명한 허브차이다. 캐모마일에는 혈관신생 억제 작용을 하는 아피게닌, 카페인산, 클로로겐산이 들어 있다. 포르투갈 북부 브라가에 있는 미뉴대학교 연구팀은 캐모마일차가 혈관을 만들기 시작하는 혈관 세포를 활성화하는 데 필요한 신호를 방해함으로써 혈관신생을 억제할 수 있음을 밝혀냈다.

차에 들어 있는 생리화학물질의 함량은 어떤 품종인지, 언제 수확했는지, 어떤 처리 과정을 거쳤는지에 따라 달라진다. 백차는 녹차를 이른 시기에 수확한 것으로 카페인이 아예 없거나 거의 없다. 계절이 지나면서 찻잎이 더 성장하면 잎에 들어 있는 카페인을 비롯한 생리화학물질의 수치가 높아진다. 차를 마실 때 차를 통해 얻는 효능의 강도를 조절하고 싶다면 찻잎이 완전히 말라비틀어지지 않은 것을 고르도록 한다. 그렇게 하면 컵 안에 찻잎이 얼마나 들어갔는지를 가늠할 수 있다. 티백에 담긴 차는 컵에 여러 차례 담갔다 뺐다가 할 수 있어서 뜨거운 물에 생리활성물질이 더 잘 녹아들게 하는 데 도움이 된다. 제철에 수확해서 가공한 신선한 찻잎을 구입해 마실 수 있도록 1~2달 정도 마실 분량씩 그때그때 구입한다. 밀봉해서 어두운 곳에 보관하면 차에 들어 있는 생리활성물질과 향미는 일반적으로 2년까지 유효하다.

적포도주

적포도주는 심혈관 건강을 도모하고 항암 작용을 하는 것으로 알려져 있다. 포도주에는 수백 가지 생리화학물질이 들어 있으며, 대표적으로 레스베리트롤resveratrol이 자주 언급된다. 하지만 적포도주에는 다른 식품에서도 흔히 볼 수 있는 몸에 이로운 폴리페놀이 들어 있으며, 특히 혈관신생 억제 기능으로 잘 알려진 카데킨, 갈산, 루테인, 쿼르세틴, 카페인산 등이 있다. 포도의 종류와 품질, 수확기에 따라 차이가 나서 모든 포도주가 똑같지는 않지만, 모든 포도주에는 혈관신생 억제 효능이 있다. 혈관신생재단에서는 동일한 시기에 빈티지 와인 에스테이트Vintage Wine Estates라는 포도주 양조장에서 만든 포도주 6가지를 대상으로 혈관신생 억제력에 관한 연구를 진행한 적이 있다. 그 6가지 중에서 혈관신생 억제력이 가장 뛰어난 것은 카르베네 소비뇽, 카르베네 프랑, 프티 베르도였다.

포도주가 암에 대한 혈관신생 억제 효능이 있다는 사실은 역학조사를 통해서 입증됐다. EPIC-노퍽EPIC-Norfolk 연구는 2만 4,244명을 11년 동안 추적 조사해서, 하루에 와인을 1잔씩 마시면 직장암에 걸릴 위험을 39퍼센트 낮추는 효과가 있다고 밝혔다. 또 2,204명을 대상으로 했던 노스캐롤라이나 대장암 연구에서도 비슷한 결과가 확인됐는데, 적포도주를 1잔 이하로 마시는 것은 직장암에 걸릴 위험을 27퍼센트 낮추는 효과가 있었다. 다만 와인을 포함해 술을 많이 마시는 것은 위험하고, 심방세동, 출혈성 뇌졸중, 심근증, 식도암, 간암 등이 생길 수 있음을 명심해야 한다. 뭐든 적정량을 지키는 것이 가장 중요하다. 특히 와인의 경우에는 알코올 성분 자체가 이로운 게 아니라 그 안에 들어 있는 생리활성물질이 건강에 도움을 주는 것이니 말이다.

맥주

맥주의 원료인 홉 열매에는 혈관신생 억제 생리활성물질인 잔토휴몰xanthohumol이 들어 있다. 미국 국립암연구소에서는 10만 7,998명의 전립선, 폐, 직장, 난소암 검진 결과를 분석하는 연구를 진행했다. 그 일환으로 맥주 섭취가 신장암, 콩팥세포암종과 어떤 연관성이 있는가를 조사했는데, 분석 결과 일주일에 맥주 5잔을 마시는 것이 놀랍게도 신장암에 걸릴 위험을 33퍼센트 낮추는 효과가 있음이 드러났다. 2,044명을 대상으로 진행한 노스캐롤라이나 직장암 연구에서도 적당한 맥주 섭취(하루에 1잔 이하)가 대장암에 걸릴 위험을 24퍼센트 낮추는 것으로 밝혀졌다.

맥주 섭취는 심혈관계에도 이로운 영향을 끼친다. 이탈리아 산타마리아 임바로의 마리오 네그리 연구소와 이탈리아 캄포바소의 가톨릭대학교의 연구에서는 세계 10개국의 14개 연구를 분석해서 하루에 맥주를 한 잔씩 마시는 것이 관상동맥질환 위험을 21퍼센트 낮추는 효과가 있다는 사실을 알아냈다. 독일의 한 연구는 맥주가 치매 예방에 도움이 될 수도 있다고 밝혔다. 만하임의 정신보건 중앙연구소에서 진행한 이 연구는 독일 6개 도시(본, 뒤셀도르프, 함부르크, 라이프치히, 만하임, 뮌헨)에 거주하는 75세 이상 노인 3,203명을 조사하면서 여러 종류의 술과 치매의 연관성을 살폈다. 하루에 맥주를 1.5~2잔 마신 사람은 치매에 걸릴 확률이 60퍼센트 낮았고, 특히 알츠하이머병으로 진단받을 확률은 87퍼센트나 낮았다. 하지만 맥주를 마실 때는 포도주와 마찬가지로 주의가 필요하다. 많이 마시면 건강에 위험을 줄 수 있으니, 가볍게 적당히 마시도록 한다. 알코올 자체는 뇌 독소이며, 다량 섭취할 경우 치매에 걸릴 위험을 높인다.

치즈

치즈는 역사가 기록되기 전부터 존재했던 식품이다. 종류는 900종 이상에 이르지만, 시중에 판매되는 건 그중에서 아주 소수에 불과하다. 치즈는 나트륨과 포화지방 함량이 높지만, 치즈를 발효시키기 위해서 넣는 세균의 부산물인 비타민 K2가 들어 있다. 비타민 K2는 혈관신생을 억제하는 기능을 한다. 네덜란드 마스트리흐트대학교 연구팀은 치즈에 들어 있는 비타민 K2를 조사했는데, 묑스테르, 고다, 카망베르, 에담, 스틸튼, 에멘탈 치즈가 비타민 K2 함량이 가장 높다고 보고했다. 치즈에 들어 있는 비타민 K2의 함량은 닭의 넓적다리 고기와 비슷한 수준이다.

EPIC-하이델베르크EPIC-Heidelberg 연구는 비타민 K 섭취와 암의 관계를 조사했다. 연구원들은 2만 3,340명을 최대 14년 동안 연구해서 이들이 섭취하는 비타민 K2의 주공급원이 치즈라는 사실을 알아냈다. 하루에 치즈 1~3조각에 들어 있는 정도의 비타민 K2를 먹으면 폐암에 걸릴 위험이 62퍼센트 낮아지는 효과가 있다는 관련성도 밝혀졌다.

남성들만을 조사 대상으로 했던 연구에서도 하루에 치즈 2장에 들어 있는 양의 비타민 K2를 섭취하면 전립선 암 발병 위험이 35퍼센트 감소하는 것으로 나타났다.

치즈에는 일반적으로 포화지방, 콜레스테롤, 고용량의 나트륨이 들어 있는데 이것들은 건강에 해로운 요소이기 때문에 반드시 적당량만 섭취해야 한다. 그렇지만 관련 증거를 고려하면 치즈는 몸에 나쁜 식품으로 분류하기보다는 건강에 도움이 되는 유익한 식품으로 재고할 가치가 충분하다.

올리브오일

인류가 올리브오일을 먹기 시작한 건 적어도 4,000년 전부터이며, 식품으로의 기원은 소아시아와 지중해 지역에서 시작됐다. 올리브오일은 처음에는 등유로 쓰이거나 종교 의식에 사용되다가 나중에는 요리에 쓰이게 됐다. 오늘날 올리브오일의 주요 생산지는 스페인, 이탈리아, 그리스이며, 이 3개 국가는 모두 생리화학물질인 폴리페놀 수치가 높은 품종을 재배한다. 그런 폴리페놀로는 올레인산, 올레우로핀oleuropein, 히드록시티로솔hydroxytyrosol, 티로솔tyrosol, 올레오칸탈oleocan-thal 등이 있다. 이런 화합물은 혈관신생 억제, 항염증제, 항산화제 기능을 하며, 7장에서 살펴보겠지만 그에 덧붙여 독특한 항암 작용도 한다. 엑스트라버진 올리브오일은 화학 물질 첨가나 정제 과정 없이 올리브를 압착해서 만드는데, 생리활성물질 함량이 가장 높으며 맛도 가장 좋다. 보존 기간은 약 2년이다.

이탈리아 마리오 네그리 연구소Instituto di Ricerche Farmacologiche Mario Negri와 밀란대학교University of Milan의 연구에서는 이탈리아 사람들 2만 7,000명을 대상으로 엑스트라버진 올리브오일, 버터, 마가린, 식물 씨앗에서 짠 기름의 섭취량을 조사했다. 그리고 섭취한 기름의 종류와 양이 다양한 종류의 암과 어떤 연관성이 있는지 분석한 결과, 올리브오일을 매일 4큰술씩 먹으면 식도암은 70퍼센트, 후두암은 60퍼센트, 구인두암은 60퍼센트, 난소암은 32퍼센트, 대장암은 17퍼센트, 유방암은 11퍼센트 발병 위험이 감소하는 것으로 나타났다. 다른 기름에서는 이런 효능이 관찰되지 않았다. 버터는 식도암, 구강암, 구인두암에 걸릴 위험을 오히려 2배로 높였다. 씨앗 기름들은 암의 발병 확률을 줄이는 효과가 전혀 없었다.

올리브오일을 구입할 때는 반드시 냉압착된 엑스트라버진 올리브오일을 구입하도록 한다. 건강을 증진하는 폴리페놀 수치가 높은 올리브오일을 찾으려면 상품 라벨에 적힌 내용을 꼼꼼히 읽도록 한다. 단일 품종으로 만든 것을 고르면 코로네이키(그리스산), 모라이올로(이탈리아산), 피쿠알(스페인산)처럼 몸에 좋은 올리브로 만든 상품을 선택할 수 있다. 이런 품종으로 만든 올리브오일은 풍미가 뛰어나서 요리에 사용하기에도, 샐러드드레싱으로도, 빵에 찍어 먹기에도 좋다.

견과류(호두, 피칸, 아몬드, 캐슈, 피스타치오, 잣, 마카다미아)와 콩류

견과는 많은 사람들이 즐겨먹는 간식이며, 강력한 혈관신생 억제제인 오메가-3 지방산이 들어 있다. 따라서 견과류는 혈관신생 억제 식품이다.

하버드 의대가 주도하고 여러 기관이 참여했던 연구에서는 임상 연구 시점을 기준으로 두 달 전에 수술을 받은 대장암 3기 환자 826명을 조사했다. 참여 기관은 듀크대학교, 사우스이스트 종양학 임상연구 컨소시엄, 메모리얼 슬로안 캐터링 암센터, 톨레도 지역병원, 몬트리올 성심병원, 로욜라대학교, 노스웨스턴대학교, 시카고대학교, 버지니아 종양학 협회, 캘리포니아대학교 샌프란시스코 캠퍼스, 예일대학교였다. 연구 대상자인 환자들은 치료 기준에 따라 항암 치료를 받았으며, 그 기간에 각 환자가 섭취한 견과류의 종류와 양을 측정해서 암 치료에 어떤 영향이 있었는지 분석했다. 분석 결과 일주일에 견과류를 1회 제공량 기준으로 2회 분량 이상 섭취하면 사망률이 무려 57퍼센트나 낮아지는 것으로 나타났다. 이런 효과를 얻기 위해 1회에 섭취해야 하는 양은 호두의 경우 7개, 캐슈는 18개, 아몬드는 23개, 마카다미아는 11개였다.

EPIC 연구에서는 암 예방에 관한 연구의 일환으로 47만 8,040명의 견과 섭취량을 분석해서 여성들이 매일 견과와 씨앗류를 1.5회 제공량씩 먹으면 대장암에 걸릴 위험이 31퍼센트 낮아진다는 사실을 발견했다. 이런 효과를 내기 위해 먹어야 할 견과의 양은 호두는 11개, 캐슈는 26개, 마카다미아는 17개, 잣은 4큰술이었다. 토론토 대학에서 진행한 다른 연구에서는 토론토와 퀘벡에 거주하는 남성 1,253, 씨앗류, 콩류 비롯한 여러 식품 섭취량을 조사했다. 조사 결과 견과와 콩류를 매일 1회 제공량씩 섭취한 남성은 전립선암에 걸릴 위험이 31퍼센트 낮아지는 효과가 있음이 확인됐다. 콩의 경우 1회 제공량은 하루에 2큰술밖에 안 된다.

다크초콜릿(코코아)

카카오의 효능이 알려지면서 초콜릿 없이 못사는 사람들에게 즐거움을 주고 있다. 캘리포니아대학교 데이비스 캠퍼스의 과학자들은 코코아에 든 프로시아니딘procyanidin이라는 생리활성물질이 혈관 세포를 활성화하는 신호를 차단해서 혈관의 생성을 억제하는 강력한 혈관신생 억제제라는 사실을 발견했다. 초콜릿이 아니라 코코아 가루를 가지고 분석했던, 내가 주도했던 연구에서도 같은 결과가 나왔다. 우리는 제조자가 다른 두 종류의 코코아 가루로 조사했는데, 한 종류가 다른 종류보다 혈관신생 억제 효과가 2배 더 강력했다.

향신료와 허브

향신료 섭취에 관한 역학 조사는 아직 나온 적이 없지만, 가정에서 쓰는 일반적인 향신료와 허브에 혈관신생 억제, 항암 생리활성물질이 들어 있다는 사실이 수많은 실험실 연구들을 통해 입증됐다. 이런 효과는 신선식품과 건조식품에서 동일하게 나타났다. 로즈메리, 오레가노, 강황, 감초, 시나몬은 모두 혈관신생 억제 효과가 있었다. 이런 식품들은 세포 실험과 동물 실험에서 종양의 혈관신생을 억제하는 강력한 작용을 했다. 혈관신생 억제력이 있는 허브와 향신료를 음식에 뿌려 먹는 것은 향미를 높일 뿐 아니라 건강에도 이로운 좋은 방법이다.

혈관신생이 더 많이 필요한 질병

혈관신생 방어체계의 반대쪽 측면에서, 음식으로 혈관의 생성을 촉진하면 몸속의 기관을 튼튼히 하고 병을 물리칠 수 있다. 그런데 과연 혈관신생 작용으로 암이나 다른 여러 병을 유발하지 않으면서 혈관신생 활성화 식품을 안전하게 섭취할 수 있을까? 물론 충분히 그렇게 할 수 있다. 앞에서 설명했지만 식품의 영향력은 혈관신생이 정상 범위를 넘어서도록 만들지 못한다. 그 말은 신체 기관을 건강하게 유지하는 데 필요한 혈관의 수를 혈관신생 억제 식품들이 줄일 수는 없다는 뜻이다. 그리고 과도한 혈관 형성을 저지해서 병을 막는 몸의 방어 능력을 혈관신생 촉진 식품들이 무력화하지 못한다는 뜻이기도 하다. 식품은 그저 몸이 본연의 자연스런 균형 상태를 유지하도록 도울 수 있을 뿐이다. 따라서 먹는 음식을 활용하면 혈관신생 건강방어체계의 양쪽 모두를 보호해서 많은 병을 동시에 물리칠 수 있다.

음식을 통한 혈관신생은 체내 조직의 건강에 여러 측면으로 도움을 준다. 심혈관계는 혈관이 지속적으로 만들어져야 최상의 기능을 유지할 수 있다. 심장, 뇌, 족부, 내부 장기의 순환에 필요한 혈관이 충분하지 못하면, 산소가 부족해 세포들이 제 기능을 못하고, 결국에는 사멸한다.

허혈성심질환은 심장 근육에 혈액을 공급하는 관상동맥이 좁아지면서 유발된다. 허혈(국소빈혈)은 혈액 공급이 불충분할 때 생긴다. 콜레스테롤이 쌓여 만들어진 플라크가 평생에 걸쳐 혈관 벽에 축적되면 혈액 순환을 막아서 흉통인 협심증을 유발할 수 있다. 어떤 사람들은 가족성 고콜레스테롤혈증 같은 유전성 질환이 있어서 몸에 나쁜 콜레스테롤(LDL: 저밀도 리포 단백질)을 혈액에서 제거할 수가 없다. 그렇게 되면 심근경색을 일으킬 위험이 정상인 사람에 비해 5배나 높아진다. 폐색이 일어나면 심장은 측부 혈액 공급 통로를 열고, 동시에 혈액 흐름을 개선하고 산소 수치를 높일 수 있도록 새로운 혈관을 만들기 위해 필사적으로 노력한다.

그러나 안타깝게도 위태로워진 심장에 필요한 많은 양의 혈액을 공급하기에는 새로 만들어지는 혈관의 양이 불충분하거나 생성 속도가 너무 느린 경우가 많다. 그러다 보면 허혈이 더 심해지고 나중에는 심장 근육이 약해져서 심부전 상태에 이른다. 심근경색은 관상동맥 플라크가 갑작스럽게 파열되면서 혈관이 막혀서 발생하며, 그렇게 되면 혈액의 흐름이 차단되고, 폐색되는 수준을 초월해 심장 근육이 괴사하기에 이른다. 이런 일을 겪고도 살아남는다면 심장이 새로운 혈관을 만들어서 손상을 복구하고 더 이상의 세포사를 방지하기 위해 폐색 부위에 우회 혈관을 만든다. 그런데 앞에서 잠깐 언급했듯, 만약 애초에 혈관신생이 더 효과적으로 작용했다면 그런 위험한 상황에 처해서 피해를 입을 일도 없었을 것이다.

뇌에도 그와 비슷한 피해가 생길 수 있다. 뇌혈관이 좁아지면 뇌세포들이 산소 부족을 겪게 된다. 목에서 뇌로 흐르는 주요 혈관인 경동맥이 폐색될 때에도 그런 피해가 발생할 수 있다. 뇌는 혈관신생을 촉발해서 자연적인 우회로를 만들기 위해 애쓴다. 그런 노력이 불충분해서 우회로가 만들어지지 못하면 뇌 조직이 서서히 죽는다. 뇌졸중 같은 발작의 원인은 뇌출혈을 비롯한 다른 증상들도 있지만, 어떤 원인에서든 일단 뇌졸중이 발생했을 경우에는 심각한 장애나 사망을 피하려면 왕성한 혈관신생 작용이 꼭 필요하다.

심장이나 뇌에서 죽상동맥경화증이 생겼을 때처럼 혈관이 좁아지거나 막히는 증상이 다리에서 발생할 수도 있다. 이런 증상은 말초동맥 질환이라고 불리며, 이 증상이 생기면 하지와 발의 혈액 공급이 불충분해진다. 혈류의 흐름이 원활하지 못하면 걷기를 포함해 그 어떤 운동도 하기 힘들어진다. 또 근육의 산소 부족으로 심한 경련이 발생하고, 폐색이 심해지면 다리 조직이 결국 괴사하기 시작한다. 혈관신생이 불충분하면 이런 상황에서 다리의 혈액 공급이 보충되지 못한다.

피부 궤양(보통은 다리나 발에 생긴 궤양)이 치유되지 않으면 만성 상처가 된다. 당뇨병을 앓는 사람들은 발의 신경으로 가는 혈액 공급이 불충분하고 허혈이 생겨서 신경이 죽는 경우가 많기 때문에 족부 궤양이 특히 잘 생긴다. 당뇨병 환자들 중에는 발에 감각이 없는 사람이 많다. 그래서 신발에 작은 돌멩이가 들어가서 발가락이나 발바닥에 아주 가벼운 상처가 생길 경우, 감지하지 못하는 사이에 큰 상처로 발전할 수 있다. 당뇨가 상처의 혈관신생을 방해하기 때문에 이런 상처들은 좀처럼 치유가 잘 안 된다. 치유되지 않은 상처는 곧잘 감염되어서 알지 못하는 사이에 괴저가 발생할 수도 있다.

당뇨가 없는 사람들 중에서도 상처 치유 문제로 곤란을 겪는 경우가 있다. 정맥 판막의 기능 부전으로 생기는 정맥성 하지 궤양은 노인들에게서 가장 흔히 나타나는 상처 질환이다. 정맥성 하지 궤양이 생기면 하지에 혈액이 고이면서 심하게 부어오른다. 그러다 보면 종아리 피부가 늘어지면서 물집이 생기고 터지면서 얕은 상처가 생긴다. 이런 상처가 발생하면 혈관신생이 불충분하기 때문에 상처 치유가 지극히 더디다.

이와 비슷하게, 몸의 어떤 한 부위에 과도한 압박이 지속적으로 가해질 경우 압박궤양(욕창)이 생길 수 있다. 병상에 누워 있거나 움직이지 못하는 사람들은 엉덩이와 꼬리뼈에 이런 욕창이 발달하기도 한다. 팔다리 절단 수술을 받고 의족이나 의수를 하게 될 경우, 그 부위에 심한 압박이 가해진다. 지속적인 압박이 가해지면서 혈관신생 기능이 손상되면 상처가 잘 아물지 않고 감염되는 경우가 많다.

발기부전은 많은 남성들이 겪는 심각한 문제다. 발기부전에는 여러 근본적인 원인이 있지만, 음부 신경에 혈액을 공급하는 혈관이 부족해지면 성기의 기능은 당연히 형편없이 상실되고 말 것이다. 그래서 당뇨를 제대로 관리하지 않는 남성들에게는 발기부전이 흔히 나타나며, 당뇨성 족부궤양에서 나타나는 것과 똑같은 유형의 혈관신생 불능이 성기에서 나타난다.

탈모도 혈관신생이 불충분해지면서 발생하기도 한다. 모낭에는 영양을 공급하는 새로운 혈관이 필요하다. 새로 만들어지는 혈관이 부족하면 두피에서 빠지는 머리카락을 충분히 보충할 만큼 충분한 머리카락이 새로 자라나지 못한다. 따라서 두피의 혈액 순환이 나빠지면 머리카락이 정상적으로 자라지 못하면서 대머리가 되는 원인으로 작용할 수도 있다.

혈관신생을 촉진하는 식품

몇 년 전까지만 해도 음식이 혈관신생을 촉진하고 혈액 순환을 개선할 수 있다는 사실을 아무도 알지 못했다. 하지만 이제는 우리가 먹는 음식이 혈액 순환을 증가시킬 수 있다는 사실이 과학적 증거들로 아주 분명히 밝혀졌다. 지금까지 확인된 혈관신생촉진 식품들은 다음과 같다.

곡물과 씨앗

보리는 수프, 스튜, 맥주의 재료로 많이 쓰이는, 오랜 역사를 가진 곡식이다. 보리에는 식이섬유가 많이 들어 있으며 혈중 콜레스테롤 수치를 낮춰준다. 보리에 들어 있는 생리활성물질은 베타-D-글루칸beta-D-glucan으로, 혈관신생을 활성화하고 산소가 부족한 기관들에 새로운 혈관을 생성시킨다. 이탈리아 피사에 있는 산타나대학교Scuola Superiore Sant'Anna 생명과학연구소의 연구원들은 보리가 사람의 혈관 세포 배양에 어떤 영향을 끼치는지와 심장발작을 겪은 쥐의 심장에는 어떤 영향을 끼치는지를 연구했다. 연구원들은 보리의 베타-D-글루칸이 다량 포함된 파스타를 만들어 쥐에게 먹였다. 보리의 베타글루칸을 먹은 쥐들은 먹지 않은 쥐들에 비해 심장발작 이후 생존할 확률이 2배 더 높았다. 보리의 베타글루칸이 심장의 혈관신생을 증가시켰기 때문이었다. 새로 생긴 혈관으로 혈액이 공급되면서 심장을 보호하고, 심장발작에 따른 손상을 줄인 것이다. 연구원들은 쥐가 마시는 물에 보리의 베타글루칸을 첨가하면 파스타를 먹였을 때와 비슷한 심장 보호 효과가 있다는 사실도 발견했다.

아마씨, 해바라기씨, 참깨, 호박씨, 치아씨 같은 씨앗류는 리그난lignan이라는 생리활성물질이 포함된 영양가 있는 간식이다. SDGsecoisolariciresinol diglucoside(세코아올리치놀 디글루코사이드)라는 식물 성분에 주로 들어 있는 리그난은 심장발작 이후 혈관신생을 촉진하는 것으로 확인됐다. 코네티컷대학교 보건센터의 분자 심장학 및 혈관신생 연구소의 연구원들은 실험쥐들에게 고콜레스테롤 음식을 먹이고 실험을 위해 심장 발작을 유발했다. 그리고 그 쥐들을 두 집단으로 나누고, 한쪽 집단에는 SDG가 든 음식을 먹였다. 그 결과 씨앗 생리활성물질을 먹은 쥐들은 먹지 않은 쥐들에 비해 혈관내피 성장인자VEGF가 2배 증가했으며, 심장에 새로운 혈관이 33퍼센트 더 생겼고, 피를 내보내는 심장의 효율이 22퍼센트 더 높아졌으며, 심장발작으로 손상된 조직의 크기도 20퍼센트 더 적었다. SDG가 들어 있는 씨앗은 그 밖의 효력도 있다. 식이섬유가 풍부해서 콜레스테롤을 낮추고 장 마이크로바이옴에 영양을 공급하는 유익한 작용을 해서 심장과 몸 전체적인 건강에 더더욱 큰 도움이 된다.

우르솔산이 포함된 식품들

우르솔산Ursolic Acid은 인삼, 로즈메리, 페퍼민트, 사과 껍질을 포함한 과일 껍질에 들어 있는 트리테르페노이드triterpenoid라는 이름으로 알려진 생리활성물질이다. 다리의 혈액 순환에 장애가 있는 실험쥐들을 대상으로 한 실험에서, 우르솔산은 새로운 모세혈관을 만들고 혈액 순환을 개선시켰다. 놀랍게도 우르솔산은 암에 영양을 공급하는 해로운 혈관신생을 억제하는 기능도 했다. 그러므로 우르솔산은 혈관신생을 활성화하거나 억제하는 양쪽 측면 모두에서 작용하면서 몸의 건강방어체계가 균형을 유지하도록 돕는 독특한 성분으로 꼽힌다. 과일을 말릴 때는 보통 껍질째 말리기 때문에 설태너 건포도, 건체리, 건크랜베리,

건블루베리 같은 말린 과일에는 우르솔산이 들어 있다.

퀘르세틴이 풍부한 식품들

퀘르세틴은 산소 결핍이 생긴 조직의 혈관신생을 촉진하지만 암의 성장은 유발하지 않는 생리활성물질이다. 실제로 퀘르세틴은 림프종과 유방암이 있는 동물들에서 종양의 혈관신생과 염증을 억제하는 효과를 나타냈다. 이런 두 가지 효과는 암과 심장질환을 동시에 예방할 수 있도록 도움을 준다. 퀘르세틴이 들어 있는 식품에는 케이퍼, 양파, 적상추, 청고추, 크랜베리, 검은 자두, 사과 등이 있다.

종합정리

혈관신생 방어체계를 활성화해서 건강한 균형 상태를 유지하는 데 도움을 주는 식품들이 있다. 그런 이로운 식품을 챙겨 먹으면 과도하게 생성된 혈관을 제거해서 비정상적인 혈관이 생성되면서 발생하는 암, 자궁내막증, 시력 손상, 관절염, 알츠하이머병, 비만 같은 병을 물리칠 수 있다. 혈관신생을 억제하는 천연성분이 풍부하게 들어 있는 식품들은 몸의 자연적인 방어 능력을 키워서 병적인 혈관이 증식되지 못하게 막아서 이런 질병이 발을 들여놓지 못하게 만든다. 반대로 혈관신생을 자극하는 천연성분이 든 음식은 심장, 뇌, 피부, 신경, 모낭 등 주요 신체 기관의 혈액 순환을 원활히 유지하는 몸의 자연적인 능력을 강화한다. 혈관이 건강하게 증식되면 신체 기관이 각자의 형태와 기능을 온전히 유지할 수 있다.

음식을 통한 혈관신생 조절은 일상생활에서 쉽게 실천할 수 있다.

혈관이 건강에 어떤 영향을 끼치는가를 이해하고, 혈관이 통제 불가능한 수준으로 과잉 증식되지 않도록 조절하고, 순환계를 건강한 수준으로 유지시키는 식품이 어떤 것인지를 알고 있으면 된다. 혈관신생을 통한 몸의 균형 조절에 도움이 되는 식품들이 갈수록 많이 알려지고 있어서 각자의 취향에 맞는 음식을 골라 먹을 수 있는 여지가 그만큼 많아졌다. 건강을 중요히 생각해서 몸의 방어력을 최대한 키우겠다고 마음먹었다면, 혈관신생에 영향을 주는 이런 신선한 식품들을 집에 항상 구비해두면 된다. 시장이나 마트에서 이런 재료를 구입하고, 외식을 할 때도 이런 음식 위주의 메뉴를 주문하도록 한다. 그리고 무엇보다도 현재 혈관신생과 관련이 있는 병이 있어서 병에서 완쾌되려고 애쓰고 있는 사람들은 자신이 먹는 음식이 건강을 회복하기 위해 스스로 내린 처방의 일환이라는 사실을 명심해야 한다.

혈관신생에 영향을 주는 주요 식품

혈관신생 촉진			
사과껍질	건체리	인삼	참깨
사과	치아씨	양파	설태너 건포도
보리	고춧가루	페퍼민트	해바라기씨
검은 자두	크랜베리	호박씨	
건블루베리	건크랜베리	적상추	
케이퍼	아마씨	로즈메리	

혈관신생 억제			
아몬드	캐비어(철갑상어알)	리치	흑토마토
멸치	체리	마카다미아	산란기의 수컷 연어
애플사이다	방울토마토	고등어	로마네스코
사과(레드 딜리셔스, 그래니 스미스, 레네트)	밤	망고	로즈메리
살구	닭고기(색이 짙은 부위)	바지락	연어
북극 곤들매기	시나몬	뮌스터 치즈	산 마르자노 토마토
맥주	새조개	흰 강낭콩	정어리
눈다랑어	크랜베리	천도복숭아	도미
블랙 베스	다크초콜릿	엑스트라버진 올리브오일	해삼
검정콩	납작굴(유럽굴)	우롱차	농어
블랙라즈베리	에담 치즈	오레가노	센차(일본 녹차)
홍차	에멘탈 치즈	참굴	콩
블랙베리	연어알	복숭아	닭새우
블루베리	고다 치즈	피칸	오징어
참다랑어	녹차	잣	오징어 먹물
블루피시	숭어	피스타치오	스틸턴 치즈
청경채	헤이크	자두	딸기
보타르가	넙치	석류	황새치
브로콜리	하몽 이베리코 데 베요타	전갱이	탠저린 토마토
브로콜리라브	얄스버그 치즈	프로슈토 디 파르마	철관음차
카망베르 치즈	자스민차	무지개 송어	참치
캐슈	달고기	라즈베리	강황
콜리플라워	케일	노랑촉수	호두
캐모마일차	감초	적포도주	방어

7장

건강을 (되)살려라

누구든 각자에게 주어진 삶을 한껏 누릴 수 있도록 최대한 늦은 나이까지 젊음과 활력을 유지하기를 원한다. 100세까지 장수하고 싶은 마음은 굳이 없더라도, 다들 활력이 넘치는 몸과 또렷한 정신으로 평생을 보내고 싶어 한다. 과학자들은 줄기세포가 성장기 때와 같은 기능을 하도록 자극하는 음식을 섭취하면 노화의 위력에 맞설 수 있다고 말한다. 나이가 들면 줄기세포의 수와 효율이 저하되고, 몸의 재생 능력이 감퇴된다. 이럴 때 적절한 식품을 선택해서 섭취하면 줄기세포가 근육을 키우고, 활력을 유지하고, 노화 작용을 늦추는 작용을 시작하도록 유도할 수 있다.

줄기세포는 젊음을 지켜줄 뿐만 아니라 노화로 손상된 조직을 재생할 수도 있다. 앞에서 설명했던 독일 홈부르크의 연구에서, 심근경색이나 뇌졸중을 앓은 환자들 중 혈중의 줄기세포 수치가 낮았던 사람들은 생존할 확률이 더 낮았다. 앞장에서 혈관내피 전구세포라는 줄기세포가 혈관 신생을 지원한다는 사실을 알아보았다. 그런데 이 줄기세포는 노화와 콜레스테롤 때문에 손상된 혈관을 복구하고 재생해서 심혈관계의 건강을 지키는 역할도 한다. 담배를 끊거나, 운동을 시작하거나, 콜레스테롤 억제제인 스타틴statin 등의 약을 복용하기 시작하는 등 생활방식에 변화가 생기면, 핏속에 든 혈관내피 전구세포가 늘어나면서 이런 효과가 강화된다. 그뿐 아니라 음식으로도 혈관내피 전구세포를 늘릴 수 있다.

초콜릿을 먹어서 관상동맥 질환의 발병 위험을 낮춘다는 것이 이치에 맞지 않는 말로 들릴지 모르지만, 초콜릿은 줄기세포를 보강하는 식품이다. 코코아 분말에는 플라바놀이라고 불리는 생리활성물질이 들어 있다. 병의 역학관계를 연구하는 학자들은 플라바놀이 든 식품 섭취와 심혈관 질환으로 인한 사망률의 감소 사이에 연관이 있음을 이미 오래전에 발견했다.

캘리포니아대학교 샌프란시스코 캠퍼스 연구원들은 플라바놀 함량이 높은 코코아로 만든 초콜릿 음료가 줄기세포와 혈관의 건강에 영향을 줄 수 있는지 여부를 조사했다. 연구원들은 관상동맥질환이 있는 환자들 16명을 모집해서 두 집단으로 나누었다. 그리고 한쪽 집단에는 플라바놀 함량이 낮은(1회 제공량에 9밀리그램이 들어 있는) 코코아차를 제공하고, 다른 집단에는 코코아프로CocoaPro라고 불리는 분말로 만든, 플라바놀 함량이 높은(1회 제공량에 375밀리그램이 들어 있는) 코코아차를 제공했다.

실험 종료 후 연구원들은 실험 전후의 혈액 검사 결과를 비교했다. 놀랍게도 플라바놀 함량이 높은 코코아차를 마신 참가자들은 함량이 낮은 차를 마신 참가자들보다 혈중 줄기세포가 2배 더 많았다. 연구원들은 코코아차가 혈액 순환을 개선하는 효과가 조금이라도 있었는가를 알아보고자 했다. 그래서 혈압측정 밴드와 초음파 스캐너를 이용해서 혈관을 꽉 조였다가 풀었을 때 혈액을 다시 정상적으로 순환시키기 위해 혈관이 얼마나 빨리 확장되는지를 측정하는 FMD flow mediated dilation (혈액의 흐름을 통한 혈관 확장)라는 검사를 실시했다. 확장이 많이 되는 것은 혈관 벽의 손상이 적고 전반적으로 더 건강하다는 신호다. 고함량 플라바놀을 섭취한 집단은 실험 이전보다 이후에 FMD가 2배 더 개선된 것으로 나타나서 코코아에 혈액 순환을 돕는 효능이 있음이 증명됐다. 연구에 따르면 플라바놀의 효능은 콜레스테롤을 낮추고 추가로 줄기세포 수를 늘리는 효과까지 있다고 알려진 약품인 스타틴을 복용하는 경우에 상응했다.

인체의 재생 능력을 높이는 것으로 알려진 식품은 초콜릿뿐만이 아니다. 무엇을, 어떻게 먹는지 여부에 따라 골수, 피부, 심장 등의 기관에서 대기 중인 줄기세포들의 활동이 촉발될 수도 있다. 몸을 재생시키는 식품을 먹으면 몸의 기본 구성요소부터 튼튼해지고, 장기들이 꾸준히 재건되어 최선의 상태로 유지된다. 줄기세포를 활성화하는 식품은 나이가 들면서 피치 못하게 나타나는 장기 손상에 대응하고 예방하는 데 도움을 준다. 줄기세포는 당뇨병, 심혈관 질환, 흡연, 고콜레스테롤, 비만 등으로 입은 몸의 피해를 상쇄시킬 수 있다. 가령 심근경색이나 뇌졸중에서 회복중인 환자들이 병원이나 가정에서 줄기세포를 활성화하는 식품으로 구성된 식사를 해서 심장과 뇌의 손상을 복구하고 회복을 앞당길 수 있으면 얼마나 좋겠는가. 더 나아가 아동기나 청소년기에 몸의 재생력을 활성화하는 음식을 먹기 시작했다면 어떻겠는가. 어쩌면 그런 질병을 애초에 피할 수 있었을지도 모른다.

앞으로는 3D 프린팅 된 인체 장기나 유전 조작 세포를 이용한 재생 요법을 개발하는 데 성공했다는 놀라운 위업에 관한 소식을 뉴스에서 듣게 될 것이다. 하지만 대자연은 이미 줄기세포를 활성화시키는 식품들로 인간의 이런 성과보다 월등한 방법을 마련해 두었다는 사실을 인식해야 한다. 그런데 줄기세포에 피해를 주고 몸의 재생 능력을 약화시키기 때문에 최대한 피해야 할 음식과 식이 패턴도 있다. 그리고 또 한 가지 명심할 점이 있다. 줄기세포는 대부분 몸에 이롭지만, 건강에 해롭고 암을 키울 수 있는 특수한 줄기세포들도 있다. 바로 암 줄기세포들로, 제거해야 마땅하다. 이런 암 줄기세포를 없애는 데 도움이 되는 식품도 있다.

중대한 질병: 줄기세포 증강이 치유에 도움이 되는 경우

줄기세포 증강이 병의 상태를 호전시키는 데 도움이 되는 경우는 많다. 대표적으로 파킨슨병과 알츠하이머병처럼 노화와 관련이 있는 질병이 모두 그렇다. 또 대부분의 심혈관 질환은 혈관 내벽이 손상되어 복구와 재생이 필요한 상태라는 공통된 특징이 있다. 심부전이 발생하면 약해진 심장이 심장 근육 재생을 위해 줄기세포에 구원 요청을 하지만 보통은 줄기세포의 기능이 미약하거나 대응이 너무 늦다. 뇌의 경우에는 허혈성 뇌졸중이 발생한 뒤에 줄기세포가 뇌세포를 재생할 수 있다. 또 새로운 혈관을 재생해서 힘겨워하는 뇌 조직에 혈액이 정상적으로 공급되도록 돕는다. 말초동맥질환으로 다리 근육, 힘줄, 신경이 죽어가면, 몸은 피해를 복구하기 위해 줄기세포를 소집한다. 다리, 발목, 종아리에 만성적인 상처가 생겼을 때에도 줄기세포가 있어야 건강한 조직을 재생하고 상처 부위를 봉쇄해서 감염과 치명적인 괴저를 방지할 수 있다.

당뇨병은 몸에 복합적인 피해를 안겨서 물질대사를 엉망으로 만들고 여러 장기를 손상시킨다. 당뇨병이 있어서 혈당 수치가 높은 사람들은 줄기세포가 손상되고 수도 줄어서 장기를 복구하는 몸의 능력이 저하된다. 그렇게 되면 당뇨성 심근병(심부전), 당뇨성 신장병(신부전), 당뇨성 신경병(신경의 사멸), 당뇨성 족부궤양(만성 상처), 당뇨성 망막증(시력 손실) 같은 여러 심각한 병에 걸릴 수 있다. 안질환과 관련해서는 노인 황반변성에 줄기세포를 이용한 치료법의 효과가 초기 임상시험에서 확인되기도 했다.

골다공증의 경우, 실험실 연구에서 뼈를 만드는 줄기세포를 주사하는 방식에 개선 효과가 있음이 확인됐다. 줄기세포는 부상이나 암 수술 이후에 재건 시술이나 성형수술을 받게 됐을 때 피부를 재생하거나 골관절염 환자의 물렁뼈를 재건하는 데에도 활용될 수 있다. 그리고 사고로 척추에 부상을 입거나 말초신경이 손상됐을 때 새로운 신경을 만들 수도 있다. 그밖에도 줄기세포를 탈모 환자들이나 발기부전 환자들의 치료에 활용하는 방법에 관한 연구가 진행 중에 있다. 자폐, 파킨슨병, 극심한 뇌 손상에 줄기세포를 활용할 수 있다는 놀라운 증거들까지 나와 있다.

줄기세포를 강화하는 식품

코코아를 포함한 다양한 식품들이 줄기세포에 끼치는 이로운 영향에 관한 연구가 학계에서 진행되고 있다. 이런 식품은 재생 방어체계를 강화해서 손상된 신체 기관을 복구하고, 지방 과다 섭취에 따른 피해를 상쇄하는 등 다양한 역할을 하는 줄기세포에 힘을 보탠다.

어유魚油

6장에서 살펴보았듯 생선에 들어 있는 오메가-3 다가불포화지방산은 혈관 염증과 죽상동맥경화증으로 입는 손상을 줄이기 때문에 심장과 뇌의 건강에 도움이 된다. 수산물 중에 오메가-3 지방산 함량이 가장 높은 것은 헤이크, 참치, 방어 등의 생선과 바지락, 새조개 등의 조개류이다. 아시아의 별미인 해삼도 오메가-3 지방산 함량이 높다.

몬트리올대학교 연구원들은 어유의 함량이 높은 식단이 혈관내피 전구세포 수를 늘려서 산소 공급이 안 되는 근육의 재생을 촉진한다는 사실을 발견했다. 연구원들은 다리에 허혈 증상이 발생한 실험쥐들을 관찰했다. 이는 사람이 심각한 말초동맥질환을 겪는 것과 비슷한 상태다. 쥐들에게는 21일 동안 어유가 20퍼센트인 식단(오메가-3 지방산이 풍부한 식단) 또는 옥수수유 식단(염증을 유발하는 오메가-6 지방산 비율이 더 높은 식단)이 공급됐다. 실험 결과 어유를 먹은 쥐들은 옥수수유를 먹은 쥐들보다 체내의 혈관내피 전구세포가 30퍼센트 더 많이 생성되었으며, 혈액 순환이 더 원활해지고 다리의 근육 손상이 경감됐다.

연구원들은 줄기세포를 별도로 분리한 뒤에 이 두 가지 기름으로 직접 실험을 해봤다. 일부 줄기세포는 오메가-3가 풍부한 어유에 노출시키고, 일부는 옥수수유에 노출시킨 뒤에 재생에 필요한 기능인 세포막을 가로질러 이동하는 능력을 조사했다. 어유에 노출된 줄기세포는 옥수수유에 노출된 것들보다 50퍼센트 더 잘 이동했다. 이런 결과는 줄기세포를 통한 순환 기능 개선에 어유 섭취가 도움이 될 수 있다는 사실을 드러낸다.

오징어 먹물

오징어 먹물은 사실 일반 오징어가 아니라 갑오징어에서 주로 채취한다. 오징어 먹물에는 혈관신생을 억제할 뿐 아니라 줄기세포를 보호하는 효능까지 있는 생리활성물질이 들어 있다. 중국 해양대학교 과학자들은 방사선 피해를 입은 쥐들에게 오징어 먹물을 먹이고 골수의 줄기세포에 어떤 영향이 있는지 관찰했다. 이 쥐들은 방사선 때문에 골수의 활동이 억제되고 골수에 든 줄기세포들이 손상됐다. 한 집단의 쥐들에게는 40일간 오징어 먹물을 매일 먹였고, 다른 집단은 염분만 먹였다. 그 결과 오징어 먹물을 먹은 쥐들은 그렇지 않은 쥐들보다 골수의 줄기세포가 상당히 많이 보호되어서 면역 세포를 포함한 많은 혈액 세포들을 더 재생해냈다. 이 연구를 통해 오징어 먹물이 방사선 피해를 입은 뒤에 줄기세포의 재생능력을 보호하고 증가시킨다는 사실이 확인됐다.

통밀

통곡물로 만든 식품은 몸에 더 좋다. 알곡에 든 폴리페놀뿐만 아니라 외피에 든 섬유질까지 함께 섭취할 수 있기 때문이다. 보통밀common wheat은 최소 1만 2,000년 전부터 경작하기 시작한 원시 작물로, 다양한 종류의 빵을 만드는 데 쓰인다. 통곡물을 먹으면 심혈관 질환과 당뇨병을 비롯한 많은 질병의 위험을 낮춘다는 사실이 역학 조사 연구에 의해 밝혀졌다. 이탈리아 피사대학교 과학자들은 통밀 추출물이 혈관 내피 전구세포의 존속 기간과 기능을 늘린다고 밝히기도 했다.

그린빈(껍질콩)

그린빈, 그중에서도 특히 레이디조이Lady Joy의 변종이자 가장 일반적인 그린빈인 강낭콩Phaseolus vulgaris (후밀리스) 품종에 들어 있는 성분은 혈관내피 전구세포들이 프리라디칼에 의해 산화되지 않게 보호하여 세포 생존율을 높여준다. 그린빈은 신선한 상태 그대로나 말려서 사용하며, 여러 품종이 있어서 요리에 다양하게 활용된다.

블랙 초크베리(검은 아로니아)

블랙 초크베리Black Chokeberry는 블루베리 정도의 크기에 짙은 색깔을 띠며, 북미와 유럽에서 자라는 아로니아 멜라노카르파라는 내한성 관목의 열매다. 아로니아라고도 불리는 이 열매는 과거에는 동유럽에서 잼이나 주스를 만드는 데 주로 쓰였지만, 건강에 좋은 과실로 알려지면서 이제는 전 세계적으로 인기를 얻게 됐다. 폴란드 바르샤바대학교 과학자들은 건강한 젊은이들의 혈관내피 전구세포를 조사해서 블랙 초크베리 추출물을 섭취한 사람의 줄기세포가 스트레스에 더 강하다는 사실을 알아냈다. 그뿐 아니라 블랙 초크베리는 줄기세포들이 혈관으로 이동해서 혈관 재생에 참여하는 능력을 높였다.

쌀겨

벼에서 막 추수한 쌀의 낱알은 단단한 껍질인 겨에 둘러싸여 있다.

비타민이 가득한 겨는 먹을 수 있는 재료임에도 대개 정미 과정에서 탈거된다. 겨에는 베타글루칸과 폴리페놀 페룰산polyphenol ferulic acid 등 건강에 이로운 생리활성물질이 다량 함유되어 있다. 쌀겨는 식이섬유의 훌륭한 공급원이기도 하다. 스페인의 세비야대학교와 레리다대학교, 독일의 자를란트대학교와 라이프치히대학교 연구원들은 쌀겨에 든 페룰산이 혈관내피 전구세포의 활동성과 생존력을 높인다는 연구 결과를 보고했다. 이들은 건강한 5명의 지원자들에게 쌀겨에서 추출한 페룰산을 15일간 먹게 했다. 연구원들은 실험 전과 후에 각각 피험자들의 혈액을 채취해서 혈액 속의 줄기세포를 분리한 뒤에 페트리 접시에서 배양했다. 그 다음 산화 스트레스를 일으켜 세포에 손상을 주는 과산화수소에 이 줄기세포들을 노출시켰다.

쌀겨 추출물 섭취 전의 줄기세포들은 과산화수소에 노출됐을 때에는 아포토시스apotosis라고 불리는 세포사멸 과정을 통해 세포들이 죽는 비율이 정상보다 4.7배 높았다. 그러나 쌀겨 추출물 섭취 이후의 줄기세포들은 이 생화학적인 스트레스를 완전히 이겨내고 정상적으로 생존했다.

포화지방 함량이 높은 음식을 즐겨 먹으면 플라크가 생겨서 혈관이 좁아지면서 심혈관 질환이 생기기 쉽다. 과학자들은 고지방 식단을 유지하던 실험쥐들의 먹이에 쌀겨를 추가한 결과 죽상동맥경화증의 발생률이 줄어들었다고 보고했다. 줄기세포가 혈관벽 손상을 방지해서 동맥경화를 일으키는 플라크의 생성을 2.6배 줄이는 역할을 했던 것이다. 이런 연구 결과들을 종합하면 쌀겨가 줄기세포를 보호해서 고지방 식단에 따른 혈관 손상을 복구하는 데 도움을 준다는 사실을 유추할 수 있다.

그런데 현미와 관련해서 한 가지 주의해야 할 중요한 사항이 있다. 벼 경작지 중에는 비소 함량이 높은 곳이 있다. 현미에는 바깥에 노출된 껍질 부분이 많다보니 백미보다 비소가 더 많이 들어 있다. 『컨슈머 리포트』의 연구에 따르면 먹기에 가장 안전한 현미는 캘리포니아, 인도, 파키스탄에서 경작된 것으로, 비소 함량이 다른 곳에서 경작된 현미의 3분의 1 수준이라고 한다.

강황

강황은 생강과의 뿌리작물로 동남아시아 요리에 많이 쓰인다. 생으로도 먹지만 말려서 만든 밝은 오렌지색 가루를 향신료나 전통 약재로 쓰는 경우가 더 많다. 강황에 든 생리활성물질은 커큐민curcumin으로, 항염증, 항산화, 혈관신생 억제, 재생 촉진 기능이 있다. 중국 쑤저우 대학교에서는 당뇨가 있어서 다리의 혈액 순환이 원활하지 못한 쥐를 대상으로 연구를 진행했다. 당뇨병에서 흔히 관찰되듯이 이 쥐들은 혈관내피 전구세포의 수가 정상 쥐들의 절반에 불과했다. 이 쥐들에게 강황 가루를 올리브오일에 섞어서 2주 동안 먹였는데, 강황을 먹은 쥐들의 혈관내피 전구세포는 2배로 증가하거나 아니면 당뇨가 없는 쥐들에서 관찰되는 정상 수치로 돌아갔다. 다리에 공급되는 혈액의 흐름도 극적으로 개선되어서, 커큐민을 먹은 뒤로는 8배나 좋아졌다. 강황은 많은 요리의 재료로 쓰이므로, 당뇨병이 있는 사람은 강황 요리를 식단에 넣어 규칙적으로 먹으면 좋을 것이다.

레스베라트롤 함량이 높은 식품

레스베라트롤resveratrol은 포도, 적포도주, 포도 주스에 들어 있는 것으로 잘 알려진 생리활성물질이다. 하지만 레스베라트롤은 블루베리, 크랜베리, 땅콩, 피스타치오에도 들어 있다. 자연에서는 레스베라트롤이 식물의 생존에 위협이 되는 곰팡이를 퇴치하는 천연 곰팡이 방지제 역할을 한다. 그래서 식물에게는 레스베라트롤이 건강방어체계 일선에서 활약하는 가장 중요한 성분이다.

인간이 레스베라트롤을 섭취하면 여러 종류의 인체 세포들이 자극되고 세포의 활동에 영향이 미친다. 예를 들면 레스베라트롤은 심장의 줄기세포를 활성화한다. 이런 줄기세포들은 스트레스 상황이 닥치면 심장 조직을 재생할 수 있는 능력이 있지만 보통의 경우 휴면 상태에 있다. 중국의 쑤저우대학교, 중국 쿤산에 있는 인민병원, 난징의과대학의 연구원들은 쥐의 심장 줄기세포에 레스베라트롤이 어떤 영향을 주는가를 연구했다. 이들은 건강한 보통 쥐들에게 일주일 동안 매일 레스베라트롤을 먹였다. 실험 결과 이 쥐들에게 특별한 병이 없었는데도 불구하고 심장 조직에 있는 줄기세포가 1.7배나 증가했다.

또 연구원들은 심근경색이 발생한 쥐들에게 100만 개의 심장 줄기세포를 주사하는 치료법으로 심장을 되살릴 수 있는지 살폈다. 주사 치료를 받으면서 레스베라트롤을 먹은 쥐들은 심장 혈관 개수가 늘어났으며, 비율이 거의 2배 가까이 많은 심장 줄기세포가 사멸하지 않고 살아남았다.

하지만 레스베라트롤을 활용하는 데에는 해결하기 힘든 현실적인 문제가 있다. 적포도주를 비롯한 식품들에 들어 있는 레스베라트롤의 양이 아주 적기 때문에, 실험쥐를 이용한 위의 연구들에서와 같은 양을 인간에게 적용하려면 섭취해야 할 식품의 양이 엄청나게 많아진다. 이런 이유 때문에 레스베라트롤은 생리활성물질을 식품 자체가 아니라 식품에서 추출해 농축한 식품보조제로 섭취하는 편이 더 나을 수 있는 몇 안 되는 예외적인 사례에 든다.

제아잔틴 함량이 높은 식품

제아잔틴zeaxanthin은 카로티노이드의 한 종류로 알려져 있다. 옥수수와 샤프란이 짙은 노란색을 띠는 이유는 바로 제아잔틴 때문이다. 제아잔틴은 일반적으로 케일, 겨잣잎, 시금치, 물냉이, 콜라드그린, 근대, 청나래고사리fiddlehead 같은 잎채소에 들어 있다. 또 아시아에서 허브차, 수프, 볶음 요리에 쓰는 타원형의 붉은색 열매를 말린 구기자goji berry(고지베리)에도 다량이 함유되어 있다. 제아잔틴은 눈의 건강에 아주 중요하다. 제아잔틴이 든 식품을 먹으면 제아잔틴이 망막에 축적된다. 망막은 안구의 가장 안쪽을 덮고 있는 막으로, 빛을 감지해 뇌에 전달하는 역할을 한다. 실제로 임상 연구들을 통해서 제아잔틴을 섭취하면 실명의 원인이 되는 노인 황반변성을 방지하는 데 도움이 될 수도 있다는 사실이 증명됐다.

중국 광저우의 지난대학교와 선전의 제3인민대학교 연구원들은 줄기세포에 제아잔틴이 어떤 영향을 끼치는지 연구했다. 이들은 지방흡입술을 이용해 인체 지방의 줄기세포를 채집해서 제아잔틴에 노출시켰다. 이 줄기세포들은 제아잔틴에 노출되지 않은 줄기세포들보다 더 많이 살아남았고, 염증이 덜 발견됐다.

이어서 연구원들은 제아잔틴이 병으로 손상된 장기를 복구하는 줄기세포의 기능에 도움이 될 수 있는지 시험했다. 이들은 간이 손상된 쥐들에게 인간의 지방조직에서 채취한 간엽閒葉줄기세포 200만 개를 주사하고, 줄기세포가 쥐의 간을 재생할 수 있는지 관찰했다. 이 쥐들 중에 일부에게는 제아잔틴이 노출됐던 줄기세포가 공급됐고, 나머지는 제아잔틴에 노출되지 않은 줄기세포가 공급됐다. 7일 뒤, 평범한 줄기세포로 치료를 받은 쥐들은 간 손상이 약 절반이 줄어들었다. 그리고 제아잔틴에 노출된 줄기세포로 치료 받은 쥐들은 같은 기간에 간 손상이 무려 75퍼센트나 줄어들었다.

이런 연구 결과들은 제아잔틴이 든 식품이 줄기세포의 장기 재생 능력을 향상시키는 데 기여할 수 있음을 보여주는 증거다.

클로로겐산 함량이 높은 식품

클로로겐산은 커피에 특히 많이 함유되어 있고, 그 외에 홍차, 블루베리, 복숭아, 자두, 건자두, 가지, 죽순에도 들어 있는 강력한 생리활성물질이다. 클로로겐산에는 염증을 방지하고, 혈관신생을 억제하고, 혈압을 낮추는 효능이 있다. 게다가 줄기세포를 보호하는 효과까지 있는 것으로 확인됐다. 중국 난창대학교 연구원들은 클로로겐산이 조직의 치료와 재생에 관여하는 중간엽 줄기세포의 생존에 어떤 영향을 끼치는지를 알아보았다. 실험 결과 클로로겐산에 노출됐던 줄기세포들은 스트레스를 더 잘 이겨냈으며 생존률이 2배로 높아져서 체내 조직의 건강을 유지하는 기능을 더 잘 수행하게 됐다.

블랙 라즈베리(검은나무딸기)

블랙 라즈베리의 짙은 색깔과 시큼한 맛은 엘라그산, 엘라기탄닌, 안토시아닌, 퀘르세틴 같은 강력한 생리활성물질이 많이 들어 있음을 증명한다. 실제로 블랙 라즈베리로 만든 건강 보조제가 대장암이나 당뇨병 전증prediabetes 환자들에게 도움이 된다는 사실은 임상적으로 증명됐다. 블랙 라즈베리의 엘라그산은 줄기세포를 활성화한다. 서울에 있는 고려대학교 안암병원 연구원들은 대사증후군을 앓는 환자 51명을 대상으로 블랙 라즈베리의 효능을 연구했다. 대사증후군은 비만, 고혈당, 고혈압, 높은 트리글리세라이드(중성지방), 낮은 HDL(좋은 콜레스테롤) 같은 위험한 증상이 복합적으로 나타나는 병으로, 대사증후군이 있는 사람은 심혈관 질환의 발병 위험이 매우 높다. 연구원들은 실험을 시작하면서 혈액 검사를 실시해서 혈중 줄기세포 수를 측정했다. 그리고 참가자들에게 12주 동안 블랙 라즈베리 가루 또는 플라세보(속임약)를 먹게 했다.

실험 결과 블랙 라즈베리 가루를 먹은 환자들은 혈중 혈관내피 전구세포가 30퍼센트 증가한 데 비해, 플라세보를 먹은 환자들은 대사증후군으로 인해 줄기세포 수가 오히려 35퍼센트 감소했다. 12주 동안 블랙 라즈베리 가루를 먹은 사람들은 혈관 경직도도 낮아져서, 블랙 라즈베리에 혈관의 건강을 지키고 몸에 이로운 줄기세포의 수를 늘리는 효능이 있음이 확인됐다.

잎셀러리

중국셀러리Chinese celery라고도 불리는 잎셀러리는 서양 셀러리보다 줄기가 얇고 향이 강하다. 중국 요리 재료로 많이 쓰이기 때문에, 중국 식당에서 볶음요리를 시킨 적이 있다면 그 안에 든 재료로 아마 먹어봤을 것이다. 잎셀러리는 잎, 줄기, 씨를 모두 먹을 수 있으며, NBP3-n-butylphthalide를 포함해서 건강에 도움이 되는 생리활성물질이 많이 들어 있다. NBP는 뇌졸중 환자들의 신경 보호 치료에 사용 가능한 의약품으로 2002년에 중국에서 공식 승인을 얻기도 했다. 셀러리 씨 추출물이 함유된 건강 보조제의 성분이기도 한 NBP는 뇌의 혈액 순환을 개선하고, 뇌의 염증을 줄이고, 신경을 만들고, 뇌졸중에 따른 뇌 손상을 줄인다.

중국 쑤저우대학교 연구원들은 뇌졸중 환자들의 회복에 NBP가 어떤 도움이 되는지 알아보았다. 이들은 혈전으로 혈액의 흐름이 차단되면서 뇌의 일부가 괴사하는 급성 허혈성 뇌졸중이 발병한 환자 170명을 실험 대상으로 모집했다. 실험에서 피험자 중 일부는 NBP를 복용했고, 일부는 통상적인 치료만 받았다. 연구원들은 치료 후 7일, 14일, 30일이 경과했을 때 대상자들의 혈액을 뽑아 분석했다. 뇌졸중이 발생한 직후에는 몸을 재생하는 건강방어체계가 정상적으로 가동되면서 모든 환자들의 줄기세포 수가 증가했지만, 통상적인 치료만 받은 환자들의 경우 7일이 지난 뒤부터는 줄기세포 수가 감소했다. 반면 NBP를 복용한 환자들은 몸을 순환하는 혈액 내 줄기세포 수가 꾸준히 증가했다. 30일이 경과했을 때 NBP를 복용한 환자들은 줄기세포 수가 통상적인 치료를 받은 환자들에 비해 75퍼센트 상승했다. 뇌 CT 촬영 결과 NBP를 복용한 환자들은 뇌졸중 발생 부위에 유입되는 혈액량도 늘어났는데, 그런 상태는 뇌의 손상 부위에 줄기세포가 더 많아진 결과를 통해서도 설명된다.

비록 식품이 아니라 의약품 형태로 제조된 NBP를 통해 얻은 결과이기는 해도, 이 연구를 통해 잎셀러리에 든 생리활성물질에는 뇌졸중 같은 치명적인 증상이 생긴 뒤 장기를 재생하고 치료하는 줄기세포를 활성화하는 능력이 있다는 사실이 확인됐다.

망고

망고는 단맛이 강하고, 과육이 오렌지색을 띠며, 신선한 상태 그대로 먹거나 불에 익히거나 말리거나 피클로 만들어 먹는 핵과核果다. 다른 재료를 넣고 요리를 해서 먹을 수도 있다. 동남아시아와 라틴아메리카에서는 망고를 요리 재료로 다양하게 활용한다. 망고에는 생리활성물질인 카로티노이드가 많이 들어 있다. 과육이 오렌지색을 띠는 것도 그 때문이다. 그런데 망고에는 항암, 항당뇨, 재생 촉진 기능이 있는 망기페린mangiferin이라는 독특한 생리활성물질도 들어 있다. 동물 실험에서 망기페린은 인슐린을 만드는 췌장 소도islet의 베타세포를 재생해서 혈당조절 능력을 개선하는 것으로 밝혀졌다.

중국 남서부의 쓰촨 전문의대, 쓰촨성 인민병원, 쓰촨대학교, 러산 인민병원의 과학자들은 쥐를 이용한 실험에서 망기페린이 췌장 소도의 베타세포 수를 67퍼센트까지 증가시키고, 재생과 인슐린 생성에 관여하는 유전자를 활성화해서 인슐린 분비를 늘린다는 사실을 발견했다. 또 다른 학자들의 연구에서는 망기페린이 뼈의 재생을 촉진하기도 한다는 사실이 밝혀졌다. 이 연구들에서는 망기페린을 주사제로 투여했기 때문에 망고를 식품으로 섭취하는 경우에 이 결과를 직접적으로 적용하기는 힘들지 모르지만, 적어도 망고에 든 생리활성물질에 놀라운 효능이 있음을 확인할 수 있다.

줄기세포를 촉진하는 음료

적포도주

적포도주는 적당히 마시면 건강에 이롭다. 타이완의 타이베이 영민 총의원의 연구원들은 30대 중반의 건강한 실험 참가자 80명에게 적포도주(반 잔), 맥주(1캔), 보드카(1잔) 혹은 물 중에서 한 가지를 3주간 마시게 하고, 줄기세포에 어떤 변화가 있는지를 관찰했다.[4] 피험자들은 실험 기간 동안 각자 공급받은 음료 외의 다른 음료(차, 과일주스, 술 종류)는 마실 수 없도록 규정됐다. 실험을 시작하면서 측정한 피험자들의 혈압, 줄기세포 수치, 그 밖의 신체 지표들은 모두 비슷한 수준이었다.

3주 뒤에 실시한 혈액 검사에서 적포도주를 마신 사람들은 체내 혈관내피 전구세포 수치가 2배로 증가했다. 맥주, 보드카, 물을 마신 사람들에게서는 그런 변화가 나타나지 않았다. 이들의 혈액에서 채취한 줄기세포를 적포도주(레스베라트롤 성분)에 노출시키자 줄기세포의 이동성, 혈관 생성 능력, 생존력이 훨씬 좋아졌다. 더 나아가 적포도주를 마신 사람들은 심혈관계의 건강을 가늠할 수 있는 혈관 확장 능력이 35퍼센트 개선됐다. 또 건강을 조절하는 가장 기본적인 신호 중 하나인 혈중 산화질소 함량도 50퍼센트나 증가했다. 산화질소는 혈관의 확장에 도움을 줄 뿐 아니라 혈관신생을 촉진해 몸의 치유를 돕고 신호를 보내 줄기세포를 활성화하는 기능을 한다.

그런데 적포도주는 많이 마실수록 몸에 더 이롭지는 않다. 관련 연구들은 하루에 한두 잔 정도까지는 건강에 도움이 되지만 그보다 더 많이 마시면 이로운 효능이 감소한다고 보고한다. 술을 많이 마시면 줄기세포가 손상되고 장기를 재생하는 능력이 저해된다는 사실을 명심해야 한다. 그러므로 음식을 섭취할 때 대부분의 식품이 그렇듯 적당히 먹는 것이 중요하다.

이탈리아의 마리오 네그리 연구소 연구원들은 적포도주에 관한 연구와 심혈관 질환에 적포도주가 끼치는 영향에 관한 연구 13가지를 분석했다. 이 분석에는 총 20만 9,418명의 데이터가 사용됐는데, 분석 결과 적포도주를 마시면 죽상동맥경화증에 걸릴 위험이 전체적으로 32퍼센트 낮아지는 효과가 있는 것으로 확인됐다.

맥주

맥주는 이스트로 만들며, 원료인 홉 열매에 들어 있는 잔토휴물xanthohumol 같은 폴리페놀이 맥주에 그대로 녹아 있다. 이런 생리활성물질들 덕분에 맥주를 적당량만 마시는 사람들(하루에 1~2잔)이 심혈관 질환으로 사망할 위험이 마시지 않는 사람들에 비해 25퍼센트 낮다. 반면 진이나 보드카 같은 증류주에는 폴리페놀이 들어 있지 않다. 그래서 당연히 이런 술에는 건강에 유익한 특별한 효능이 없다.

스페인 바르셀로나대학교 연구원들은 당뇨병이 있고 흡연, 비만, 고콜레스테롤, 심장병 조기 발병의 가족력이 있어서 심혈관 질환에 걸릴 위험이 높은 55세에서 75세 사이의 남성 33명을 대상으로 맥주가 혈관내피 전구세포에 끼치는 영향을 조사했다. 연구원들은 피험자들에게 알코올이 든 일반 맥주 2잔이나 알코올 성분을 제거한 맥주 1잔 혹은 진 2잔을 4주 동안 매일 마시게 했다. 그리고 실험 시작과 끝에 각각 한 차례씩 혈액 검사를 실시해서 피험자들의 혈중 줄기세포 수를 조사했다. 분석 결과 알코올이 든 맥주를 마신 남성들은 줄기세포 수가 8배, 무알콜 맥주를 마신 사람들은 5배 상승했다. 반면 진을 마신 사람들은 줄기세포 수가 증가하지 않았다. 맥주를 마신 사람들은 줄기세포를 강화하는 혈중 단백질인 SDF-1 stromal cell derived factor-1(스트로마 세포 유발인자-1) 수치도 높아졌다.

연구원들은 맥주와 진의 효과를 비교 분석해서, 진을 마신 사람들은 맥주를 마신 사람들에 비해 혈중 혈관내피 전구세포가 감소했으며, 줄기세포를 동원하는 단백질이 적다는 사실을 확인했다. 줄기세포를 보호하려면 증류주보다는 맥주를 선택하는 편이 확실히 낫다. 하지만 알코올을 많이 마시면 줄기세포에 나쁜 영향을 주므로, 적포도주와 마찬가지로 맥주를 더 많이 마신다고 더 좋은 것이 아님을 명심해야 한다.

녹차

녹차의 효능은 관련 연구를 통해 잘 알려져 있으며, 그중 하나가 몸의 재생 기능을 활성화하는 능력이다. 한 연구에서는 흡연자들을 대상으로 녹차의 이런 효능을 조사했다. 흡연은 혈관 벽을 화학적으로 태워서 죽상동맥경화증과 심혈관 질환의 위험을 높인다. 흡연은 줄기세포에도 피해를 주고 혈중 줄기세포 수를 줄인다. 흡연자들은 비흡연자들에 비해 혈중 줄기세포 수가 60퍼센트 적은데, 이 사실에서 담배를 피우지 말아야 할 이유가 한 가지 더 보태진다.

한국의 전남대학교와 일본의 나고야 의과대학원의 연구원들은 녹차가 흡연자들의 줄기세포에 끼치는 영향을 연구했다. 이들은 6년간 담배를 피운 20대 후반의 남성 20명을 모집해서 2주 동안 매일 녹차 4잔씩, 총 56잔을 마시게 했다. 실험 전과 후에 각각 피험자들의 혈액을 채취해서 몸을 순환하는 혈액 속의 혈관내피 전구세포의 수를 조사했다. 실험 결과 2주 동안 녹차를 마신 뒤에는 혈중 줄기세포 수가 43퍼센트 증가했다.

피험자들은 혈관의 건강 상태도 좋아져서 혈관 확장 반응이 29퍼센트 향상됐다. 한편 다른 실험들에서는 녹차와 녹차에 든 카테킨이 뇌, 근육, 뼈, 신경의 재생을 촉진하고 상처 치유를 돕는다는 사실도 밝혀졌다. 녹차가 전신의 재생 기능에 도움이 된다는 이런 연구 결과들은 녹차를 마셔야 할 이유를 하나 더 보탠다.

홍차

홍차는 발효된 상태이며 녹차보다 폴리페놀의 양이 적기 때문에 한때는 건강에 이로운 효능이 없다고 여겨졌다. 하지만 이탈리아 라퀼라 대학교 연구원들은 홍차에 줄기세포를 동원하는 능력이 있다는 사실을 밝혀냈다. 이런 효과를 밝히기 위해서 이들은 병의 상태가 경미해서 치료약을 복용하지 않고 있는 50대의 고혈압 환자들 19명을 피험자로 모집했다. 연구원들은 피험자들에게 일주일 동안 하루에 2번씩 홍차나 플라세보 음료를 마시게 했는데, 우유나 설탕, 다른 첨가 물질을 전혀 넣지 말고 마시도록 지시했다. 실험 전후에 피험자들의 혈중 혈관내피 전구세포의 수를 측정한 결과, 홍차를 일주일 동안 마신 사람들은 혈관내피 전구세포 수가 56퍼센트 증가했다. 그뿐 아니라 혈관 확장 능력이 더 좋아져서 혈관의 건강도 개선됐다. 지방질 음식을 섭취했을 때의 악영향이 미치지 않도록 혈액 순환을 보호하는 효능이 홍차에 있는지 알아보기 위해 연구원들은 고지방 생크림을 먹은 뒤에 홍차를 마시도록 피험자들에게 요청했다. 생크림을 섭취하면 체내의 혈액 순환이 놀라울 정도로 빨리 악화됐다. 홍차를 안 마셨을 경우, 생크림을 먹은 지 2시간이 채 안 지나서 혈관 확장이 15퍼센트 줄어들었다. 하지만 홍차를 마신 경우에는 혈관 확장 능력이 그대로 보존됐다.

줄기세포를 증강하는 식단

지금까지는 하나하나의 식품들이 줄기세포에 영향을 주는 증거를 중심으로 살펴봤지만, 전체적인 식단 구성 자체도 몸의 재생 능력에 유익한 영향을 줄 수 있다.

지중해식 식단

지중해식 식단은 원래 정식 식단으로 정해진 것이 아니라 지중해 연안에 사는 사람들이 먹는 음식들의 식단을 뭉뚱그려서 지칭하는 용어로 불리게 됐다. 이런 유형의 식사에 관한 자료는 미네소타대학교의 안셀 키즈 교수와 동료들이 1958년에 그 유명한 7개국 연구Seven Countries Study를 진행하면서 이탈리아와 그리스에서 맨 처음 수집됐다. 이 연구에서는 이탈리아, 그리스, 유고슬라비아, 네덜란드, 핀란드, 일본, 미국에 사는 1만 2,000명을 대상으로 음식과 건강의 관계를 조사했다. 이 연구는 포화지방 섭취와 심장병의 관계를 밝힌 최초의 연구들 중 하나였다. 지중해 지역의 식사 습관은 다른 지역들과 비교해 심장의 건강에 좋은 것으로 오래 전부터 알려져 왔다. 실제로 지중해식 식단이 성인병 발병 위험을 낮춘다는 것은 수많은 임상 연구와 역학 조사를 통해 확인된 사실이다. 지중해식 식단은 과일, 야채, 통곡물, 콩류, 견과류, 올리브오일, 생선의 다양한 식품군으로 구성되며, 각 식품들에는 건강방어체계를 활성화하는 생리활성물질이 들어 있다.

지중해식 식단의 이로운 효과 중에는 몸을 재생하는 줄기세포의 활동을 촉진하는 것도 포함된다. 스페인의 코르도바대학교 연구원들은 건강한 노인 20명(65세 이상의 남성 10명과 여성 10명)을 대상으로, 4주 동안 엑스트라버진 올리브오일이 포함된 지중해식 식단, 포화 지방산 함량이 높은 식단(지방의 38퍼센트는 버터로 섭취) 또는 저지방 고탄수화물 식단(호두, 비스킷, 잼, 빵)을 따르게 하고, 각 식단별 차이를 조사했다. 연구원들은 혈중 혈관내피 전구세포의 수를 연구의 시작과 끝에 각각 조사했다. 분석결과 지중해식 식단으로 식사를 한 사람들은 포화 지방이나 탄수화물 함량이 높은 식사를 했던 사람들보다 순환계 혈액 속의 혈관내피 전구세포의 수가 5배나 많이 증가한 것으로 나타났다.

먹는 음식이 혈액 순환에 영향을 끼치는지 알아보기 위해서 연구원들은 허혈성 반응 충혈 검사를 실시했다. 이 검사에서는 표준형 혈압 측정 밴드를 사용해서 팔을 4분 동안 수축시킨 뒤에 혈관이 얼마나 잘 회복되는가를 레이저를 이용해 측정한다. 측정용 밴드가 팽창되면 혈액의 흐름이 일시적으로 차단되는데, 팔에 감았던 밴드를 탈착한 뒤에 혈액 순환이 얼마나 빨리 정상으로 돌아오는지 여부로 순환계의 건강 상태를 가늠할 수 있다. 스페인의 이 연구에서 지중해식 식단이나 저지방 고탄수화물 식단으로 음식을 섭취한 사람들은 혈액 순환 복원력이 포화지방 식단으로 식사한 사람들보다 1.5배 개선되어서 혈관내피전구세포 수치가 상승한 결과와의 연관성을 나타냈다. 줄기세포가 혈관 내벽을 보호하면서 심혈관계의 건강이 개선된 것이다.

지중해식 식단이 줄기세포에 끼치는 영향에 관한 이 연구는 심장의 건강에 끼치는 이로운 영향에 관해 완전히 새로운 차원에서 이해하게 되는 계기가 된다.

소식과 단식

칼로리 섭취를 제한하는 것은 유행하는 식이요법이 아니라 사실은 인간이 진화 과정에서 꾸준히 경험해왔던 조건이다. 특히 수렵채집 시대에는 언제 어디에서 식량을 구할 수 있을 것인지 예측할 수가 없었다. 그래서 사람의 몸은 음식을 전혀 못 먹더라도 견딜 수 있을 뿐 아니라 그런 상황에서도 완벽히 정상적으로 기능할 수 있도록 진화했다. 소식은 섭취하는 칼로리를 20~40퍼센트 줄이는 것으로 정의되는데, 소식할 경우 더 오래살고 만성질환의 발병 위험을 줄일 수 있다. 매사추세츠공과대학MIT 과학자들은 소식을 하면 장에 있는 줄기세포들을 활성화해서 장 내의 세포 재생을 돕는다고 보고했다. 실험쥐를 이용한 다른 연구들에서는 칼로리 섭취를 제한하면 재생에 관여하는 단백질 SDF1과 그 수용체인 CXCR4가 더 많이 생성되면서 더 많은 줄기세포가 골수를 빠져나와 혈류로 이동하게 된다고 밝혔다.

그뿐 아니라 상하이교통대학교 의대와 제2군사대학교 의대의 공동연구에서는 금식이 뇌의 재생을 촉진한다는 더 놀라운 사실이 밝혀진다. 금식은 소식과 달리 정해진 기간 동안 음식 섭취가 완전히 제한된다. 연구팀은 급성 뇌졸중이 발병한 쥐들을 대상으로, 한 집단의 쥐들을 48시간 동안 굶긴 뒤에 정상적으로 식사를 했던 집단과 비교했다. 그리고 뇌졸중 발생 후 4일이 경과했을 때 쥐들의 혈관내피 전구세포를 채취해서 음식을 먹지 않은 집단의 줄기세포가 뇌와 혈관 모두를 재생하는 능력이 더 뛰어나다는 사실을 확인했다. 뇌졸중이 생긴 쥐에서 줄기세포를 채취해서 뇌졸중이 발생한 다른 쥐의 혈류에 주사했을 때, 단식했던 쥐의 줄기세포가 기능 면에서도 더 뛰어났다. 뇌졸중으로 영향을 받은 뇌 부위로 즉시 이동해서 혈류를 복원하는 통상적인 혈관신생 반응보다 50퍼센트 더 많은 혈관을 만들었고, 뇌의 손상 부위를 32퍼센트 감소시켰다. 단식한 쥐의 줄기세포를 이식받은 쥐들은 단식하지 않은 쥐의 줄기세포를 받은 쥐들보다 균형감각, 보행속도를 포함한 신경의 회복력도 더 뛰어났다.

유익한 줄기세포에 해가 되는 식사 습관

아니나 다를까 건강에 나쁘다고 알려진 식품들은 줄기세포에도 해가 된다. 이런 부류의 식품들을 멀리하면 줄기세포가 손상되는 것을 막을 수 있다. 정상적으로 작용하는 건강한 줄기세포들은 장기들을 건강하게 지켜줄 뿐 아니라 노화를 늦추는 데에도 도움을 준다.

고지방 식단

건강에 안 좋은 포화지방이 많이 든 고지방 식단은 줄기세포에 큰 손상을 준다. 이런 손상은 몸 전체적으로 나타나지만 특히 뇌에 어떤 안 좋은 영향이 있는지 알아두는 게 좋다. 고지방 식단은 기억을 담당하는 뇌의 해마의 신경을 재생하는 신경조직 형성 과정에 문제를 일으킬 수 있다. 고지방 식단을 피하면 초등학생부터 고령의 노인에 이르기까지 연령대에 관계없이 모든 사람에게 중요한 인지적인 건강을 유지하는 데 도움이 된다.

고지방 식단은 혈관내피 전구세포를 손상시켜서 순환계에도 피해를 준다. 타이완의 창궁의대 연구팀은 국소 빈혈(허혈)에 대한 몸의 반응에 고지방 식단이 어떤 영향을 주는가를 쥐 실험을 통해 연구했다. 이 연구에서는 쥐들에게 혈중 콜레스테롤 수치가 높고 공복 시 혈당이 높은 쥐들에게 고지방식을 먹였다. 그리고 혈중 줄기세포 수를 측정했다. 고지방식으로 먹이를 먹은 쥐들은 혈관내피 전구세포 수치가 41퍼센트 줄어들었다. 그 뒤에 이 쥐들에게 다리로 가는 혈류를 줄이는 시술을 했다. 통상적으로는 이런 상태가 나타나면 골수에서 줄기세포가 쏟아져 나와서 다리로 간다. 이렇게 이동한 줄기세포는 순환계와 죽어가는 근육의 재생을 돕는다. 하지만 이 실험에서 고지방식을 먹은 쥐들은 혈류가 75퍼센트 감소했으며, 다리에서 새로 생기는 모세혈관이 55퍼센트 적었다. 줄기세포의 감소, 혈액 순환 악화, 혈관신생 감소는 모두 고지방 식단이 몸의 재생 기능에 부정적인 영향을 끼친다는 사실을 드러낸다.

안타깝게도 고지방 식단은 지방 조직의 지방세포를 증식시키는 지방 줄기세포는 손상시키지 않는다. 캐나다 브리티시콜롬비아대학교의 연구팀에 따르면 포화지방을 많이 섭취한 쥐들의 경우 피하 지방 줄기세포의 성장이 42퍼센트 증가했다. 게다가 매사추세츠 공과대학의 연구에서는 고지방식을 먹으면 종양이 발달할 가능성을 높여서 정상적인 장 줄기세포에 위험한 영향을 끼칠 수 있음이 확인됐다. 참고로 이 연구들에서 사용된 지방은 포화지방으로, 줄기세포에 끼치는 악영향은 '좋은' 다가불포화 지방이 아니라 '나쁜' 포화지방으로 인한 것이다.

포화지방 섭취를 피하면 순환계의 재생을 촉진하고, 인지능력을 개선하고, 줄기세포에서 지방세포나 종양 세포가 생성되는 것을 방지할 수 있다.

고혈당 식품

당분 섭취가 몸에 해로운 이유 중에는 몸의 재생능력과 관련된 것도 있다. 당분 함량이 높은 식품은 재생 방어체계를 무력화한다. 혈당을 높이는 식품들은 줄기세포 생성을 막아서 장기를 복구하는 인체의 기능을 저하시킨다. 그뿐만이 아니다. 고혈당이 지속되면 혈관내피 전구세포, 뼈 전구세포, 심장 전구세포 등 모든 종류의 중요한 줄기세포가 손상을 입거나 소멸되는 것으로 밝혀졌다. 줄기세포를 최선의 상태로 유지하려면 저혈당 식단을 실천해야 한다. 그 말은 당분이 첨가된 음료와 과자 등 설탕이 들어 있고 섬유질은 거의 없거나 아예 없어서 혈당을 치솟게 만들 수 있는 가공식품의 섭취를 최소화해야 한다는 뜻이다.

고염 식단

소금은 음식 맛을 좋게 만들지만, 염분을 지속적으로 많이 섭취하면 고혈압과 심혈관 질환을 유발하고, 위벽을 보호하는 점액이 제거되어 위암 발생 위험이 높아지는 등 여러 가지 문제가 생길 수 있다. 위스콘신 의대 연구원들은 쥐 실험을 통해 소금이 줄기세포에 끼치는 영향을 조사했다. 이들은 한 집단의 쥐들에게는 평범한 식단(염도 0.4퍼센트)을, 다른 집단에는 소금이 10배 더 많이 들어 있는 식단(염도 4퍼센트)을 제공했다. 양쪽 집단의 쥐들에게 정해진 식단에 따라 7일 동안 먹이를 먹게 한 뒤에 골수에서 줄기세포를 채취했다. 그리고 각 집단에서 채취한 줄기세포들을 다리의 혈액 순환에 문제가 생긴 새로운 집단의 쥐들에게 투여해서 이 쥐들의 재생 능력을 조사했다.

분석 결과 염분이 보통 수준인 먹이를 먹은 쥐들의 줄기세포를 투여 받은 쥐들은 다리의 혈액 순환이 24퍼센트 개선됐다. 하지만 고염식을 했던 쥐들의 줄기세포는 크게 손상되어 재생 활동에 거의 참여하지 못했고, 그 줄기세포를 받은 쥐들의 혈액 순환은 6퍼센트 개선됐을 뿐이었다. 고염의(고염의 먹이를 먹은 쥐들의) 줄기세포는 보통(염도가 보통인 먹이를 먹은 쥐들의) 줄기세포보다 생존기간이 짧았으며, 치료를 위해 다른 쥐에 투여한 뒤에 사멸할 확률이 50퍼센트 더 높아졌다. 심혈관 질환 환자들은 과도한 염분 섭취를 자제하라는 조언을 이미 많이 들었겠지만, 이제는 저염식을 해야 할 이유에 한 가지를(몸의 재생방어 기능을 지키기 위한 것) 더 추가해야겠다.

중대 질병: 암과 위험한 암 줄기세포

악성 종양에는 아주 작지만 치명적인 줄기세포들이 있는데, 바로 암 줄기세포들이다. 1994년에 처음 그 존재가 알려진 암 줄기세포들은 대단히 위험한 존재다. 이들은 정상 세포의 변종이다. 그 말은 정상 줄기세포처럼 조직을 재생할 능력이 있다는 뜻이다. 하지만 이렇게 재생된 조직은 암조직이다. 암 줄기세포는 다른 장기로 전이된 종양의 성장을 거든다.

암 줄기세포를 죽이는 음식

암 줄기세포를 없앨 방법을 찾는 것은 암 연구에서 성배와 같은 마법의 효능을 찾는 것에 비할 수 있다. 물론 이것은 암 치료법을 연구하는 생명공학 기업들의 주된 연구 목표이지만, 과학자들은 최소한 암의 일부 종류에서, 음식으로도 암 줄기세포를 없앨 수 있다는 사실을 이미 발견했다. 암 줄기세포는 각종 암을 유발할 뿐 아니라 치료 후에 암이 재발하도록 만들기도 한다.

녹차

녹차에는 암 줄기세포를 죽이는 능력을 비롯한 여러 가지 유익한 효능이 있다. 중국 난징 의대와 쑨이센대학교 암센터의 연구팀은 녹차에 들어 있는 폴리페놀인 EGCG의 효능을 분석해서 EGCG가 대장암 줄기세포의 증식을 50퍼센트까지 줄일 수 있음을 확인했다. 게다가 EGCG는 암 줄기세포가 아폽토시스 과정을 통해 스스로 사멸하도록 만드는 것으로 밝혀졌다. 또 영국 샐퍼드대학교의 연구에서는 가루녹차인 말차가 유방암 줄기세포의 대사 경로를 가로막아서 암 줄기세포가 에너지를 공급받지 못해 사멸하도록 만든다는 사실이 확인됐다. 녹차가 대장암을 비롯한 여러 암에서 항암 효과를 나타내는 것은 지금 살펴본 것처럼 녹차 성분인 EGCG가 암 줄기세포를 없애기 때문으로 풀이할 수 있겠다.

자색감자

페루가 원산지인 자색감자는 고대 잉카인들이 영양이 풍부한 식품으로 소중히 여겼던 식재료이다. 자색감자에는 생리활성물질 안토시아닌이 들어 있다. 안토시아닌은 짙은 베리류 열매에도 많이 들어 있는 청보라색 식물 색소다. 펜실베이니아 주립대학교 연구팀은 자색감자가 암 줄기세포에 어떤 영향을 주는가를 연구했다. 이들은 대장암이 생길 확률이 아주 높은 실험쥐들에게 일주일 동안 매일 자색감자 품종인 퍼플 마제스티 Purple Majesty 1개 분량을 먹였다. 연구원들은 자색감자의 효능을 술린닥 Sulindac 이라는 항염제의 약효와 비교했다. 술린닥은 대장 용종과 대장암의 발생을 억제하는 효과가 있다고 알려진 약이다. 일주일 뒤에 쥐들의 대장을 조사한 결과 자색감자를 먹은 쥐들은 종양의 개수가 50퍼센트 감소했다. 대장 조직을 현미경으로 자세히 관찰해보니, 자색감자를 먹지 않은 쥐들에 비해 먹은 쥐들은 대장 줄기세포가 40퍼센트 더 많이 소멸됐으며, 자색감자를 먹은 쥐들의 암 줄기세포에는 핵심적인 성장인자가 빠져 있었다. 연구팀은 쥐에서 채취한 암 줄기세포를 자색감자 추출물에 노출시켜서 암 줄기세포의 공격적인 활동이 22배 감소했다는 사실도 알아냈다.

연구원들은 불에 굽고, 깍둑썰기하고, 동결 건조하는 등 자색감자를 다양한 방식으로 준비해서 쥐들에게 먹여 보았는데, 암 줄기세포와 싸우는 생리활성물질의 구성 성분은 감자를 어떻게 해서 먹든 상관없이 동일하게 나타나는 듯했다. 이런 결과를 고려할 때, 자색감자에는 일반 흰색감자와 다른 진기한 색깔뿐 아니라 특별한 항암 효과도 있을지 모른다.

호두

호두는 생으로, 구워서, 설탕에 조려서, 심지어는 피클로도 만들어 먹는 인기 있는 견과다. 호두는 영양가가 많으며, 갈산, 클로로겐산, 엘라그산 같은 생리활성물질도 들어 있다. 앞에서도 설명했듯이 호두는 대장암에 걸릴 위험을 낮추고, 대장암 환자들의 경우 생존율을 높이는 효능이 있는 것으로 알려져 있다. 한국의 이화여대, 서울대, 성균관대 연구팀은 암 줄기세포를 죽이는 호두 추출물의 효능을 연구했다. 연구팀은 한 환자에게서 추출한 대장암 줄기세포들을 증식시킨 뒤에 호두 추출물에 노출시켰다. 노출시킨 지 2일이 지난 뒤에 호두 추출물에 노출된 암 줄기세포의 수가 34퍼센트 감소했으며, 6일 뒤에는 86퍼센트나 감소했다. 호두가 암 줄기세포에 끼치는 강력한 영향은 견과류를 먹은 대장암 3기 환자 826명의 사망 위험이 57퍼센트 줄어들고, 암 재발 가능성도 42퍼센트 낮아진 연구 결과를 뒷받침하는 것이다.

대장암이 있다면, 호두가 정말로 당신의 목숨을 구해줄지도 모른다.

엑스트라버진 올리브오일

엑스트라버진 올리브오일에는 세코이리도이드^{secoiridoid} 부류의 생리활성물질이 들어 있으며, 이 생리활성물질은 올리브오일에 들어 있는 총 폴리페놀의 46퍼센트를 차지한다. 이 천연 화학물질은 소장에서 흡수되며, 혈장과 소변에서 검출되기 때문에 피검사나 소변 검사로 체내 존재 유무와 수치를 확인할 수 있다. 스페인의 연구원들은 올리브오일에 든 세코이리도이드가 유방암 줄기세포의 발달을 급격히 저하시킬 수 있음을 증명했다. 세코이리도이드에 노출됐던 유방암 줄기세포를 실험쥐에 투여했을 때, 쥐들 중 무려 20퍼센트가 종양이 생기지 않았다. 종양이 생겼던 80퍼센트의 쥐들도 보통의 유방암 줄기세포보다 종양 크기가 15배나 작았고 종양의 발달 속도도 훨씬 느렸다. 이는 유방암 줄기세포를 억제하는 세코이리도이드의 효능과 일치하는 결과다.

올리브오일의 세코이리도이드가 줄기세포에 끼치는 영향은 유전적으로도 검증됐다. 유방암 줄기세포가 세코이리도이드에 노출된 뒤에 줄기세포를 조절하는 유전자 160가지의 활동에 변화가 나타났는데, 어떤 유전자는 활동이 4배나 줄었고, 암 줄기세포에 대적하는 다른 어떤 유전자는 13배가 증가했다. 건강에 유익한 엑스트라버진 올리브오일의 효능이 이제는 우리 몸을 위협하는 위험한 줄기세포들을 막는 데까지 확대 적용된다는 사실이 확인된 것이다.

암 줄기세포를 표적으로 하는 그 밖의 식품들

암 줄기세포를 억제하는 식품 내 생리활성물질 중에 주목할 만한 것이 이 외에도 몇 가지 더 있다. 제니스테인은 콩에 들어 있고, 루테올린은 셀러리, 오레가노, 타임에 들어 있다. 퀘르세틴은 케이퍼, 사과, 후추에 들어 있다. 루테올린은 특히 효력이 강하며 전립선암 줄기세포의 활동을 20배 줄일 수 있다. 녹차에 든 생리활성물질 EGCG도 퀘르세틴과 함께 전립선암 줄기세포를 억제하는 것으로 밝혀졌다.

생리활성물질 중에는 이중 역할을 하는 것도 있다. 이를테면 어떤 한 가지 건강방어체계에서 건강을 도모함과 동시에 같은 방어체계에서의 역효과를 방지하는 역할을 한다. 6장에서 살펴보았듯, 클로로겐산은 건강한 조직에서 혈관신생을 통해 정상적인 혈액순환을 유지하면서도 그와 동시에 종양에 혈액의 공급을 차단함으로써 위험한 종양을 굶겨 죽일 수 있다. 또 클로로겐산은 정상적인 장기 재생을 위한 줄기세포의 기능을 강화하면서도 동시에 암 줄기세포를 무력화한다. 실제로 일본의 니혼대학교 연구팀은 클로로겐산이 폐암 줄기세포를 돕는 유전자를 차단하고, 암세포를 죽이는 유전자의 활동을 1,000배 증가시킨다고 보고했다. 생리활성물질들이 어떻게 이중적으로 작용할 수 있는지에 관해서는 아직 밝혀지지 않았다. 한편 클로로겐산이 많이 들어 있는 식품에는 커피, 당근, 살구나 자두 같은 핵과들이 있다.

한국의 서울대학교 연구팀은 적포도주, 포도, 땅콩, 피스타치오, 다크초콜릿, 크랜베리에 들어 있는 생리활성물질 레스베라트롤이 유방암 줄기세포의 성장을 60퍼센트 억제할 수 있다고 밝혔다. 유방암 줄기세포를 억제하는 것으로 알려진 생리활성물질들 중에는 엘라그산도 있다. 엘라그산이 많이 들어 있는 식품은 밤, 블랙베리, 호두, 석류 등이다.

케톤생성 식이요법

케톤생성 식이요법 ketogenic diet 은 체내에 케톤을 생성시키기 위해서 고지방, 초저탄수화물 식사를 하는 방법이다. 케톤은 포도당으로 분해될 탄수화물이 체내에 전혀 없을 때, 몸에 저장된 지방에서 만들어진다. 케톤은 포도당을 대신해서 세포들의 에너지원으로 쓰인다. 케톤생성 식이요법은 지속하기가 쉽지 않지만, 지난 수십 년 동안 간질 증상을 치료하는 데 쓰였고, 요즈음에는 치명적인 뇌종양인 교모세포종glioblastoma의 치료에 실험적으로 활용되고 있다.

정상적인 건강한 세포들은 케톤을 에너지원으로 쓸 수 있지만, 암세포는 에너지 요구량이 워낙 높아서 포도당에 의존해야 하므로 케톤을 에너지원으로 쓰지 못한다. 체내의 포도당이 적어지면 종양은 성장하기가 힘들다. 또 케톤은 암세포가 에너지를 얻지 못하게 방해하는 효과도 있어서 암환자가 케톤생성 요법으로 음식을 섭취할 경우 암 치료 효과가 높아질 가능성이 크다. 실제로 실험실에서 뇌종양이 있는 쥐에게 케톤생성 식이요법을 적용하면 종양이 50퍼센트 줄어들고 생존 기간이 연장되는 결과가 나타난다.

케톤생성 식이요법 교모세포종 줄기세포에 어떤 영향을 끼치는지 알아보기 위해서 플로리다대학교 게인즈빌 캠퍼스 연구팀은 교모세포종 환자의 종양 제거 수술 뒤, 제거해 낸 종양에서 암 줄기세포를 채취했다. 그리고 암 줄기세포들을 보통의 포도당 환경, 포도당 수치가 낮은 환경, 케톤생성 환경의 인큐베이터에 넣고 배양했다. 포도당이 적은 환경에서는 뇌암 줄기세포의 성장이 보통의 포도당 환경에서보다 저해됐다. 이 결과는 암환자가 당분을 많이 섭취하면 암 줄기세포의 성장을 촉진할 수 있으므로 당분의 과다 섭취를 피해야 한다는 견해를 뒷받침한다. 암 줄기세포들이 저포도당, 케톤체에 노출됐을 때에는 교모세포종 줄기세포의 성장을 억제하는 효과가 2배 이상 더 커졌다.

이 연구에서 케톤생성 효과를 연구하는 데 특별히 교모세포종을 사용한 이유 중 하나는 교모세포종이 발병했을 때 암 줄기세포의 역할이 대단히 중요하기 때문이다. 교모세포종은 수술로 어렵지 않게 제거할 수 있어서 초기 치료가 가능하지만, 교모세포종 줄기세포가 공격적으로 재발을 유도한다. 따라서 당분 섭취를 피하고 케톤생성 식이요법을 철저히 따르면 교모세포종을 이겨내는 데 도움이 될 수도 있다.

종합정리

줄기세포는 항상 활동하고 있지만 나이가 들면 활동성이 떨어지므로 약간의 도움이 필요하다. 줄기세포를 활성화하는 식품을 섭취하면 장기를 보호하고 유지하는 인체 본연의 능력을 증진할 수 있다. 재생 기능을 촉진하는 식사법, 즉 줄기세포를 자극해서 몸 자체의 기능을 활성화하는 방법은 우리가 매일 먹고 마시는 음식을 선택할 때 고려해야 할 완전히 새로운 사고방식이다.

지중해와 아시아 지역의 식단에는 줄기세포에 이로운 식재료가 많이 포함된다는 사실을 명심해두자. 또 지방이나 염분, 당분 함량이 높은 음식을 섭취하는 습관은 줄기세포가 제구실을 못하는, 바람직하지 못한 상황을 초래한다.

만성질환을 극복하기 위해 분투하는 중이라면, 병으로 생긴 신체 조직 손상을 이겨내기 위해 줄기세포가 활성화되어야 한다. 심근경색이나 뇌졸중을 겪었다면 줄기세포가 심장을 살리고 뇌를 재건할 수 있게 돕는다. 이런 상황에서는 줄기세포의 능력을 키우는 것이 건강을 지켜내고 힘을 되찾고 몸이 맡은 기능을 한평생 해낼 수 있도록 돕는 길이다.

　건강을 증진하고 싶다면, 몸을 재생시키는 식품을 먹는 것이 혈류를 개선하고 원기와 저항성을 키우는 데 도움이 된다. 운동선수이거나 신체 기능 향상을 위해 훈련을 받고 있는 사람들은 근육을 만들기 위해 이런 줄기세포들을 동원해야 할 것이다. 혹은 중년의 나이에도 젊고 건강한 몸을 유지하고자 하는 사람, 수술을 받고서 되도록 빨리 회복되기를 바라는 사람, 병에서 회복 중인데 더 빨리 완치되기를 바라는 사람들은 몸을 순환하는 혈액 내 줄기세포의 수를 늘리는 것이 그러한 바람을 이룰 방법 중 하나다.

　마지막으로 하나 짚고 넘어갈 사실이 있다. 모든 줄기세포가 다 몸에 이로운 건 아니다. 암 줄기세포는 지극히 위험한 존재다. 현재 암이 있거나 과거에 암에 걸린 적이 있다면, 암 줄기세포를 제거하는 일에 최우선적인 관심을 기울여야 한다. 암 줄기세포를 없애는 약은 아직 나오지 않았지만, 암 줄기세포의 활동을 억제하는 식품과 그 식품에 든 생리활성물질들이 갈수록 많이 밝혀지고 있다. 다행히도 암 줄기세포를 막는 식품은 몸에 이로운 줄기세포들에게는 해가 되지 않는다.

몸의 재생 능력에 영향을 주는 주요 식품

줄기세포를 증강하는 식품		암세포를 죽이는 식품	
죽순	녹차	사과	자두
맥주	케일	살구	석류
블랙 초크베리	망고	블랙베리	자색감자
블랙 라즈베리	갓	케이퍼	적포도주
홍차	복숭아	당근	콩
블루베리	땅콩	셀러리	타임
잎셀러리	피스타치오	밤	호두
커피	자두	커피	
콜라드그린	적포도주	크랜베리	
크랜베리	쌀겨	다크초콜릿	
다크초콜릿	오메가3 지방산 함량이 높은 해산물	포도	
가지	시금치	녹차	
청나래고사리	오징어 먹물	엑스트라버진 올리브오일	
구기자	근대	오레가노	
포도 주스	강황	땅콩	
포도	물냉이	고추	
그린빈(껍질콩)	통곡물	피스타치오	

8장
내부 생태계를 활성화하라

곧 엄마가 될 사람들은 자기가 먹는 음식이 두 사람 몫이라는 사실을 인식한다면 뱃속의 태아를 생각해서 틀림없이 음식을 가려 먹을 것이다. 그런데 실은 임신한 사람들만이 아니라 우리 모두가 먹는 음식을 신중히 선택해야 한다. 우리가 먹는 음식은 무려 39조 마리나 되는 생명체를 위한 것이기 때문이다. 39조라는 숫자는 바로 인체의 마이크로바이옴을 구성하는 박테리아의 개체수다.

장 박테리아에게 제대로 된 음식을 먹이면 소화뿐만이 아니라 전반적인 건강에 영향을 끼치는 생리화학적인 도미노 효과가 시작된다. 잘 관리된 장 박테리아 집단은 암이나 당뇨 같은 병을 물리치는 힘을 키우고, 상처 치유력을 높이고, 심지어 더 사교성 있는 성격으로 만드는 화학물질을 방출하라는 신호를 뇌에 보내기도 한다. 인류는 염증성 장 질환, 우울증, 비만, 심혈관 질환, 파킨슨병 같은 다양한 질병을 이겨내는 데 마이크로바이옴이 어떻게 기여하는가를 조금씩 알아가는 단계에 있다.

마이크로바이옴이 몸에 얼마나 강력하게 영향을 줄 수 있는지 예를 살펴보자. 아커만시아 뮤시니필라akdkkermansia muciniphila라는 장 박테리아는 마이크로바이옴의 1~3퍼센트를 차지한다. 개체수는 적지만 이 박테리아에는 엄청난 위력이 있다. 아커만시아는 면역 체계를 조절하고, 혈액 내의 포도당 물질대사를 증진하고, 장 염증을 줄이고, 비만을 방지한다. 그중에서도 면역 체계에 끼치는 영향은 특히 놀라울 정도다. 요즈음에는 암환자들이 획기적인 면역 치료를 받는다. 면역관문억제제를 이용한 면역요법은 암 치료에 완전히 새로운 방식에서 접근한다. 면역 체계를 손상시키는 항암요법과 달리, 면역요법은 환자 자신의 면역 체계를 이용해서 암을 없앤다. 암세포들은 면역 체계에 발각되지 않기 위해 생화학적인 은폐 수단을 사용하는데, 면역관문억제제는 그런 은폐 수단을 제거하는 역할을 한다.

2015년, 프랑스 파리 구스타프 루시 연구소Institut Gustave Roussy의 로렌스 지프보겔 박사 연구팀은 쥐의 장 마이크로바이옴에 생긴 아주 작은 변화들이 면역요법의 치료 효과에 영향을 끼칠 수 있다는 사실을 밝혔다. 이들은 인간 암환자들에게도 동일한 연관성이 존재하며, 면역 치료 효과가 있는 환자들의 마이크로바이옴에는 건강에 중요한 장 박테리아인 아커만시아가 있다는 사실을 발견했다. 장에 아커만시아가 있는 환자는 치료에 반응을 보이고, 면역 체계를 가동시켜서 암과 싸울 가능성이 크다. 하지만 아커만시아가 없으면 면역 체계는 면역관문억제제에 반응하지 않고, 암은 면역 체계의 감시망을 빠져나가 계속해서 증식한다. 마이크로바이옴에 있는 박테리아 39조 마리 중에서 아주 적은 비율인 아커만시아의 존재 유무가 암 면역요법에 몸이 더 잘 반응할 것인가를 예측하는 지표가 된다.

여기서 중요한 건, 우리가 먹는 음식으로 체내의 아커만시아의 개체수를 늘릴 수 있다는 점이다. 몇 가지 과일 주스는 아커만시아가 증식하기 쉬운 환경으로 장의 환경을 바꾼다. 가령 석류주스에는 엘라기탄닌ellagitannin이 많이 들어 있는데, 엘라기탄닌은 사람들의 약 70퍼센트에서 물질대사를 거쳐 항산화, 항염증, 항암 작용을 하는 유로리틴 A urolithin A라는 생리활성물질로 바뀐다. 이 물질대사를 담당하는 주체가 바로 아커만시아로 알려져 있다. 그래서인지 엘라기탄닌은 아커만시아의 증식을 자극하는 것으로 확인됐다. 크랜베리도 장의 환경을 개선해서 아커만시아가 번성할 수 있게 도움을 준다.

크랜베리와 석류주스에 관한 자료는 우리가 먹는 음식이 마이크로바이옴에 얼마나 큰 영향을 끼칠 수 있으며, 결과적으로 암 치료에 대한 면역 반응에 영향을 주어서, 식품이 말 그대로 죽고 사는 문제를 좌우할 수도 있다는 사실을 보여준다. 특정 식품들과 그 식품과 관련 있는 이롭거나 해로운 박테리아, 박테리아의 대사산물, 건강에 끼치는 영향을 다루는 이런 유형의 연구들은, 식품 영양학을 바라보는 우리의 생각과 의식을 변화시키고 있다. 그리고 이런 발견은 의사와 영양사들이 권하는 식품에 엄청나게 큰 영향을 끼칠 것이다.

몸에 거주하는 39조 마리의 박테리아 구성원에 영향을 끼치는 것으로 알려진 식품과 식이요법을 활용하면 마이크로바이옴이 건강해지면서 몸에 금세 효과가 나타난다. 우리가 먹는 음식 중에 소장에서 완전히 흡수되지 않고 남은 것들은 전부 장의 맨 끝으로 내려간다. 장에서는 마이크로바이옴에 있는 박테리아가 식사 시간을 기다리고 있다. 박테리아들도 영양분을 소화하고 분해하는데, 단백질, 탄수화물,

지방, 생리활성물질은 물론이고 식품에 든 첨가물과 합성 화학물질까지 분해한다. 이 분야 전문가들은 음식이 어떻게 건강한 박테리아 생태계 유지에 기여하고, 더 나아가 생태계를 재구성할 수 있는지를 발견해 나가고 있다. 마이크로바이옴에 유익한 박테리아의 수가 너무 적으면 그런 좋은 박테리아를 늘리고, 해로운 박테리아가 너무 많을 경우에는 해로운 박테리아를 줄일 수 있다. 이런 방식으로 마이크로바이옴을 조절함으로써 최적의 균형을 회복하고, 근본적으로는 보호막의 수위를 높여서 건강을 보호할 수 있다. 반면에 일부 식품은 몸의 박테리아를 부정적으로 바꿔서 보호막의 수위를 낮추고 결과적으로 병을 키울 수도 있다. 마이크로바이옴에 영향을 주는 음식에 관해 알아보기 전에 마이크로바이옴의 불균형과 관련된 질병에 관해 살펴보자.

중대 질병: 마이크로바이옴의 균형이 깨졌을 때

마이크로바이옴의 균형이 무너진 상태인 디스바이오시스dysbiosis(장내 세균 불균형)가 비만, 대사증후군, 제2형 당뇨병 등의 심각한 질환을 앓는 환자들에게서 최근 발견되고 있다. 이런 질환이 있는 사람은 몸에 나쁜 식습관, 환경적인 요인, 항생제 사용 등으로 장 박테리아에 이상이 생기거나 손상된 상태다. 실제로 크론병이나 궤양성 대장염 같은 염증성 장질환 환자들은 대장에 염증 유발 박테리아들이 가득하다는 사실이 연구를 통해 속속 밝혀지고 있다. 이런 박테리아들은 장의 내벽을 보호하는 점액층을 없애서 장 내벽이 염증과 독성에 더 취약해지게 만든다. 이제는 음식 알레르기도 디스바이오시스와 관련이 있는 것으로 받아들여지고 있다. 마이크로바이옴의 박테리아 구성이 다양하지 않은 아이들은 음식 알레르기가 생길 가능성이 더 높다는 사실이 밝혀졌다. 음식 알레르기가 있는 아이의 마이크로바이옴은 알레르기가 없는 형제자매의 마이크로바이옴과 차이가 난다.

암, 그중에서도 특히 위장관의 장기(식도, 위, 췌장, 쓸개, 결장, 직장)에 생기는 암은 마이크로바이옴의 불균형과 관련이 있다. 건강을 증진하는 유익한 박테리아가 장에 없으면 암세포를 발견하고 맞서 싸우는 면역 체계의 기능이 무력화된다. 마이크로바이옴이 바람직하지 못한 박테리아들로 구성되면서 우리 몸이 스스로를 지키는 능력이 저해되기 때문이다. 박테리아는 혈중 콜레스테롤을 조절하는 능력에도 영향을 끼친다. 입 안, 즉 구강 마이크로바이옴을 구성하는 박테리아에 불균형이 생기면 고혈압과 심장병이 생길 수 있다. 특정 박테리아가 과잉 증식해 있는 상태에서 붉은 고기를 섭취하면 몸에 트리메틸아민-N-옥시드TMAO라는 독성 물질이 많이 생성될 수 있다. 트리메틸아민-N-옥시드는 혈관 벽을 손상시키고 위험한 죽상경화성 플라크가 동맥에 침착되도록 만들어서 심근경색이나 뇌졸중 같은 치명적인 증상을 유발할 수 있다.

장 마이크로바이옴의 불균형은 파킨슨병과 알츠하이머병이 있는 사람들에게서도 관찰된다. 장에서 증식하는 유해한 박테리아가 뇌의 염증을 유발하는 신경독소를 생성시킬 수 있다는 증거가 많아지고 있다. 마이크로바이옴의 변화는 심각한 우울증, 조울증, 심지어 조현병에서도 관찰된다. 천식과 만성 폐쇄성 폐질환 환자들도 폐질환이 없는 사람들과는 마이크로바이옴의 박테리아 구성에서 차이가 나타난다.

장의 세균 불균형은 몸에 자가 면역 질환을 유발하는 항체가 생성되도록 만드는 비정상적인 단백질을 만들기도 한다. 건강에 이로운 박테리아의 감소는 다발성 경화증, 류마티스성 관절염, 셀리악병, 염증성 장질환에서도 관찰된다. 이런 증상들은 모두 마이크로바이옴의 이상과 관련이 있다. 지금 이 시대에 알려진 심각한 질병들 대다수는 마이크로바이옴이 정상적인 분포에서 벗어나 있는 상태라는 공통점이 있다. 역으로 해석하면 이로운 박테리아가 몸에 확실히 자리 잡는 것이야말로 건강의 필수 조건이라 하겠다. 반가운 소식은 특정 식품을 먹으면 좋은 박테리아를 늘리고 나쁜 박테리아를 줄여서, 건강을 지키는 마이크로바이옴의 박테리아 구성을 만들 수 있다는 사실이다.

몸에 이로운 박테리아가 들어 있는 식품

마이크로바이옴을 돕는 방법 중 하나는 직접 박테리아를 섭취하는 방법이다. 우리가 먹는 음식 중에는 몸에 이로운 박테리아로 발효해서 보존하는 식품들이 꽤 있다. 이런 발효식품은 보기만큼 그렇게 맛이 역겹지는 않다. 먹을 수 있는 유익한 박테리아를 이용해 식품을 보존하기 시작한 것은 고대 그리스, 로마, 중국, 인도 사회로 거슬러 올라간다. 오늘날에도 박테리아의 배양균은 흔히 먹는 여러 식품을 만드는 핵심 재료로 쓰인다. 발효식품을 먹으면 장 마이크로바이옴의 구성이 더 다양해져서 건강을 지키는 힘이 커진다. 유익한 박테리아를 이용해서 만든 식품들을 우선 몇 가지만 살펴보자.

사우어크라우트

사우어크라우트sauerkraut는 약간 시큼하고 톡 쏘는 맛이 나며, 전통적인 식사에서 곁들임 음식으로 많이 먹고, 양념이나 고명으로 쓰기도 한다. 미생물이 잔뜩 들어 있는 사우어크라우트는 양배추를 아주 얇게 채 썬 뒤에 젖산을 만드는 락토바실러스lactobacillus(젖산균)라는 박테리아로 발효시켜 만든다. 사우어크라우트 한 종지에는 박테리아가 많게는 5조 마리까지 들어 있다. 사우어크라우트는 본래 중국에서 먹던 음식으로, 상인들에 의해 동유럽과 서유럽에 전파된 이후 슬라브족과 독일의 전통 요리로 자리 잡았다. 잘게 채친 양배추를 소금에 절이면 공기 중의 락토바실러스가 내려앉아서 섞인다. 처음에는 여러 종류의 박테리아가 대량으로 서식하면서 사우어크라우트를 발효시킨다. 시간이 흐를수록 양배추 절임은 신맛이 점점 강해지며, 이런 변화에 따라 박테리아의 구성도 바뀌다가 결국 안정화되면 사우어크라우트가 완전히 숙성된다.

사우어크라우트와 건강의 관계를 연구한 연구들은 상당히 많다. 노스캐롤라이나 주립 대학교 연구팀은 사우어크라우트의 발효 과정에서 박테리아의 구성 변화를 조사했다. 연구에 따르면 처음에는 수많은 종류의 박테리아들이 서식했지만 결국에는 락토바실러스 플란타룸이 거의 대부분이었다. 이 중요한 장 박테리아는 시판중인 프로바이오틱스 건강 보조제에 흔히 들어 있다. 락토바실러스 플란타룸은 장 줄기세포에 의한 항염 작용 촉진을 비롯해 건강 개선에 여러 방면으로 도움을 준다고 알려져 있다.

채 썬 양배추를 발효시킨 박테리아들은 별개의 생리활성물질을 배출하기도 한다. 가령 식물의 발효 과정에서는 글루코시놀레이트glucosinolate라는 물질이 나온다. 그러면 박테리아의 효소가 이 물질을 이소티오시아네이트_{isothiocyanate}라는 더 작은 물질로 분해하는데, 이 최종 물질은 혈관신생을 억제하고 암세포를 직접 제거하는 효력이 있다. 핀란드의 천연자원연구소_{Natural Resources Institute} 연구원들은 생 양배추를 먹을 때보다 사우어크라우트를 먹을 때 이소티오시아네이트가 더 많이 생성된다는 주목할 만한 연구 결과를 내놓았다.

사우어크라우트에는 우리 몸을 보호하는 유익한 박테리아와 생리활성물질뿐만 아니라 미생물의 먹이가 되는 식이섬유도 풍부하다.

김치

한국 음식을 좋아하는 사람이라면 아마도 김치를 먹어본 적이 있을 것이다. 매운맛이 일품인 김치는 소금에 절인 배추, 무, 파, 고추, 마늘, 생강, 젓갈이라고 불리는 발효 해산물을 넣고 발효시켜서 만든다. 김치라는 이름의 어원은 '침채沈菜'로, 말 그대로 소금물에 담근 채소라는 뜻이다. 전통 방식으로는 김치를 담가서 장독에 넣은 뒤에 장독을 땅속에 묻어 발효시킨다. 김치 종류는 160가지 이상이며, 김치는 주로 밥을 먹을 때 반찬으로 곁들여 먹는다. 한국 음식점에는 어디든 김치가 나오고, 아시아 사람들이 운영하는 식료품점에 가면 김치를 구입할 수 있다.

김치는 본질적으로 프로바이오틱 식품이다. 김치를 먹으면 요구르트를 먹을 때와 마찬가지로 건강한 박테리아와 생리활성물질이 장에 도달한다. 김치를 발효 과정에 관여하는 박테리아들 대다수는 박테로이데테스, 퍼미큐티스, 락토바실러스 같이 건강한 사람의 마이크로바이옴에 주로 있는 종류와 똑같다. 한국의 세계김치연구소 연구원들은 렌티바킬루스 김치_{Lentibacillus kimchi}라는 새로운 유형의 박테리아를 발견하기도 했다. 이 박테리아는 비타민 K2(메나퀴논)를 생성한다. 6장에서 비타민 K2는 닭고기의 넓적다리 부위와 치즈에 주로 들어 있으며, 혈관신생을 억제하는 생리활성물질이라고 설명했다. 김치에 들어 있는 다른 박테리아 부산물 중에는 프로피온산도 있다. 프로피온산은 콜레스테롤을 낮추고, 염증을 줄이고, 동맥에 플라크가 축적되지 않도록 예방하고, 소화관의 건강에 도움을 주는 짧은사슬지방산의 일종이다. 김치 추출물은 대장암, 골종양, 간암, 백혈병 세포들을 죽이는 것으로 확인됐다. 또 김치에서 배양된 락토바실러스 플란타룸은 A형 인플루엔자의 감염을 막는 물질을 생성한다.

한국의 아주대학교 연구팀은 당뇨병 전증과 대사증후군이 있는 중년의 환자 21명을 대상으로 연구를 진행했다. 당뇨병 전증과 대사증후군은 복부비만, 높은 혈중 지질 수치, 고혈압, 고혈당이 한꺼번에 겹쳐서 심혈관 질환으로 발전할 가능성이 매우 높은 심각한 증상이다. 각 환자들은 혈당이 당뇨병으로 판정되는 엄격한 기준치보다는 낮았지만 정상보다는 높았다(피검사에서 공복 혈당 수치가 100~125mg/dl였다). 이 연구의 목적은 김치가 물질대사를 개선할 수 있는지, 안 익은 김치와 익은 김치 간에 차이가 있는지 확인하는 것이었다.

피험자들은 두 집단으로 나뉘었다. 실험이 진행되는 8주 동안 한 집단은 갓 담근 김치를 먹었고, 다른 집단은 숙성시킨 김치를 먹었다. 갓 담근 김치에는 락토바실러스가 1밀리리터당 1,500만 마리 있었던 데 비해 발효된 김치에는 6조 5,000만 마리, 즉 433배나 많았다. 실험 기간 동안 연구원들은 피험자들의 체지방 총량, 체지방 비율, 혈압을 재고, 피검사를 통해 염증 유무 여부와 혈당을 확인했다. 8주 뒤에 연구원들은 피험자들에게 이후 4주 동안 발효음식을 전혀 먹지 않도록 지시했다. 장 소화기관을 깨끗이 청소하기 위해서였다.

전반적으로, 미생물이 더 많이 든 발효된 김치는 갓 담근 김치보다 효과가 더 컸다. 안 익은 김치를 먹었을 때는 체지방이 3.9퍼센트 감소했지만, 발효된 김치를 먹었을 때는 6퍼센트, 즉 체지방이 1.6배나 더 많이 감소했다. 발효된 김치를 섭취한 집단은 체지방률도 2퍼센트가 감소했지만, 안 익은 김치를 먹은 집단은 눈에 띄는 변화가 없었다. 발효된 김치를 먹은 집단은 혈압도 상당히 낮아졌다.

또 연구원들은 구강 당부하검사를 실시해서 포도당이 몸에서 얼마나 효과적으로 분해되는지를 조사했다. 피험자들에게 젤리빈 42개에 해당하는 양의 당이 든 음료를 마시게 하고, 음료를 마시기 전과 마신 지 2시간이 지난 시점에 각각 혈당을 측정했다. 발효된 김치를 먹은 피험자들은 김치를 먹기 전에 비해서 당부하검사 결과가 33퍼센트 개선됐다. 즉 발효 김치를 먹은 집단이 안 익은 김치를 먹은 집단보다 개선 효과가 3.5퍼센트 더 높았다. 따라서 어떤 김치를 먹든 체지방, 혈압, 당 민감성을 감소시키는 데 도움이 되지만, 그 효과는 안 익은 김치보다 익은 김치가 더 컸다.

동국대학교에서 진행한 다른 연구는 BMI 지수가 25 이상인 비만 여성 24명을 대상으로 했다. 피험자들은 8주 동안 익은 김치 또는 안 익은 김치를 1.2컵씩 섭취하고, 비만 지표, 혈액 지표, 분변 마이크로바이옴에 대한 검사를 받았다. 아주대학교 연구에서와 비슷하게, 익은 김치를 먹은 집단은 체지방이 5퍼센트 감소하는 등 상당한 개선 효과가 있었다.

다만 주의할 점이 있다. 김치는 염분 함량이 높다. 고혈압이 있거나 위암 고위험군인 사람들은 김치를 먹을 때 주의해야 한다.

파오차이

파오차이$^{Pao\,cai}$는 중국의 전통 발효채소 음식으로, 중식 레스토랑에서 애피타이저로 많이 나온다. 파오차이는 한국의 김치와 비슷하게 양배추, 무, 겨자 줄기, 당근, 생강 등 몸에 좋은 야채를 절여서 만든다. 파오차이의 발효에 관여하는 박테리아는 건강한 사람의 마이크로바이옴에 서식하는 것과 동일한 박테리아 종류가 많다. 특히 퍼미쿠티스와 락토바실러스가 대다수를 차지한다. 중국 산시 사범대학교에서 진행한 연구에서는 파오차이가 최대 30종의 박테리아 종이 포함된 프로바이오틱 식품임이 확인됐다. 파오차이의 주재료인 양배추에는 식이섬유도 많아서, 파오차이 1종지에는 1일 섭취권장량의 9퍼센트에 해당하는 식이섬유가 들어 있다. 중국에서는 파오차이를 밥에 곁들여서 반찬으로도 흔히 먹는다.

치즈

마이크로바이옴의 건강을 고려할 때, 치즈는 장에 도움이 되는 식품이다. 치즈는 우유, 레닛^{rennet}이라는 효소, 종균 배양액으로 만든다. 종균 배양액은 여러 박테리아들로 구성되며, 그 구성은 치즈의 종류에 따라 달라진다. 이 박테리아들에서 젖산이 생성되는데, 젖산이 효소와 작용하면서 우유가 응유凝乳와 유장乳漿으로 바뀐다. 이후 여러 단계를 거치면 시중에서 판매되는 전통 치즈 고유의 맛과 질감이 생긴다.

치즈는 종류별로 고유의 마이크로바이옴이 있다. 마이크로바이옴은 어떤 종균 배양액을 사용하는가의 결과로, 치즈가 어디에서 만들어지고 어떤 환경에서(예를 들면 치즈 숙성실) 숙성되는가에 따라 정해진다. 치즈가 숙성되는 몇 주, 몇 달, 몇 년 동안 박테리아, 곰팡이, 이스트 등의 미생물들이 서식하고 증식하면서 고유의 '치즈 마이크로바이옴' 향미를 만든다. 치즈를 먹으면 박테리아와 박테리아에서 생성된 물질을 모두 먹게 되는데, 양쪽 모두 우리 건강에 이로운 영향을 준다.

파르미지아노 레지아노 치즈는 이탈리아 파르마에서 유래한 전통적인 경성 치즈로, 커다란 원판 모양이며, 제조 후 1~2년의 숙성과정을 거쳐서 소비자에게 판매된다. 치즈 제조 과정의 처음 몇 달 동안에는 다양한 박테리아가 치즈에 서식하지만, 치즈가 숙성되면서 산도가 변하기 때문에 치즈가 상품으로 완전히 모습을 갖출 때 즈음이면 많은 박테리아들이 종적을 감춘다. 끝까지 남는 박테리아들 중 대표적인 것이 락토바실러스 카제이와 락토바실러스 람노서스다. 두 가지 모두 위장염, 당뇨병, 암, 비만, 심지어 산후우울증을 억제하는 이로운 작용을 하는 것으로 관찰됐다. 파르미지아노 레지아노 치즈는 프로바이오틱 박테리아를 섭취할 수 있는 중요한 자연식품이다.

소젖으로 만드는 고다치즈 역시 프로바이오틱 성분에 관한 연구가 활발히 이루어지는 치즈 중 하나다. 6장에서 고다치즈에는 혈관신생을 억제하는 비타민 K2가 들어 있다고 설명했던 것을 기억할 것이다. 그뿐 아니라 고다치즈에는 락토바실러스 플랜타럼, 락토바실러스 카제이를 포함한 20종류가 넘는 박테리아 종이 있으며, 박테리아의 구성은 치즈가 숙성되면서 점차 바뀐다. 유럽의 고다치즈는 생우유로 만들지만 미국에서는 저온 살균한 우유로 만든다. 벨기에의 겐트대학교와 농수산 연구소 연구원들은 생우유로 만든 고다치즈는 살균 처리한 우유로 만든 치즈보다 박테리아 종류가 더 다양한 유익한 특성을 띤다고 밝혔다. 생우유로 만든 치즈는 미국에서 높은 평가를 받지만, 미국 식품의약국은 모든 유제품은 살균 처리된 상태로 최종 포장되어야 한다는 의무 규정을 두고 있다. 이런 연방 보호규정은 1949년에 생우유 치즈와 관련된 병이 발생한 뒤로 식품 안전을 위해 제정되었으며, 1987년에는 모든 생우유 제품의 판매를 금지했다. 60일 이상 된 치즈 몇 가지는 이 규정에서 예외 적용될지 모르지만, 이런 규정이 있다는 것은 미국에서 판매되는 모든 치즈는 유럽에서 판매되는 치즈처럼 완전한 종류와 구성의 마이크로바이옴을 가질 수 없다는 뜻이다.

카망베르는 프리바이오틱스의 역할도 해서, 치즈를 만드는 종균 배양액에 들어 있지 않은 장의 박테리아 수치에도 영향을 준다. 프랑스 국립농업연구원의 임상실험에 따르면 카망베르치즈를 먹는 사람들은 엔트로코커스 페시움enterococcus faecium이라는 장 박테리아의 수가 증가했다. 이 박테리아는 치즈에 들어 있지 않지만, 원래부터 장에 서식하던 이 박테리아에 치즈가 영양을 공급해서 성장을 돕는 것이다.

그렇다면 치즈는 고유의 마이크로바이옴으로 사람의 장 마이크로바이옴에 프리바이오틱스(미생물의 먹이로서)로도, 프로바이오틱스(몸에 유익한 미생물로서)로도 영향을 준다. 치즈에 든 박테리아는 소화효소 속에서도 살아남는다. 치즈 박테리아는 소화관을 처음부터 끝까지 통과한다. 실제로 치즈를 먹은 사람의 분변에서는 치즈 박테리아가 검출된다. 염분과 포화지방을 생각해서 적정량만 섭취하도록 주의해야 한다는 점만 잊지 않는다면, 치즈는 다른 많은 유익한 기능뿐 아니라 우리 몸의 마이크로바이옴에 도움을 주는 역할로도 유익한 식품이다.

요구르트

요구르트는 우유를 데웠다가 식힌 뒤에 박테리아와 섞어서 발효시켜 만든다. 요구르트는 탄생한 지 5,000년 이상 된 식품으로, 고대 그리스의 문헌에 요구르트의 효능에 관한 내용이 있을 정도다. 천연 요구르트는 어쩌다가 우유에 균이 들어갔는데, 그것이 먹을 수 있는 식품이라는 사실이 나중에 밝혀지면서 탄생하게 됐다. 하지만 그 안에 들어 있는 박테리아인 락토바실러스의 존재는 불가리아의 의대생이 요구르트의 미생물학을 연구하는 과정에서 발견되었다. 노벨상 수상자인 일랴 메치니코프는 불가리아 농민들이 장수한다는 사실에 주목하고, 그들이 장수할 수 있었던 건 그들이 주식으로 먹었던 요구르트 덕분임을 알아냈다. 오늘날 플레인 요구르트라고 흔히 불리는 당을 첨가하지 않은 요구르트는 건강식으로 알려져 있는데, 그 이유는 박테리아가 많이 들어 있기 때문일 것이다.

오하이오의 영스타운 주립대학교 연구원들은 건강한 지원자 6명을 대상으로 실험을 진행했다. 피험자들은 42일 동안 매일 요구르트 1컵씩을(유럽과 오스트레일리아에서 요구르트를 즐겨 먹는 사람들이 흔히 먹는 정도의 분량이다) 섭취했다. 요구르트는 실험이 진행되는 6주 동안 2~4일마다 지급됐다. 1회분에는 박테리아가 약 1조 마리 들어 있었다. 피험자들은 7일에 한 번씩 총 7차례에 걸쳐 각자 분변을 받아서 검사용 시료로 제출했다. 분석 결과 건강에 유익한 락토바실러스 종의 여러 박테리아들이 전반적으로 증가했다. 체내 박테리아의 변화는 개인별로 차이가 컸다(다른 어떤 연구에서는 요구르트를 먹은 뒤에 나타나는 마이크로바이옴의 반응에서 여성과 남성 간에 차이가 있는 사실이 밝혀지기도 했다). 그런데 차이는 있었지만 모든 피험자들에게서 락토바실러스 루테리, 락토바실러스 카제이, 락토바실러스 람노서스가 증가했는데, 이는 요구르트 섭취가 장 마이크로바이옴에 영향을 줄 수 있음을 보여주는 증거다.

요구르트에 관한 큰 규모의 연구는 스페인에서 지중해식 식단에 관한 예방 연구의 일환으로 시행됐다. 연구원들은 7,168명의 요구르트 섭취량과 리그난 섭취량을 조사했다. 리그난은 식물에 들어 있는 폴리페놀로, 장 박테리아에 의해 생리활성물질인 엔테로디올enterodiol과 엔테로락톤enterolacton으로 분해되며, 이 물질들은 심장병 위험을 낮추는 작용을 한다. 연구 대상자들의 경우 리그난의 공급원이 되는 주요 식품은 올리브오일, 밀로 만든 식품들, 토마토, 적포도주, 아스파라거스였다.

연구 결과 리그난을 가장 많이 먹은 사람들은 혈당이 낮았으며, 리그난과 요구르트를 모두 많이 먹은 사람들은 몸에 나쁜 LDL콜레스테롤을 포함한 전체적인 혈중 콜레스테롤 수치가 낮았다. 요구르트에 들어 있는 락토바실러스는 몸에서 콜레스테롤이 더 많이 제거되도록 만드는 효능이 있다. 동시에 요구르트는 몸에 이로운 박테리아를 몸에 공급하는 효과가 있다. 따라서 리그난이 많이 든 식물성 식품과 요구르트를 함께 섭취하면 심혈관 질환을 예방하고 혈당을 더 잘 관리할 수 있다.

발효빵

빵은 범세계적인 식품이다. 농업이 태동하기도 훨씬 전인 1만 4,000년 전부터 초기 인류가 빵을 구워먹기 시작했다는 사실을 고고학자들이 발견하면서 빵이야말로 진정한 '고대'의 음식임이 확인됐다. 밀가루와 물만 있으면, 이스트나 박테리아로 발효시켜 빵 반죽을 만들어 굽고, 찌고, 튀길 수 있다. 전통적인 발효빵은 락토바실러스 박테리아가 들어 있는 발효균으로 만든다. 락토바실러스가 젖산을 생성하기 때문에 발효빵은 특유의 시큼한 맛이 난다. 전통적으로 발효빵을 만드는 데 쓰는 발효균과 종균은 덜어내기slopping라고 불리는 과정을 통해서 세대에서 세대로 전수됐다. 이는 박테리아가 든 빵 반죽을 조금 덜어내서 다음번에 빵 반죽을 만들 때 사용하기 위해 보관하는 것이다.

발효빵에 든 박테리아 중 하나인 락토바실러스 루테리는 건강에 대단한 효능이 있다. 이 박테리아는 면역력을 높이고 종양의 발달을 억제하는 것으로 알려졌다. 또 체중 증가를 억제하고 상처 치유 속도를 높인다. 그리고 뇌에서 호르몬인 옥시토신의 분비를 촉진해서 장-뇌 축을 활성화한다.

캐나다 앨버타 대학교 연구팀은 중국 화중 농업대학교와 후베이 기술대학교와 공동으로 시중에 판매되는 발효균에 들어 있는 락토바실러스 루테리에 관해 연구했다. 이들은 발효빵 발효균에 든 락토바실러스 루테리의 변종은 1970년에 한 제빵사가 사용한 이후 계속 전해져 내려오면서 빵 반죽 내에서 서식하며 진화해 왔다는 사실을 발견했다. 락토바실러스 루테리의 변종들은 새롭게 마련한 터전을 지배하기 위해 주위에 있는 유해한 박테리아를 죽이는 루테리사이클린reutericy-clin이라는 천연 항생물질을 만드는 능력을 키웠다. 빵을 구울 때 오븐의 온도가 높기 때문에 박테리아들이 생존하지 못하지만, MIT 연구팀의 실험에서 락토바실러스 루테리의 경우에는 살아있지 않더라도 몸에 이로운 효과는 여전히 남는다는 사실이 확인됐다. 연구팀이 락토바실러스 루테리를 완전히 분쇄했을 때, 죽은 박테리아의 잔흔은 살아있는 박테리아와 똑같은 이로운 효과를 냈다. 이는 대단히 놀라운 사실이었다. 그때까지는 장 박테리아가 살아있어야만 건강에 이로운 효능이 있다고 믿어왔기 때문이다. 그래서 발효빵에 들어 있는 락토바실러스 루테리가 빵을 굽는 과정에서 사멸하더라도 완성된 빵에는 박테리아의 잔해가 남아 있어서 빵을 먹을 때 건강에 이로운 효과가 그대로 전달될 수 있다.

마이크로바이옴에 좋은 영향을 끼치는 식품

앞에서 설명했던 것과 같은 프로바이오틱 식품을 먹으면 건강에 이로운 박테리아를 몸에 들일 수 있다. 그런데 살아 있는 배양균이 들어 있지 않은 식품들도 박테리아가 번성하기 유리한 조건을 만듦으로써 마이크로바이옴에 좋은 영향을 끼칠 수 있다. 몇 가지 특정 식품에 이런 효과가 있다는 사실이 연구를 통해 밝혀졌는데, 그에 관해 자세히 알아보기 전에 우선 몸에 유익한 박테리아가 생존하기에 이로운 환경을 만드는 기본적인 음식 섭취 원칙을 알아둘 필요가 있다.

마이크로바이옴을 소중히 돌보기

장 마이크로바이옴을 돌보는 방법은 세 가지 경험 법칙에 따른다. '자연식품을 통해 식이섬유를 충분히 섭취한다. 동물성 단백질은 덜 먹는다. 신선한 자연식품을 더 많이 먹고, 가공식품은 덜 먹는다.' 이 법칙이 우리 삶에 중요한 이유를 지금부터 관련 자료와 함께 설명하려고 한다.

원칙 1: 자연식품을 통해 식이섬유를 충분히 섭취한다. 식이섬유는 가공하지 않은 천연 식물성 식품에 들어 있으며, 마이크로바이옴을 건강하게 유지시킨다. 30만 년 전에 호모사피엔스가 출현한 이래로 섬유질은 인간의 건강을 유지시키는 핵심 요소였다. 고대인들은 원시 곡물, 견과, 콩류, 과일 같은 섬유질이 풍부한 식량을 채집해서 먹었다. 동물성 단백질은 어쩌다 한 번씩만 섭취할 뿐이었다. 게다가 박테리아가 잔뜩 든 흙과 식물에서 먹을 것을 손으로 따서 먹었으므로 원시 조상들이 먹었던 음식에는 섬유질뿐만 아니라 미생물이 잔뜩 들어 있었다. 섬유질과 박테리아를 다량 섭취하는 이런 식생활이 인체를 생존에 적합하게 진화시켰다. 고도의 가공처리를 거친 오늘날의 가공식품은 20세기 중반이 되어서야 등장했다. 그 말은 산업화된 식품을 먹는 현대적 식생활의 역사는 인류 전 역사의 0.02퍼센트밖에 안 되며, 인체의 영양학적 기능을 고려할 때 상대적으로 익숙하지 않은 식생활 양식이라는 의미다.

원칙 2: 동물성 단백질은 덜 먹는다. 고기를 먹는 것은 마이크로바이옴에 부담을 준다. 기원전 1만 년경 최초의 농업혁명이 일어나면서 인류는 힘든 수렵채집에서 벗어나 경작한 작물에 의존하게 됐다. 경작을 하면 훨씬 더 많은 식량을 얻을 수 있었다. 그런 변화가 나타났더라도 사람들은 여전히 채식 위주로 먹었다. 당시 가축은 지역적으로 일부에서만 식량으로 쓰였다. 그런데 18세기에 이르면 농업의 발달로 작물과 가축을 관리하는 기술이 발전하고 구할 수 있는 식품이 훨씬 많아지고, 곡식과 채소, 육류 모두 풍부해졌다. 20세기 후반에는 농업 환경의 변화로 식품 공급이 지역적인 범위에서 전 세계적인 범위로 확대됐다. 그러면서 인류의 식생활은 동물성 단백질을 많이 섭취하고 마이크로바이옴에 필요한 식이섬유는 덜 섭취하는 형태로 바뀌었다. 섬유질 섭취량이 줄면서 장 박테리아의 생태계가 나빠지고, 염증 발생을 막아주는 짧은사슬지방산 생성이 줄었다. 또 동물성 단백질을 더 많이 먹으면서 박테리아들의 습성이 장에서 염증을 더 많이 만드는 쪽으로 바뀌었다.

원칙 3 : 신선한 자연식품을 더 많이 먹고, 가공식품은 덜 먹는다. 육류 섭취 증가와 더불어 화학적 가공처리를 거친 식품들이 식품 업계에 쏟아졌다. 가공식품에는 합성 식품첨가제, 보존료, 향료 등이 들어 있다. 산업화로 인해 식품의 값이 싸지고, 종류와 양이 더 많아지고, 오래 보관할 수 있게 되었으며, 인위적으로 사람들이 좋아하는 향미와 식감을 내고, 널리 광고를 하게 되면서 전통적인 신선식품들보다 훨씬 더 맛있어 보이고 먹고 싶은 음식이 됐다. 동시에 위생 환경, 식품 업계 규제, 공공보건 정책이 시행되면서 사람들이 환경적으로 박테리아에 노출될 기회가 훨씬 줄어들었다. 살균처리와 위생상태 개선으로 사람들이 병원균에 노출될 기회가 줄었지만 건강에 도움이 되는 세균에 노출될 기회도 함께 줄어들었다. 현대 산업화 사회의 식생활 패턴은 인간과 마이크로바이옴 그리고 우리 건강의 관계를 바꾸어 놓았다.

이런 경험 법칙을 뒷받침하는 과학적 증거들을 살펴보자. 이탈리아 피렌체대학교 연구팀은 2000년대 후반에 이런 원칙들의 중요성을 보여주는 대단히 의미심장한 연구를 진행했다. 이들은 특히 서아프리카 부르키나파소의 시골 마을과 이탈리아 피렌체 도시 지역에서 자란 아이들의 식습관과 마이크로바이옴을 자세히 조사하고 대조했다. 부르키나파소 사람들은 시골의 농경사회에서 산다. 이들은 곡물류, 콩류, 채소를 위주로 하는 저지방식을 주로 먹는다. 육류는 아주 드물게 섭취한다. 반면 피렌체에 사는 사람들은 산업화된 도회지 사람들이 흔히 먹는 방식대로 식사한다. 농경사회인 브루키나파소의 식단은 지방과 동물성 단백질의 비율이 낮지만, 유럽의 식단은 지방과 동물성 단백질의 비율 모두 높다.

연구팀은 이 두 지역에 거주하는 아동들의 분변 시료를 아침에 공복 상태에서 채취했다. 예상되다시피 브루키나파소의 아이들은 식이섬유 섭취량이 피렌체의 아이들보다 1.8배 더 많았다. 분변의 마이크로바이옴을 분석한 결과 두 집단 모두 박테리아의 90퍼센트가 액티노박테리아actinobacteria(방선균), 박테로이드, 퍼미큐티스, 프로테오박테리아의 네 가지 주요 문^門에 속했다. 아프리카 아이들은 식물성 식품을 분해하는 박테로이드가 피렌체 아이들보다 2.5배나 더 많았다.

아울러 분변에 짧은사슬지방산SCFA이 얼마나 많이 생성되어 있는지도 조사됐다. 인체에 유익한 짧은사슬지방산은 박테리아가 식물성 섬유소를 소화하면서 생기는 부산물이다. 3장에서 장 박테리아가 만들어 내는 유용한 대사산물인 짧은사슬지방산은 프로피온산염, 부티르산염(낙산염), 아세트산염의 세 가지 종류가 있다고 설명했다. 이 물질들은 염증을 줄이고, 면역력을 높이고, 혈관신생을 억제하고, 줄기세포를 보조하고, 인슐린 감수성을 높여서 장을 보호하고 전반적인 건강을 증진한다. 브루키나파소의 아이들은 식이섬유 섭취량과 관련이 있는 짧은사슬지방산 수치도 유럽 아이들보다 3배가 높았다. 브루키나파소 아이들은 유럽 아이들보다 분변 박테리아의 구성도 훨씬 다양했다. 알다시피 마이크로바이옴의 다양성은 몸의 건강을 나타내는 중요한 특징 중 하나다. 식물성, 저지방 음식을 먹는 식습관은 마이크로바이옴이 더 다양하고 건강해지고, 몸을 보호하는 짧은사슬지방산의 수치가 높아지는 결과와 관련이 있다.

대부분의 선진국에서 소비하는 오늘날의 산업화된 식품은 인간의 마이크로바이옴을 건강하지 못한 쪽으로 거침없이 몰아갔다. 마이크로바이옴은 면역체계에 영향을 준다. 실제로 최근 의료계에서는 음식 알레르기, 비만, 당뇨, 그 밖의 만성질환이 성인들뿐 아니라 아동들에게서도 증가하는 상황이 마이크로바이옴과 관련된 것이라는 우려할 만한 사실이 확인되고 있다. 게다가 앞에서 설명한 연구는 현대 사회에서 가장 건강한 식단 중 하나로 꼽히는 지중해식 식단의 본고장인 이탈리아 아이들을 대상으로 했다는 사실을 잊지 말아야 한다. 건강에 덜 좋은 서구식 식단의 영향은 어떨지 상상이 갈 것이다.

가공하지 않은 자연식품을 위주로 섬유질은 많이, 동물성 단백질은 적게 먹는 것이 마이크로바이옴을 건강하게 지키는 데 대단히 중요하다는 사실을 이해했으니, 이제는 마이크로바이옴의 건강에 도움이 되는 식품들을 구체적으로 살펴보도록 하자.

마이크로바이옴에 유익한 식품

펌퍼니클^{pumpernickel}(통호밀빵)

박테리아 자체보다 마이크로바이옴의 유익한 효과가 더 많은 빵 중 하나가 펌퍼니클이다. 유럽의 중북부에서 유래한 이 빵은 기본적으로 발효빵을 만드는 발효균과 통호밀가루로 만든다. 호밀은 식이섬유, 폴리페놀, 리그난이 들어 있는 종류의 곡물로, 이런 생리활성물질과 프리바이오틱 성분이 있어서 마이크로바이옴뿐 아니라 물질대사에도 이로운 영향을 준다.

프랑스의 조셉푸리에대학교, 그르노블대학교, 오베르뉴대학교, 이탈리아의 파르마대학교, 스페인의 알메리아대학교 연구원들로 구성된 공동 연구팀은 통호밀 섭취가 마이크로바이옴에 끼치는 영향을 조사했다. 연구팀은 건강한 실험쥐에게 통호밀 또는 정제한 호밀을 12주 동안 먹이고, 마이크로바이옴의 변화를 관찰했다. 실험 결과 통호밀을 먹은 쥐들은 장 내벽을 손상시키는 독소인 황화수소를 생성하는 디설포비브리오과^科 박테리아 수가 60퍼센트 줄어들었다. 장 내벽이 독소로 인해 이렇게 손상되면, 음식 분자가 장 밖으로 더 쉽게 유출되면서 염증을 유발한다. 그렇게 되면 알레르기 반응이나 자가 면역 반응을 일으킬 수도 있다. 이것이 바로 '장 누수^{leaky gut}'로 널리 알려진 증상이다. 펌퍼니클의 통호밀은 장에서 독성 물질을 만드는 박테리아의 수를 줄여서, 장과 몸 전체적인 건강을 지키는 효과가 있다.

키위

본래 이름이 키위프루트^{kiwifruit}이며, 일반적으로 키위 혹은 참다래

255

로 불린다. 이 과일은 중국이 원산지인 대형 베리류로, 예전에는 야생에서 채취해 약재로 주로 썼다. 그러던 것이 이제는 전 세계 어디든 시장에서 흔히 볼 수 있는 과일이 됐다. 키위는 달걀 크기이며, 초록색 과육 안쪽에는 작은 검은 씨가 들어 있고, 겉은 보송보송한 털이 있는 갈색 껍질로 덮여 있다. 한때 중국 구스베리라고도 불렸던 이 과일은 1904년에 뉴질랜드로 들어왔고, 나중에 그곳에서 재배되기 시작했다. 1959년에는 최초로 미국에 수출되었고, 뉴질랜드의 아이콘인 갈색 털로 뒤덮인 날지 못하는 새(키위새)의 이름을 딴 '키위프루트'라는 품명으로 불렸다.

싱가포르 국립대학교 연구팀은 장 마이크로바이옴에 키위가 어떤 역할을 하는지 조사했다. 이들은 6명의 여성들에게 하루에 키위를 2개씩 4일 동안(총 8개) 먹게 하고, 분변 검사를 통해 마이크로바이옴의 변화를 관찰했다. 변화는 재빨리 나타났다. 키위를 먹은 지 24시간도 지나기 전에 락토바실러스가 35퍼센트 증가했다. 비피도박테리아는 피험자 대다수(83퍼센트)에서 4일에 걸쳐 점진적으로 17퍼센트가 증가했다. 락토바실러스와 비피도박테리아는 체내 염증을 줄이는 짧은사슬지방산을 생성하는 유익한 박테리아로 알려져 있다. 짧은사슬지방산은 장의 내벽을 보존해서 소화된 음식물이 장 밖으로 유출되지 않게 막으며, 포도당과 지방질의 물질대사를 증진한다. 그러므로 키위를 먹으면 장에 유익한 장 박테리아가 서식하도록 유도하고 염증을 줄이는 효과를 기대할 수 있다.

배추속 식물

건강에 좋다는 사실이 널리 알려진 배추속 식물에는 브로콜리, 콜리플라워, 청경채, 양배추, 케일, 루타바가rutabaga, 순무, 아루굴라(루콜라, 로켓으로도 불림-옮긴이) 등이 있다. 6장에서 알아보았듯이 이런 식물에는 혈관신생을 억제하는 생리활성물질이 들어 있다. 그뿐 아니라 장의 유해한 박테리아를 줄이는 방향으로 마이크로바이옴을 조절하는 역할도 한다.

영국 노리치에 있는 식품연구원 연구팀은 건강한 30대 참가자 10명에게 2주 동안 배추속 식물(브로콜리, 콜리플라워)을 먹게 하고, 장 마이크로바이옴에 어떤 변화가 나타나는지를 관찰했다. 피험자들 중에 한쪽 집단은 배추속 식물(브로콜리, 콜리플라워, 브로콜리 고구마 수프)을 매일 1컵씩 먹었고, 다른 집단은 그것의 10퍼센트(10분의 1컵)를 먹었다. 실험 기간 종료 뒤 피험자들의 분변 시료를 조사한 결과, 배추속 식물 섭취량이 높았던 집단은 독성 물질을 생성하는 박테리아 수가 35퍼센트 감소했다. 황화수소는 장 내벽을 손상시키는 독성 물질로, 염증성 장질환 환자들의 분변에서 다량 검출되는 성분이다. 따라서 배추속 식물도 호밀빵과 마찬가지로 황화수소를 만드는 해로운 박테리아를 줄임으로써 대장염과 장 염증을 방지하는 데 도움을 준다고 볼 수 있다.

죽순

대나무는 판다의 먹이로 널리 알려져 있다. 그런데 대나무의 어린 싹인 죽순은 식이섬유와 생리활성물질이 엄청나게 풍부한 인기 있는 식재료로 아시아 전역에서 널리 쓰인다. 특히 중국, 일본, 한국을 비롯한 동남아시아 지역에서는 죽순을 익혀서, 통조림으로 만들어서 혹은 말려서 여러 요리에 다양하게 사용한다. 서구의 국가들에서는 샐러드 바에 진열된 음식에 토핑으로 얇게 저민 대나무를 올려놓은 것을 가끔씩 볼 수 있다.

중국과학원에서 진행한 한 연구에서는 죽순을 섭취하는 것이 장 마이크로바이옴과 비만에 어떤 영향을 주는지를 조사했다. 연구원들은 실험쥐에게 저지방 식단 또는 고지방 식단으로 밥을 먹였다. 그리고 사람이 죽순 3분의 1컵을 먹는 것에 상응하는 양의 대나무 섬유질을 쥐의 먹이에 섞어서 6주 동안 먹인 뒤에 쥐의 몸무게, 포도당 내성, 지방조직, 마이크로바이옴을 조사했는데, 확인 결과 대단히 큰 영향이 있었다.

고지방 식단으로 먹이를 먹은 쥐들은 대나무 섬유질 먹은 결과 체중 증가량이 무려 47퍼센트나 줄어들었다. 대나무 섬유질을 먹은 쥐들은 복부, 골반, 피하의 지방조직 생성이 30~50퍼센트 줄었다. 또 마이크로바이옴에서는 박테리아의 다양성이 45퍼센트 증가했다. 앞에서 이야기했듯이 박테리아의 다양성은 건강에 유익한 요인이다. 마이크로바이옴에서는 대나무 섬유질을 먹은 뒤에 급격한 변화가 나타났다. 가령 건강한 장 마이크로바이옴에서 핵심적인 역할을 하는 박테리아 중 하나인 박테로이데테스는 300퍼센트 증가했다. 또 흥미롭게도 죽순을 먹으면 아커만시아속屬의 박테리아들이 감소했다. 이 결과가 사람이 아닌 쥐 실험을 통해 얻은 것이기는 해도 면역 치료를 받고 있는 암환자들, 그중에서도 특히 아테졸리주맙atezolizumab, 아벨루맙avelumab, 더발루맙durvalumab, 니볼루맙nivolumab, 펨브롤리주맙pembrolizumab 같은 표적 항암제를 사용하고 있는 환자들 중에 아커만시아속 박테리아가 줄어드는 현상이 나타났다면 죽순을 먹지 않는 편이 이롭다.

알아두면 좋을 한 가지 사실은 나무에서 갓 수확한 생 죽순에는 시안화물(청산가리) 계통의 독이 소량 들어 있다는 점이다. 이 독소는 끓는 물에 10~15분간 익히면 대부분 제거된다. 그러니 숲을 돌아다니다가 생 죽순을 찾아서 바로 먹지 않도록 주의한다.

다크초콜릿

초콜릿의 원료인 카카오에는 혈관신생을 억제하고 줄기세포를 활성화하는 효능만 있는 것이 아니라 장 마이크로바이옴에 이로운 영향을 주는 효능도 있다. 루이지애나 주립 대학교 연구팀은 카카오에 들어 있는 섬유질이 비피도박테리아와 락토바실러스 같은 건강한 장 박테리아의 먹이가 된다는 사실을 발견했다. 이 박테리아들은 섬유질을 먹고 몸에 유익한 짧은사슬지방산인 아세트산염, 프로피온산염, 부티르산염을 생성하는데, 설명했듯이 짧은사슬지방산은 항염 작용을 하고, 포도당과 지방질의 물질대사를 증진한다.

3장에서 음식 외에도 스트레스처럼 생활 방식과 관련된 요인들이 장 마이크로바이옴에 영향을 끼친다고 설명했었다. 네덜란드 응용과학연구기구 연구원들은 초콜릿을 먹는 것이 마이크로바이옴의 스트레스와 관련된 영향을 완화하는 데 도움이 되는지 알아보는 연구를 계획했다. 이들은 18세에서 35세 사이의 건강한 지원자 30명을 모집해서 사전 설문을 통해 스스로 스트레스 수준을 평가하게 하고, 평가 결과에 따라 피험자들을 불안을 많이 느끼는 집단과 적게 느끼는 집단으로 나눴다. 연구원들은 실험을 시작하면서 혈액 검사와 소변 검사를 통해 두 집단의 스트레스 관련 지표를 측정했다. 그리고 시중에 판매 중인 다크초콜릿 중에 카카오 함량이 74퍼센트인 제품을 한 가지 선택해서 피험자들에게 매일 40그램씩(중간 정도 크기의 초콜릿바에 해당하는 양이다) 2주 동안 먹게 했다. 그러면서 혈액과 소변 검사를 통해 스트레스 지표를 확인했다.

불안을 많이 느끼는 집단의 피험자들은 소변 검사에서 스트레스의 수준을 드러내는 지표인 코르티솔과 아드레날린이 감소했으며, 생체지표이자 장 박테리아의 대사산물인 p-크레솔과 히퓨레이트도 감소했다. 불안을 많이 느끼는 집단의 생체지표가 다크초콜릿 섭취 후 불안을 적게 느끼는 집단 수준으로 낮아진 것이다. 이 연구는 스트레스가 있는 사람들이 단 2주 동안 다크초콜릿을 먹는 것만으로도 장 박테리아에 변화가 생기고 생체 스트레스 지수를 낮출 수 있다는 사실을 증명했다.

초콜릿 섭취로 영향을 받는 특정 박테리아를 연구하기 위해 영국의 레딩대학교 연구원들은 30대의 건강한 지원자들 22명을 모집해서 코코아의 성분인 플라바놀 함량이 높은 음료 또는 낮은 음료를 4주 동안 마시게 했다. 플라바놀 함량이 높은 음료는 플라바놀 성분을 강화한 코코아비아CocoaVia라는 코코아 가루 제품으로 만들었다. 연구원들은 피험자들의 혈액 검사와 소변 검사를 4주간의 실험 전후로 실시해서 플라바놀 함량이 높은 음료에 해로운 박테리아에 대비한 유익한 박테리아의 비율을 놀라울 정도로 높이는 효과가 있음을 확인했다. 유익한 박테리아인 락토바실러스는 17.5배, 비피도박테리아는 3.6배가 증가했으며, 괴저를 유발하는 원인으로 잘 알려진 클로스트리듐 히스톨리티쿰clostridium histolyticum이라는 해로운 박테리아는 2배 감소했다. 이 모든 연구들은 카카오가 몸에 좋은 박테리아를 늘리고 나쁜 박테리아를 억제할 수 있으며, 만성 스트레스로 인한 마이크로바이옴의 불균형에도 도움이 될 수 있다는 증거가 된다.

호두

호두는 오메가-3 지방산과 식이섬유의 훌륭한 공급원이다. 호두를 먹으면 심혈관 질환에서 암까지 많은 병에 걸릴 위험을 낮출 수 있다. 그뿐 아니라 호두의 효능은 마이크로바이옴에도 영향을 끼친다. 뮌헨 대학교 연구원들은 50세 이상 건강한 남녀 135명을 두 집단으로 나누어서, 한 집단은 호두가 풍부하게 든 식단으로(매일 반쪽짜리 호두 21개에 해당하는 양을 섭취), 다른 집단은 호두가 전혀 포함되지 않은 식단으로 8주간 식사를 하게 했다. 실험 전후에 피험자들의 분변을 채취해 비교한 결과, 호두를 먹은 사람들은 유익한 박테리아인 비피도박테리아와 퍼미큐티스가 상당히 많이 증가했다. 이 박테리아들은 항염 작용을 하는 짧은사슬지방산(부티르산염, 프로피온산염, 아세트산염)을 생성한다. 동시에 호두를 먹은 사람들은 해로운 박테리아인 클로스트리듐의 수가 줄어들었다. 일리노이대학교 어바나-샴페인 캠퍼스의 연구에서도 호두 섭취에 따른 효과가 확인됐다. 앞의 연구와 비슷한 개수의 호두를 3주간 매일 먹었던 사람들은 부티르산염을 만들어 내는 퍼미큐티스 박테리아가 60~90퍼센트 증가했다. 이렇듯 호두를 먹으면 유익한 박테리아와 해로운 박테리아의 균형을 최적화하는 쪽으로 마이크로바이옴을 변화시킬 수 있다.

콩

콩에는 섬유질이 듬뿍 들어 있어서 장 박테리아에 이롭다. 캐나다 온타리오의 궬프대학교와 캐나다 농업 및 농식품부에서는 흰 강낭콩과 검정콩이 장 마이크로바이옴에 끼치는 영향을 조사했다. 연구원들은 실험쥐들에게 3주 동안 기본적인 먹이를 주거나 아니면 익힌 흰 강낭콩 또는 검정콩으로 만든 먹이를 주었다. 먹이로 제공된 콩은 인간으로 따지면 하루에 흰 강낭콩 1.6컵 또는 검정콩 1.2컵에 해당하는 양이었다. 3주가 지난 뒤 각 집단을 비교한 결과, 콩을 먹은 쥐들은 건강에 유익한 짧은사슬지방산을 만들어 내는 프리보텔라 prevotella라는 박테리아가 71배 증가했다. 또 식물 세포를 분해해서 마찬가지로 짧은사슬지방산을 생성하는 루미노코커스 ruminococcus라는 박테리아도 2.3배 증가했다.

또 연구원들은 장에 서식하는 박테리아와 밀접한 관련이 있는 장 내벽의 점액층과 장 벽의 기능에 콩이 어떤 영향을 끼치는지도 관찰했다. 장의 벽에 점액층이 두터울수록 장 벽이 튼튼해져서 염증을 유발하는 물질이 장 밖으로 새어 나가지 않게 보호할 수 있다. 콩을 먹은 쥐들은 장 벽을 보호하는 점액층을 없애는 해로운 박테리아가 81퍼센트 줄어들었다. 콩을 먹은 쥐들의 장을 해부해 관찰한 결과, 상부 결장에 점액을 분비하는 세포가 흰 강낭콩을 먹은 쥐들은 60퍼센트, 검정콩을 먹은 쥐들은 120퍼센트 증가한 상태였다. 또 검정콩을 먹은 쥐들은 하부 결장의 점액 세포 수가 57퍼센트 증가했다. 이 연구로 흰 강낭콩과 검정콩이 장의 건강에 어떻게 도움이 되는지가 증명됐다. 병아리콩, 렌틸콩, 완두콩도 모두 콩과 식물들로, 이와 비슷한 효능을 기대할 수 있다.

버섯

버섯은 박테리아가 풍부한 흙에서 자라며, 치즈와 마찬가지로 고유의 마이크로바이옴이 있다. 버섯에는 혈관신생을 억제하고 면역 체계를 활성화하는 베타글루칸 같은 생리활성물질이 들어 있다. 또 장 박테리아의 생장을 돕는 식이섬유가 아주 풍부하다.

버섯은 장 마이크로바이옴의 다양성을 높여서 마이크로바이옴의 건강방어 기능을 강화한다. 펜실베이니아 주립대학교 연구팀은 건강한 쥐들을 두 집단으로 나누어, 6주 동안 한 집단에는 소량의 양송이버섯(무게 기준으로 1퍼센트)이 섞인 먹이를 주고 다른 집단에는 평범한 먹이를 주었다. 버섯이 섞인 먹이를 먹은 쥐들이 하루에 섭취한 버섯은 보통 크기의 양송이버섯 1개의 100분의 5에 해당하는 양이었다. 연구원들은 실험 기간 동안 쥐들의 혈액, 소변, 대변 샘플을 채취해 분석했다.

소변 검사에서 버섯이 포함된 먹이를 먹은 쥐들은 마이크로바이옴의 다양성과 건강을 가늠할 수 있는 기준인 히퓨레이트염 수치가 7배 상승했다. 또 유익한 장 박테리아[바람직한 박테리아로 꼽히는 아커만시아에 속하는 박테로이데테스와 베루코마이크로비아(우미균)문]는 증가하고 퍼미큐티스문의 해로운 박테리아들은 줄었다. 6주가 지난 뒤에 실험에 투입됐던 쥐들을 감염을 유발하는 해로운 박테리아인 시트로박터 로덴티움에 노출시켰다. 그 결과 양송이버섯을 먹었던 쥐들은 장염에 덜 걸리고, 감염되었더라도 피해가 덜해서 버섯에 장을 보호하는 효능이 있음이 확인됐다. 중국의 화남이공대학과 천립여성영양보건연구원 연구팀은 성년의 쥐들과 노년의 쥐들에게 표고버섯 추출물을 4주 동안 먹여서 표고버섯이 마이크로바이옴의 노화에 끼치는 영향을 조사했다. 나이든 쥐들은 퍼미큐티스와 박테로이데테스 수치가 낮았지만, 표고버섯을 먹은 뒤 그런 박테리아들이 115퍼센트 증가했다. 인간의 경우 100세 이상의 장수한 노인들을 조사해서 그와 비슷한 마이크로바이옴 유형을 발견한 흥미로운 실험도 있었다. 표고버섯은 쥐와 인간 모두에서 나이듦에 따라 일반적으로 나타나는 마이크로바이옴의 변화를 되돌릴 수 있다.

중국의 지앙난대학교 연구팀은 요리에서도 많이 쓰이고 의학적인 효능이 널리 알려진 노루궁뎅이버섯에 관한 연구를 진행했다. 연구팀은 심한 장염을 앓는 쥐들에게 인간으로 치면 1큰술에 해당하는 양의 노루궁뎅이버섯을 먹였다. 그 결과 장염 증상이 완화되고, 장염과 관련이 있는 단백질이 최대 40퍼센트 감소했다. 또 건강에 이로운 박테리아인 아커만시아는 증가하고 해로운 독소를 생성하는 디설포비브리오는 감소했다.

음료

과일주스: 석류, 크랜베리, 콩코드 포도

몇 가지 종류의 과일주스는 장의 염증을 줄이고 비만을 방지하는 효능이 있는 아커만시아 뮤시니필라 Akkermasia muciniphila 수치와 일부 면역요법의 항암 반응에 긍정적인 영향을 끼친다.

석류주스가 마이크로바이옴에 이로운 작용을 하는 것은 생리활성 물질인 엘라기탄닌과 관련이 있다. 3장에서 살펴보았듯 석류에는 엘라기탄닌이 다량 함유되어 있다. 엘라기탄닌은 아커만시아에 의해 유로리틴 A라는 대사산물로 소화될 수 있으며, 이렇게 생성된 유로리틴 A는 소변으로 배출된다. 연구에 따르면 사람들 중 약 70퍼센트가 엘라기탄닌을 이런 식으로 소화할 수 있다. 캘리포니아대학교 로스앤젤레스 캠퍼스 연구팀은 건강한 지원자 20명을 모집해서 소변 검사를 통해 유로리틴 A를 만들어낼 수 있는 사람들을 가려냈다. 그 뒤에 그 사람들에게 순수 원액으로 만든 석류주스를 하루에 1컵씩 4주 동안 마시게 한 결과 장의 아커만시아 박테리아가 71퍼센트 증가했음이 확인됐다.

크랜베리에는 아커만시아 박테리아가 서식하는 장의 점액층을 늘리는 프로안토시아닌이 들어 있다. 캐나다의 라발대학교와 퀘벡대학교 연구팀은 쥐 실험을 통해서 사람으로 따지면 하루에 1컵 분량의 크랜베리 주스를 마시는 것이 어떤 영향이 있는지 관찰했다. 연구원들은 건강한 쥐들에게 표준 식단이나 고지방 식단으로 먹이를 주었다. 9주 동안 크랜베리 추출물을 먹인 결과 아커만시아 수치가 30퍼센트 증가했으며, 체중 증가가 억제됐다. 그런데 사실 크랜베리를 주스로 만드는 과정에서 껍질이나 씨에 들어 있는 일부 생리활성물질이 제거된다. 때문에 크랜베리는 생과일이나 냉동된 상태로 먹어야 이로운 성분을 가장 많이 섭취할 수 있다.

남색과 자주색 빛이 도는 콩코드 포도는 매사추세츠 콩코드에 사는 농부인 에브라임 불이 '완벽한' 포도를 만들고자 개발한 품종으로, 전통적으로 포도잼을 만들 때 사용하는 포도이다. 미국 럿거스대학교와 캘리포니아대학교 샌프란시스코 캠퍼스 연구팀은 콩코드 포도 추출물이 13주 동안 고지방 식단으로 먹이를 먹은 쥐들에게 어떤 영향을 주는지를 연구했다. 콩코드 포도 주스 3분의 1컵에 해당하는 양의 추출물을 먹은 쥐들은 그렇지 않은 쥐들보다 체중 증가량이 적었고 아커만시아는 5배가 더 많았다. 고지방식으로 먹이를 먹은 쥐들 중에 콩코드 포도 추출물을 먹은 쥐들은 그렇지 않은 쥐들보다 체중 증가량이 21퍼센트 적었다.

과일 스무디를 먹는 것도 과일 속에 들어있는 생리활성물질을 섭취하는 방법 중 하나다. 복숭아, 살구, 망고 같은 핵과에는 아커만시아의 생장에 도움을 주는 클로로겐산이 들어 있다. 체리에는 대장에서 아커만시아의 생장을 촉진하는 안토시아닌이 들어 있다. 미시간 주립대학교 연구원들은 대장에 자연적으로 종양이 생긴 실험쥐들에게 냉동 건조된 체리를 넣은 먹이를 먹이는 실험을 통해 종양의 개수가 74퍼센트 줄어든 결과를 확인했다.

적포도주

적포도주의 효능은 이제 장 마이크로바이옴을 개선하고 몸의 염증 반응을 줄이는 것까지 확대할 수 있다. 포도주의 폴리페놀은 소장에서 흡수가 잘 안 되기 때문에 대장까지 그대로 내려가서 장 박테리아들의 영양 공급원이 될 수 있다. 박테리아들은 폴리페놀을 생리활성물질로 분해하는데, 이 물질은 분변 검사로 검출할 수 있다. 스페인의 오토나마 대학교 식품과학연구소 연구원들은 적포도주를 1잔(250밀리리터)

마시는 것이 어떤 영향이 있는가를 조사했다. 연구 결과, 날마다 적포도주를 1잔씩 4주 동안 마시면 박테리아의 작용으로 적포도주 폴리페놀인 프로피온산, 벤조산, 발레르산이 생성된다는 사실이 확인됐다. 그래서 딱히 와인감별사가 아니더라도 적포도주를 한두 잔 마실 때의 이로움은 미각에서 느껴지는 기쁨만이 아니라 소화관 맨 끝에서 박테리아가 와인을 소화하면서 생성된 대사산물도 있다.

스페인에서 진행된 연구 중에, 오비에도대학교와 IPLA-CSIC^{Instituto} de Productos Lacteos de Asturias-Consejo Superior de Investigaciones Cientificas의 연구원들은 매일 적포도주를 3분의 2잔 마시는 것이 DNA를 손상시키는 말론디알데히드malondialdehyde라는 독성물질의 혈중 수치를 낮추는 효과가 있음을 발견했다. 말론디알데히드는 신체의 노화, 산화 스트레스, 세포 손상을 나타내는 지표다. 연구원들은 이런 결과가 피험자들의 분변에서 관찰된 미생물군의 변화 때문에 나타난 것이라고 보았다.

차

차에 들어 있는 폴리페놀은 항산화, 항염, 혈관신생 억제 작용을 할 뿐만 아니라 장의 마이크로바이옴에게 더 유리한 환경을 만든다. 앞에서 살펴봤듯이 녹차는 건강에 으뜸가는 음료이지만, 건강방어능력을 높이는 음료는 녹차 말고도 더 있다.

중국의 닝보대학교와 원저우 과학기술 전문대학교 연구팀은 녹차, 우롱차, 홍차 모두가 장 박테리아에 이로운 영향을 끼친다는 사실을 발견했다. 차에 들어 있는 생리활성물질이 소장에서 완전히 흡수되지 않고 대장까지 내려가서 마이크로바이옴에 영향을 주는 것이다. 연구원들은 젊고 건강한 지원자들에게서 채집한 분변을 녹차, 우롱차, 홍차에 들어 있는 폴리페놀과 함께 실험실에서 각각 배양해서 마이크로바이옴을 관찰했다. 관찰 결과 몸에 유익한 박테리아인 비피도박테리아와 락토바실러스는 3퍼센트가 증가하고, 해로운 박테리아인 클로스트리듐 히스톨리티쿰은 4퍼센트 감소했다. 세 가지 중에서는 우롱차의 효력이 가장 컸다. 연구원들은 분변을 차에 36시간 노출시킨 뒤에 항염 작용을 하는 짧은사슬지방산의 농도를 확인했다. 세 가지 차 모두 짧은사슬지방산인 아세트산염, 프로피온산염, 부티르산염을 크게 증가시켰다. 놀랍게도 홍차의 폴리페놀이 녹차나 우롱차보다 더 큰 증가폭을 보였다. 홍차에는 줄기세포와 관련된 효능뿐 아니라 마이크로바이옴의 건강에도 특히 효능이 있어서 본질적으로 건강에 좋은 차로 밝혀지고 있다.

비누 같은 특성이 있는 천연화학물질인 티사포닌tea saponin도 차에 들어 있는 수백 가지 생리활성물질 중 하나다. 오스트레일리아의 울런공대학교와 중국의 쉬저우 의대 연구팀은 티사포닌이 마이크로바이옴에 영향을 준다는 사실을 밝혔다. 이 실험에서 고지방식 먹이를 먹은 쥐들에게 장 마이크로바이옴의 불균형, 비만, 뇌 염증, 기억력 저하 등이 나타났다. 그러나 쥐들에게 고지방식 먹이와 함께 티사포닌을 먹이자 유해한 황화수소를 만들어 내는 박테리아인 디설포비브리오가 40퍼센트 덜 생겼다. 티사포닌을 먹은 쥐들은 먹지 않은 쥐들보다 체중 증가량, 뇌 염증이 적었고, 기억력은 더 좋았다.

홍차, 우롱차, 녹차는 전체적으로 좋은 박테리아를 늘리고 나쁜 박테리아를 줄이며, 마이크로바이옴에 건강에 좋은 짧은지방산이 더 많이 생성되도록 돕는다.

인공감미료를 피하라

지금까지는 피해야 할 식품보다는 우리 몸을 더 건강하게 만들어 주는 식품을 위주로 논했다. 하지만 마이크로바이옴과 관련해서 완전히 먹지 않는 것이 좋은 물질을 하나 꼭 설명하고 넘어가려고 한다. 바로 인공감미료다. 현재 식품 첨가물로 승인 받은 인공감미료는 사카린, 아스파탐, 수크랄로스, 아세설팜, 네오탐이다. 이 화학물질들은 의도된 역할을 대단히 잘 수행해서 엄청난 단맛을 낸다. 사카린은 설탕보다 300~500배, 아스파탐은 180배, 수크랄로스는 600배나 달다. 인공감미료는 설탕처럼 단맛을 내면서도 칼로리가 없다는 장점이 있다. 칼로리 없이 단맛을 내는 건 장에서 흡수율이 낮기 때문이다. 그런데 그 말은 인공감미료가 장 박테리아들에게 그대로 전달된다는 뜻이기도 하다. 그렇다면 이런 감미료들이 마이크로바이옴에 어떤 영향을 끼치는가라는 중요한 의문이 생긴다.

텔아비브대학교 바이츠만 과학연구소 연구팀은 인공감미료 세 가지(사카린, 수크랄로스, 아스파탐)가 장 마이크로바이옴에 끼치는 영향을 조사했다. 이들은 쥐에게 인공감미료 또는 설탕(포도당과 자당)이 섞인 물을 11주 동안 먹이고, 순수한 물만 먹은 쥐들과 비교했다. 실험 결과 사카린이 마이크로바이옴에 가장 큰 영향을 주었는데, 특히 유익한 박테리아인 락토바실러스 루테리가 1.2배 줄어든 것으로 확인됐다. 락토바실러스 루테리는 면역력에 영향을 끼치고, 유방암과 대장암을 억제하며, 옥시토신 호르몬을 생성하는 장-뇌 축에 영향을 끼치는 중요한 장 박테리아라고 설명했었다.

인공감미료의 매력은 대부분 탄수화물이 전혀 들어 있지 않아서, 당지수GI, glycemic index가 현저히 낮다는 점이다. 하지만 놀랍게도 연구원들이 쥐에게 인공감미료를 탄 물, 설탕물, 아무 것도 섞지 않은 물을 먹이고 포도당 대사 능력을 확인해보니, 인공감미료를 탄 물을 먹은 쥐들이 설탕물이나 맹물을 먹은 쥐들보다 당내성glucose tolerance이 오히려 더 컸다. 인공감미료의 화학구조만 놓고 생각할 때는 이런 현상이 이치에 맞지 않는 듯 보인다. 그래서 연구원들은 인공감미료가 마이크로바이옴과 상호작용할 가능성을 조사했다. 쥐에게 광범위 항생제(시프로플록사신, 메트로니다졸, 반코마이신)를 투여해서 장 박테리아를 모조리 제거하자 모든 쥐들의 당부하검사 수치가 동일해져서, 결과적으로 인공감미료와 마이크로바이옴의 상호작용이 당내성 증가의 원인임이 확인됐다.

이 연구팀은 당뇨가 없는 건강한 40대 지원자 381명을 연구해서 칼로리가 없는 인공감미료를 장기간 복용하면 장 마미크로바이옴이 바뀐다는 사실을 발견했다. 또 비만 측정 지표인 허리 대 엉덩이 비율이 더 크고, 공복 혈당이 높고, 장기적인 혈당 수준을 반영하는 당화혈색소 수치가 높았다. 연구원들이 밝힌 또 다른 중요한 사실은 사람들별로 인공감미료에 대한 반응이 다르다는 점이다. 이에 대해 연구원들은 장 마이크로바이옴의 구성이 서로 다르기 때문일 것으로 추정했다.

미국 케이스웨스턴리저브대학교, 오하이오 주립대학교, 미국국립보건원, 스코틀랜드 애버딘대학교의 공동 연구에서는 인공감미료가 디스바이오시스를 유발할 수도 있음이 밝혀졌다. 연구원들은 크론병과 비슷한 부류의 장염에 잘 걸리는 쥐들에게 6주 동안 수크랄로스 말토덱스트린을 먹인 뒤, 쥐들의 장 박테리아 검사에서 대장균이 과잉 증식했음을 발견했다.

이런 연구 결과들은 인공적인 합성식품들이 마이크로바이옴에 영향을 끼칠 수 있다는 사실을 증명한다. 인공감미료의 경우, 장 박테리아가 혈당 대사와 체중 증가를 통제하는 작용에 영향을 끼칠 가능성이 있는데, 이는 중요한 문제다. 생각해보면 애초에 인공감미료를 사용하는 이유가 이런 문제의 발생을 피하기 위해서이기 때문이다.

종합정리

입을 통해 뱃속으로 들어가는 모든 것(과일, 채소, 탄수화물, 육류, 정크 푸드, 탄산음료, 인공감미료)은 인체 세포에 영양을 공급하고, 그 다음에는 장 마이크로바이옴의 먹이가 된다. 우리 몸속의 박테리아들은 인체가 소화할 수 없는 식품 성분을 분해할 수 있으며, 그 과정에서 건강을 보호하는 이로운 생리활성물질이 생성된다. 그러니 지금부터는 장을 보러 가거나, 식당에서 메뉴를 고르거나, 집에서 만들어 먹을 음식을 정하거나, 간식을 사거나, 음료수를 고를 때에는, '내 몸속의 박테리아를 위해서는 무엇이 좋을까?'라고 자문해보자. 우리가 박테리아를 소중히 하면, 박테리아는 우리 건강을 지켜주는 것으로 보답한다.

최선의 방법은 섬유질을 더 많이 먹고 동물성 단백질과 지방을 더 적게 먹는 것이다. 식물성 식품에는 건강한 마이크로바이옴의 생장을 촉진하고 활성화하는 섬유질이 아주 많이 들어 있다. 그런 식품을 먹으면 장 박테리아가 염증을 줄이고, 혈당과 콜레스테롤을 조절하고,

면역력을 증진하는 대사산물을 생성한다. 그에 따른 이로운 영향은 우리들뿐만이 아니라 우리의 자손에게까지 도움이 될 것이다.

마이크로바이옴에 도움이 되는 음식을 먹다 보면 과일, 야채, 견과 이외의 음식까지 먹게 된다. 전통 발효 식품과 치즈는 장에 서식하는 박테리아의 종류를 더 다양하게 만들어준다. 또 몸에 유익한 장 박테리아는 코코아를 좋아해서, 코코아로 만든 음식을 먹거나 마시면 몸에 해로운 박테리아들이 줄어든다. 몇 가지 과일주스(석류, 크랜베리, 콩코드 포도)는 아커만시아가 장 박테리아를 증식시켜서 면역 체계를 활성화해 암을 몰아내는 데 도움을 주기도 한다. 적포도주를 가볍게 한 잔 마시거나 홍차, 우롱차, 녹차 등의 차를 마시는 것도 건강에 유익한 장 박테리아를 위하는 길이다.

어떤 이유에서든 항생제를 복용할 경우에는 장 마이크로바이옴의 균형이 깨지게 된다. 그럴 때는 장의 생태계를 재생하기 위해 먹는 음식에 주의를 기울여야 한다. 가공 식품에는 인공 화합물이 많이 들어 있어서 장 박테리아에 해로운 영향을 주고, 그 결과 자신뿐 아니라 후손의 건강에까지 악영향을 줄 수도 있다. 건강한 음식을 챙겨 먹는 것은 그저 자기 자신이 아니라 장의 마이크로바이옴까지 고려해야 하는 중요한 문제라는 점을 명심하자.

마이크로바이옴에 영향을 주는 주요 식품

프리바이오틱		프로바이오틱
살구	렌틸콩	카망베르 치즈
아루굴라	노루궁뎅이버섯	고다 치즈
아스파라거스	망고	김치
죽순	흰 강낭콩	파오차이
검정콩	엑스트라버진 올리브오일	파르미지아노 레지아노 치즈
홍차	우롱차	사우어크라우트
청경채	복숭아	발효빵
브로콜리	완두콩	요구르트
양배추	석류주스	
콜리플라워	펌퍼니클	
체리	적포도주	
병아리콩	루타바가	
콩코드 포도 주스	표고버섯	
크랜베리 주스	토마토	
다크초콜릿	순무	
녹차	호두	
케일	양송이버섯	
키위	통곡물	

9장
유전자의 운명이 걸린 문제다

공해, 산업화 독소, 자외선, 감정적 스트레스는 모두 유전암호를 손상시키는 요인이다. DNA가 손상되면 유전자들의 기능에 이상이 발생할 수 있다. 그 결과는 노화나 피부 주름처럼 눈에 보이는 형태로 나타날 때도 있지만, 눈에 띄지 않게 서서히 나타나서 암을 일으키거나 뇌, 심장, 폐 등의 장기 손상을 유발하기도 한다. 그런데 자연적으로 나타나는 유전 변이와 환경의 무차별적인 공격으로부터 DNA를 보호하는 데 식품이 도움을 줄 수 있다.

음식과 건강에 관한 글에 빈번히 언급되는 용어 중에 항산화제^{anti-oxidant}라는 것이 있다. 소위 '슈퍼푸드'로 불리는 식품들에 들어 있는 천연 항산화제에는 프리라디칼을 중화하고, 암에 맞서고, 노화를 방지하는 등의 다양한 효능이 있다고 알려져 있는데, 이것은 실제로도 맞는 말이다. 프리라디칼은 인체의 자연스러운 화학 반응에 의해 생성된 산소와 질소로 만들어지는, 반응성이 대단히 높은 화합물이다. 인체는 세포에서 생성된 항산화제를 이용해 프리라디칼 수치를 줄이려고 자연적으로 노력한다. 프리라디칼이 천연 항산화제만으로는 감당할 수 없는 수준으로 늘어나면, 산화스트레스라고 불리는 상태가 유발된다. 프리라디칼이 걷잡을 수 없이 퍼지면 포탄의 파편처럼 작용해서 DNA를 손상시킬 수 있다.

많은 식품에는 항산화 효과가 있는 생리활성물질이 들어 있다. 이런 식품들의 항산화 물질은 흔히 프리라디칼을 중화하고, 세포의 스트레스를 줄이고, DNA를 보호한다. 물론 이제는 주위를 둘러보면 항산화 성분이 든 기능식품과 건강 보조제를 어디서든 찾아볼 수 있게 됐다. 항산화제 판매 시장은 거대 규모의 사업이 되었으며, 2024년에는 278조 달러 시장으로 성장할 것으로 예상된다.

그렇다면 이런 식품들의 DNA 보호 효능에 대한 과학적, 임상적 증거와 이런 식품들이 구체적으로 어떻게 작용하는지를 지금부터 살펴보자.

우선 항산화 능력으로 유명한 비타민인 비타민 C가 있다. 가장 많이 챙겨 먹는 건강 보조제 중 하나인 비타민 C는 채소와 과일에 본래 많이 들어 있다. 비타민 C의 항산화 효과는 실험연구로 수차례 입증되었지만, 늘 그렇듯 임상에서의 증거가 가장 중요하다.

홍콩직업교육대학 샤틴캠퍼스 연구원들은 비록 작은 규모이지만 깊이 눈여겨볼 만한 임상 연구를 진행하여 오렌지 주스를 마셨을 때의 DNA 보호 기능을 증명했다. 오렌지는 비타민 C 함량이 높기로 유명하다. 연구원들은 지원자 6명을 모집해 살균한 오렌지 주스 1.75컵을 마시게 하고, 주스를 마시기 직전과 마신 지 2시간이 지났을 때 각각 혈액 검사를 실시했다. 그리고 이와는 별개로, 동일한 피험자들을 대상으로 물, 설탕, 비타민 C를 넣어 만든 플라세보를 마시게 하고 마찬가지로 혈액 검사를 실시했다. 연구원들은 실험 이후에 코멧시험법 comet assay(세포의 DNA 손상을 진단하는 방법으로, 정식 명칭은 단일세포 겔 전기영동Single cell gel electrophoresis, SCGE이며, 전기영동 후 나온 사진이 마치 혜성과 같다고 해서 붙여진 이름이다-옮긴이)이라는 특별한 검사를 실시해서, 음료를 마시기 전과 후에 혈액이 DNA를 보호하는 능력이 어느 정도인가를 분석했다. 이 분석에서는 머리를 탈색할 때 흔히 쓰이는 과산화수소에 백혈구를 노출시켰다. 과산화수소는 다량의 프리라디칼을 생성하면서 백혈구의 DNA를 손상시키고 파손시킨다. 오렌지 주스에 DNA 보호 효과가 있다면, 세포들이 과산화수소에 노출됐을 때 DNA 손상이 덜할 것이다.

이 연구에서는 실제로 오렌지 주스를 마셨을 때 DNA를 보호하는 혈액의 능력이 개선됐음이 확인됐다. 피험자들은 비타민이 첨가된 설탕물을 마셨을 때에 비해 오렌지 주스를 마셨을 때 DNA 손상이 19퍼센트 줄어들었다. 반응 속도도 빨라서 주스를 마신 뒤 2시간 지났을 때 이미 DNA 보호 효과가 나타났다. 비타민 C를 탄 물보다 오렌지 주스가 더 효과가 컸다는 말은 DNA 보호 효과가 단순히 비타민 C에서만 나오는 것은 아님을 암시한다. 오렌지에는 나링게닌naringenin과 헤스피리딘hesperidin 같은 생리활성물질이 들어 있는데, 이 물질들도 항산화제이다. 이 연구에서 입증된 결과는 건강 보조제보다는 순수한 자연식품을 통해 항산화제를 종합적으로 섭취하는 것보다 훨씬 효과가 크다는 일반적인 믿음을 뒷받침한다. 덧붙여 오렌지는 주스로 마실 때보다는 과일 그대로 섭취할 때 유익한 효과를 더 많이 얻을 수 있다. 오렌지에는 식이섬유가 들어 있어서, 8장에서 설명했듯 마이크로바이옴의 건강에 도움이 된다. 생과일 대신에 과즙을 즉석에서 짠 주스를 마시는 것은 좋지만, 가공한 과일 주스의 경우 실제 과즙은 아주 적고 당을 첨가한 제품이 많기 때문에 주의해서 선택해야 한다.

항산화제가 든 식품을 먹는 것은 유전암호를 보호하는 데 필요한 한 가지 요소일 뿐이다. 문제는 항산화제로 프리라디칼을 중화하는 과정이 공중에 발사된 미사일을 격추시키는 임무와 마찬가지라는 데 있다. 미사일이 몇 기밖에 안 된다면 모두 격추시킬 수 있을 테지만, 발사된 미사일의 수가 감당하기 힘들 정도로 많으면 몇 기는 방어막을 뚫고 지면에 떨어져서 폭발할 것이다. 이 비유가 건강에도 그대로 적용된다. 체내의 프리라디칼이 적으면 항산화제로 모두 제거할 수 있다. 하지만 환경 독소에 만성적으로 노출되거나 흡연을 하거나, 만성 염증 질환이 있어서 감당해야 할 프리라디칼의 양이 너무 많아지면 식품이나 건강 보조제에 들어 있는 항산화제의 보호 효과는 부분적인 수준에 그칠 뿐이다.

그런데 다행스럽게도 유전자 손상을 방지하는 기제가 항산화제 하나밖에 없는 건 아니다. 먹는 음식으로 DNA에 본래부터 갖춰진 방어 기전을 활성화하는 것도 가능하다. 어떤 식품들은 DNA가 손상된 이후 DNA의 복구를 가속화하기도 한다. 또 어떤 음식을 먹는가에 따라 이른바 후성적 변화를 통해서 일부 유전자를 활성화 하거나 비활성화할 수도 있다. 음식 외에 운동, 수면, 환경 노출도 좋거나 나쁜 후성적 효과를 초래할 수 있다. 긍정적인 후성적 효과를 유발하는 식품들은 유익한 유전자를 활성화하거나 병을 예방하거나 맞서 싸우는 해로운 유전자들을 비활성화한다. 식품으로 텔로미어를 보호함으로써 DNA

에 영향을 줄 수도 있다. 앞에서 설명했듯 텔로미어는 DNA 가닥의 양 끝을 감싼 보호용 덮개다. 텔로미어를 보호하면 파괴적인 노화 작용을 늦출 수 있다. 그리고 흔히 구할 수 있는 맛있는 음식들을 일상적인 식단에 포함시킴으로써 이런 DNA 보호 수단을 활성화할 수 있다. 그러므로 우리가 먹는 음식은 DNA 손상을 직접 막아주거나 병을 물리치는 DNA 본연의 능력을 강화하는 방식으로 도움을 줄 수 있다.

DNA를 보호하는 식품에 대해 논하기 전에 DNA 손상과 관계된 병에는 어떤 것이 있는지부터 알아보자.

DNA 손상과 관계된 질병

DNA 손상은 모든 종류의 암을 비롯한 수많은 중증 질환에서 나타난다. 그중에서도 피부암이 아마 가장 흔한 사례일 텐데, 피부암을 일으키는 태양 복사열(자외선)은 해변에서 햇볕에 화상을 입을 때처럼 노출된 모든 피부의 DNA를 손상시킨다. 피부암의 발생은 '구역 암화field cancerization'라고 불리는 과정에 해당한다. 다른 종류의 암은 직업, 환경, 식습관의 요인으로 특정 장기의 DNA가 반복적으로 손상을 입으면서 발생한다. 폐암, 방광암, 식도암, 위암, 대장암 등이 이에 해당하며, 이런 경우 공기와 음식에서 오는 원인이 DNA의 변이를 일으키기도 한다. 대장 용종, 유방의 제자리암종(상피내암), 자궁경부 상피내 종양, 광선 각화증, 피부암의 전조처럼 암 진행 전단계의 병소에는 복구되지 못한 망가진 DNA를 가진 세포들이 가득하다.

병을 일으키는 박테리아나 바이러스에 의한 감염도 DNA 변이를 일으켜 자궁경부암, 간암(간세포암), 구강암, 상기도암 같은 종양을 유발할 수 있다. 어떤 사람들은 유전적으로 DNA 복구 체계가 약한데, 그럴 경우 암에 걸릴 확률이 대단히 높다. 그런 위태로운 상태를 초래하는 병은 리프라우메니 증후군, 모세혈관확장성 실조증, 린치 증후군 같은 기이한 이름을 가진 질병들이다. 이런 병이 있는 사람들은 DNA가 마땅히 해야 할 보호 작용을 전혀 수행하지 않기 때문에, 쓸 수 있는 다른 모든 방법을 동원해 DNA를 보호해야 한다. 그럴 때는 DNA를 방어하는 데 도움이 되는 식품을 챙겨 먹는 것이 더 없이 중요하다.

DNA 손상은 항암 화학 요법이나 방사선 요법 같은 전통적인 암 치료의 부작용으로도 생기기도 한다. 화학 요법은 무차별적인 치료법으로, 암세포를 죽이는 과정에서 건강한 정상 세포의 DNA에도 부수적으로 피해를 준다. 그러다 보면 처음 생겼던 암을 성공적으로 이겨낸 환자들에게 2차적으로 암이 발생할 수 있다. 진단 과정에 흔히 사용되는 엑스레이, 컴퓨터 단층 촬영(CT 촬영), 자기공명 영상법MRI, 양전자 방출 단층 촬영PET(스캔) 같은 모든 영상 촬영에서는 정상인 DNA에 해를 가하는 방사선이 방출된다.

자가 면역 질환도 DNA를 손상시키는데, 손상 범위는 과잉 면역반응으로 영향을 받는 장기뿐 아니라 혈류의 백혈구에까지 미친다. 특히 루프스, 류마티스성 관절염, 셀리악병, 염증성 장질환, 크론병, 궤양성 대장염이 대표적인 경우다.

후성적 변화는 이로운 쪽으로 나타날 수 있지만 반대로 해로운 쪽으로 나타날 수도 있으며, 이런 변화는 평생 동안 일어난다. DNA의 발현 방식에 나타나는 변화는 후손까지 전해져 내려가기도 하며, 조현병, 자폐 범주성 장애, 알츠하이머병, 파킨슨병, 심한 우울증, 죽상동맥경화증, 자가 면역 질환을 포함한 수많은 질병에 영향을 주는 것으로 속속 밝혀지고 있다. 어쨌든 분명한 사실은, DNA 보호가 광범위한 범주의 질병과 증상에 효력이 있다는 점이다. 따라서 DNA 보호 효과가 있는 식품을 챙겨 먹는 식습관을 들이면 건강방어능력을 높일 수 있다.

DNA 복구에 영향을 끼치는 식품들

대부분의 영양학 교본들은 미량영양소가 정상적인 DNA의 구성요소이기 때문에 중요하다고 설명한다. 미량영양소에는 대표적으로 비타민 A, B, C, D, E가 있으며, 이런 비타민은 시금치, 당근, 홍고추, 렌틸콩, 흰 강낭콩, 버섯 그리고 달걀, 대구 간유, 정어리, 고등어 등에 많이 들어 있다. 또 아몬드, 오트밀, 바나나, 두부에 많이 들어 있는 마그네슘과 굴, 게, 가재 등에 들어 있는 아연도 대표적인 미량영양소이며, 이 모두가 DNA 복구 체계를 유지하는 데 필요한 성분이다. 하지만 비타민, 미네랄, 더 나아가 생리활성물질을 하나씩 따로 떼어서 생각하기보다는 있는 그대로의 자연식품을 통해 영양소를 얻는 것이 훨씬 중요하다는 사실이 가면 갈수록 확실해지고 있다. 이것이 바로 내가 가공을 전혀 하지 않은 자연식품에 관한 임상, 실험 연구와 대규모 역학조사 자료에 주목하는 이유이기도 하다.

베리 주스

아침에 간단히 마시기 좋은 음료는 물론 오렌지 주스이지만, 미각을 자극하는 다른 맛있는 주스들에도 DNA 보호 효능이 있다. 요즘에는 슈퍼마켓, 주스 전문점, 스무디를 파는 가판대 등에서 믹스드베리^{mixed berry} 주스를 쉽게 찾을 수 있다. 색이 붉고 짙은 베리류에는 안토시아닌 등의 항산화 폴리페놀을 비롯한 생리활성물질이 다량 함유되어 있다.

독일 카이저슬라우테른 대학교에서 진행한 연구에서는 건강한 남성 18명을 모집해서 적포도, 블랙베리, 앵두의 일종인 사워체리^{sour cherry}, 블랙커런트, 블랙 초크베리를 섞어 만든 믹스드베리 주스를 마시게 했다. 피험자들은 이 주스를 하루에 3컵씩 매일 마셨다. 그리고 3주 동안 주스를 마시고 나서 곧바로 이어지는 3주 동안은 베리류 과일을 일절 마시지 말아야 한다는 지침이 내려졌다. 연구원들은 실험을 시작하면서 그리고 실험 기간 동안 여러 차례에 걸쳐 피험자들의 혈액검사를 실시했다. 분석 결과 주스를 마시기 시작해서 1주가 지났을 때, 코멧시험법에서 나타난 DNA 보호 효과는 맨 처음에 비해 무려 66퍼센트나 증가했다. 주스 섭취를 중단하자 보호 효과가 사라졌으며, 혈중 DNA 손상 정도는 꾸준히 증가해서 맨 처음 수준으로 되돌아갔다. 이런 효과가 베리에 든 생리활성물질 때문에 나타난 것인지를 확인하기 위해서 연구원들은 주스에서 폴리페놀 성분을 제거한 뒤 동일한 실험을 반복해서 진행했다. 이번에는 실험 참가자들이 주스를 마셨을 때 혈액에서 DNA 보호 효과가 관찰되지 않아서 이런 이로운 효과가 생리활성물질 때문임을 확실히 보여주었다.

키위

연녹색이 감도는 키위를 얇게 썰어 식탁에 올리면 음식들이 더 맛깔스러워 보이고, 딸기 비슷한 향이 나서 입맛을 돋운다. 8장에서 살펴보았듯, 키위는 마이크로바이옴에 유익한 작용을 한다. 또 항산화 효과가 있는 비타민 C, 클로로겐산, 퀸산의 함량도 높다. 스코틀랜드 로윗Rowett 연구소 연구팀은 DNA 손상을 줄이는 키위의 효능을 조사했다. 이들은 건강한 지원자 14명을 모집해 키위를 하루에 1개에서 3개씩 지급했다. 3회에 걸쳐 실시된 이 실험에서 피험자들은 각자 지급받은 개수만큼 키위를 매일 먹었으며, 매회 실험을 시작하면서와 끝내면서 혈액 검사를 받았다. 혈액 검사에서는 코멧검사법으로 DNA 손상 정도를 진단했다. 분석 결과, 키위를 몇 개 먹었는지에 관계없이 피험자들 모두 DNA 손상이 약 60퍼센트 감소했다. 또 보다 면밀한 분석에서는 하루에 키위를 3개 먹은 사람들은 DNA 복구활동이 66퍼센트 증가했음이 밝혀졌다. 따라서 키위를 먹으면 프리라디칼을 중화하는 데 도움이 될 뿐 아니라 손상된 DNA의 복구 비율을 높일 수 있다.

당근

당근 주스나 당근 수프는 단순히 맛이 좋아서가 아니라 그 외의 이유로 더 많이 찾게 될지 모르겠다. 당근은 그 이름carrot에 걸맞게 카로티노이드carotenoid의 함량이 높다. 적황색 색소인 카로티노이드는 채소와 과일에 널리 분포하는 생리활성물질로, 항산화 활동에 있어서 대단히 뛰어난 성분이다.

영국의 쿼드램 연구소 생명과학 연구팀은 당근을 섭취했을 때의 DNA 보호 효과를 알아보는 연구를 기획했다. 이들은 남성 64명을 모집해서 3주 동안 일반적인 식사 이외에 매일 당근 2.5컵(중간 크기 당근 약 5개) 분량을 먹게 했다. 피험자들은 끓는 물에 당근을 10분간 삶은 뒤에 건져서 믹서에 갈아서 먹었다. 연구원들은 3주에 걸친 실험의 시작과 끝에 각각 한 번씩 그리고 실험 종료 후 6주 뒤에 한 번 더 혈액 검사를 실시했다. 3주 동안 당근을 먹은 피험자들의 혈액에서는 DNA 복구 활동의 증가가 관찰됐지만, DNA 손상률이 낮아지지는 않았다. 그 말은 당근이 DNA 손상의 예방보다는 손상된 DNA를 복구하는 데 도움이 된다는 뜻이다. 그런데 흥미롭게도 카로티노이드가 함유된 건강 보조제는 DNA 손상을 줄이는 효과가 확인되어서, 널리 알려진 당근의 항산화 효과와 일치하는 결과가 나타난다. 이 결과는 가공하지 않은 자연식품을 먹어서 얻는 건강의 이로움이 제조된 건강 보조제와 다를 수 있음을 보여주는 좋은 사례다.

브로콜리

브로콜리가 몸에 좋다는 이야기를 많이 들었을 것이다. 브로콜리는 실제로 몸에 유익하며, 그 유익한 효능 중 하나가 바로 DNA 보호 작용이다. 이탈리아 밀란 대학교와 덴마크 코펜하겐 대학교 연구팀은 하루에 담배를 10가치 이상 피우는 젊은 남자 대학생 27명을 실험 지원자로 모집했다. 담배에는 필연적으로 DNA 손상을 일으키는 화합물인 활성산소들이 들어 있다. 그래서 흡연자들로 구성된 집단은 브로콜리에 DNA 보호 기능이 있는가를 조사하기에 안성맞춤이다. 연구원들은 피험자들에게 10일 동안 증기에 15분간 삶은 브로콜리를 1.3컵씩 먹게 했다. 연구원들은 실험 시작과 끝에 각각 피험자들의 혈액을 채취해서, 코멧검사법으로 DNA 손상 정도를 조사했다. 확인 결과 브로콜리는 흡연자들의 DNA 손상을 23퍼센트 줄인 것으로 나타났다. 브로콜리를 먹는 실험 기간 종료 후에 몇 차례에 걸쳐 혈액 검사를 다시 실시했는데, 아니나 다를까, 피험자들의 혈액에서 관찰된 DNA 손상은 브로콜리를 먹는 실험 이전의 수준으로 되돌아갔다.

리코펜이 풍부한 식품: 토마토, 수박, 구아바, 핑크 그레이프프루트
다음에 언제 해수욕장에 놀러갈 일이 생긴다면, 출발하기 전에 토마토, 수박, 구아바, 핑크 그레이프프루트 주스를 마시라고 권하고 싶다. 이 주스들은 태양빛으로 인한 손상을 막아준다. 이 과일들에서 붉은 주황빛이 감도는 건 리코펜 때문이다. 리코펜은 앞에서 살펴본 여러 이로운 작용 외에 태양의 이온화 방사선으로부터 DNA를 지키는 역할도 한다.

폴란드의 국립보건원과 국립위생원 연구원들은 리코펜의 효과를 알아보기 위해 실험을 진행했다. 연구원들은 바르샤바 주민들 중에 담배를 피우지 않는 건강한 30세 여성들을 실험 참가자로 모집해서 이들의 백혈구를 채집했다. 그리고 채집한 백혈구에 엑스레이를 쮜 뒤에 코멧검사법으로 방사선 노출에 따른 피해를 조사했다. 조사 결과 방사선에 의해 DNA가 손상되고, 세포 대부분이 사멸했다. 하지만 방사선에 노출되기 1시간 전이나 노출 직전에 리코펜에 노출된 세포들은 DNA 손상이 훨씬 적었고, 생존한 세포들이 더 많았다. 이 결과로 리코펜의 보호 효과가 확인됐다. 그런데 방사선에 노출된 이후에 리코펜을 썼을 경우에는 보호 효과가 전혀 없어서 DNA 손상이 크게 증가했다.

이 연구는 리코펜이 방사선 노출로 손상된 DNA를 복구하지는 못하지만, 방사선에 노출되기 전에 DNA를 보호하는 역할을 할 수 있음을 보여준다. 이런 결과를 고려할 때, 치과에 가기 전이나(치과에서 엑스레이를 찍을 수 있으니) 비행기에 탑승하기 전에(비행 중 피치못하게 방사선에 노출되게 되므로) 토마토 주스나 수박 주스를 한 잔 마셔두는 것도 몸을 위하는 방법이 될 수 있다.

리코펜은 감염에 의한 DNA 손상을 막는 데에도 도움이 된다. 헬리코박터 파일로리 박테리아는 위를 감염시켜서 세포를 파괴하고, 위염, 위궤양, 심할 경우 위암까지 유발한다. 전 세계에서 헬리코박터 파일로리에 감염된 사람은 40억 명 이상이다. 이 박테리아는 활성산소를 생성해 피해를 일으키며, 위장에서는 산화 스트레스와 DNA 손상을 유발한다.

한국의 연세대학교와 일본의 도쿄의과치과대학교의 공동 연구에서는 헬리코박터 파일로리에 의한 피해가 빠른 속도로 나타날 수도 있음이 확인됐다. 위장의 세포들이 박테리아에 감염되고 15분이 지났을 때 이미 프리라디칼이 생성됐다. 박테리아에 감염된 뒤 최소 1시간 동안 프리라디칼이 끊임없이 생성됐으며, 위 세포의 DNA 손상은 증가했다. 그러나 헬리코박터 파일로리에 감염되기 1시간 전에 리코펜을 투여할 경우 위해한 활성산소의 발생량이 60퍼센트 이상 줄어들었다. 리코펜은 세포 DNA 손상을 40퍼센트 가까이 줄였으며, 세포의 사멸을 방지했다. 위 세포를 보호하는 리코펜의 이런 효과는 폴란드 과학자들의 실험에서 바르샤바에 거주하는 여성들의 백혈구를 보호했던 결과와도 상통한다.

해산물

해산물의 다가불포화지방산(오메가-3 다가불포화지방산)에는 혈관 신생 억제 효과 외에 DNA 보호 효과도 있다. 해산물 중에 오메가-3의 공급원은 여러 가지가 있다. 연어도 해당하지만, 의외로 연어는 생선 치고 오메가-3 함량이 높지는 않다. 6장에서도 설명했듯이 오메가-3 지방산이 가장 많이 들어 있는 해산물은 헤이크(대구류의 흰살 생선), 해삼(아시아 지역의 별미로, 불가사리와 같은 극피동물이다), 바지락, 새조개, 참치(수은 함량이 높으므로 주의한다), 방어, 보타르가(지중해안의 별미로 꼽히는 말린 숭어 알) 등이다. 이런 식품들에는 DNA를 보호하는 효능이 있으니, 마트나 시장에서 생선을 사거나 식당에서 생선 요리를 주문할 때 참고하기 바란다.

건강을 증진하는 오메가-3 다가불포화지방산에는 프리라디칼에 의한 DNA 손상을 막는 항산화 효과가 있다. 세포의 DNA 복구가 제대로 안 될 경우 암으로 발전할 가능성이 있는데, 오메가-3는 DNA 복구 능력을 개선한다. 하버드 의대와 미국국립암센터 연구원은 직장암 환자 1,125명의 자료를 조사했다. 참고로 이 환자들은 간호사 건강 연구Nurses' Health Study와 의료 종사자 추적 연구Health Professionals Follow-up Study라는 두 가지의 대규모 연구에 참여했던 환자들이다. 연구원들은 암 표본을 조사해서 DNA에 불안정한 징후가 있는지를 조사했다. 암의 DNA가 안정되어 있을 때는 암세포들의 행동에 불규칙성이나 예측 불가능성이 덜하다. 하지만 암의 DNA가 불안정하면 암세포의 행동이 변덕스러워서 더 위험해질 수 있다. 암의 DNA가 안정된 상태는 현미부수체 안정성MSS, microsatellite stable이라고 불리며, 극히 불안정한 상태는 현미부수체 불안정성MSI-H, microsatellite instability-high으로 불린다. 4장에서 언급했듯이, 세포들은 DNA에서 손상된 부분을 복구하는 능력을 자연적으로 갖추고 있다.

이 연구에서 해산물에 들어 있는 오메가-3 지방산을 많이 섭취한 사람들은 적게 섭취한 사람들에 비해 고빈도 현미부수체 불안정성 대장암에 걸릴 확률이 46퍼센트 낮았다. 많이 섭취한 사람들이 먹은 양은 매일 생선 약 100그램(트럼프 카드 한 벌 정도 되는 조각) 정도였다. 이 연구 자료를 통해, 오메가-3 지방산이 풍부한 음식을 먹으면 항산화 효과를 통해 DNA 손상을 줄일 수 있을 뿐 아니라, DNA를 복구하는 인체의 능력을 개선하는 데에도 도움이 된다는 사실을 알 수 있다.

참굴

굴을 좋아하는 사람들이 기뻐할 만한 소식이 있다. 굴은 우리 몸의 DNA를 보호해준다. 바다에 사는 쌍각류 조개 100여 종 중에 참굴은 비교적 크기가 작고 아담한 편에 속하며, 전 세계적으로 양식되고, 식재료로 쓰인다. 참굴은 진주를 만들지는 않지만, 대신 항산화 성분이 들어 있다. 굴에는 아미노산인 타우린이 많이 들어 있는데, 타우린은 프리라디칼로부터 DNA를 지키는 역할을 한다. 또 굴에는 아미노산인 시스테인과 글루타티온glutathione이라고 불리는 강력한 항산화제를 만드는 생리활성물질 펩타이드peptide도 들어 있다.

굴은 생으로 먹는 것도 별미이지만, 구워 먹거나 스튜나 소스로 만들어 먹기도 한다. 굴소스는 굴을 졸여서 만들기 때문에 생리활성물질이 농축되어 있어서, 특히 효능이 크다. 전통 굴소스는 걸쭉한 짙은 색의 소스로, 1800년대에 중국 광둥성에서 발명됐다. 굴소스는 보통 중국과 동남아시아의 볶음 요리에서 브로콜리, 청경채 같은 배춧속 채소에 깊은 감칠맛을 내는 데 쓰인다.

프랑스의 국립과학연구소와 필라델피아의 폭스체이스암센터 연구팀은 굴 추출물의 항산화 효과를 조사했다. 이들은 생굴을 80℃에서 1시간 익힌 뒤, 말려서 빻아 알약 형태로 만들었다. 그리고 알약 형태로 가공한 굴 분말을 건강한 남성 7명에게 하루에 3차례씩 8일 동안 먹게 했다. 연구원들은 채혈 통해 피험자들의 혈액 내 DNA의 손상을 측정해서 굴 추출물의 효과를 조사했다. 그 결과 놀랍게도 굴 추출물이 DNA 손상을 무려 90퍼센트나 감소시키는 효과가 있음이 밝혀졌다. 또 항산화제인 글루타티온의 혈중 수치도 50퍼센트나 증가했다.

앞으로 굴 요리를 먹을 기회가 있으면, 참굴인지 확인하도록 하라. 그리고 볶음 요리를 만들 때 DNA를 보호하고 음식의 맛도 더 좋게 만들어 주는 굴소스를 자주 활용하는 것도 좋은 방법이다.

후성적 효과가 있는 식품

음식을 이용하면 우리 몸의 DNA를 보호하고 복구할 수 있을 뿐 아니라, 후성적 변화라고 불리는 과정을 통해 DNA 기능에 영향을 줄 수도 있다. 후성적 효과는 먹는 음식이나 환경 같은 외부적인 노출을 통해 발생한다는 사실을 앞에서 알아보았다. 이런 영향은 휴지 상태에 있는 DNA의 스위치를 켜거나, 보통 때 같으면 활동하고 있을 DNA의 스위치를 끄는 방식으로 실현된다. 물론 독성에 노출되는 등의 원인으로 발생하는 일부 후성적 변화는 건강에 해롭지만, 관련 연구들에 따르면 먹는 음식으로 몸에 유익한 후성적 변화를 유도해서 건강을 도모할 수도 있다. 후성적 변화의 두 가지 대표적인 유형을 간략하게 되짚어보자. 우선 메틸화는 DNA 가닥에 붙어 있는 메틸기가 일부 유전자의 활동을 차단해서 그 유전자가 단백질을 생성하지 못하도록 만든다. 또 히스톤 변형은 히스톤을 돌돌 감은 DNA를 풀거나 되감아서, 해당 DNA가 더 많이 혹은 더 적게 발현되도록 만들기 때문에, 어떤 유전자인지에 따라 건강에 도움이 되기도 한다. 후성적 효과에 관해 잘 알아두면 해로운 유전자의 스위치를 끄고 이로운 유전자의 스위치를 켜는 능력이 있는 식품을 골라 먹음으로써 체내에 몸에 이로운 단백질을 더 많이 만들 수 있다. 이로운 DNA가 활성화되거나 해로운 DNA가 비활성화될 때, 몸은 한층 더 건강해진다.

콩

콩은 혈관신생을 억제해서 암을 굶겨 죽일 뿐 아니라 후성적으로 종양억제 유전자를 활성화해서 유방암을 억제하기도 한다. 종양억제 유전자의 역할은 종양이 커지지 않게 막는 것이다. 암이 치명적인 단계까지 발달하지 못하도록 막는 건강방어체계는 물론 이런 유전자 외에도 있지만, 종양억제 유전자가 제대로 활동하지 못하면 유방암세포가 성장하기가 훨씬 쉬워진다. 그런데 콩과 유방암을 둘러싼 혼동 때문에 콩의 후성적 효과는 특히 중요한 의미가 있다.

미주리대학교와 아이오와 주립대학교 연구원들은 여성들을 대상으로 콩에 들어 있는 이소플라본이라는 생리활성물질이 종양억제 유전자를 활성화하는 데 어떤 영향을 끼치는지 알아보았다. 연구원들은 건강한 여성 34명을 모집해서 무작위 이중맹검 임상실험을 진행했다. 피험자들은 10일 동안 하루에 2번, 콩을 고용량 혹은 저용량 섭취했다. 실험에 쓰인 콩은 풋콩이었으며 저용량은 1.2컵, 고용량은 4컵을 기준으로 했다. 콩을 고용량 섭취한 집단은 이소플라본의 한 종류인 제니스테인의 혈중 수치가 더 높았다.

연구원들은 RARB2(레티노산수용체 B2)라고 불리는 종양억제 유전자를 특히 주의 깊게 관찰했다. 종양억제 유전자들은 암의 발생을 막는, 게놈의 수호자 역할을 한다. RARB2의 경우, 유방암이 발생했을 때에는 이 유전자가 보통 비활성화되거나 무효화된 상태에 있다. 앞서 살펴보았듯이 메틸화는 DNA의 특정 구역의 기능을 차단한다. 연구원들은 콩의 이소플라본을 저용량만 섭취하더라도 종양억제 유전자인 RARB2가 활성화된다는 사실을 발견했다. 콩을 먹으면 종양을 더 많이 억제하고 암의 발생을 더 효과적으로 예방할 수 있다는 뜻이다. 콩에 든 이소플라본을 더 많이 섭취한 피험자들은 또 다른 종양억제 유전자인 CCND2(사이클린 D2)의 혈중 수치도 더 높았다.

이런 결과는 BRCA(브라카) 유전자의 변이가 생긴 여성들에게 실질적인 의미가 있다. BRCA 유전자 변이가 있는 사람은 유방암, 난소암, 췌장암에 걸릴 위험이 크기 때문이다. 타액을 이용해서 간편하게 DNA를 검사할 수 있게 된 덕분에 자신의 BRCA 유전자를 확인하는 여성들이 더 많아졌다. BRCA는 종양억제 유전자이며, BRCA에 변이가 나타났다는 건 암을 예방하는 능력이 떨어졌다는 사실을 의미한다. BRCA 유전자 변이가 생긴 환자들을 대상으로 했던 한 연구에서는 BRCA 변이가 있는 사람은 RARB2와 CCND2를 포함한 다른 종양억제 유전자들도 모두 제 기능을 못한다는 사실이 밝혀졌다. 콩이 후성적 변화를 통해 암을 방지하는 이런 유전자들을 활성화 하는 효과가 있다는 것은 BRCA 변이를 가진 사람들이 암에 걸릴 위험을 낮추는 데 콩이 도움이 될 수 있는 이유를 부분적으로나마 설명한다. 즉 콩을 먹으면 유방암을 방지하는 효과가 있는 DNA의 후성적 변화를 촉발할 수 있다.

십자화과 채소

브로콜리가 몸에 좋다는 건 앞에서 설명했지만, 사실 브로콜리가 속해 있는 십자화과+字花科 채소들 모두가 몸에 좋고, 이들 모두 건강에 이로운 DNA의 후성적 변화를 유도한다. 브로콜리, 청경채, 케일, 양배추에는 모두 설포라판이라는 생리활성물질이 들어 있다. 영국 노리치에 있는 식품연구소 연구원들은 대장암세포가 설포라판에 노출되면 세포 유전자 활동에 엄청난 변화가 나타난다는 사실을 밝혔다. 이 연구에서 설포라판은 암세포 내 63개 유전자의 활동을 반으로 줄이는 효과가 있었다. 다른 연구들도 십자화과 채소에 든 설포라판이 콩과 마찬가지로 후성적으로 종양억제 유전자의 활동을 증가시켜서 암에 대항하는 인체 본연의 능력을 활성화한다는 사실을 증명했다.

커피

커피콩에는 유익한 DNA 기능을 촉발하는 폴리페놀이 들어 있다. 콩과 비슷하게 커피의 폴리페놀은 후성적으로 종양억제 유전자 RARB2를 활성화한다. 사우스캐롤라이나 대학교 연구원들은 실험을 통해 이런 효과를 확인했다. 이들은 사람에게서 채취한 유방암 세포를 커피에 함유된 생리활성물질인 클로로겐산과 카페인산 두 가지에 노출시켰다. 확인 결과 두 가지 생리활성물질 모두 DNA에서 종양억제 유전자가 활성화되도록 암세포를 바꾸어 놓음으로써 암의 발달을 저해했다.

차

녹차의 주요 생리활성물질인 EGCG는 커피와 마찬가지로 후성적 변화로 종양억제 유전자를 강화해서 암의 형성을 억제하는 효과가 있다. 차에는 혈관신생을 억제하고 마이크로바이옴의 건강을 지킬 뿐 아니라, 암을 예방하는 효능에 관한 임상적 증거도 있다. 특히 녹차는 GSTP1(글루타티온 S-전달효소)라는 천연 항산화 효소의 생성을 늘리는 후성적 변화를 유발하고, 프리라디칼을 중화하여 DNA를 보호한다.

강황

인도, 인도네시아, 태국 음식점에 식사를 하러 갔던 적이 있다면, 동남아시아 요리에 많이 쓰이는 향신료인 강황을 먹어봤을 공산이 크다. 강황은 머스터드의 재료로도 쓰이는데, 머스터드 특유의 노랑 빛이 바로 강황에서 나온 것이다. 열대 식물인 강황은 뿌리줄기를 채취해서 삶아 오븐에 말린 뒤에 가루를 내서 쓴다. 강황은 수천 년 동안 힌두 전통 의술인 아유르베다 의술과 요리에 사용되어 왔다. 강황에 들어 있는 주요 생리활성물질은 커큐민이다. 커큐민은 대장암과 백혈병의 진행을 저해하는 것으로 알려진 종양억제 유전자의 활동성을 높이는 등 여러 이로운 후성적 효과를 촉발한다.

커큐민의 후성적 효과는 혈관의 건강을 지키는 데에도 기여한다. 중국과학원 연구팀은 고혈압이 있는 쥐를 이용한 실험에서 커큐민을 섭취하면 유전자에서 TIMP tissue inhibitor of metalloproteinases라는 단백질이 생성되면서 심장에 혈액을 공급하는 관상동맥의 손상이 줄어든다는 사실을 밝혔다. 이 단백질은 염증을 줄이는 역할을 한다. 염증이 혈관 벽을 손상시키면서 콜레스테롤 플라크가 침착되어 혈관이 좁아지기 때문에 커큐민의 후성적 활동은 결과적으로 심장을 보호해서 동맥경화에 따른 심근경색을 방지하는 데 도움을 준다.

커큐민은 뇌의 건강에도 도움이 된다. 한국의 부산대학교 연구팀은 뇌암(신경교종) 세포를 커큐민에 노출시키면 커큐민이 후성적 효과를 촉발해서 암세포들이 스스로 사멸하게 만든다는 사실을 밝혔다. 이 연구팀은 또 뇌의 건강한 신경 줄기세포를 커큐민에 노출시킨 뒤 어떤 결과가 나타나는지를 알아보았다. 커큐민은 줄기세포들이 정상적인 신경세포로 온전히 성장하도록 촉진하는 역할을 했다. 즉 향신료의 성분인 커큐민에는 암을 방지하고, 혈관의 염증을 줄이고, 신경세포의 성장을 돕는 무려 세 가지의 후성적인 효능이 있다고 정리할 수 있다.

허브

지중해 국가들의 요리에 많이 쓰이는 이름난 허브들에는 로즈마린산이라는 생리활성물질이 들어 있다. 로즈마린산이라는 이름이 붙은 건 로즈메리에서 이 성분이 처음 발견됐기 때문이다. 로즈마린산은 바질, 마저럼marjoram, 세이지sage, 타임thyme, 페퍼민트에도 들어 있다. 폴란드의 포즈난대학교 연구팀은 로즈마린산의 후성적 효과를 조사해서 로즈마린산이 사람의 유방암세포에서 종양억제 유전자의 활동이 방해받지 않도록 돕는다는 사실을 발견했다.

텔로미어를 보호하는 식품

텔로미어는 염색체 말단이 손상을 입지 않도록 보호함으로써 DNA를 보호하는 중요한 역할을 한다. 텔로미어는 나이가 들면서 자연적으로 조금씩 짧아진다. 그래서 텔로미어의 수명을 늘리는 방법은 그 어떤 것이든 DNA 보호와 노화 방지에 도움이 된다. 텔로미어가 짧아지는 것을 방지하는 데 효과가 있다고 알려진 식품들에 대해 알아보자.

커피

사람들이 커피를 기호음료로 마시기 시작한 지는 600년도 더 됐다. 많은 사람들이 나처럼 아침에 커피 한 잔으로 하루를 시작하는 습관이 있을 것이다. 아침에 커피를 찾게 되는 이유는 주로 카페인 때문이다. 그런데 알고 보면 커피에는 정신을 깨우는 것 말고도 다른 효능과 생리활성물질들이 들어 있다. 그래서 커피는 사망 위험을 낮춘다.

성인 남녀 52만 1,330명이 참여한 대규모의 EPIC 연구에서 카페인이 든 커피와 디카페인 커피를 마시는 사람들 모두 마시지 않는 사람들보다 사망률이 더 낮았는데, 모든 원인에 따른 사망률을 조사한 결과 남성은 12퍼센트, 여성은 7퍼센트가 더 낮았다. 그중에서도 특히 소화 관련 질병으로 인한 사망 위험을 줄이는 데 큰 효과가 있었는데,

그도 그럴 것이 커피를 마시면 장이 고농도의 커피 생리활성물질에 노출되기 때문이다.

카페인이 우리가 원했던 각성 효과를 제공할지는 모르지만, 커피를 마셔서 얻을 수 있는 DNA 보호 효과에 중요한 역할을 하지는 않는다. 오히려 실험실 실험에서 카페인은 텔로미어를 짧아지게 만드는 것으로 밝혀졌다. 하지만 커피를 마실 때는 그 반대의 효과가 나타난다. 미국 전 국민 건강영양 연구조사NHANES의 연구에서 연구원들은 성인 5,826명의 커피와 카페인 섭취량을 파악해서 커피를 더 많이 마시는 것이 텔로미어를 길게 만드는 것과 관련 있다는 사실을 확인했다. 이 조사에서 대상자들이 매일 마시는 커피 한 잔은 텔로미어를 33.8개 염기쌍만큼 길게 만드는 효과가 있었다. 즉 매일 커피를 한 잔씩 마시면 노화를 효과적으로 늦출 수 있다는 뜻이다. 커피에는 카페인 외에 여러 생리활성물질이 들어 있으며, 이런 다양한 생리활성물질이 함께 작용하여 텔로미어를 보호하는 효과를 낸다. 참고로 커피에는 혈관신생 억제 기능도 있다는 사실도 기억해두자.

마찬가지로 대규모의 연구였던 간호사 건강 연구NHS에서도 커피의 이로운 효과가 확인됐다. 이 연구에서는 여성 4,780명을 대상으로 식품섭취빈도 설문지를 배부해 커피 섭취 습관을 조사하고, 혈액 검사로 피험자들의 텔로미어 길이를 측정했다. 분석 결과 하루에 커피를 3잔이나 그 이상 마시는 여성들은 커피를 마시지 않는 여성들에 비해서 텔로미어가 더 길었다.

과거에는 카페인이 심박수를 높이는 경우도 있기 때문에 커피가 심장병의 위험을 키울 수도 있다고들 생각했었다. 그런 생각은 이론적으로는 타당하지만 커피를 많이 마시는 사람들을 실제로 조사하면 그 반대의 결과가 나타난다. 영국의 요크대학교 연구원들은 총 3,271명의 자료를 분석한 메타분석을 통해 커피 섭취와 심장발작 이후 생존율의 관계를 조사했다(참고로 메타분석은 기존에 발표된 여러 연구를 종합하고 통계적 방법으로 집계하고 분석해서 공통의 진실을 밝히는 연구법이다). 분석 결과 커피를 비교적 적은 양(하루에 1~2잔 정도)만 마시는 사람들은 마시지 않는 사람들에 비해 심장발작으로 사망할 확률이 21퍼센트 더 낮았고, 많은 양(하루에 2잔이나 그 이상)을 마시는 사람들은 31퍼센트 낮았다. 즉 커피의 생리활성물질 대다수가 심장질환의 위험을 낮추는 쪽으로 작용했을 가능성이 크다는 의미다. 이런 많은 임상 증거를 통해 커피가 건강에 이롭다는 사실을 확인할 수 있다. 이는 어떤 식품이 건강에 끼치는 영향을 판단할 때, 일부 성분만을(예컨대 커피에 들어 있는 카페인) 토대로 성급히 결론을 내기보다는 식품을 전체적으로 살펴서 평가해야 한다는 사실을 일깨우는 사례다.

차

차에 건강에 이로운 성분이 대단히 많다는 걸 생각하면, 차 종류가 텔로미어를 보전하는 데에도 도움이 되지 않을까 하는 궁금증이 생긴다. 홍콩 중문대학교 연구팀은 65세 이상 남성 976명과 여성 1,030명을 대상으로 연구를 진행했다. 연구 참여자의 평균 연령은 72세로, 텔로미어가 나이가 들수록 짧아진다는 점을 고려할 때 텔로미어에 관한 연구 중에 상당히 의미 있는 연구라 하겠다. 실험 참가자들은 차를 포함해서 중국 사람들이 흔히 섭취하는 식품 13종류를 얼마나 많이 그리고 자주 먹는지 묻는 설문에 응답했다. 연구원들은 참가자들의 혈액을 채취해서 백혈구의 텔로미어 길이를 측정했다. 조사 결과는 놀라웠다. 차를 마시는 것은 텔로미어 길이가 긴 것과 관련이 있었는데, 이런 연관성은 여성들에게서는 무의미했고 오로지 남성들에게서만 관찰됐다. 남성들이 마시는 차의 양과 관련해서 하루에 차를 3컵 이상 마시는 사람은 3분의 1컵 이하를 마시는 사람들보다 텔로미어가 길었다. 그 두 집단의 텔로미어 길이의 차이는 수명으로 계산했을 때 5년을 더 사는 것에 상응한다. 고령의 남녀를 대상으로 한 이 연구에서 텔로미어 길이를 길게 만드는 것과 연관이 있는 식품은 차 외에는 없었다. 연구에서는 어떤 종류의 차를 마시는가는 특별히 묻지 않았지만, 중국 사람들이 가장 많이 마시는 차는 녹차와 우롱차이다.

그런데 왜 여성들에게서는 텔로미어 길이가 길어지는 효과가 나타나지 않은 걸까? 앞에서 설명한 결과 외에 이 연구에서 밝혀진 텔로미어 관련 내용은 단 한 가지, 여성들의 경우(남성들에게서는 나타나지 않았다) 식용유를 많이 사용할수록 텔로미어가 짧아진다는 사실이었다. 연구원들은 중국 문화권에서는 여성이 주로 요리를 하는데, 웍에 기름을 두르고 고온으로 조리할 때 식용유가 가열되면서 나오는 매연에서 텔로미어를 손상시키는 화학물질들이 나오기 때문에 차를 마셨을 때의 보호 효과가 상쇄되는 것으로 추측한다.

견과와 씨앗

견과는 요즘 사람들이 즐겨 먹는 간식이며, 건강에 유익한 식품으로 널리 알려져 있다. 견과는 마이크로바이옴의 건강을 위해 꼭 필요한 식이섬유의 훌륭한 공급원이며, 갈산과 엘라그산 등 강력한 생리활성 물질이 들어 있다. 최소 2건의 대규모 연구에서 견과 섭취가 사망 위험을 낮추는 것과 관련이 있음이 밝혀졌다. 남성 의사들 2만 2,742명이 참여한 건강 연구Physicians' Health Study에서는 견과를 매주 5회 제공량 이상 먹는 사람은 견과를 거의 안 먹거나 전혀 안 먹는 사람들에 비해 사망 위험이 전체적으로 26퍼센트 낮았다. 지중해식 식단에 관한 예방PREDIMED 연구에서는 그보다 더 큰 효과가 관찰됐다. 스페인 거주자들을 대상으로 한 이 연구는 심혈관 질환에 걸릴 위험은 있지만 아직은 건강한 사람들 7,447명을 조사했다. 연구 결과 매주 견과를 3회 제공량 이상 먹은 사람은 견과를 전혀 먹지 않은 사람에 비해 사망 위험이 39퍼센트 낮다는 사실이 밝혀졌다.

유타의 브리검영대학교 연구원들은 견과 섭취와 사망률 사이에 관련성이 있음에 미루어, 견과 섭취가 텔로미어 길이에도 영향을 주는지 알아보는 연구를 진행했다. 연구원들은 미국 국립건강통계센터NCHS에서 주도한 전 국민 건강영양연구조사NHANES에 참여한 20~84세의 남녀 5,582명을 대상으로 견과류를 얼마나 자주 많이 먹는지 설문 조사했다. 이 연구에서 조사한 '견과와 씨앗'에는 아몬드, 아몬드버터와 페이스트, 브라질너트, 캐슈너트, 캐슈버터, 밤, 아마씨, 헤이즐넛, 마카다미아, 땅콩, 땅콩버터, 피칸, 잣, 피스타치오, 호박씨, 참깨, 타히니(참깨를 으깨 만든 페이스트로 중동 지역에서 주로 사용한다-옮긴이), 해바라기씨, 호두가 포함된다. 연구원들은 연구 대상자들의 혈액을 채취해서 텔로미어 길이와 식사 습관 간의 관계를 살폈다.

분석 결과 견과와 씨앗류를 더 많이 먹은 사람일수록 텔로미어의 길이가 길었다. 하루에 섭취하는 견과와 씨앗이 10그램 늘어나면 한 해 동안 텔로미어가 8.5개 염기쌍만큼 길어졌다. 10그램은 견과 1큰술 정도 되는 양으로, 캐슈는 9개, 호두는 7개, 아몬드는 6개, 아마씨나 호박씨, 해바라기씨는 4작은술, 참깨는 2작은술 정도다. 이 정도면 견과 그 자체로 혹은 견과를 섞어 바를 만들어서, 아니면 샐러드에 넣는 등 다양한 방법으로 날마다 어렵지 않게 섭취할 수 있는 양이다.

이 연구에서 밝혀진 사실에서 노화와 관련한 어떤 이점을 확인할 수 있을까? 일반적으로 텔로미어는 매년 15.4개 염기쌍만큼 줄어든다. 그런데 연구 결과에서 견과와 씨앗을 매일 10그램씩 먹으면 1년에 8.5개 염기쌍만큼 텔로미어를 길게 만드는 효과가 있음이 밝혀졌으므로, 견과와 씨앗류를 매일 반 줌씩 먹으면 세포의 노화를 1.5년 늦추는 작용을 할 것이라고 연구원들은 분석했다.

지중해식 식단

지중해식 식단은 맛이 뛰어나고 재료가 신선하며, 혈관신생을 억제하고, 줄기세포와 마이크로바이옴에 좋은 영향을 주는 것 외에 건강하게 나이 들고 텔로미어 길이를 더 길게 유지하는 데에도 유리하다. 하버드대학교 연구팀은 간호사 건강 연구에 참여했던 건강한 중년 여성 4,676명을 대상으로 식습관과 텔로미어의 상관관계를 조사했다. 연구원들은 피험자들이 작성한 식품섭취빈도 설문지를 분석해서 그들이 먹은 음식이 지중해식 식단과 얼마나 유사한지를 살펴봤다. 이 분석에 쓰인 점수 체계는 채소(감자는 제외), 과일, 견과, 통곡물, 콩류, 생선, 불포화 지방을 많이 섭취하고, 주류는 과하지 않게 섭취하고, 붉은 고기와 가공육은 되도록 먹지 않는 것을 기준으로 했다. 연구원들은 피험자들의 혈액 검사를 통해 백혈구의 텔로미어 길이를 측정했다. 분석 결과 지중해식 식단과 가장 유사한 방법으로 식사를 하는 여성들은 텔로미어의 길이가 월등히 길었다. 반면 전형적인 서구식 식단으로 식사하면서 포화지방과 고기를 많이 먹는 사람들에게는 정반대의 영향이 관찰됐다. 실제로 지중해식 식단과 가장 거리가 먼 방법으로 음식을 섭취하는 사람들은 평균보다 텔로미어 길이가 짧았다.

지중해식 식단은 항산화기능, DNA 복구, 항염증 활동에 효과가 있는 성분 함량이 높은데, 이런 효과들은 텔로미어의 길이 단축을 늦추는 것으로 알려져 있다. 그런데 이 연구를 통해 짚고 넘어가야 할 중요한 사실은 이런 식단에 포함된 어떤 한 가지 식품이 텔로미어 길이를 늘이는 특효약이라고는 말할 수 없다는 점이다. 다시 말해 식단에 포함된 개별적인 식품들보다는 전체적인 식이 패턴이 보다 중요한 요인이다.

채소가 풍부한 아시아식 식단

식사 유형에서 채소가 기본이 되는 식단이 동물성 단백질 분포가 높은 식단보다 건강에 더 좋다는 점에는 의문의 여지가 없다. 지중해식 식단 외에 아시아식 식단도 전형적으로 채소를 기본으로 하는 음식이 많아서 건강에 좋다고 알려져 있다. 아시아 문화권의 식단에 관한 자료를 광범위하게 수집하고 분석했던 최초의 연구는 중국-코넬-옥스퍼드 프로젝트China-Cornell-Oxford Project이다. 연구 내용은 영양과 건강 분야의 선구자인 콜린 캠벨T. Colin Campbell이 역사에 길이 남을 저서『무엇을 먹을 것인가China Study』에서 훌륭히 설명해 두었다. 이 연구는 아시아의 영양, 심장병, 암, 당뇨 간의 관계를 자세히 조사한 내용으로, 역사상 가장 포괄적인 내용을 다룬 영양학 연구로 널리 알려져 있다.

보다 최근에는 학자들이 아시아식 식단과 텔로미어 길이의 연관 관계를 조사했다. 쓰촨대학교, 사천대학교 화서의원, 중산대학교, 간난 티베트족 자치주 인민병원의 연구원들은 중국 남서부 25~65세의 주민 553명(여성 272명, 남성 281명)을 대상으로 연구를 진행했다. 연구 대상자들은 그 전 해에 먹었던 음식에 관해 묻는 설문에 응답했다. 설문 내용을 분석한 결과 대상자들은 음식 섭취 패턴별로 네 집단으로 분류됐다. (1) 과일, 채소, 통곡물, 견과, 달걀, 유제품, 차를 중심으로 하는 채소 위주의 식이 패턴 / (2) 동물성 단백질과 알코올 섭취량이 많은 '마초'(연구원들의 표현에 따르면) 식이 패턴 / (3) 밥, 붉은 고기, 절인 야채류를 중심으로 하는 식이 패턴 / (4) 가당 음료, 밀가루, 튀김 섭취량이 많은 에너지 밀도가 높은 패턴. 연구원들은 혈액 검사를 통해 백혈구의 텔로미어 길이를 측정하고, 이 네 가지 식이 패턴과 텔로미어 길이의 상관관계를 살폈다.

분석 결과 네 집단 중 오로지 채소 위주의 식이 패턴을 따른 집단만 텔로미어의 길이가 길었으며, 흥미롭게도 여성들에게서만 이런 효과가 관찰됐다. 이 연구에서 네 가지 식이 패턴과 텔로미어 길이 사이의 상관관계가 남성들에게는 전혀 발견되지 않았다. 성별 간 차이가 나타나는 이유는 확인되지 않았다. 이를 통해 건강을 지키는 단 한 가지 보편 식단 같은 것은 없다는 사실과 텔로미어의 길이를 늘이는 데 도움이 되는 식단을 구체적으로 논하기 전에 이 분야에 관한 연구가 더 진행될 필요가 있다는 사실을 다시금 확인할 수 있다.

전체적인 식단과 생활방식의 변화

식단과 생활방식에 접근하는 포괄적인 방법은 소살리토 예방의학 연구소의 딘 오니시 Dean Ornish 와 캘리포니아대학교 샌프란시스코 캠퍼스 교수이자 노벨상 수상자인 엘리자베스 블랙번 Elizabeth Blackburn 이 진행한 '영양과 생활방식 중재에 의한 유전자 발현 조절 GEMINAL'이라는 제목의 중요한 연구에서 다루어졌다. 이 연구에서는 실험에 자원해서 참여한 저위험군 전립선암 환자 24명에게 3개월 동안 포괄적인 식단과 생활방식 중재를 시행했다. 실험에 쓰인 중재 절차에는 매주 한 번 실시되는 생활방식 카운슬링과 간호사와의 전화 통화, 일주일에 6일 동안 진행되는 요가와 운동(하루에 30분씩 걷기), 매주 한 번 1시간 동안의 집단 교류 시간 그리고 3일간의 자택 휴식 일정이 포함됐다. 이 중재법에서 활용한 식단 관련 부분은 지중해식 식단의 구성요소와 비슷해서, 실험 참가자들에게는 오메가-3 지방산(생선 기름), 비타민 C, 비타민 E, 셀레늄 건강 보조제가 지급됐다.

3개월 동안의 중재 시작과 끝에는 각각 혈액 검사가 실시됐으며, 백혈구를 분석해 텔로미어의 길이를 늘이는 데 도움을 주는 텔로머레이스의 활동을 살폈다. 분석 결과 식단과 생활방식 중재를 실시한 뒤로 텔로머레이스의 활동은 무려 30퍼센트나 증가했다. 텔로머레이스 활동이 증가하면 세포의 수명이 늘고, 정상적으로 기능할 능력이 더 커진다. 텔로머레이스의 수치가 높아질수록 텔로미어가 더 길어져서 그만큼 건강에 도움이 된다.

연구원들은 연구 종료 후 5년이 흐른 뒤에 실험 참가자들 중 10명에 대한 후속 연구를 실시해서 중재를 거치지 않았던 다른 저위험군 전립선암 환자 25명과 혈구를 비교했다. 조사 결과 식단과 생활방식 중재를 거쳤던 집단의 텔로미어는 통제집단보다 눈에 띄게 길었다. 중재를 거치지 않은 집단은 텔로미어 길이가 실제로 짧아졌다. 또 중재 프로그램을 계속 유지하는 것은 유익한 효과가 있음이 밝혀졌다. 중재 집단에 있었던 사람들 중 식단과 생활방식 변화를 유지한 사람은 그렇지 않은 사람들보다 텔로미어가 더 길었다.

DNA 건강방어 메커니즘에 해를 끼치는 식품

우리가 먹는 식품들 중에는 DNA에 좋지 못한 영향을 끼치거나 심지어 해를 끼치는 식품들도 있다. 물론 이 책이 식단의 포괄적인 측면에 초점을 두고 있기는 하지만, DNA에 해를 끼칠 가능성이 있는 식품이나 식이 패턴에 대해서 어느 정도 알아 둘 필요가 있으니 간단히 살펴보기로 하자.

지방이 많은 식품

앞으로 바삭하게 익힌 베이컨이나 먹음직스런 빛깔이 감도는 립아이 스테이크를 먹고 싶다는 생각이 들면, 몸의 DNA의 건강을 우선 고려하도록 하자. 지방이 많은 음식은 후성적 효과를 통해서 건강에 해로운 영향을 끼칠 수 있다. 스웨덴의 웁살라대학병원 연구원들은 포화지방의 후성적 영향을 살피는 실험을 진행했다. 실험에서는 정상 체중인 18~27세의 건강한 남녀 31명을 모집해서 7주 동안 고칼로리 머핀을 먹게 했다. 피험자들에게 지급된 머핀은 두 종류로, 하나는 포화지방(정제 팜유)을 잔뜩 넣어서 만든 것이고, 다른 한 종류는 다가불포화지방(해바라기씨유)으로 만든 것이었다. 연구의 목표는 이 두 가지 종류의 지방을 과도하게 섭취했을 때 어느 쪽의 체중이 더 많이 증가하는지 비교하는 것이었다. 각 피험자들에게 지급된 머핀의 개수는 체중을 3퍼센트 증가시킬 만큼의 양에 맞춰졌다.

분석 결과 포화지방과 다가불포화지방은 서로 다른 영향을 끼쳤다. 포화지방을 먹은 사람들은 내장 지방과 간 지방이 모두 증가했다. 중성지방인 트리글리세리드 수치도 14퍼센트나 높아졌다. 반면 불포화지방으로 만든 머핀을 먹은 사람들은 지방을 뺀 체중이 증가했으며, 트리글리세리드 수치는 8퍼센트 감소했다.

연구원들은 지방과 관련된 이런 영향에 어떤 후성적 변화가 동반되는지에 관심을 가졌다. 그래서 실험 시작과 끝에 각각 피험자들의 복부 지방 조직을 채취해서 지방세포 게놈의 변화를 분석했다. 확인 결과 양쪽 집단 모두에서 후성적 변화가 나타났다. 구체적으로 설명하자면 지방을 섭취함으로써 메틸화가 나타나 유전자 1,442개가 비활성화됐다. 다가불포화지방이 든 머핀을 먹은 경우에는 유전자 발현에 중대한 변화가 없었던 데 비해서, 몸에 나쁜 포화지방이 든 머핀을 먹은 경우에는 지방세포에서 생성된 단백질 28종이 변형됐다. 메틸화한 유전자들이 각기 어떤 결과에 이르렀는지는 정확히 밝혀지지 않았지만, 최소한 이 연구를 통해 지방 함량이 높은 식품을 지나치게 많이 먹으면 체중이 증가할 뿐 아니라 DNA의 기능을 변화시킨다는 사실은 명확해졌다.

그밖에 고지방 식단이 간의 재생 능력을 무력화하는 바람직하지 못한 후성적 변화를 유발한다는 사실이 실험실에서 진행한 다른 실험들에서 밝혀졌다. 간은 혈중 독소를 해독하는 주요 기관이기 때문에, 간이 재생 능력을 잃으면 몸속에 독소가 쌓이고 염증이 생기기 쉬운 상태에 이를 수 있다.

가공육

가공육이 몸에 이로운 식품이 아니라는 건 누구나 아는 사실이지만, 다수의 대규모 연구들에서 가공육이 텔로미어 길이를 단축시킨다는 사실이 실제로 입증되면서 위해성을 더 명확하게 확인할 수 있다. MESA Multi-Ethnic Study of Atherosclerosis(다인종 동맥경화 연구)는 미국 각지에(볼티모어, 시카고, 포사이스 카운티, 노스캐롤라이나, 뉴욕, 로스앤젤레스, 세인트폴, 미네소타 등) 거주하는 서로 다른 여섯 인종의 남녀 6,000명이 참여한 연구다. 연구원들은 이 집단들 중에서 백인, 흑인, 히스패닉계의 840명을 대상으로, 바로 전 해에 먹었던 식품을 12가지 항목으로 나누고 각 항목별 일일 섭취량과 빈도를 설문 조사했다. 이 실험의 기준인 12가지 식품 항목에는 통곡물, 정제곡물, 과일, 채소, 튀기지 않은 해산물, 견과와 씨앗, 유제품, 붉은 고기, 가공육(햄, 핫도그, 소시지, 내장 가공육, 햄혹 등), 튀김류(감자, 생선, 치킨 등), 무칼로리 탄산음료를 제외한 모든 탄산음료, 커피가 포함된다. 연구원들은 혈액 검사를 통해 피험자들의 백혈구 텔로미어 길이를 측정하고, 텔로미어 길이와 식단과의 연관성을 조사했다.

분석 결과는 대단히 흥미로웠다. 텔로미어 길이 단축과 연관이 있는 식품은 단 한 가지, 가공육뿐이었다. 실제로 가공육 1회 제공량을 섭취할 때마다 텔로미어는 0.07개 염기쌍만큼 짧아지는 효과가 나타났다. 노화에 따라 자연적으로 텔로미어가 매년 15.4개 염기쌍만큼 짧아진다는 점을 고려할 때, 일주일에 4~5일씩 가공육을 섭취해서 1년에 총 220회 제공량 섭취할 경우 노화를 1년씩 단축시키는 셈이 된다.

NHKBI National Heart, Lung, and Blood Institute(심장, 폐, 혈액 국립연구소)에서 연구비를 지원받아 진행한 주요 연구인 '심장이 튼튼한 가족 연구' 역시 가공육 섭취와 텔로미어 길이 단축의 연관성을 밝혔다. 이 연구는 미국 원주민 부족 13곳을 대상으로 심혈관 질환 유발에 영향을 주는 유전적 요인과 그 밖의 요인을 조사했다. 연구원은 원주민 2,864명에게 그 전 해에 섭취한 가공육, 비가공육 종류와 섭취량을 묻고, 혈액 검사를 통해 텔로미어 길이를 확인했다. 분석 결과는 MESA 연구와 비슷해서, 가공육 1회 제공량을 먹을 때마다 텔로미어가 0.021개 염기쌍만큼 짧아지는 연관성이 확인됐다. 가공육을 먹으면 텔로미어가 짧아지는 이유가 무엇인지는 아직 불투명하다. 육류를 가공하는 과정에서 최종당화산물이라는 화합물이 생성될 수 있다. 최종당화산물은 염증을 유발하는 물질로, 산화 스트레스를 촉발해 DNA에 손상을 줄 수 있다. 그 외에 가공육에 들어 있는 다른 화학물질들이 텔로미어에 영양을 끼치는 것일지도 모른다.

심장이 튼튼한 가족 연구에서 밝혀진 놀라운 사실 한 가지는 가공하지 않은 붉은 고기를 하루에 1~2회 섭취하는 것이 텔로미어의 길이 연장과 관계가 있었다는 점이다. 이런 의외의 결과가 나온 이유로 붉은 고기에 들어 있는 비타민 B, 철분, 카르노신 등의 생리활성물질 때문에 텔로미어 길이가 짧아졌을 가능성을 드는 사람들도 있다. 하지만 붉은 고기 섭취에는 여러 바람직하지 못한 결과가 뒤따른다. 암과 심혈관 질환 발병 위험을 높이는 요인으로 알려진 포화지방 외에도, 장박테리아에 의해 분해되어 트리메틸아민-N-옥사이드 TMAO라고 불리는 해로운 화합물이 생성되는 L-카르니틴 L-carnitine이 붉은 고기에 들어 있다. 트리메틸아민-N-옥사이드는 비만, 당뇨, 위암, 심장질환을 일으키는 요인으로 알려져 있다. 오하이오 클리블랜드병원 연구팀은 쥐 실험에서 식품 속 L-카르니틴이 혈관을 막는 죽상동맥경화증의 진행 속도를 높였다고 밝혔다.

한편 그릴에 굽는 등의 방법으로 붉은 고기를 조리할 때 헤테로사이클릭아민 Heterocyclic amine 같은 발암성 화합물이 만들어지기도 한다. 숯불에 구운 고기의 검게 탄 부분이 이에 해당한다. 살짝 태운 고기가 맛은 있을지 몰라도 건강에는 치명적일 수 있다. 그러니 앞으로 고기를 먹을 때는 이런 위험성을 염두에 두고 검게 탄 부분은 먹지 않는 게 좋다.

가당 음료

탄산음료와 기타 무알콜음료는 현대의 대표적인 산물이라고 생각하지만, 사실 물에 천연 허브와 과일을 첨가해 맛을 내는 방법은 고대에도 있었다. 음료에 탄산을 첨가해 거품을 만드는 기술은 1767년에 조지프 프리스틀리 Joseph Priestley라는 화학자가 물에 이산화탄소를 주입하면서 발명했으며, 이후 탄산음료 제조의 밑바탕이 됐다. 소다수에 설탕과 과즙을 잔뜩 첨가한 음료들은 20세기에 큰 인기를 끌었다. 8장에서 인공 감미료가 마이크로바이옴을 바꾸어놓을 수 있다는 것을 알아봤는데, 그렇다면 과당 음료는 DNA에 어떤 영향을 끼칠까? 4장에서 탄산음료를 마신 영유아들은 텔로미어의 길이가 짧다는 연구 결과를 소개했지만 이에 관한 연구들이 그 밖에도 몇 가지 더 있다.

캘리포니아대학교 샌프란시스코 캠퍼스와 버클리 캠퍼스, 스탠퍼드대학교 연구팀은 설탕이 DNA에 끼치는 영향을 조사했다. 연구 대상자는 미국 보건통계센터에서 주관한 전 국민건강영양 연구조사NHANES에 참여했던 성인 5,309명이다. 음식과 건강 관련 데이터가 장기간에 걸쳐 수집됐는데, 자료에 포함된 식품은 설탕이 첨가된 탄산음료, 탄산이 들어 있지 않은 가당 음료(과일 주스, 에너지 드링크, 스포츠 드링크, 감미료를 넣은 물), 당분과 칼로리 함량이 낮은 소다, 100퍼센트 원액 과일주스 등이었다. 연구원들은 실험 참가자들이 섭취한 식품 관련 정보를 분석하고 추가적으로 혈액 검사를 실시해 텔로미어의 길이를 측정했다.

2014년에 발표된 전 국민건강영양 연구조사 결과에서는 미국인들의 하루 평균 가당 음료 섭취량이 약 500밀리리터(작은 탄산음료 1캔 반 정도)였다. 연구원들은 모든 데이터를 계산해서 하루에 탄산음료를 1캔 마실 때마다 텔로미어가 0.01개 염기쌍만큼 줄어들어서, 노화 속도를 높인다는 사실을 확인했다. 매일 탄산음료를 600밀리리터짜리 작은 패트병으로 1병씩 마시는 사람은 텔로미어 길이 단축으로 매년 노화를 4.6년씩 앞당기는 셈이 된다. 탄산음료 섭취에 따른 텔로미어 길이 단축은 흡연을 했을 때와 거의 동일한 수준으로 확인됐다.

그나마 다행인 건 텔로미어 길이 단축은 역으로 작용하기도 한다고 알려져 있다는 것이다. 적당한 운동을 하면 가당 탄산음료와 드링크류를 마셨을 때 손실되는 만큼의 텔로미어 길이(앞의 연구에서와 같은)를 회복할 수 있다. 이것은 우리가 하는 모든 활동이 부가적으로(혹은 기본적으로) 영향을 끼친다는 사실을 드러내는 예다. 즉 바람직한 선택을 하면 텔로미어의 길이를 늘일 수 있지만, 옳지 못한 선택을 할 경우 그나마 얻은 유익한 효과도 모두 잃게 된다.

캘리포니아대학교 샌프란시스코 캠퍼스와 버클리 캠퍼스 연구원들이 진행한 연구에서는 18~45세 임산부 65명을 대상으로 탄산음료의 영향을 조사했다. 연구원들은 실험 참가자들이 설문을 통해 섭취한 음료의 종류와 양을 조사하고, 연구를 시작했던 시점, 출산 3개월 뒤, 출산 9개월 뒤에 각각 피험자들의 혈액을 채취해 텔로미어의 길이를 측정했다. 분석 결과 실험 참가자들이 가당 음료 섭취를 줄였을 때, 이들의 텔로미어 길이가 길어졌다는 사실이 확인됐다.

종합정리

편하고 풍족한 삶 속에는 DNA에 손상을 끼칠 수 있는 상황이 부지기수다. 물론 나이가 들면 결국 손상을 입을 수밖에 없으므로, 그런 위기를 완전히 모면할 수는 없다. 하지만 먹는 음식을 신중히 선택해서 위기에 대응하면 몸의 건강을 지키는 DNA를 보호하고, 복구하고, 궤도를 수정할 수 있다. 그런 대응책으로 활용할 수 있는 식품들 중에 날마다 쉽게 골라 먹을 수 있는 것들도 많다. 항산화 기능을 하는 생리활성물질이 들어 있는 식품은 순환계에 있는 해로운 산화물질을 중화한다. 하지만 그런 생리활성물질은 그저 DNA가 손상되지 않도록 보호할 수 있을 뿐이다. 식품들 중에는 세포의 기전을 활성화해서 문제를 해결하여 DNA를 복구하는 데 도움이 되는 것들도 있다.

후성적 효과가 있는 식품들도 몸을 보호하는 유전자의 활동을 촉발하여 DNA에 이로운 방향으로 영향을 줄 수 있다. 예컨대 종양억제 유전자는 암세포의 성장을 막는다. DNA가 이렇게 작용하도록 유도하면, 그야말로 잃을 뻔한 목숨을 구할 수도 있다.

마지막으로 텔로미어를 보호하고 텔로미어 길이를 늘이는 식품도 DNA를 보호하고 노화를 늦추는 데 도움이 된다. 나이가 들면 텔로미어가 자연적으로 짧아지지만, 몸에 좋은 음식과 식습관을 유지하면 길이 단축을 늦추고, 경우에 따라서는 길이를 늘일 수도 있다. DNA는 단순히 유전자 암호를 담은 설계도가 아니라 건강을 보호하는 수단으로 보호하고, 복구하고, 때로는 환경과 노화의 가차 없는 공격을 피해 방향을 변경해 주어야 하는 정보의 초고속 정보통신망으로 보아야 한다.

DNA에 영향을 주는 주요 식품

항산화 기능	DNA 복구능력 증강	후성적 영향	텔로미어 길이를 늘임
보타르가(어란)	보타르가	바질	아몬드버터
브로콜리	당근	청경채	아몬드
새조개	새조개	브로콜리	브라질너트
구아바	헤이크	양배추	캐슈버터
헤이크(대구류 생선)	키위	커피	캐슈
키위	바지락	녹차	밤
바지락	해삼	케일	커피
믹스드베리 주스	참치	마저럼	아마씨
오렌지 주스	방어	페퍼민트	녹차
오렌지		로즈마리	헤이즐넛
굴소스		세이지	마카다미아넛
참굴		콩	땅콩버터
파파야		타임	땅콩
핑크 그레이프프루트		강황	피칸
해삼			잣
토마토			피스타치오
참치			호박씨(pumpkin seed)
수박			참깨
방어			호박씨(squash seed)
			해바라기씨
			타히니(참깨 소스)
			호두

10장
면역 지휘본부를 가동하라

어찌된 일인지 할머니들은 모두들 무엇을 먹어야 병에 안 걸리고 몸을 튼튼히 할 수 있는지 잘 알고 있는 것 같다. 요즘에는 식사 전통을 면역 체계를 지키는 건강 유지 수단이라는 새로운 견지에서 바라보고 있다. 현대 면역학은 어떤 식품이 면역에 영향을 주며 어떻게 작용하는가를 조금씩 밝혀내고 있다.

예를 들어 닭고기 수프는 가장 오래된 민간요법 중 하나다. 이제는 실험실 연구를 통해 닭고기의 살과 뼈로 만든 수프에 면역 체계의 염증 반응을 조절하는 천연 생리활성물질이 들어 있다는 사실이 밝혀져 있다. 몸에 염증이 적을수록 감기와 독감에 걸려 고생할 우려가 줄어든다. '감기가 걸리면 잘 먹고, 열이 나면 음식을 삼가라'라는 민간의 지혜도 마찬가지다. 주기적으로 금식을 하면 몸에 있는 오래되고 낡은 면역 세포들이 제거되고 그 대신 줄기세포에서 건강한 면역세포가 새로 생겨 감염에 맞설 태세가 갖춰진다.

관련 연구들을 통해 밝혀진 바에 따르면 면역 체계를 최적화하고 최상의 상태로 유지해서 질병에 맞서는 데 도움을 주는 식품들이 있다.

음식이 면역 체계에 끼치는 영향을 이해할 수 있는 간단한 방법이 있다. 우리가 먹고 마시는 음식은 몸의 건강을 지키는 면역의 두 가지 부문인 내재면역계와 적응면역계의 영향력을 높이거나 낮출 수 있다. 이번 장에서는 특정 식품들이 면역 체계를 통해 병을 물리치는 신체 기능을 강화한다는 사실을 뒷받침하는 증거들을 찾아볼 것이다.

가장 먼저 면역 체계가 병의 유발에 관여하는 몇 가지 주요 질환부터 살펴보자. 그러면 그와 달리 음식이 우리에게 이롭게 작용하는 경우에 대해 더 잘 이해할 수 있을 것이다.

면역 관련 질환

면역 체계는 건강과 불가분한 관계여서 모든 질병은 면역 체계와 어떤 방식으로든 연결되어 있다. 건강과 면역을 연결하는 원칙은 크게 두 가지가 있다. 첫 번째는 면역 체계가 약해져서 침입자들이 몸에 뿌리내리는 것을 막아내지 못하는 경우다. 그리고 두 번째는 면역 체계가 지나치게 왕성해져서, 과민하게 작용해 염증을 유발하고 몸의 건강한 조직을 의도치 않게 파괴하는 경우다.

약해진 면역 상태

먼저 면역 체계가 약해지면서 생기는 병부터 알아보자. 면역 체계가 와해되면 생명에 지장을 줄 수 있는 감염원들이 몸 안에 침투할 수 있는데, 이때 우리 몸을 위협하는 것은 감염뿐만이 아니다. 면역 체계가 암세포를 가려내지 못하면서 암이 몸에 뿌리를 내릴 수도 있다. 이와 같은 면역력 약화는 면역 치료법이라고 불리는 암 치료법으로 대처할 수 있다. 면역 치료는 면역 체계가 암 세포를 찾아 제거하도록 도움을 주는 신약을 이용한다. 이런 약제는 악성흑색종, 폐암, 신장암, 방광암, 두경부암, 자궁경부암 그리고 거대B세포림프종과 급성림프구성백혈병 같은 혈액암 치료의 돌파구가 됐다.

미국식품의약국FDA 승인을 받은 이런 치료법들은 몸의 면역 체계가 암을 찾아 제거하도록 돕는다. 면역 체계가 아무런 문제없이 제 기능을 다할 경우에는 이런 암 세포들이 자연히 발각되어 제거된다. 다발성골수종과 백혈병 같은 일부 암은 면역 세포에 병이 생겨서 건강을 지키는 능력이 무력화된 경우다.

역설적이게도 고용량의 화학치료제와 방사선 치료 위주의 전통적인 암 치료법은 사실 면역 체계를 약화시킨다. 화학요법과 방사선 치료는 빠르게 증식하는 세포들을 공격한다. 물론 암 세포를 공격하는 데에는 이런 방법이 효과적이다. 하지만 면역 세포와 그 밖의 건강한 세포들도 치료 중에 심한 피해를 입어서 암에 대응하는 신체의 능력을 저해한다.

일부 바이러스의 감염도 적응면역반응을 개시하는 몸의 능력을 손상시킬 수 있다. 5장에서 설명했지만, HIV 감염으로 생기는 후천성면역결핍증AIDS은 면역 체계 손상의 전형적인 예다. 인유두종바이러스HPV는 감염된 세포를 찾아 제거하는 면역 체계의 기능을 저해해서, 추후에 자궁경부암, 음경암, 구강암이 생길 위험을 높인다. 인유두종바이러스 백신은 면역 체계를 훈련시켜서 암을 유발하는 바이러스들을 제거한다. 그 밖에 B형 간염과 C형 간염도 감염 세포를 찾아 제거하는 면역계의 능력을 약화하는 감염원들이다. 이런 유형의 간염은 간

암으로 발전하기도 한다.

일부 질환은 실제로 면역 체계를 완전히 불구로 만든다. 제1형 당뇨병과 제2형 당뇨병은 종류가 다른 병이지만, 둘 다 몸이 감염에 취약해지게 만든다. 비만이 있어도 몸이 바이러스나 균에 감염되기 쉬우며, 몸에 약간의 염증이 만성적으로 남아 있어서 면역 반응이 약화된다. 이런 상태에서는 면역력을 높이는 식품을 먹으면 도움이 될 것이다.

다음 설명으로 넘어가기 전에 한 가지 중요한 사실을 명심하도록 한다. 모든 면역 결핍을 음식으로 해결할 수는 없다. 음식이 효과를 발휘하려면 제대로 갖춰진 흠 없는 면역 체계가 먼저 마련되어야 한다. 가령 유전병으로 면역 세포에 결함이 있어서 제 기능을 못하면 아무리 좋은 음식을 먹어도 헛일이 될 공산이 크다. 면역 결함 중에는 생명을 위협할 정도로 심각한 병도 있는데, 예를 들면 모세혈관확장성실조증, 체디아크-히가시증후군, 중증복합면역결핍증 등이다.

면역의 과잉 반응

면역력 약화의 반대쪽 측면은 과민성 면역 체계다. 이 상태에서는 면역 체계가 엉뚱한 시기에 엉뚱한 장소에서 반응해서 만성적으로 염증을 유발하고 신체 조직을 손상시키는 자가 면역 질환이 생긴다. 자가 면역 질환의 대표적인 사례는 제1형 당뇨병이다. 제1형 당뇨병은 췌장에서 인슐린을 만드는 베타세포들을 공격하는 자기항체가 형성되면서 나타나는 증상이다. 베타세포들이 제거되면 췌장에서 인슐린이 제대로 만들어지지 못해서 몸속의 혈당 처리가 제대로 이루어지지 않는다. 류마티스성 관절염에서는 자기항체가 관절을 공격해서 심각한 장애와 큰 통증을 유발한다.

루프스라는 이름으로 흔히 불리는 홍반성 낭창Lupus erythematosus은 항체가 심장, 폐, 신장, 피부, 관절, 뇌, 척수를 비롯한 여러 장기를 맹렬히 공격하는, 복합적인 자가 면역 질환이다.

피부경화증은 면역 체계의 공격으로 피부가 서서히 딱딱하고 두꺼운 조직으로 대체되는 병이다.

또 다발성 경화증의 직접적인 원인은 아직 밝혀지지 않았지만, 이 병에서 나타나는 조직의 손상은 자기항체가 척수와 뇌에 있는 신경세포의 미엘린 수초를 공격하면서 나타나는데, 조직 손상이 지속될 경우 치명적인 상황에 이를 수 있다.

갑상샘 역시 자가 면역의 타깃이 될 수 있다. 하시모토 갑상선염이 생기면 항체가 갑상샘을 공격해서 갑상샘호르몬을 생성하지 못하게 만든다. 그레이브스병도 항체가 갑상샘을 공격하면서 나타나며, 이 경우 갑상샘호르몬을 생성하라는 신호를 보내는 호르몬과 유사한 항체가 생성된다. 그렇게 되면 감상샘에서 불필요하게 막대한 양의 호르몬이 방출되면서 각종 부작용이 생긴다. 셀리악병은 먹는 음식 속의 글루텐이 항체를 자극하면서 생기는데, 이 병이 있으면 고통스러운 장염증이 생기고 소장 내벽 세포들이 파괴된다.

과민성 면역 반응은 만성 염증을 초래한다. 천식 환자들은 다양한 환경 요인에 노출되면 호전적인 면역 체계 때문에 폐에 심각한 염증이 유발된다. 건선 환자들은 피부와 관절에 염증이 생긴다. 염증성 장 질환으로 알려진 크론병과 궤양성 대장염이 발병하면, 장에 엄청나게 심각한 염증이 생기면서 장출혈, 복부팽만, 복통 등의 증상이 나타난다. 궤양성 대장염 환자의 경우 염증이 끝없이 이어져서 나중에는 대장암까지 생길 수 있다.

면역 체계를 활성화하는 식품

면역 방어체계에 도움이 되는 식품을 알아보려면, 가장 먼저 면역 기능을 높이는 식품부터 살펴봐야 한다. 이런 식품은 보다 왕성한 면역 체계의 활동이 득이 되는 병이나 증상을 앓는 사람들에게 특히 중요하다. 한 가지 주의할 사항을 일러두고 지나가자면, 인터넷에는 면역력 증강에 효험이 있는 식품이라고 주장하는 글들이 많지만, 뒷받침할 만한 타당한 근거가 없는 경우가 많다. 이번 장에서는 인간의 면역에 효험이 있다고 과학적 연구로 밝혀진 식품들을 중심으로 알아볼 것이다.

버섯

사람들이 가장 많이 먹는 식용버섯 중 하나인 양송이버섯은 샐러드에 넣어서 생으로 먹기도 하고, 전 세계의 다양한 요리 재료로도 쓰인다. 양송이버섯에는 면역을 활성화하는 식이섬유인 베타글루칸을 포함한 생리활성물질들이 많이 들어 있다. 오스트레일리아의 웨스트시드니대학교 연구팀은 건강한 지원자 20명을 모집해서 한 집단에는 평범한 식단의 음식을, 다른 집단에는 평범한 식단의 음식에 양송이버섯을 추가해서 제공했다. 버섯을 먹은 집단은 일주일 동안 날마다 데친 양송이버섯을 100그램(약 1.3컵)씩 먹었다. 버섯이 면역 기능에 영향을 끼치는가를 알아보기 위해 연구원들은 피험자들의 침을 채취해 면역글로불린A ^{IgA}와 면역글로불린G ^{IgG} 두 가지 항체의 수치를 측정했다. 면역이 활성화되면 침에서 항체들이 더 많이 발견된다. 이 실험에서는 버섯을 먹은 피험자들의 면역글로불린A 수치가 꾸준히 상승해 버섯을 먹기 시작한 지 일주일 만에 55퍼센트나 증가했으며, 버섯 섭취를 중단하고 2주가 지났을 때에도 기준치보다 58퍼센트나 높은 수치가 유지됐다. 버섯을 먹으면 장이 활성화되고, 그에 따라 면역 체계가 작용하면서 항체가 생성된다. 이 항체는 입안의 점막으로 이동해 침과 함께 분비된다.

그 외에도 표고버섯, 잎새버섯, 팽이버섯, 꾀꼬리버섯(살구버섯이라고도 불림-옮긴이), 느타리버섯 등의 다른 식용버섯들의 추출물을 이용한 많은 실험에서 모두 면역 방어능력을 활성화할 수 있음이 확인됐다. 많은 사람들이 좋아하는 몇몇 식용버섯들은 풍미 있는 요리 재료로서의 가치뿐 아니라 면역력을 증강하는 효능도 있다.

숙성 마늘

마늘은 요리 재료로서뿐만 아니라 건강식품으로도 명성이 높다. 고대 그리스인들은 운동선수와 병사들의 체력을 키우기 위한 자연 강장제로 마늘을 사용했다. 생마늘은 톡 쏘는 강한 향이 있어서 요리 재료로 가치가 있지만, 마늘이 오래 되면 냄새가 거의 사라진다. 숙성 마늘은 추출물로 만든 건강 보조제 형태로 나와 있는데, 그 안에는 면역 체계에 영향을 끼치는 아피게닌 ^{apigenin} 같은 강력한 생리활성물질이 그대로 들어 있다.

플로리다대학교 게인즈빌 캠퍼스 연구원들은 감기와 독감이 기승을 부리는 계절에 20대 중반에서 30대 초반 사이 건강한 남녀 120명을 대상으로 숙성 마늘이 면역 체계에 미치는 효과를 연구했다. 연구원들은 피험자들을 두 집단으로 나누고, 90일 동안 한쪽 집단에는 숙성 마늘 추출물을, 다른 쪽에는 플라세보를 지급하고, 혈액 검사를 실시해 이들의 면역 반응을 분석했다. 또 피험자들에게 날마다 건강 일지를 쓰게 하고, 혹시 콧물, 두통, 목의 통증, 기침, 열, 몸살 같은 증상이 있었거나 학교나 직장을 쉬어야 할 만큼 몸이 아팠던 날이 있지는 않았는지를 모두 빠짐없이 기록하게 했다.

분석 결과 숙성 마늘 추출물을 복용한 집단은 플라세보를 복용한 집단보다 혈중 면역 T세포와 NK세포가 확연히 더 많았다. 특히 숙성 마늘을 먹은 사람들의 T세포는 플라세보를 복용한 사람들의 T세포보다 에너지가 막강하고 세포 복제 속도도 8배나 빨랐다. 또 NK세포에도 효과가 있어서, 숙성 마늘을 먹은 사람들의 NK세포는 플라세보를 먹은 사람들에 비해 30퍼센트 이상 더 활성화됐다.

건강 일지에서도 마늘 추출물을 먹은 사람들이 감기나 독감 증상을 보고한 사례가 20퍼센트 적었으며, 일상적인 활동을 취소할 정도로 몸이 아팠던 경우는 60퍼센트, 학교나 직장을 쉬었던 경우는 60퍼센트 더 적었다. 이 연구를 통해 숙성 마늘과 면역력 증강, 질병 감소 사이에 상당한 관련이 있음이 확인됐다.

일본의 교토 부립대학교府立大學校 의대 연구팀은 수술이 불가능한 암 환자를 대상으로 연구를 진행했다. 암 환자들에게 6개월 동안 숙성 마늘을 먹게 하고 지켜본 결과, 혈중 NK세포의 활동성이 증가했다. 이 연구로 면역요법으로 치료 중인 환자들이 암에 맞서 잘 싸울 수 있도록 면역 반응을 더 많이 활성화하는 데 숙성 마늘이 도움이 되는지에 관한 연구의 길이 열렸다.

이 연구들은 숙성 마늘이 일상적인 감염, 더 나아가 암에 대응하는 면역 방어 체계를 강화할 가능성이 있다는 증거를 임상적으로 제시한다.

브로콜리싹

샐러드로 먹으면 맛있는 브로콜리싹은 발아 후 3~4일이 지난 덩굴손 모양 싹으로, 순하고 고소한 맛이 난다. 브로콜리에는 설포라판이라는 효과가 강력한 생리활성물질이 들어 있다고 앞에서 설명했다. 설포라판은 면역 체계를 활성화하는데, 놀랍게도 브로콜리싹에는 브로콜리보다 설포라판이 100배 이상 많이 들어 있다. 브로콜리싹을 입에 넣고 잘 씹으면 정말로 브로콜리 맛이 난다. 브로콜리싹을 먹을 때는 씹는 과정이 중요하다. 이 식물의 세포벽이 균열되면서 미로시나아제^{myrosinase}라고 불리는 효소가 나오기 때문이다. 미로시나아제는 브로콜리 내에서는 비활성화 상태로 있는데, 입에서 씹는 과정에서 활성화되어 설포라판으로 전환된다. 활성화된 설포라판은 우리 몸의 세포에 영향을 줄 수 있다.

노스캐롤라이나 대학교 채플힐캠퍼스, 스탠퍼드 대학교, 스위스의 바젤 대학 아동 병원^{UKBB} 연구팀은 독감 백신을 이용한 임상 실험을 통해 브로콜리싹이 면역 체계에 끼치는 영향을 조사했다. 연구팀은 독감 백신 접종 후의 면역 반응을 증강하는 데 브로콜리싹이 도움이 되는지를 확인하고자 했다. 그래서 20대 후반의 건강한 지원자들 29명을 대상으로 일부는 브로콜리싹을 2컵 넣은 셰이크를, 나머지 일부는 플라세보를 4일 동안 매일 마시게 했다. 실험 참여자들은 셰이크를 마시기 시작한 지 이틀 째 되던 날에 코에 분무하는 방식으로 독감 백신을 공급받았다. 사용된 백신은 생백신이었지만, 코의 점액층을 뚫고 들어가는 과정에서 독감 바이러스가 약해졌다.

분석 결과 브로콜리싹이 든 셰이크를 마신 사람들은 플라세보를 마신 사람들보다 혈중 NK T세포가 22배 더 많았다. 또 목표물을 사멸시키는 NK세포의 능력도 더 강했다. 이런 증거는 브로콜리싹이 든 셰이크를 마신 사람들은 코 세포 속에 잔존하는 독감 바이러스 수가 더 적어서, 몸에서 침입자들을 더 효과적으로 제거했다는 사실을 보여준다. 따라서 브로콜리싹을 먹으면 독감 바이러스를 물리치는 면역 방어능력을 키울 수 있다.

엑스트라버진 올리브오일

엑스트라버진 올리브오일은 지중해식 식단의 핵심 구성 성분이다. 그리고 올리브오일의 하이드록시티로졸, 올레오칸탈, 올레산 같은 생리활성물질은 면역 체계를 강화할 수 있다.

터프츠대학교, 매사추세츠대학교, 스페인의 식품과학기술 및 영양 연구소Institute for Food Science and Technology and Nutrition 연구팀은 전형적인 미국인 식단에서 쓰이는 기름인 버터와 콩기름을 엑스트라버진 올리브오일로 대체할 경우 면역 반응이 개선되는지를 알아보는 임상 실험을 진행했다. 이들은 보스턴 지역에서 과체중이나 비만인 65세 이상 노인 45명을 지원자로 모집했다. 피험자들은 전형적인 미국인 식단대로 포화지방 함량이 높은 식품과 정제 가공된 곡물을 주로 먹었으며, 식이섬유는 적게 섭취했다. 연구원들은 피험자들을 두 집단으로 나누고 액체 상태의 기름과 빵 등에 발라먹을 수 있는 형태로 나온 수프레드를 먹게 했다. 한쪽 집단에는 스페인산 엑스트라버진 올리브오일 액상 기름과 수프레드를 지급했다.[5] 다른 쪽 집단은 콩기름과 옥수수기름을 섞은 액상 기름과 버터 수프레드를 지급했다. 피험자들은 3개월 동안 계속해서 일반적인 미국인 식단에 따라서 식사를 했지만, 음식에는 각자 지급받은 기름과 수프레드만 사용해야 했다. 평균적으로 두 집단 모두 날마다 기름을 3큰술 정도씩 섭취했다. 혈액 검사 결과 올리브오일을 먹은 집단은 면역 T세포가 활성화되고 증식될 능력이 53퍼센트 증가했다. 반면 콩기름, 옥수수기름과 버터를 먹은 집단은 변화가 전혀 없었다.

올리브오일은 알레르기 유발 항원에 대한 반응을 줄이는 데에도 도움이 됐다. 엑스트라버진 올리브오일의 생리활성물질인 하이드록시티로졸hydroxytyrosol은 면역세포들이 염증을 없애는 물질인 인터루킨-10 interleukin-10 생성에 기여한다. 이런 연구 결과는 전형적인 미국인의 식단에서 식용유를 엑스트라버진 올리브오일로 바꾸기만 해도 면역력을 증강하고 염증을 방지하는 효과를 얻을 수 있다는 사실을 증명한다.

다만 모든 올리브오일에 든 하이드록시티로졸의 양이 다 똑같지는 않다는 사실을 알아두어야 한다. 스페인의 기름연구소Instituto de la Grasa에서 진행한 연구는 올리브 품종인 아르베키나Arbequina, 호지브랑카Hojiblanca, 만잔야Manzanilla, 피쿠알Picual의 네 가지 단일 품종으로 만든 스페인산 엑스트라버진 올리브오일에 함유된 폴리페놀의 양을 비교했다. 조사 결과 하이드록시티로졸 함량이 가장 높은 품종은 피쿠알 올리브로 만든 올리브오일이었다.

엘라그산

건강 방어체계를 활성화하는 효능이 있는 강력한 생리활성물질인 엘라그산은 사람들이 많이 먹는 여러 식품에 들어 있다. 특히 밤, 블랙베리, 블랙 라즈베리, 호두, 석류는 엘라그산 함유량이 가장 높은 식품으로 꼽힌다. 6장에서 설명했지만 혈관신생을 억제하는 엘라그산은 종양의 영양 공급을 차단함으로써 종양의 성장을 저지한다. 그런데 면역에 있어서는 엘라그산이 암세포를 찾아 파괴하는 능력을 향상시킴으로써 면역세포를 돕는 역할도 한다.

이탈리아의 로마 토르베가타 대학교University of Rome Tor Vergata 연구원들은 실험실 연구를 통해 엘라그산이 방광암에서 이런 면역 효과를 낸다는 사실을 확인했다. 엘라그산은 종양의 혈관을 활성화하는 단백질이 생성을 저해함으로써 방광암의 성장을 막는 역할을 했다. 처음에 연구원들은 엘라그산의 혈관신생 방지 효과 덕분에 이런 작용이 나타날 것으로만 예상했다. 그런데 분석 결과 중요한 사실이 추가로 밝혀졌다. 엘라그산은 면역 체계를 속이는 PD-L1 단백질이 암세포에서 생성되는 것을 60퍼센트 줄였다. PD-L1은 암세포를 위장해 사실상 눈에 안 띄게 만들어서 면역 세포에 발각되지 않도록 돕는 역할을 한다. 암세포가 PD-L1 단백질을 평소만큼 많이 만들지 못하면, 면역 체계가 해당 암세포를 더 쉽게 색출해서 제거할 수 있다.

실제로 방광염이 있는 쥐에게 엘라그산을 주입하자 종양의 성장이 최대 61퍼센트까지 억제됐다. 이 결과를 통해 엘라그산은 혈관신생과 면역 건강방어체계의 기능을 도와 암을 억제하는 효능이 있음이 밝혀졌다. 음식으로 섭취하는 생리활성물질 중 암세포를 위장하는 단백질 PD-L1을 표적 제거하는 능력이 밝혀진 사례로는 엘라그산이 최초다. PD-L1 단백질은 면역 체계를 도와서 암을 제거하는 면역요법의 표적 물질이다. 비록 임상이 아닌 실험실에서 진행된 사례이기는 해도 엘라그산에 관한 이 연구는 일부 식품에 암 치료를 보조하는 면역치료 효능이 있거나 아니면 암을 예방하기 위한 몸 자체의 감시 기능에 잠재적으로 도움이 될 수 있다는 사실을 드러낸다.

면역력 증강 효과가 있는 과일주스

크랜베리 주스

크랜베리 주스는 방광염 예방 효과가 있는 음료로 한동안 각광받았다. 일본 삿포로 의대 연구원들은 요로감염 재발로 고생하는 여성들을 대상으로 한 임상 연구를 통해 크랜베리 주스의 이와 같은 효능을 증명했다. 실험에 참여한 여성들은 24주 동안 매일 밤 잠자리에 들기 전에 크랜베리 주스를 1.5컵씩 마셨다. 확인 결과 크랜베리 주스를 마신 50세 이상의 여성들은 플라세보를 마신 여성들보다 요로감염 재발률이 40퍼센트 낮아졌다.

이런 효과가 나타나는 이유로는 크랜베리 주스 때문에 소변의 산성도에 변화가 생기면서 감염을 유발하는 박테리아가 발 디딜 곳을 잃었기 때문이라는 설명이 널리 알려져 있다. 그런데 사실은 이 외에도 더 많은 사실이 관련된다. 플로리다 대학교 게인즈빌캠퍼스 연구팀은 크랜베리 주스가 면역 체계에 끼치는 영향을 알아보기 위한 실험을 계획했다. 이들은 건강한 실험 지원자 45명을 모집해서 일부 지원자들에게는 크랜베리 주스를, 나머지에는 크랜베리 주스와 색깔과 칼로리는 완전히 똑같지만 크랜베리 성분이 전혀 들어 있지 않은 플라세보 음료를 제공했다.[6] 이 연구가 진행된 시기는 봄철 독감이 유행하는 3월에서 5월 사이였다. 피험자들은 각자 지급받은 음료를 매일 약 450밀리리터(약 2컵)씩 10주 동안 마셨다. 숙성 마늘 연구에서와 마찬가지로 피험자들은 실험 기간 동안 감기나 독감 증상을 낱낱이 기록하는 건강 일지를 작성했다.

혈액 검사 결과 크랜베리 주스를 마신 사람들은 면역 T세포인 감마 델타 T세포gamma delta T cell에 이로운 효과가 있었다. 감마 델타 T세포는 장의 내벽과 요로를 포함한 다른 점액층에서 발견되는 세포로, 우리 몸의 점액층에 발을 들인 박테리아와 바이러스에 가장 먼저 대응하고 나선다. 이 실험에서 크랜베리 주스를 마신 사람들은 플라세보를 마신 사람들에 비해 혈중 감마 델타 T세포가 분열하고 증식하는 능력이 3배나 더 강력해서 면역력이 높아졌다.

또한 크랜베리 주스를 마신 피험자들은 감염에 대응해 면역 반응을 준비시키는 화학 신호인 인터페론 감마interferon-gamma가 무려 148퍼센트나 증가했다. 반면 플라세보 음료를 마신 집단은 인터페론 감마가 25퍼센트 적게 생성되어서 감염에 더 취약한 상태가 됐다.

혈액 검사에서 확인된 변화는 참가자들이 각자 기록했던 건강일지의 내용과도 상통했다. 주스를 마신 집단은 감기와 독감 증상이 16퍼센트 덜 나타났다. 이와 같은 결과는 크랜베리 주스의 효능이 근거 없는 소문은 아니라는 사실을 증명한다. 크랜베리는 방광뿐 아니라 몸 전체에서 면역 체계를 활성화하는 역할을 한다.

콩코드 포도 주스

콩코드 포도가 DNA 보호에 도움이 된다고 앞 장에서 설명했는데, 그 밖에도 면역력을 높이는 효능이 있다. 이 보랏빛 포도에는 안토시아닌, 프로시아니딘, 히드록시신남산hydroxycinnamic acid 같은 생리활성물질이 들어 있어서 T세포에 영향을 끼친다. 포도 주스에 들어 있는 비타민 C와 멜라토닌 같은 생리활성물질도 면역 체계를 활성화하는 데 기여한다.

앞서 크랜베리 주스 관련 연구를 진행했던 플로리다 대학교 게인즈빌캠퍼스 연구팀은 콩코드 포도 주스가 면역 체계에 끼치는 영향을 알아보는 무작위 대조군 연구를 진행했다. 이 연구에서는 50~75세의 건강한 남녀 78명으로 구성된 피험자들이 콩코드 포도 주스나 포도 주스와 거의 비슷한 플라세보 음료 중 한 가지를 매일 약 355밀리리터(1.5컵)씩 9주 동안 섭취했다. 혈액 검사 결과 콩코드 포도 주스를 마신 사람들은 감마 델타 T세포가 주스를 마시기 전보다 27퍼센트나 증가했다. 플라세보를 마신 사람들에게서는 변화가 나타나지 않았다.

그런데 콩코드 포도 주스 같은 천연 주스를 포함한 모든 음료를 마실 때 유념해둘 점이 있다. 과일 주스는 당의 함량이 높아서 인슐린 수치를 높이고 물질대사 작용에 큰 스트레스를 줄 수 있다. 당뇨병 환자이거나 다른 이유로 혈당 관리가 필요한 사람들은 과일 주스를 평소

식단에 추가해 섭취할 경우 혈당 상승에 주의하고, 의사와 상의해서 결정하도록 한다. 당이 암세포에 영양을 공급해 암이 더 커지게 만든 다는 증거들이 많이 나오고 있기 때문에 암환자들도 당 함유량이 높은 음료를 주의해야 한다.

블루베리

블루베리는 생리활성물질을 통해 면역에 엄청난 영향을 끼치는 것으로 밝혀졌다. 루이지애나 주립대학교 연구팀은 50대 후반의 대사증후군 환자 27명을 대상으로 무작위 대조군 임상 실험을 진행해서 블루베리의 면역 효과를 조사했다. 대사증후군이 있으면 심혈관 질환이 생길 위험이 크다. 이 실험에 참여한 사람들은 6주 동안 매일 두 차례, 아침과 저녁에 블루베리 스무디를 마시거나 아니면 플라세보 스무디를 마셨다. 블루베리 스무디는 1회 분량이 약 355밀리리터(1.5컵)였으며 동결 건조된 블루베리 가루를 요구르트나 우유에 섞어서 만들었다. 스무디에 들어간 블루베리 가루는 생 블루베리로 치면 2컵에 해당하는 양이었다.[7] 플라세보 스무디의 경우에는 블루베리만 제외하고 나머지는 동일한 성분을 넣어 만들었다.

실험 전후에 각각 채취한 피험자들의 혈액을 분석한 결과 블루베리 스무디를 마신 사람들은 골수계 수지상 세포myeloid dendritic cell라고 불리는 면역 세포의 혈중 수치가 88퍼센트 증가했다. 이 세포는 염증에 대한 면역 반응을 개시하도록 돕는 역할을 한다. 플라세보 스무디를 마신 피험자들은 골수계 수지상 세포와 그 밖의 면역 세포들에 아무런 변화가 없었다. 또 블루베리 스무디를 마신 사람들의 염증 지표가

하락해서 블루베리가 면역 기능을 증강시킬 뿐 아니라 과도한 염증을 가라앉히기도 한다는 사실이 드러났다.

노스캐롤라이나의 애팔래치안 주립대학교, 몬타나대학교, 테네시의 밴더빌트대학교 공동 연구팀은 강도 높은 운동을 한 뒤에 블루베리가 어떤 영향을 끼치는가를 알아보았다. 강도 높은 운동을 하면 면역 세포의 수가 잠시 동안 증가했다가 운동이 끝난 뒤에 차츰 줄어든다고 알려져 있다. 연구원들은 신체가 잘 단련된 30대 초반의 지원자 25명을 모집해서, 평상시의 산소 흡입량, 심박, 호흡을 측정했다. 그리고 피험자들을 둘로 나누어 한 집단에는 포장된 블루베리를(1회 제공량은 1.7컵 정도) 나눠주고, 6주 동안 매일 한 봉지씩 먹게 했다. 이들은 엄격한 지침에 따라 음식을 섭취했기 때문에 이 집단에 속한 모든 사람들이 비슷한 식단을 따랐다. 다른 집단의 피험자들도 규정된 지침에 따라 식사를 했지만, 블루베리는 먹지 않았다.

연구원들은 블루베리 섭취 기간인 6주가 끝나갈 무렵, 피험자들에게 러닝머신에서 2시간 30분 동안 달리기를 하게 했다. 연구원들은 달리기를 시작하기 전에 피험자들의 혈액을 채취했다. 그리고 블루베리 섭취 집단의 피험자들은 운동 시작 1시간 전에 블루베리를 평소보다 많은 양(생 블루베리 기준으로 375그램, 즉 2.7컵)을 먹었다. 운동을 하고 1시간 뒤에는 마지막으로 다시 혈액을 채취해서 면역 세포에 어떤 변화가 있었으며, 블루베리를 먹은 것이 어떤 효과를 냈는지 살폈다. 피 검사에서는 T세포와 B세포, NK세포를 포함한 여러 면역 세포들을 분석했다.

결과는 놀라웠다. 블루베리를 먹은 사람들은 먹지 않은 사람들에 비해 운동 시작 전 NK세포 수가 거의 2배 많았다. 일반적으로 NK세포는 강도 높은 운동 이후 급격히 감소한다. 하지만 블루베리를 먹은 집단의 NK세포 수는 운동이 끝나고 최소 1시간이 지난 뒤에도 증가된 상태가 그대로 유지됐다.

NK세포를 증가시키는 블루베리의 효능은 대단히 중요하다. NK세포는 바이러스에 감염된 세포나 종양 세포를 제거하는 면역 반응에 꼭 필요하며, 면역 체계가 외부 침입자들에 대한 기억을 담아두도록 돕는다. 이 연구는 면역 효과를 내기 위해 블루베리를 얼마만큼 먹어야 하는지를 밝혔다는 점에서 특히 흥미로운데, 연구에서 밝혀진 양은 하루에 블루베리 1.7컵이었다.

고추

고추는 열감을 불러일으키는 생리활성물질 캡사이신 capsaicin과 같은 어원의 캡시컴 Capsicum (고추)속 식물이다. 고추가 다홍색, 노란색, 녹색을 띄는 건 생리활성 작용을 하는 제아잔틴, 루테인, 베타카로틴이 들어 있기 때문이다. 캡사이신은 면역체계를 활성화하고 백혈구와 항체를 만드는 B세포의 수를 증가시키는 것으로 알려져 있다.

코네티컷대학교 연구팀은 암에 대한 면역 반응에 캡사이신이 끼치는 영향을 조사했다. 연구원들은 공격성이 큰 종양인 섬유육종이 있는 쥐에게 캡사이신을 주입했다. 그러자 종양의 발육이 중단되고 일부는 완전히 줄어들거나 사라졌다. 남은 암 조직을 현미경으로 관찰했을 때, 캡사이신으로 처치한 종양에서는 죽어가는 세포의 수가 캡사이신 처치를 하지 않은 것보다 42배나 많았다. 그리고 그런 반응은 암이 면역에 의해 사멸하는 결과와도 일치했다.

연구원들은 캡사이신이 대장암이 있는 쥐의 면역 체계에 어떤 방식으로 영향을 끼치는지를 조사해서, 캡사이신은 캡사이신에 딱 맞는 수용기를 갖춘 면역 수지상 세포를 활성화한다는 사실을 발견했다. 마치 열쇠가 자물쇠에 들어맞듯이 캡사이신이 면역 세포의 스위치를 켠 것이다. 이번에도 캡사이신 처치를 받은 쥐는 종양의 성장 속도가 급격히 낮아졌다. 캡사이신이 쥐의 면역 체계를 자극해서 암세포를 죽이는 세포독성 T세포를 생성하게 만든 것이다.

이런 실험들은 종양에 캡사이신을 직접 주사하는 방법을 쓰기는 했지만, 고추에 들어 있는 생리활성물질이 암 세포에 대응한 면역 체계를 활성화하고 무기화하는 힘이 있다는 사실을 증명한다. 쥐 실험에서 사용된 캡사이신의 효능을 가늠해보자면, 매회 처치에 사용한 양이 200마이크로그램에 불과했다. 이는 하바네로(작고 둥글게 생긴 아주 매운 고추-옮긴이) 5분의 1개에 들어 있는 캡사이신의 양에 해당한다.

참굴

9장에서 설명했듯이 참굴에는 DNA를 보호하는 효능이 있다. 참굴은 전 세계에서 가장 많이 수확되는 굴 종류로, 식감이 부드럽고 맛이 짭짤해서 해산물을 즐기는 식도락가들에게는 인기가 있다. 굴은 정력을 높이는 효력으로 널리 알려져 있지만, 사실 그보다는 면역력을 높여주는 효과에 더 관심을 가져야 한다. 이런 효력은 굴의 단백질 성분에서 나온다.

중국 산동대학교 연구원들은 수산물 시장에서 참굴을 구입해서 면역력을 촉진하는 펩타이드를 추출했다. 그리고 13일 동안 이 추출물을 몸속에 육종암 세포가 자라고 있는 쥐에게 먹이고, 화학요법 치료를 받은 쥐들, 아무런 처처를 받지 않은 쥐들과 비교했다. 분석 결과 굴 추출물을 먹은 쥐들은 아무 처치도 받지 않은 쥐들에 비해 종양이 48퍼센트나 줄어들었다. 비록 화학요법으로 처치 받은 쥐들은 종양이 더 많이 줄어들었지만, 화학요법은 비장과 흉선에 손상을 끼쳤다. 비장과 흉선 모두 면역 기관이어서, 이 두 기관이 손상을 입으면 면역 방어체계가 저해되는 바람직하지 못한 결과에 이른다. 반면 굴 추출물을 먹은 쥐들의 면역 기관은 크기가 커졌다. 굴 추출물이 면역 기능을 높여서 암을 물리치는 효과를 발휘했음을 짐작할 수 있다. 굴 추출물을 먹은 쥐들은 암에 맞서 싸우는 NK세포의 수도 처치를 받지 않은 쥐들에 비해 2배로 늘어서, 화학요법 치료를 받은 쥐들보다 38퍼센트 더 많았다.

그런데 놀랍게도 굴에는 펩타이드 외에도 면역을 촉진하는 여러 성분이 더 들어 있다. 타이완의 센트럴차이나 과학기술대학교 연구팀은 굴에 면역을 촉진하는 다당류가 들어 있다는 사실을 밝혔다. 굴의 다당류가 들어 있는 추출물은 T세포와 NK세포를 모두 촉진할 수 있다. 굴의 다당류를 흑색종이 있는 실험실 쥐에게 먹이자, 아무런 치료를 받지 않은 쥐들에 비해 종양이 무려 86퍼센트나 줄어들었다.

국립타이완 대학교의 연구에 따르면 굴에는 항염 효과도 있다. 이 연구팀은 단백질과 베타글루칸을 포함한 생리활성물질을 추출하기 위해 굴을 4시간 동안 졸인 뒤 알코올을 섞어서 용액으로 만들었다. 그리고 이 추출물을 달걀흰자의 단백질인 난백 알부민에 심한 알레르기가 있어서 장염이 생긴 쥐들에게 먹였다. 난백 알부민 알레르기는 심한 설사와 장의 심각한 염증을 유발했다. 그런데 알레르기가 있는 이 쥐들에게 굴 추출물을 먹이자 알부민 반응이 크게 완화됐다. 설사 증상이 30퍼센트 개선됐고, 장의 염증도 37퍼센트 줄어들었다. 현미경으로 관찰했을 때, 장의 세포들은 항원에 노출되더라도 거의 정상처럼 보였다.

평소에 조개류를 좋아하는 사람들은 맛 좋은 굴이 면역 기능을 활성화하고, 염증을 방지하고, DNA를 보호한다는 사실을 알아두기 바란다. 굴은 정력제로서의 명성보다는 이런 효능으로 더 많이 알려져야 마땅하다.

감초

감초 뿌리는 전통적으로 향료나 한방에서 호흡기 질환의 약재로 쓰이는데, 이제는 면역력을 높이는 효능까지 있다는 사실이 밝혀졌다. 감초에 들어 있는 대표적인 생리활성물질은 이소리퀴리틴isoliquiritin, 글라브리딘glabridin 그리고 설탕보다 50배 더 달지만 놀랍게도 혈당을 상승시키지 않는 천연 감미료인 18베타-글리시르레틴산18beta-glycyrrhetinic acid 등이 있다. 글리시르레틴산은 세포가 인슐린에 더 민감해지게 만들어서 혈당을 오히려 낮춘다.

몬타나 주립대학교 연구원들은 글리시리진glycyrrhizin이 바이러스 감염에 대한 면역력을 높일 수 있음을 밝혀냈다. 이들은 로타바이러스에 감염된 쥐에게 글리시리진을 먹였다. 로타바이러스는 장에 침투해 설사를 유발하는 병원균으로, 전염성이 대단히 높다. 실제로 전 세계에서 감염성 설사로 인한 아동 사망의 30퍼센트는 로타바이러스로 인한 것이다.

이 실험에서 글리시리진을 먹인 쥐들은 50퍼센트 더 빨리 바이러스를 물리쳤다. 염증에 맞서 싸우는 면역 T세포를 소집하는 장의 유전자 활동이 증가했기 때문이었다. 장 내벽과 림프절을 보호하는 T세포의 수가 증가했으며, 놀랍게 장의 B세포도 증가했다. B세포는 염증과 싸울 항체를 만들고, 바이러스와 박테리아가 나중에 다시 침입할 때 곧바로 퇴치할 수 있도록 그 정보를 기억해 둔다는 사실을 5장에서 알아봤었다.

그런데 글리시르레틴산과 관련해 주의할 사항이 하나 있는데, 체내에 글리시르레틴산이 너무 많으면 나트륨 조절 기능이 저해된다. 그 말은 감초를 너무 많이 섭취할 경우 나트륨 배출이 잘 안 돼서 고혈압이 생길 수 있다는 뜻이다. 또 혈중 칼슘 수치에도 변화가 생겨서 심장에 영향을 주고, 몇 가지 특정 약품에 상호 작용해 영향을 끼칠 수도 있다. 이런 잠재적인 부작용의 우려 때문에 감초가 든 건강 보조제를 먹을 때는 특별히 주의할 필요가 있다. 적정 섭취량을 유지하고, 혈압을 꾸준히 체크해야 한다.

감초에는 생리활성 효과가 있는 다당류도 들어 있다. 이런 다당류는 T세포를 더 많이 만들도록 신호를 보내는 인터루킨-7^{interleukin-7}이라는 단백질의 생성을 촉진한다. 그 결과 몸에서 항암 반응이 촉발될 수도 있다. 중국 톈진 한의학 대학교 연구원들은 말린 감초 뿌리를 삶아서 다당류가 함유된 추출물을 만들었다. 그리고 이 추출물을 대장암이 있는 쥐들에게 매일 2주 동안 먹여서 항암 효과를 확인했다. 암이 있는 쥐들은 사람과 마찬가지로 대개 체중이 줄어든다. 그런데 놀랍게도 감초 추출물을 먹인 쥐들은 종양이 20퍼센트 줄어들면서도 동시에 체중이 증가했다. 그리고 면역 기관인 비장과 흉선의 크기와 무게가 모두 증가해서, 면역 활동이 증가했음을 짐작케 했다.

감초를 먹은 쥐들의 혈액 검사에서는 T세포와 세포독성 T세포의 수가 모두 증가했음이 확인됐다. 실험 기간 동안 이 쥐들은 평범한 활동, 행동, 외형을 보였다. 반면 감초를 먹지 않은 쥐들은 암환자인 사람들에서 흔히 나타나듯 기력이 약해졌고, 털이 윤기를 잃고 칙칙해졌다.

연구원들은 감초를 먹은 쥐들의 항암 효과를 화학요법 치료를 받은 쥐들과 비교했다. 그 결과 감초추출물을 먹으면 화학요법의 61퍼센트에 해당하는 항암 효과를 얻을 수 있으며, 부작용은 전혀 없다는 사실을 확인했다. 이런 종류의 연구들은 감초 뿌리 같은 전통 요법에 면역력 증진 효과가 있다는 과학적인 근거를 제시한다.

염증과 자가 면역증을 진정시키는 식품

때로는 과민 반응하는 면역 체계를 진정시키는 것이 면역 활동을 증진하는 것만큼이나 중요하다. 자가 면역 질환은 치료하기가 쉽지 않은 질병으로, 의사들은 다량의 스테로이드를 사용해서 면역을 억제하는 방법을 쓴다. 하지만 스테로이드는 뼈가 약해지고, 피부가 얇아지고, 백내장이 생기고, 상처 치유가 더뎌지고, 심할 경우 정신병까지 생기는 등, 의도치 않은 부작용을 유발할 수 있다. 스테로이드를 복용하면 대개는 약효가 나타나지만 스테로이드는 기껏해야 불완전한 해결책에 불과하다. 자가 면역 질환이 있는 사람들에게는 음식으로 면역 체계를 다스리는 조치가 중요하다. 음식을 통한 조절은 아군 면역 체계의 공격과 자가 면역 질환 치료제로 인한 장기 손상을 방지하는 데 도움이 될 수 있다.

가령 어떤 식품들은 염증을 줄여서 자가 면역 질환의 통증이나 불편함을 경감시켜준다. 그 안에 든 생리활성물질들이 염증을 가라앉히는 면역 세포를 활성화하기 때문이다. 또 어떤 식품들은 프리바이오틱 특성이 있어서 건강한 장 박테리아에 영양을 공급하는데, 그렇게 되면 8장에서 알아봤듯 마이크로바이옴에서 부티르산 같은 항염 작용을 하는 대사산물이 생성된다. 이런 대사산물은 과잉 반응하는 면역 세포의 활동을 늦춘다. 염증이 가라앉으면, 면역의 정상적인 균형이 회복되어서 항상성을 유지하기가 더 쉬워진다. 이처럼 효과적인 식이 요법을 활용하면 자가 면역증 환자들이 약에 의존하지 않고도 생활할 수 있다.

류마티스성 관절염, 루프스, 피부경화증, 다발성 경화증, 염증성 장 질환 같은 증상이 있어서 엄청나게 고통 받는 누군가를 옆에서 돌봤던 적이 있는 사람이라면, 증상을 완화시키는 것이 얼마나 중요한지를 잘 알 것이다. 일단 통증의 고비를 넘기면, 증세의 재발 방지가 일반적으로 환자와 의사 모두의 주요 목표가 된다. 병이 완화된 상태를 유지하면 삶의 질이 훨씬 나아지므로, 식단을 잘 활용해서 그런 상태를 유지할 수만 있다면 큰 성공이다.

염증을 막는 방법 중 하나는 염증을 유발한다고 알려진 음식을 피하는 것이다. 프랑스의 귀스타브 루시Gustave Roussy연구소 연구팀은 여성 6만 7,581명을 대상으로 한 연구에서 고기와 생선의 단백질을 많이 먹으면 염증이 생기기 쉽고 염증성 장질환에 걸릴 위험이 높다는 사실을 발견했다. 또 설탕과 탄산음료를 많이 섭취하고 채소는 적게 섭취하는 사람들은 염증성 장질환의 일종인 궤양성 대장염이 생길 위험이 크다. 일부 식품은 염증을 유발한다고 알려져 있기 때문에, 면역 체계를 진정시키려면 그런 음식을 반드시 피해야 한다.

이제부터는 과민성 면역 체계를 진정시키고, 면역 체계를 균형 있게 유지해서 전반적인 건강을 지키는 전략에 도움이 되는 몇 가지 중요한 식품과 식습관의 과학적 근거를 살펴보려고 한다.

루프스 환자들에게는 비타민 C가 든 식품을

루프스는 단순한 한 가지 병이 아니라 항체가 관절, 신장, 심장, 폐, 피부, 그 밖의 장기를 공격하는 심각한 증상을 동반하는 종합적인 자가 면역 질환이다. 전 세계 500만 명이 루프스를 앓고 있다. 주로 약으로 치료하고 면역 활동을 억제하기 위해 갈수록 강도가 센 약을 먹게 되는데, 그러다 보면 심각한 부작용이 흔히 나타난다.

비타민 C가 함유된 식품은 자가 면역반응을 낮추는 데 도움이 될 수 있다. 일본 미야기 암센터 연구원들은 4년에 걸쳐 식단과 루프스에 관한 연구를 진행했다. 연구 대상은 일본 북동부 미야기현에 있는 병원 21곳의 경증 혹은 불활성화 상태의 루프스 여성 환자 196명으로, 피험자들의 평균 연령은 40세였다. 피험자들은 루프스로 인한 장기 손상 여부와 루프스 활성도 검사를 받고 식품 섭취에 관한 설문지를 작성했다.

연구원들은 식단 관련 요인들을 분석해서 비타민 C 함량이 높은 식품을 먹는 사람들은 비타민 C를 적게 섭취하는 사람들에 비해 루프스 활성도가 74퍼센트 낮다는 사실을 발견했다. 이 실험에서 최고의 효과를 얻기 위해 섭취해야 할 비타민 C의 양은 하루에 154밀리그램으로 계산됐는데, 이 양은 오렌지로는 1.5개, 얇게 저민 딸기는 1.5컵, 생 브로콜리는 2컵, 생 방울토마토는 8컵(먹기 좋은 소스로 만들면 더 적은 양만 필요하다)에 해당한다. 비타민 C 공급원으로 좋은 그 밖의 식품에는 브라질 과일인 카무카무camu camu, 서인도산 체리인 아세롤라acerola, 구아바, 그레이프프루트 등이 있다. 미야기현의 연구는 식품을 통해 쉽게 섭취할 수 있는 비타민 C가 루프스 활성도를 낮추는 데 도움이 된다는 사실을 밝힌 최초의 연구였다.

비타민 C는 면역 T세포의 생성을 늘리는 것을 포함해서 면역 체계에 다방면으로 영향을 끼친다. 5장에서 T세포에는 면역 반응을 늦춰서 몸의 면역 균형을 회복시키는 특별한 역할이 있다고 설명했다. 루프스 같은 자가 면역 질환에서는 조절 T세포의 수가 늘어나면 면역 체계가 안정된 상태로 유지되기 때문에 염증을 막는 데 도움이 되기도 한다. 비타민 C가 루프스에 효과가 있는 이유도 그 때문으로 볼 수 있다.

녹차

건강식품인 녹차는 자가 면역 질환에도 특별한 효능이 있는 듯하다. 앞에서 살펴봤듯이 녹차의 생리활성물질 EGCG는 염증성 T세포의 수를 줄임으로써 면역 체계의 활동성을 낮춘다. 그와 동시에 조절 T세포의 생성을 늘려서 면역체계의 활동을 정상 수준으로 돌려놓는 기능도 한다. EGCG에는 혈관신생을 억제하고 DNA를 보호하는 기능도 있다는 사실도 잊지 말자. 단 한 가지의 생리활성물질에 이런 여러 효능을 엮어 담은 대자연의 놀라운 힘을 확인할 수 있다.

미국 터프츠대학교에서 운영하고 농무부에서 후원하는 노화에 관한 인류영양연구센터HNRCA 연구원들은 인간의 다발성 경화증과 비슷한 자가 면역 뇌질환이 있는 쥐들에게 EGCG가 어떤 효능이 있는가를 연구했다. 이 쥐들이 앓는 병은 실험적 자가 면역성 뇌염experimental autoimmune encephalitis이라고 불린다. 이 병이 생기면 사람의 다발성 경화증에서와 똑같이 쥐의 뇌에서 신경 세포를 감싸는 보호 피막이 탈락된다. 그렇게 되면 신경 손실, 뇌의 염증, 반흔이 생긴다. 그런데 이 쥐들에게 EGCG를 공급하자, 그런 증상이 상당히 많이 호전됐다. EGCG를 섭취한 이후로는 면역 세포들이 염증성 단백질을 덜 생성했던 것이다. 또 이 쥐들의 뇌에서는 전반적인 염증과 신경 손상이 감소했다. 즉 녹차는 과잉 반응하는 면역 체계를 정상적인 균형 상태에 가까운 방향으로 되돌리고, 면역 활동으로 인한 뇌의 손상을 줄일 수 있다.

일본의 시즈오카대학교, 간사이의과대학교, 국립 장수과학대학교, 도쿄대학교 공동 연구팀은 녹차가 자가 면역 질환인 루프스에 어떤 효능이 있는지를 알아보는 연구를 계획했다. 이들은 루프스 환자와 비슷한 항체가 생긴 쥐들을 대상으로 실험을 진행했다. 이 항체의 작용으로 루프스 환자들이 제일 두려워하는 증상인 신장의 심각한 손상을 비롯한 여러 증상이 쥐들에게 나타났다. 연구원들은 이 쥐들을 두 집단으로 나누고 한 집단에게 녹차 가루가 섞인 먹이를 3개월간 먹였다. 다른 집단은 일반적인 쥐 사료를 주었다.[8] 혈액 검사 결과 녹차를 먹은 쥐들은 평범한 먹이를 먹은 쥐들에 비해 항체가 현격히 감소했다. 더 나아가 녹차를 먹은 쥐들은 루프스 질환으로 생긴 면역 침착물이 먹지 않은 쥐들보다 80퍼센트 이상 감소했다. 신장의 손상도 4배나 적었다. 그리고 녹차 추출물을 먹은 쥐들은 신장의 피해를 덜 입었기 때문에 일반 먹이를 먹은 쥐들보다 2배나 더 길게 생존했다.

타이완의 국방의료원 연구원들도 비슷한 보호 효과를 확인했다. 루프스에 걸릴 위험이 높은 쥐들에게 EGCG를 5개월 동안 먹였을 때, 신장 손상을 훨씬 덜 입었다. 이 연구에서는 녹차가 조절 T세포의 수를 늘린다는 사실도 밝혀졌다. 조절 T세포는 면역 반응을 가라앉히고 병의 강도를 줄여준다.

이런 효과는 사람을 대상으로 한 연구에서도 관찰됐다. 이란의 아흐바즈 준디샤퍼 Ahvaz Jundishapur 의과학 대학교 연구원들은 루프스 질환이 있는 15~55세 여성 68명을 대상으로 무작위 이중맹검 임상실험을 진행했다. 한 집단은 녹차 4.7컵에 상응하는 EGCG가 들어 있는 캡슐 형태의 녹차추출물을 매일 하나씩 3개월 동안 섭취했고, 다른 집단은 플라세보를 섭취했다. 연구원들은 정기적으로 건강 검사를 실시하고 실험실에서 그 결과를 분석해서 루프스의 활성도를 추적 관찰했다. 피험자들은 피검사와 소변 검사를 하고, 식습관과 생활방식을 묻는 설문지를 작성했다.

실험 기간인 3개월이 지났을 때, 녹차 추출물을 먹은 사람들은 루프스의 활성도가 2배 줄어들었다. 반면 플라세보를 먹은 사람들은 별다른 변화가 없었다. 혈중 항DNA 항체 수치와 루프스 지표도 녹차를 마신 집단이 모두 더 낮았다. 삶의 질에 대한 설문 내용을 분석한 결과,

녹차 추출물을 먹은 사람들은 플라세보를 먹은 사람들보다 신체 기능과 전반적인 건강이 30퍼센트 나아진 것으로 나타났다.

이 모든 연구들은 녹차에는 과민성 면역 체계를 진정시키고 루프스 때문에 생기는 증상과 장기 손상을 예방하는 효력이 있다는 설득력 있는 사실을 전달한다.

자가 면역 질환을 진정시키는 식이 패턴

생채식 다이어트

생식은 식재료를 가공되지 않은 상태 그대로 먹는 것으로, 음식을 조리할 때 40℃ 이상의 열은 쓰지 않는다. 물론 음식을 익히지 않고 먹는 원주민 문화권도 일부 있지만, 현대적인 생식의 개념은 19세기 말에서 20세기 초에 걸쳐서 문명의 유해성에 반대하며 자연으로 돌아갈 것을 주장한 독일의 레벤스레포름Lebensreform 운동의 일환으로 대두했다. 엄밀히 따지면 생식은 채식과 육식 모두를 아우르지만, 건강을 위한 생식은 채식이다. 생식을 옹호하는 사람들은 익히지 않은 식품에는 천연 영양소와 항산화물질이 더 많고, 조리 과정에서 발생하는 독은 더 적게 들어 있다고 주장한다. 반대 측에서는 생식을 하면 오염된 음식을 통해 전염되는 질병에 걸릴 위험이 높아지고 몸에 필요한 영양소가 균형 있게 공급되지 못할 수 있으며, 생식주의자들이 가열 조리 식품이 해롭다는 잘못된 믿음을 가지고 있는 것이라고 지적한다. 유전학 연구들은 사실 인체가 익힌 음식에 적합한 쪽으로 진화해 왔다는 사실을 밝혔다.

일부 생식 요법은 싹이 있는 식물을 강조해서 살아있는 식단이라는 의미의 생식 living diet 으로 불리는데, 실제로 식물의 싹이 발아할 때 몸에 유익한 효소가 생성된다고 알려져 있다. 이런 부류의 생식에는 락토바실러스처럼 이로운 박테리아가 많이 들어있는 발효식품들이 포함된다. 이런 생식과 채식은 모두 염증이 생길 가능성을 줄이고 면역 자극 상태를 덜 유발하는 것으로 받아들여진다. 채식을 기본으로 하는 생식은 그러므로 류마티스성 관절염 같은 자가 면역 질환을 진정시키는 데 도움이 될 수 있다.

핀란드 트루쿠 대학교 Turuku University 중앙병원 연구팀은 대부분 여성이며 만성 류마티스성 관절염을 앓고 있는 40대 후반~50대 환자 43명을 대상으로 생식의 영향을 조사했다. 모든 환자들이 관절에 부종이 있고 혈중 염증 지표가 정상보다 높은 편이었다. 연구원들은 이 환자들을 무작위로 두 집단으로 나누고, 한 집단은 채식을, 다른 집단은 채소와 육류가 혼합된 평범한 식단으로 식사를 하게 했다. 중재 집단의 식단은 물에 불리고, 싹을 내고, 발효하고, 섞고, 수분을 뺀 재료들로 구성됐다. 생채식 raw vegan 식단에 포함된 식품들은 아몬드버터, 사과, 아보카도, 바나나, 비트, 블루베리, 당근, 캐슈, 콜리플라워, 발효식품(피클, 사우어크라우트, 발효 귀리), 무화과, 마늘, 수수, 적양배추, 김이나 미역, 참깨, 싹(숙주나물, 콩나물, 밀싹), 딸기, 해바라기씨, 타마리 간장(미소 된장을 발효해서 만드는 액체 장으로, 밀을 거의 넣지 않고 주로 콩으로만 만든다-옮긴이), 발아 밀, 주키니 호박 등이었다. 동물성 식품은 일절 배재됐다. 연구원들은 면접 조사와 소변 검사를 통해 피험자들이 정해진 식단을 따르는지 확인했다. 그리고 혈액과 분변 검사를 통해 증상 개선 정도를 '높음'과 '낮음'으로 평가했다.

분석 결과 생채식을 했던 환자들은 28퍼센트가 높은 개선도를 보인 반면, 채식과 육식이 섞인 평범한 식단을 따른 통제 집단에서는 개선도가 높아진 사람이 전혀 없었다. 생채식을 했던 집단의 분변 마이크로바이옴의 구성에는 상당한 변화가 나타났지만, 평범한 식단을 따른 집단은 아무 변화가 없었다. 이와 같은 결과는 생채식이 마이크로바이옴의 변화를 촉발해서 염증을 줄임으로써 류마티스성 관절염 증상을 완화했음을 보여주는 것이다.

채소가 많고 단백질은 적은 식단

면역 작용을 약화시키는 식단은 다발성 경화증 환자들의 증상이 심해지지 않도록 억제하거나 병의 재발을 막는 데 도움이 될 수 있다. 이탈리아 돈 카를로 뇨키 재단Don Carlo Gnocchi Foundation 연구원들은 다발성 경화증 치료에 채식이 어떤 역할을 하는지를 12개월에 걸쳐 관찰했다. 피험자들은 증상의 호전과 악화가 반복적으로 나타나는 재발-완화성 relapsing-remitting 다발성 경화증 환자 20명으로, 실험 이전 12개월 동안의 식습관이 다음 두 가지에 해당하는 사람들 중에서 선발됐다. 첫 번째는 채소를 특히 많이, 단백질은 적게 섭취한 사람들이다. 이들은 주로 신선한 과일과 채소, 콩류, 견과류, 정제하지 않은 곡물, 엑스트라버진 올리브오일을 섭취했으며, 생선, 육류, 달걀, 유제품의 섭취량은 지극히 적었고, 설탕이나 소금을 적게 먹고, 술, 붉은 고기, 동물성 포화지방은 일절 섭취하지 않았다. 두 번째는 붉은 고기, 가공육, 정제 곡물, 설탕이 첨가된 음식, 포화지방 등으로 구성된 전형적인 서구식 식단을 따르는 사람들이었다. 실험 진행 기간에는 전문 영양사가 4개월에 1번씩 피험자들을 개별적으로 면담해서 정해진 식단을 잘 따르고 있는지를 확인했다.

연구원들은 실험 시작과 끝에 피험자들의 다발성 경화증 증상을 평가했다. 연구 결과 채소를 많이 먹고 단백질을 적게 먹는 사람들은 서구식 식단으로 식사를 하는 사람들에 비해 다발성 경화증 재발이 3분의 1로 줄었고, 장애도 덜 생겼다. 서구식 식단으로 음식을 먹은 사람들은 12개월 동안 장애가 오히려 늘었다. 혈액 검사에서도 채식을 했던 피험자들은 혈중 면역 T세포 수치가 낮았고, 염증과 관련 있는 단핵백혈구monocyte 세포의 수도 적었다. 이런 혈액 결과는 다발성 경화증 재발과 증상이 덜 나타났던 결과와 일치하는 것이다.

연구원들은 피험자들의 분변 시료를 채취해서 피험자들의 식단과 마이크로바이옴, 면역 반응 사이의 관계를 분석해서 한 가지 관련성을 찾아냈다. 채식을 주로 하는 피험자들은 래크노스피래세애Lachnos-piraceae라는 장 박테리아 수치가 35퍼센트 더 높았다. 래크노스피래세애는 8장에서 설명했던 항염 기능이 있는 짧은사슬지방산을 만들며, 그 밖에 조절 T세포의 성장을 돕는 역할도 한다. 조절 T세포는 다발성 경화증의 면역 반응을 약화시켜서 병을 억제하는 데 도움이 된다. 비교적 소수의 집단을 대상으로 했던 연구이지만, 먹는 음식으로 면역 T세포의 활동을 개선할 수도 있다는 이런 긍정적인 연구 결과를 다발성 경화증 환자들이 듣는다면 아마도 채식 위주의 식단으로 바꿔보겠다는 생각이 들 것이다.

자가 면역 프로토콜 식단

자가 면역 프로토콜_{AIP, autoimmune protocol}이라고 불리는 식단은 원시시대 인류의 식습관을 바탕으로 하는 팔레오_{paleo} 식단과 상당히 유사하다. 이런 식단은 염증성 장질환 환자들의 증상 완화를 위한 처치법으로 연구되어 왔다. 염증성 장질환이 있는 사람들은 복부 경련, 복부 팽만, 설사, 직장 출혈, 식욕 감퇴, 의도치 않은 체중 감소 등의 증상으로 고생한다. 정교한 생물학적 제제_{biologics}를 이용하는 생물학적 요법이 도움이 될 수 있지만, 이런 방법이 항상 효과가 있는 것은 아니며, 부작용도 있다.

우선 팔레오 식단부터 살펴보자. 팔레오 식단은 구석기시대에 먹던 음식이 현대식 가공 식품에 비해 체내의 염증을 덜 유발했다는 데 착안해서 특정 음식을 배제하는 접근법이다. 구석기시대에 인류가 어떤 음식을 섭취했는지에 관한 증거는 사실 거의 없지만, 구석기시대 식단이 장 염증을 줄이고 항염 효과가 있어서 과민성 면역 체계를 다스리는 데 도움이 될 수 있음이 몇몇 소규모 연구들을 통해 제시되기도 했다.

캘리포니아의 스크립스 연구소_{Scripps Research Institute} 연구팀은 팔레오 식단을 보다 엄격하게 체계화 한 식단인 자가 면역 프로토콜 식단이 염증성 장질환 환자에게 도움이 될 수 있는지 알아보는 연구를 진행했다. 이 식단에서는 장을 자극해서 이른바 '누수'를 초래할 수 있다고 알려진 식품들은 모두 배제했는데, 그중에는 모든 곡물, 견과, 씨앗, 유제품, 가지속 식물(토마토, 감자, 고추 등), 식물성 기름, 감미료 등이 포함된다. 참고로 이 식품들 대다수는 이 책에서 여러 건강방어체계에 도움이 된다는 강력한 증거가 있다고 설명했던 것들이다. 자가 면역 프로토콜에서는 대부분의 채소, 오메가-3 지방산이 풍부한 해산물, 동물의 간을 포함한 모든 동물성 단백질, 엑스트라버진 올리브오일, 발효식품, 일부 과일의 섭취는 허용한다. 자가 면역 프로토콜을 시작하려면 우선은 문제가 되는 모든 식품의 섭취를 중단하는 단계를 거친다. 뒤이어 염증성 장질환의 모든 증상이 사라지고 전반적인 건강이 개선될 때까지 엄격하게 관리하면서 1달을 보낸다. 그 다음에는 식단에서 배제했던 식품들을 다시 한 가지씩 서서히 식단에 추가하면서 식단의 다양성을 회복해간다. 염증성 장질환을 유발하는 것으로 확인된 식품은 식단에서 배제하고, 용인되는 식품은 식단에 넣는다.

스크립트 연구소의 이 연구에서는 진행형 염증성 장질환(크론병 또는 궤양성 대장염)이 있는 환자 15명이 11주 동안 자가 면역 프로토콜 식단을 따랐다. 비록 작은 규모의 연구이지만, 이 연구를 통해 자가 면역 프로토콜이 염증성 장질환 증상을 개선하는 효과가 있음이 증명됐다. 실제로 피험자들 중 크론병 환자들은 질병 활성도를 나타내는 HBI Harvey-Bradshaw Index가 51퍼센트 개선됐다. 궤양성 대장염 환자인 피험자들은 6주 뒤에 직장 출혈이 크게 줄었으며, 질병 활성도 지표인 메이요 지수 Mayo score의 일부가 83퍼센트 개선됐다. 실험이 시작되고 6주가 지났을 무렵에는 피험자의 73퍼센트가 증상이 완화되었으며, 실험이 진행되는 11주에 걸쳐서 지속적으로 증세 호전이 나타났다.

연구팀은 자가 면역 프로토콜이 장 염증을 줄이는 효과가 있다는 증거도 확인했다. 장 염증지표인 칼프로텍틴 calprotectin이라는 단백질 수치는 11주 만에 76퍼센트가 감소했다. 또 실험 11주 째에 실시한 장 내시경 검사에서는 장 내벽의 상태가 호전되었음이 확인됐다.

　다만 이 연구 결과를 해석할 때, 자가 면역 프로토콜 식단이 병의 치료를 위해 활용한 유일한 처방은 아니었음을 염두에 두어야 한다. 실험에 참여한 환자들의 절반은 염증성 장질환 치료를 위해 인플릭시맵infliximab, 아달리무맙adalimumab, 베돌리주맙vedolizumab 같은 생물학적 제제를 포함한 약제를 복용했다. 음식의 효능을 별개로 확인하려면 앞으로 더 많은 연구들이 필요할 것이다. 그러나 자가 면역 프로토콜이 의학적 치료를 대체할 방법이 되지 못할지는 몰라도 최소한 그런 약제와 병용해서 사용했을 때 효능이 있는 것으로 관찰된다.

　앞의 연구에서는 잠시 중단했던 식품들을 다시 먹기 시작했을 때 어떤 좋은 효과가 있었는지에 관해서 다루지 않았다. 실생활에서는 다양한 식품의 섭취가 중요하기 때문에 그런 부분을 확인하고 넘어갈 필요가 있다. 자가 면역 프로토콜은 특정 식품을 배제하는 식단이어서 장기간에 걸쳐 실천하기는 쉽지 않다. 개인적으로 특정 식품의 섭취를 장기간 배제하는 것이 이상적이고 건강에 좋은 식단이라고는 생각하지 않지만, 병의 증상을 유발하는 식품이 무엇인지를 알아내고 그런 식품을 피하는 것은 확실히 유용하다. 그것 하나만으로도 염증성 장질환 환자들에게는 큰 도움이 될 수 있다.

종합정리

　면역 체계를 보호하는 데 도움이 되는 음식을 먹는 것은 어떻게 보면 헤드폰으로 음악을 듣는 것과 비슷하다. 볼륨에 주의를 기울이면 쉽게 조절할 수 있다. 때에 따라서는 볼륨을 높여야 하고, 때로는 견딜 만한 수준으로 볼륨을 낮춰야 한다. 가령 독감이 유행할 때는 면역 체계를 증강해서 감염을 막아야 한다. 스트레스가 있는 상황에서는 면역을 강화할 필요가 있다. 강력한 면역 방어체계가 있으면 감염원처럼 몸 바깥에서 들어온 수많은 질병으로부터 몸을 보호할 수 있지만, 암이나 자가 면역 질환처럼 몸 안에서 생긴 병으로부터도 몸을 지킬 수도 있다. 암에 걸린 사람은 면역 체계를 보호하고 면역 체계가 암 세포를 찾아서 제거하는 임무를 최대한 잘 수행할 수 있게 해야 한다. 고용량의 화학요법제제를 쓰거나 방사선치료를 받을 때는 면역 체계가 막대한 피해를 입기 때문에 면역 체계를 보호하기가 더더욱 힘들다. 이럴 때 면역을 증강하는 음식을 먹으면 항암 치료로 더 큰 효과를 볼 수 있다.

이런 사실을 고려할 때, 가능한 모든 수단을 동원해서 면역 체계를 보호할 필요가 있다. 특히 최신 항암 면역요법으로 치료받는 사람들은 면역 체계를 최상의 상태로 유지하는 것이 무엇보다 중요하다. 설령 의사들이 해줄 수 있는 방법이 없더라도 환자 스스로가 면역에 도움이 되는 음식을 챙겨 먹을 수는 있다.

그리고 장 마이크로바이옴은 GALT^{gut-associated lymphoid tissue}(장연관 림프조직)라고 불리는 젤리롤 같은 층을 통해 면역 체계와 소통한다. 장박테리아가 건강하면 박테리아들이 면역 체계의 건강을 도모한다. 그래서 8장에서 마이크로바이옴의 건강을 지키는 데 도움이 된다고 설명했던 모든 식품들은 면역 체계의 건강에도 도움이 된다. 어떤 한 가지 건강방어체계만 따로 떼어서 생각하면 안 되는 이유가 바로 여기에 있다. 건강방어체계들은 서로 협력해서 작용한다. 이렇듯 이 책에서 설명하는 5가지 건강방어체계는 건강을 지키기 위해 다양한 방식으로 상호작용한다.

반면에 자가 면역 질환이 생기면 면역 체계가 과민 반응해서 심할 경우 장기에 치명적인 손상을 입을 수도 있다. 특정 식품이나 식이 패턴은 그런 면역 체계를 진정시켜서 증상을 완화시키고 자가 면역 반응 촉발을 막는 데 도움이 되기도 한다. 자가 면역 질환 같은 병의 존재는 면역 체계와 관련한 부분에서는 너무 미약하지도 지나치지도 않은 딱 적당한 수준을 목표로 해야 한다는 사실을 일깨운다. 자가 면역 질환을 앓는 사람들은 염증 반응을 가라앉힐 수 있도록 지속적으로 식단을 조절할 필요가 있다.

앞에서 살펴보았듯 면역력을 높이는 음식을 먹는 선조들의 지혜는 지금과 같은 과학의 시대에도 적용된다. 이 책에서 소개하는 정보를 이용하면 면역에 영향을 끼치는 식품들을 그 어느 때보다도 쉽게 일상적으로 섭취할 수 있을 것이다.

면역 체계에 영향을 주는 주요 식품

면역 증강		면역 진정
숙성 마늘	팽이버섯	아세롤라(비타민 C)
블랙 라즈베리	감초 뿌리	브로콜리(비타민 C)
블랙베리	잎새버섯	카무카무(비타민 C)
블루베리	엑스트라버진 올리브오일	방울토마토(비타민 C)
브로콜리싹	느타리버섯	그레이프프루트(비타민 C)
꾀꼬리버섯	참굴	녹차
밤	석류	구아바(비타민 C)
고추	표고버섯	오렌지(비타민 C)
콩코드 포도 주스	호두	딸기(비타민 C)
크랜베리 주스	양송이버섯	

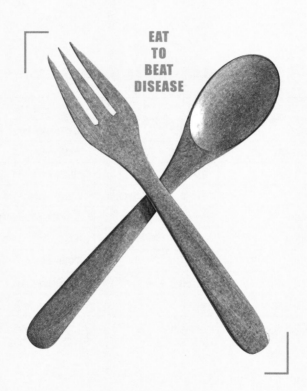

EAT
TO
BEAT
DISEASE

제3부

계획하고, 선택하고, 행동하라

먹어서 건강해지는 실천요령

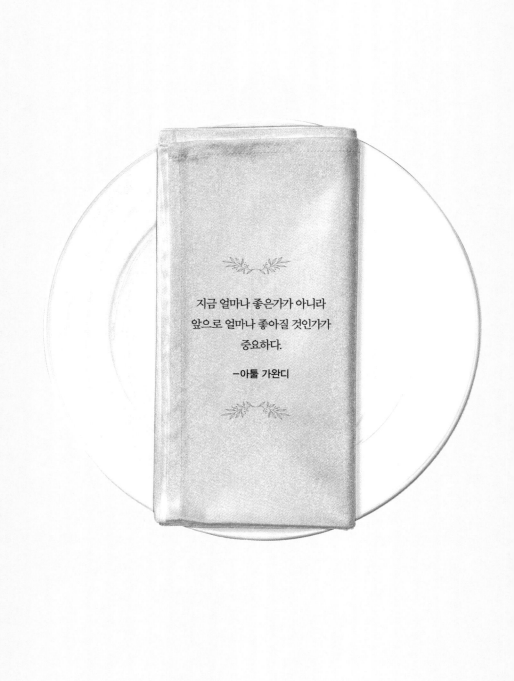

지금 얼마나 좋은가가 아니라
앞으로 얼마나 좋아질 것인가가
중요하다.

−아툴 가완디

지금이야말로 음식에 대해 생각하고 선택하는 방식을 개선할 때다. 매일, 하루에 수차례씩, 당신은 무시무시한 만성질환에 걸리지 않고 더 오래 건강하게 살아갈 확률을 높일 아주 중요한 선택을 내리고 있다. 3부에서는 건강방어체계에 관해 새롭게 알게 된 지식을 어떻게 실제 식생활에 적용할 수 있는가를 설명하려고 한다.

나는 건강에 도움이 되는 식품을 일상생활 속에서 아주 쉽게 챙겨 먹을 수 있는 5×5×5 플랜을 고안했다. 내가 접근하는 방식은 모든 상황에 두루 적용되는 식단이 아니며, 체중 감량을 위한 식단도 아니다. 이 방법은 무엇을 하든, 어디에 살든, 건강에 도움이 되는 선택을 의식적으로, 일관적으로 내리는 데 도움이 되는 간단한 방법이다.

이 접근법의 가장 큰 장점을 꼽자면, 배제하고 제한하고 박탈하기보다는 사람들이 각자 제일 좋아하는 음식, 즉 개인적인 선호도를 토대로 한다는 점이다. 몸에 가장 좋은 음식이 자기가 가장 좋아하는 음식이라면 얼마나 신나는 일이 되겠는가. 우리가 1부와 2부에서 알아보았던 내용을 바탕으로 계획하면 그런 일이 정말로 가능하다.

앞으로 이어지는 장들에서는, 부엌에 있는 음식들과 일부 예외적인 식품들에 대해 다시 생각하고, 5×5×5 플랜을 실천하고, 쉽고 맛있는 음식을 만드는 조리법으로 더 건강한 삶을 새로 시작할 방법을 소개할 것이다. 그리고 마지막으로, 먹는 음식으로 병의 공격을 저지하는 '약이 되는 음식'에 관한 최신 사회 운동에 대해서도 특별히 살펴볼 것이다.

음식으로 병을 이길 수 있다.

그것이 바로 지금부터 우리가 알아볼 내용이다.

11장

5×5×5 플랜:
먹어서 병을 이기는 법

드디어 본격적인 실천에 임할 때가 왔다!

지금까지 우리는 병을 물리치는 데 도움을 주는 몸의 건강방어체계 그리고 그런 방어체계들을 강화하는 식품들에 관해 알아보았다. 이제는 병에 맞설 태세를 갖춘 더욱 건강한 몸을 만들 준비가 됐다. 이번 장은 이런 새로운 지식을 실생활에 적용하는 방법을 다룬다. 이제부터 소개할 내용은 혈관신생 억제, 재생, 마이크로바이옴, DNA 보호, 면역의 5가지 건강방어체계를 강화하는 방법으로, 앞으로 평생에 걸쳐 실천해야 할 식습관이다.

이 실천 계획은 체중을 감량하거나 신체를 단련하거나 또렷한 정신을 유지하는 것에 목표를 두지는 않는다. 삶의 방식을 엄격히 규제해서 매 끼니에 먹어야 할 음식을 일일이 규정하지도 않는다. 그보다 훨씬 나은 방식이다. 날마다 무엇을 먹어야 하고 먹으면 안 되는지를 따지지 않기 때문에, 자유롭다. 이 책에서 소개하는 실천 계획은 건강방어체계를 강화하는 식품들을 식생활에 통합시켜서 더 건강해 보이고, 컨디션이 한결 좋아지고, 더 오래 살 수 있는, 아주 좋은 새로운 접근법이다.

나는 이 실천 계획에 5×5×5 플랜이라는 이름을 붙였다. 간단히 말해서 5×5×5 플랜은 먹어서 병을 이기기 위한 방법으로, 우리 몸을 되살리는 몸의 자연 치유 능력을 이용할 수 있게 해준다. 5×5×5 플랜은 5가지 건강방어체계를 뒷받침하기 위해 건강에 도움이 되는 식품 중에 각자 좋아하는 것을 식사나 간식으로 최소 5가지씩 매일 최대 5번씩 섭취하는 전략이다.

5×5×5 플랜은 처방이 아니라 건강 지침이기 때문에 팔레오, 홀30Whole30(자연식품을 중요시하고 설탕, 알코올, 곡물, 콩, 유제품을 배제하는 식이요법-옮긴이), 오니쉬Ornish(1990년대에 오니쉬 박사가 심장병 예방을 목표로 고안한 식이요법-옮긴이), 저탄수, 채식, 글루텐프리gluten-free, 알레르겐프리allergen-free, 케톤생성ketogenic 등의 식이요법을 하는 중에도 병행할 수 있으며, 현재 별다른 식이요법을 따르지 않더라도 쉽게 시작할 수 있다. 5×5×5 플랜은 다른 의학적 치료와 쉽게 병용할 수 있는 보다 큰 개념이기 때문에 이 실천 계획의 적용이 불가능한 경우는 없다. 이 지침은 누구든 활용 가능하다.

이 실천 계획은 각자 좋아하고 즐기는 음식이 기본이 되기 때문에 개인적이며 개별 맞춤형이다. 엄격한 기준이 있는 것을 좋아하거나, 칼로리 섭취를 따지는 다이어트 마니아이거나, 주간 식단을 철저히 지키는 사람들에게도 5×5×5 플랜이 잘 맞을 것이다.

5×5×5 플랜은 융통성이 있으며, 실천하기 위해 힘들게 애를 쓸 필요가 거의 없어서 지속하기가 쉽다. 그리고 제한적이지가 않다. 배제하는 것이 아니라 좋은 음식을 식단에 넣는 것이 주요 포인트다. 즉 특

정 식품을 배제하기보다는 몇 가지를 덧붙여 챙겨 먹도록 유도한다. 음식을 한꺼번에 많이 만들어서 여러 끼에 나눠 먹는 것을 선호하는 사람에게는 이 실천 계획이 효과적이다. 또 그날 먹을 음식을 그날 바로 요리하거나, 먹고 남은 음식을 다음 끼니에 먹는 것을 좋아하는 사람들에게도 이 계획이 아주 잘 맞는다.

5×5×5 플랜에 포함된 모든 내용은 이 책에서 설명했던 과학적인 증거로 뒷받침되며, 다양한 선택의 여지를 두기 때문에 보편적인 매력이 있다. 따라서 건강에 이제 막 관심을 갖기 시작한 사람들, 건강과 영양에 관심이 많은 사람들, 영양학자들, 웰니스코치wellness coach들에게 모두 잘 맞는 방법이다.

5×5×5 플랜은 노력과 인내가 필요한 7일, 10일, 30일 프로그램들과는 다르다. 이 실천 계획은 일상생활에서 오랜 기간 적용하고 지속적으로 유지하기 쉽게 만들어졌다. 유연하고 유동적이며, 하루하루가 다르고, 사람마다 서로 다르고, 늘 변하기 마련인 일상의 현실을 고려한 방법이다.

이번 장에서는 이 계획을 삶에 적용하는 방법과 다양한 환경과 각기 다른 상황에서 건강한 식습관을 유지하는 방법을 살펴볼 것이다. 대부분은 사람들에게 한 가지 식이 요법을 모든 상황에 적용하는 것은 상당히 비현실적이다. 때문에 구할 수 있는 식재료, 사회적인 상황, 예산의 변화에 따라 식단에도 변화를 줄 수 있어야 한다는 것이 나의 기본적인 신념이다.

5×5×5 플랜은 효과가 있다. 이 실천 계획에서 중요한 건 완벽함이 아니라 선택이기 때문이다. 날마다 내리는 선택이 중요하고, 그런 선

택이 쌓여서 실질적인 성과를 낸다.

5×5×5 플랜을 활용하는 방법

- 우선, 이 장의 뒷부분에 있는 식품 목록을 살펴본다. 5가지 건강 방어체계 중 최소한 하나 이상의 유익한 효능이 있는 식품 200여 가지로 구성된 이 목록에서, 평소에 좋아하고 즐겨먹는 것들이 있는지 확인한다. 그렇게 하면 각자에 맞는 선호식품목록을 만들 수 있다.

- 그 다음에는 날마다 먹을 음식 5가지를 고른다. 건강방어체계 중에서 최소한 한 가지에 도움이 되는 것이어야 하며, 선택한 5가지 식품이 5가지 건강방어체계를 모두 아우르도록 구성해야 한다.

- 마지막으로, 선택한 5가지 식품을 매일 식사나 간식 등을 먹을 때 섭취한다. 대부분의 사람들은 하루에 5차례 정도 음식을 섭취한다(아침, 점심, 간식, 저녁, 디저트. 문화권마다 다를 수 있다). 선택한 식품을 하루 5차례의 기회에 한 가지씩 먹으면 수월할 테지만, 그렇지 않고 한꺼번에 먹어도 전혀 상관없다. 선택한 식품들을 얼마나 빈번하게 섭취할 것인가는 각자 원하는 대로 정하면 된다. 그저 5가지 음식을 날마다 빠짐없이 먹는 것만 지키면 된다.

14장에서는 매일 이 식사 계획을 적용하는 방법의 예와 몸에 좋은 식재료를 이용해서 쉽게 만들 수 있는 맛있는 요리의 조리법을 소개할 것이다. 또 먹는 방법에 관한 자세한 지침도 설명할 것이다. 그러나 그 전에 우선 이 실천 계획을 만드는 토대가 되었던 원칙부터 우선 설명하려고 한다.

삶은 늘 완벽하지만은 않다

몸에 좋은 음식을 골라 먹으면 물론 건강에 도움이 되지만, 살다보면 그런 좋은 음식을 골라 먹기가 힘들거나 아예 불가능한 상황도 생긴다. 하지만 몸에 좋은 음식을 꾸준히 챙겨 먹으면, 간혹 건강에 이롭지 않은 음식을 먹게 되더라도 그 영향을 더 수월하게 상쇄할 수 있다. 전반적인 건강의 위험 요인을 알아두는 것이 중요한 이유도 바로 거기에 있다. 건강 위험 요인은 책의 〈부록 B〉에 있는 '건강 위험도 측정'을 통해 확인할 수 있다. 이 진단 기준을 활용하면 현재 자신의 상황에 대해 가늠해볼 수 있다. 평가 결과가 그린 존green zone으로 나왔다면 기준에서 조금 더 벗어날 자유를 스스로에게 허용해도 괜찮다. 하지만 옐로우 존yellow zone 이나 레드 존red zone으로 판명되어서 건강에 좋지 못한 음식을 먹어서는 안 되는 상황이라면, 5×5×5 플랜에 부합하는 음식들을 선택해 먹는 쪽으로 최대한 빨리 복귀해야 한다.

개인적으로, 건강에 좋지 못한 음식들 외에는 선택의 여지가 별로 없는 곳에 가야 하는 상황이 생기면, 그날이나 그 다음 날에, 말하자면 그런 상황에 놓이기 전후로 건강한 음식들을 의식적으로 더 많이 챙겨 먹는다. 몸에 좋은 음식을 더 많이 먹을수록 뱃속에 몸에 안 좋은 음식이 들어갈 자리는 줄어든다.

좋아하는 음식을 먹어라

5×5×5 플랜에서는 무엇을, 언제 먹을지 결정할 자유가 있다. 그

시작점은 건강방어체계에 도움이 되는 식품 목록에서 가장 좋아하는 식품을 고르는 일이다. 각자가 선택하는 이 식품들이 건강 증진을 위한 토대가 된다. 사람은 누구든 자기 입에 맞는 음식을 먹고 싶어 한다. 나는 이 실천 계획을 만들면서, 꼭 먹어야 할 음식을 정해두거나 먹어서는 안 될 음식을 규정한 처방과는 거리를 두려고 했다.

지극히 제한적인 식단의 경우 평소에 좋아하던 음식 대부분을 포기해야 해서 절제하지 못하고 예전의 나쁜 식습관으로 돌아가는 일이 비일비재하다. 그리고 내가 그렇듯 독자들도 똑같은 음식을 계속 되풀이해서 먹어야 한다면 금세 질려 버릴 것이다. 5×5×5 플랜은 개인적으로 좋아하는 음식을 고르는 것에서 시작하기 때문에 그런 문제를 피할 수 있도록 고안됐다. 평소에 좋아하던 것을 먹는다면 건강한 습관을 유지하기가 그만큼 쉬워진다.

자신만의 지침을 만든다

모든 사람에게 두루 적용되는 건강 처방은 없다는 것이 내 기본적인 철학이다. 미래에는 환자 진료가 고도로 개별화될 것이라는 사실을 의사들이라면 누구든 알고 있다. 의료는 일률적인 적용 방식에서 벗어나 환자 개인의 신체적 조건(심지어 세포, 유전자까지)과 의견을 중시하는 쪽으로 전환되고 있다. 앞으로의 목표는 각 환자의 체질과 증상에 맞는 최선의 치료 방법에 생활방식의 변화를 결합하는 방식이 될 것이다.

하지만 개인 의료의 혜택을 누리기 위해 반드시 미래가 오기를 기다리고 있어야만 하는 건 아니다. 음식의 선호도, 음식에 대한 알레르기나 민감도, 병에 걸릴 위험, 생활 조건, 예산 등의 개인적인 사항이 고려된 개별화된 식단에 따라 식사하는 5×5×5 플랜을 활용함으로써 자신만의 해법을 만들 수 있다. 의학적인 이유로 특정 식품을 먹으면 안 되는 상황이라면, 그것 역시 개인적인 조건이다. 음식을 선택할 때는 몸에 좋은 식품 중에 자신이 좋아하는 것을 선택하고, 싫어하는 것은 제외한다.

지속가능하게 만들어라

실용적인 방안은 각자 충실히 지킬 수 있고, 각자에게 의미 있는 방법이다. 다른 누군가를 위해 고안된 계획에 맞추려고 하는 것은 너무 작은 신발에 억지로 발을 끼워 맞추는 것과 마찬가지다. 불편하고, 오랫동안 서있을 수도 없다. 식단의 다양성은 장수하고 병을 예방하는 데 도움이 된다. 건강은 메뉴에 있는 어떤 한 가지 음식에서가 아니라 병에 맞서는 데 유리한 쪽으로 몸을 만들어 주는 식품들의 조합에서 나온다. 5×5×5 플랜은 개인적이고, 자신이 좋아하는 것을 기본으로 하고, 삶의 환경에 맞게 조절할 수 있기 때문에 지속가능하다.

융통성이 있어야 한다

사람들이 처해 있는 상황은 시간에 따라 지속적으로 바뀐다. 우리는 나날이 이런 변화를 겪으며, 심지어 하루 동안에도 상황이 몇 차례나 바뀌기 일쑤다. 가령 직장에 있을 때는 음식을 접할 기회가 주말에 집에 있을 때와는 사뭇 다르다. 또 레스토랑에 가서 먹을 수 있는 음식은 집에서 만들어 먹는 음식과는 크게 다르다. 누군가의 집에 초대를 받아 융숭한 저녁을 대접 받는 경우에도 평소 집에서 혼자 밥을 먹을 때와는 완전히 다른 상황이 된다. 장거리 여행을 떠나거나 휴가를 보내는 경우에도 집에서와는 완전히 다른 음식들을 접하게 될 가능성이 크다. 지금 소개하는 5×5×5 플랜은 이러한 삶의 변화에 따른 그 어떤 상황에도 변통성 있게 활용할 수 있게 만들어졌다.

인생의 다른 많은 부분에서처럼, 적응성과 회복 탄력성이 있는가 여부가 이 계획을 성공적으로 실행하는 열쇠다. 나는 먹어서 병을 치료하는 것을 이종격투기에 종종 빗댄다. 이종격투기에서는 두 선수가 경기장에 들어서서 5분 동안 한 라운드를 대결한다. 이종격투기에서는 싸움 기술이 어떤 한 가지(예를 들면 복싱)로 제한되어 있지 않다. 대신 합기도, 복싱, 유도, 주짓수, 쿵푸, 레슬링 등 다양한 대결 기술을 이용해 상대에 맞설 수 있다. 득점을 해서 승리하겠다는 목표가 어떤 한 가지 방식이나 철학에만 매달리려는 의지를 능가한다. 무도의 대가이자 이종격투기의 선구자로 꼽히는 이소룡은 자신의 무술은 정해진 양식이 없기 때문에 효과적이라고 설명한 적이 있다. 그는 유연성과 융통성을 키우기 위해 다양한 무예의 기술을 익혔다. 심지어 펜싱에서 상대를 후려칠 때 쓰는 기술까지도 활용했다.

이런 식의 융통성은 장기적인 건강을 고려해서 음식을 먹을 때도 마찬가지로 중요하다. 구체적으로 설명하자면 우선 상황적인 인식을 뚜렷이 하고(기분 상태, 배고픔, 스트레스가 음식 선택에 어떤 영향을 끼치는지), 과학적인 증거에 토대를 둔 정당한 신념, 자발적인 의지가 필요하다. 그 다음에는 가능한 모든 도구를 사용해야 한다. 모든 사람이 유기농, 비非 유전자변형 식품, 근거리에서 지속가능한 농법으로 재배된 농산물, 목초로 사육한 축산물, 자연산 수산물만을 항상 찾아 먹을 수는 없다. 현대인은 끊임없이 활동하고, 대개 정신없이 빠른 속도로 일상을 보내기 때문에 보다 이상적인 상황에서라면 당연히 선택해서 먹었을 음식들을 먹을 기회나 시간이 되지 않는 경우가 숱하다.

5×5×5 플랜은 그와 같은 상황에서 효과를 발휘한다. 5×5×5 플랜은 유연한 접근법을 취하기 때문에 병과 맞서는 건강방어체계를 활성화하는 음식과 식재료 중에 무엇이든 주어진 상황에 구할 수 있는 것을 활용해서 건강한 식단을 유지할 수 있다. 현재 처한 환경 조건에서 어떤 몸에 좋은 식품들을 구할 수 있는지를 알아두고, 질 좋고 건강에 이로운 식품들을 구하기 힘든 상황에 처할 경우에는 뭐든 있는 것으로 즉석에서 대체해야 한다. 융통성을 발휘하는 것이 몸에 익숙해지면, 병을 이기는 음식을 먹는 식습관이 자연스럽고 편안한 일상의 일부가 될 것이다.

5×5×5 플랜을 실행하기

이 책에서 설명했던 모든 건강 정보를 반영해 만든 5×5×5 플랜은 더 건강해지고, 입이 즐거워지고, 질병으로부터 몸을 지켜주는, 쉽고 간단한 실천 계획이다.

이 계획은 다음과 같은 방식으로 작용한다. 5라는 숫자는 건강을 위해 실천해야 할 행동 방침들을 상징한다.

5: 5가지 건강방어체계에 도움이 되는

5: 5가지 건강식품을 선택해서

5: 매일 5번에 걸쳐서 먹는다.

각각을 구체적으로 설명하면 다음과 같다.

5×5×5 플랜의 첫 번째 5: 건강방어체계

우리 몸에는 5가지 건강방어체계가 있다.

바로 혈관신생 억제, 재생, 마이크로바이옴, DNA보호, 면역이다. 이 체계들은 완벽한 균형의 상태로 몸의 건강을 유지한다. 건강에 경미한 문제가 생기면 이 방어체계들이 자발적으로 나서서 문제를 해결하고 보이지 않는 곳에서 계속해서 각자의 역할을 다한다. 그래서 우리는 문제가 생겼다는 사실을 의식조차 못한다. 이것이 바로 우리가 바라는 이상적인 건강 상태다.

매일 각 방어체계를 위해 무언가를 한다면, 병에 대한 전반적인 저항력을 강화하고, 본거지를 지키는 평생의 습관을 들일 수 있다. 5가지 건강방어체계를 지원하고 강화하려면, 5×5×5 플랜의 두 번째 5가 필요하다.

5×5×5 플랜의 두 번째 5: 건강을 지켜주는 식품

두 번째 5는 각자가 고른 좋아하는 식품 최소 5가지로, 이 식품을 날마다 섭취해야 한다. 좋아하는 음식을 먹는 데 따로 승인을 받을 필요는 없다. 이 책의 지침을 따르면 각자 좋아하는 식품들을 선택한 목록을 만들 수 있기 때문이다. 그 목록은 5가지 건강방어체계의 한 가지 이상에 영향을 주는 식품으로 과학적으로 증명이 된 식품들 중에서 만들게 된다. 어떤 식품은 한 가지 방어체계에, 또 어떤 식품은 1개 이상의 방어체계에 도움이 되지만, 가끔은 5가지 방어체계 모두에 한꺼번에 영향을 주는 식품도 있다(그런 특별한 식품들을 나열한 목록은 13장에서 소개할 것이다).

놀라운 사실은 우리가 5가지 방어체계 각각에 도움이 되는 5가지 종류의 식품을 매일 선택해서 먹으면, 일주일에 건강에 도움이 되는 식품을 35차례, 1년이면 무려 1,820차례를 먹는 결과에 이른다는 점이다! 이렇게 건강 은행에 꾸준히 저축을 하면, 가끔씩 몸에 나쁜 식품을 먹을 때의 해로운 영향을 상쇄하는 데 큰 도움이 된다.

이렇게 한번 계산을 해보자. 예를 들어 누군가가 1년에 몸에 안 좋은 음식을(튀김, 석쇠에 구운 고기 등) 무려 100차례나 먹었다고 가정하자. 만일 이 사람이 5×5×5 플랜을 실천 중이라면, 먹는 음식의 95퍼센트는 여전히 건강에 좋은 것들이다. 그래서 좋은 음식을 나쁜 음식보다 월등히 많이 먹게 된다.

명확히 짚고 넘어가자면, 이 5가지 식품들만 매일 먹는 것이 아니라 하루 종일 먹는 여러 가지 식품들 중에 의도적으로 선택해서 먹는 5가지가 포함되는 것이다. 그리고 하루에 섭취하는 식품 5가지는 날마다 달라질 공산이 크다.

매일 똑같은 식품들 5가지를 식단에 넣어도 되지만, 그런 여부와 상관없이 중요한 건 날마다 최소한 5가지 이상의 건강식품을 먹어야 한다는 점이다. 몸에 좋은 식품은 원하는 만큼 아주 많이 먹어도 관계없다. 몸에 좋은 음식을 더 많이 먹을수록 몸의 방어체계를 더욱 튼튼하게 해서 건강을 위한 토대를 더 확고히 하게 된다.

5×5×5 플랜의 세 번째 5: 건강식품을 먹을 기회

세 번째 5는 언제 먹는가, 즉 하루에 먹는 식사와 간식을 의미한다. 사실 사람들 대부분은 하루에 아침, 점심, 저녁 그리고 간식이나 디저트, 총 5차례에 걸쳐 무언가를 먹게 된다. 그건 선택한 건강식품 5가지를 먹을 기회가 매일 5차례는 있다는 뜻이다. 그런데 다행히도 5차례에 나눠서 건강식품을 챙겨먹는 것은 그저 하나의 선택사항일 뿐이다. 상황에 따라 하루 1차례 혹은 2~3차례 식사에 5가지 건강식품을 한꺼번에 먹어도 관계없다. 그렇기 때문에 정신없이 바쁘거나 끼니를 놓치는 등 평소와 다른 상황에 처하더라도 그에 맞게 융통성 있게 조절해가면서 챙겨먹을 수 있다.

내가 밥이나 간식을 먹을 5번의 기회를 강조하는 이유는 기회가 많다는 점을 강조하기 위해서다. 끼니를 굶거나 더 자주 먹는 것을 추천하지는 않지만, 하루에 5차례보다 더 많이 혹은 더 적게 식사와 간식을 먹는 사람도 여전히 5×5×5 플랜을 실천할 수 있다. 대부분의 사람들은 매일 음식을 먹는 5차례 기회에 5가지 식품을 각기 분배해서 먹는 것을 더 쉽게 받아들이지만, 무엇이 되었든 각자에게 편한 방식으로 실천하면 된다.

이 실천 계획은 유연하고, 맞춤형이며, 현실적이고, 금세 습관이 들기 때문에, 일단 시작해보면 실천하기가 아주 수월하다는 느낌이 들 것이다. 그리고 가장 중요하게, 이 방법은 각자 좋아하는 것에 토대를 둔 방식이다.

자, 그럼 본격적으로 착수해보자.

1단계: 맞춤형 선호식품목록을 만든다

5×5×5 플랜을 시작하려면, 우선 각자 좋아하는 음식을 기준으로 맞춤형 선호식품목록을 만들어야 한다. 목록을 만들 때는 식품 종합 목록(이 장 뒷부분에 나온다)에서 선택한다. 이 식품들에 관해서는 앞에서 이미 살펴보았다. 손에 펜을 집어 들고 종합 목록을 훑어보면서 좋아하고 즐겨먹는 식품들에 표시한다. 솔직하게 임해야 한다. 정확히 어떤 것이지를 첫눈에 알아보기 힘든 식품도 있을 수 있으므로 서둘지 말고 찬찬히 살핀다. 정확하지 않은 경우는 검색엔진의 이미지 검색을 이용해 확인하고 먹어본 적이 있는지 생각해본다. 5×5×5 플랜이 있으면 평소에 건강을 열성적으로 챙기는 편이 아니더라도 어느새 건강에 도움이 되는 식품을 고르는 전문가가 될 것이다. 싫어하거나, 알레르기가 있거나, 도저히 먹을 수 없는 것이 있다면 그런 식품들은 그냥 무시하고 넘어가면(체크하지 않으면) 된다. 이제는 뒤로 한 발 물러서서, 직접 만든 목록을 살펴보라. 이 각각의 식재료들은 건강방어체계를 최소한 한 가지 이상 활성화한다는 사실이 증명된 식품들이다. 그렇다면 지금부터는 이 내용을 실제로 적용해보자.

2단계: 본격적으로 시작한다

개인적으로 선호하는 식품들을 가려냈으니, 지금부터 선택한 각 식품들이 어떤 건강방어체계에 도움이 되는가를 확인하도록 한다. 〈부록 A〉에 있는 5×5×5 일일 워크시트를 참고한다. 여러 페이지로 구성된 이 진행표는 혈관신생 억제, 재생, 마이크로바이옴, DNA 보호, 면역의 5가지 건강방어체계에 해당하는 식품들을 항목별로 나열해 놓은 것이다. 1단계에서 만든 목록을 옆에 놓고, 골라놓은 식품들을 진행표에서 찾아 표시한다. 똑같은 식품명이 진행표에서 여러 차례 중복된다고 걱정할 필요는 없다. 중복 게재된 식품이 나오는 이유는 해당 식품이 여러 가지 건강방어체계에 영향을 끼치기 때문이다. 진행표에서 선호식품목록으로 뽑은 것들이 나올 때마다 모두 표시한다.

선호식품목록을 진행표에 모두 옮겨서 표시했으면, 휴대폰을 꺼내서 진행표의 각 페이지를 사진으로 찍어둔다. 그러면 이제는 어디든 들고 다니면서 찾아볼 수 있는 5×5×5 플랜의 개인 선호식품목록이 완성됐다.

이 목록을 이렇게 휴대폰에 사진으로 저장해 두면, 마트에서 장을 볼 때, 외식을 할 때, 심지어 디너파티에 초대 받았을 때에도 얼른 꺼내서 확인할 수 있다. 처음에는 이 목록을 자주 꺼내서 볼 테지만 시간이 흘러서 익숙해지면 맛있으면서도 건강에 좋은 음식을 선택하는 것이 제2의 천성이 될 것이다. 이 사진들은 장을 보러 가서 무엇을 사면 좋을지 고민스러울 때 1년 내내 참고할 수 있는 구입 식품 목록 역할도 할 것이다.

3단계: 매일 5가지씩 선택한다

이제는 5×5×5 플랜을 본격적으로 착수할 준비가 됐다. 날마다 선호식품목록을 훑어보면서 5가지 건강방어체계에서 한 가지씩 총 5가지 식품을 선택한다. 일부 식품이 두 가지 이상의 건강방어체계에 영향을 주더라도 관계없다. 이렇게 선택한 5가지는 그날 먹겠다고 스스로 결정한 식재료들이다. 이런 식으로 날마다 5가지 건강방어체계를 강화하는 식품들을 먹게 된다.

이 5가지 외에 하루 중 먹게 되는 다른 음식들은 각자의 자유에 따른다. 그렇더라도 가능한 몸에 좋은 음식들을 선택하도록 하자. 어떤 음식이 좋은가는 이 책에 나와 있는 목록을 참고하면 된다. 그날 고른 5가지는 적어두는 것이 좋은데, 스마트폰 어플리케이션 노트를 활용하면 쉽게 실천할 수 있다. 혹은 종이에 적어두거나 다이어리에 기록해도 좋다. 식단을 계획하거나 일주일치 장을 볼 때는 우선 일요일 하루 동안 먹을 식품 5가지부터 선택하고, 그 다음 일주일 동안 식단에 포함하고 싶은 식품들을 정해 나간다.

많은 식품들이 두 가지 이상의 방어체계에 영향을 끼치는데, 그건 우리에게는 좋은 일이다. 이를테면 버섯은 면역을 증강함과 동시에 마이크로바이옴의 건강도 증진한다. 오렌지는 혈관신생을 억제하고, DNA 복구에 힘을 보태고, 면역 체계를 진정시키는 역할을 한다. 두 가지 이상의 역할을 하는 식품을 선택할 때는 이런 원칙을 따르면 된다. 두 가지 기능을 하는 식품을 선택할 때는 5가지 식품 중 한 가지로 계산하고, 건강방어체계의 나머지 네 가지에 해당하는 식품을 더 선택해서 계획을 세워야 한다. 설사 어떤 식품이 5가지 건강방어체계 모두에 도움이 된다고 해도, 여전히 네 가지를 더 선택해서 하루에 총 5가지 식품을 섭취하도록 한다.

이런 방법은 꾸준히 실천하기 쉽고, 남은 평생 동안 식생활을 철저히 관리해야 할 필요도 없다. 5×5×5 플랜은 건강을 지켜주는 식품을 삶에 편입시키는 실용적인 방법이다. 5×5×5 플랜을 시작한 뒤로 기분이 너무 좋아져서 매일 건강식품을 식단에 더 많이 넣고 싶어질지도 모른다. 그렇게 할 수 있다면 물론 아주 좋다. 또 잘 먹지 않던 새로운 식품들을 시도해 보아서 좋아하는 음식을 늘려보았으면 좋겠다. 좋아하는 건강식품의 종류가 늘어나면 진행표 목록에서 더 많은 식품들에 표시하고, 사진을 다시 찍기만 하면 된다. 선호식품목록은 시간이 흐를수록 길어지기 마련이다. 어떤 음식들이 건강을 지켜주는지 잘 알고 있으므로, 나중에는 매 끼니마다 건강식품들을 잔뜩 선택하게 될 것이다. 친구, 가족, 동료들이 왜 그런 음식들을 선택해서 접시에 담았냐고 물으면, 그 이유를 설명하면서 주위 사람들에게도 이 내용을 전파할 수도 있다. 그러면서 먹어서 병을 이기는 법이 본능적이고 즐거운 습관으로 자리잡을 것이다.

어떤 특정한 병에 맞서기 위한 식품에 관심이 있는 사람들은 이번 장 끝부분과 15장에서 그에 관한 내용을 확인할 수 있다. 각 방어체계에 효과가 있는 식품들을 간단히 확인하려면 〈부록 A〉를 참조하면 된다.

4단계: 선택한 5가지 식품을 먹는다

이제는 계획을 실행에 옮길 때다. 선택한 식품 5가지를 각자 원하는 시간에 먹는다. 그날그날의 일정이 다르고 특정 음식을 쉽게 먹을 수 있는 상황인지가 시시각각 바뀌기 때문에 유연성이 꼭 필요하다. 실행 과정은 전적으로 우리 자신에게 달려 있다. 중요한 건 5가지 건강방어 체계를 매일 활성화하는 것이며, 그것이 5×5×5 플랜의 목적이다. 이 계획을 실천하다 보면 나중에는 매일 먹는 거의 모든 음식이 자연스럽게 건강에 도움이 되는 것들 쪽으로 바뀌게 된다.

5단계: 삶에서 실천해 나간다

내가 자주 듣는 질문 하나는 이 실천 계획을 팔레오, 케톤 생성 식이요법, 채식주의, 완전 채식, 부분적인 채식, 글루텐 프리, 데어리 프리dairy free 등의 식이요법과 병행할 수 있느냐는 것이다. 그에 대한 답은 '그렇다'이다. 음식에 대해 어떤 특정한 철학을 따르고 있다고 해도 이 실천 방법을 활용할 수 있다. 선호식품목록에 넣을 수 있는 식품의 종류가 무척 많기 때문이다. 그저 현재 실천 중인 식단이나 특별히 제한하는 식품들에 대한 정보를 반영해서 선호식품목록을 만들면 된다.

그 밖에, 계획을 지키지 못하고 하루를 그냥 넘기면 어떻게 되느냐는 질문도 자주 나온다. 5×5×5 플랜에서는 가능한 최선을 다하고, 장기적인 안목을 갖는 것이 중요하다. 건강한 몸을 만들고 평생 병에 걸릴 위험을 낮추는 것이 목표라는 사실을 명심하라. 실천 계획을 며칠 못 지켰다고 장기적인 건강에 직접적인 해가 미치지는 않는다. 그리고 눈속임을 하거나 꾸며댈 필요도 없다. 5×5×5 플랜은 처음부터 모든 선택이 우리 자신에게 달린 것이니 말이다.

5×5×5 플랜의 전형적인 적용 사례

사람들 대부분은 건강한 식습관을 꾸준히 유지하기 힘든 전형적인 몇 가지 상황 속에서 살아간다. 그래서 나는 5×5×5 플랜을 삶에 적용하는 방법을 제시하기 위해 몇 가지 시나리오를 만들어 보았다. 여기에서 소개하는 전형적인 시나리오 중에 자신에게 해당하는 것이 있는지 살펴보자. 물론 이 시나리오들과 전혀 관련이 없는 사람들도 있을 수 있다. 여기 나열하는 시나리오들은 그저 몇 가지 사례일 뿐이다.

사람들마다 상황이 다르겠지만, 그저 건강한 식습관을 굳건히 유지하는 데 나와 다른 사람들에게 도움이 되었던 요령을 소개해 보려는 것이다. 여기에서 소개하는 요령은 꼭 이런 상황이 아니어도 모든 사람에게 가치가 있으니, 어떤 상황에서든 활용해보기 바란다!

눈코 뜰 새 없이 바쁜 부모

자녀를 둔 사람들은 내가 하는 이야기를 정확히 이해할 것이다. 다양한 연령대의 여러 자녀를 두었거나 아주 어린 자녀를 둔 사람들이 이에 해당한다. 이들은 아들 딸, 배우자, 직장 상사, 집안 어른들과 친척들, 친구들에 항상 이리저리 끌려 다니느라 시간이 남아나지 않는다. 너무 많은 일에 발을 담그고 있기 때문에 어떤 한 분야에서 뛰어난 실력을 발휘하기가 힘들다. 자녀가 아주 어리거나 몸이 아프면, 잠을 제대로 못자서 늘 수면부족에 시달리기도 한다. 학교, 어린이집, 학원에 데려다주고 데려오느라 하루에도 몇 번씩 왔다 갔다 해야 하는 경우도 있다. 인생에서 이런 시기를 보낼 때는 자기를 돌볼 시간을 내기가 힘들지만, 우선적으로 해야 할 많은 일들 속에서도 건강한 식습관을 꼭 지키는 건 중요하다. 제대로 된 에너지원을 공급하지 않으면 건강이 위태로워질 것이다. 아이들에게 좋은 행동으로 모범을 보여야 하며, 건강한 부모가 되어 주어야 한다. 당신의 배우자도 마찬가지다. 삶의 이 바쁜 시기에 식단을 잘 계획하면 더 건강해질 수 있다.

그런 때를 대비해 미리 계획을 해두어야 할 때, 5×5×5 플랜은 다음과 같은 측면에서 도움이 된다.

- 일요일에 선호식품목록을 살필 시간을 따로 만들어둔다. 그리고 새로운 주가 시작되기 전에 미리 검토한다. 날마다 먹을 식품 5가지씩을 고른다.
- 배우자가 있으면, 배우자도 따로 목록을 만들게 하고, 목록을 비교하고 결합해서 장을 보거나, 식단을 계획하거나, 요리할 때 활용한다.
- 선택한 식품들로 한꺼번에 많은 양의 요리를 만들어두면 일주일 동안의 저녁거리가 준비되고, 남은 음식은 점심으로 먹으면 된다. 그렇게 하면 건강에 좋은 음식을 날마다 준비할 생각에 쓸 정신적인 에너지를 최소화하면서 저녁과 점심에 5가지 식품을 챙겨 먹을 수 있다. 음식을 요리하는 날을 하루 정해두면 주중에 매일 챙겨먹을 음식을 미리 준비해둘 수 있다. 한꺼번에 준비할 수 있는 음식의 예는 다음과 같다.
  - 수프나 스튜를 한 솥 끓여서 저녁과 다음날 점심에 먹는다.
  - 야채를 구워 뒀다가 주중 식사 때 곁들임 음식으로 활용한다.
  - 퀴노아, 현미 같은 곡물을 삶아뒀다가 일주일 내내 먹는다.

- 동시에 견과와 과일 같은 몸에 좋은 간식을 쉽게 꺼내먹을 수 있게 준비해둔다.
- 신선한 농산물과 여러 식재료를 집까지 배달해주는 서비스를 이용해서 장보는 시간을 절약한다.
- 온라인에서 음식을 주문할 기회가 생길 때마다 선호식품목록을 참고한다.

출장이 잦은 사람

사업상 혹은 직장 업무상 출장을 자주 다닌다. 이곳저곳 오가느라 늘 쫓기는 기분이다. 현실적으로 생각하면 공항에서 혹은 비행기, 버스, 자동차를 타고 이동하면서 아니면 호텔에서 끼니를 해결해야 할 경우에는 대체로 몸에 그다지 좋지 않은 음식을 먹게 된다. 솔직히 말해 끔찍하게 나쁜 음식일 때도 많다. 매끼를 밖에서 사먹으면 질릴 수밖에 없다. 그리고 아주 바쁘게 일을 하는 중에는 건강한 음식을 꾸준히 선택해 먹기가 힘들다.

마치 이종격투기에서처럼 활용 가능한 모든 수단을 다 써서 상황에 적응해야 할 상황에 직면하게 된다. 공항에서나 기내에서 식사해야 할 경우, 가장 먼저 해야 할 일은 휴대폰에 저장된 선호식품목록을 확인하면서 메뉴에 있는 것들 중에 해당하는 음식이 없는지 보고, 있으면 그 음식을 주문하는 것이다. 매 끼니나 간식은 건강을 지킬 기회임을 잊지 말아야 한다. 호텔에서 룸서비스를 주문하거나 레스토랑에 나가서 먹을 때도 동일한 방법으로 대응한다.

여행 중에는 다음과 같은 방법으로 5×5×5 플랜을 활용한다.

- 출장 준비를 할 때 선호식품목록을 보고 목적지에서 찾기 가장 쉬울 것으로 예상되는 식품들을 고른다. 그렇게 하면 목적지에 도착해서 음식을 선택해야 할 상황에 정신적으로 대비해둘 수 있다.
- 선호식품목록에서 잘 상하지 않아서 쉽게 가지고 갈 수 있는 식품을 고르고, 출장을 떠날 때 챙겨간다. 예를 들면 1회 분량씩 포장된 다양한 견과와 건과일, 홈메이드 영양 바, 초콜릿 같은 것들이다.

- 레스토랑에서 식사를 할 때는 메뉴판을 보면서 선호식품목록과 상호 참조한다. 그리고 5가지 식품 중에 최대한 많은 것이 포함되도록 주문한다. 5×5×5 플랜에 맞는 재료를 전혀 찾을 수가 없으면 해당 재료를 넣어서 만들어달라고 주방에 특별히 부탁해본다.
- 메인 요리가 아니라 애피타이저 중에서 선호식품목록의 재료가 든 메뉴를 찾게 되는 경우가 있다. 그럴 때는 몸에 덜 좋은 메인 요리 대신에 몸에 좋은 재료가 들어간 애피타이저를 2개 주문해서 먹는 것도 좋은 방법이다.
- 같은 호텔에 여러 날 동안 묵게 되거나 적극적으로 이 식이요법을 실천하고 싶은 마음이라면, 냉장고가 있는 방을 예약하도록 한다. 그러면 근처 시장이나 마트에 가서 선호식품목록에 있는 식품들을 사다가 냉장고에 쟁여둘 수 있다.
- 근처에 있는 커피숍에서 커피나 차를 마시고, 챙기기 쉽게 1회분씩 포장된 차와 커피 티백을 가져간다.

바쁜 스케줄을 소화하는 젊은이들

청년기에는 모두들 록스타 같은 삶을 산다. 이 시기를 보내는 사람들은 대표적으로 이런 양상을 띤다. 20대이며, 룸메이트와 같이 살거나 혼자서 산다. 이들은 일도 열심히 하고 열심히 논다. 그리고 자유와 독립을 한껏 즐긴다. 외모와 기분을 중요하게 생각하기 때문에 헬스클럽에 다니고, 하프마라톤을 뛰고, 트레이너에게 개인 강습을 받기도 한다. 신체를 단련하는 데 관심이 많지만, 꾸준히 건강에 좋은 음식을 챙겨 먹지는 못한다. 밤늦게까지 친구들과 어울려 놀고 가끔은 고주망

태가 될 때까지 술을 마시는데, 그런 생활이 건강에 좋지 못하다는 건 물론 스스로도 인식한다. 그렇더라도 아직 나이가 젊고 회복력이 좋아서 몸을 지나치게 혹사하더라도 금세 체력을 회복한다. 하지만 이 책을 읽었으니 지금 몸에 해를 끼치면 그 영향이 나이 들어서 나타난다는 사실을 이제는 잘 알게 되었을 것이다. 건강방어체계가 지금은 특별한 능력을 충실히 이행하고 있지만, 앞으로 10~20년이 지나고 인생의 다음 단계에 접어들었을 때 심각한 병을 앓는 장기적인 대가를 치르게 될 수도 있다. 그런 결과를 원치 않겠지만, 미래를 걱정하면서 시간을 보내고 싶지도 않을 것이다.

케이크를 먹고도 싶고 또 그냥 가지고 있고도 싶어서 고민할 젊은이들을 위한 5×5×5 플랜 적용법은 다음과 같다.

- 매일 아침에 선호식품목록을 훑어보면서 그날 먹을 식품 5가지를 정한다. 해야 할 일 목록에 선택한 식품들을 적은 다음 그 식품을 찾아서 먹고 해야 할 일 목록에서 지우는 것을 날마다 완수해야 할 과제로 삼는다. 하루가 아직 많이 남았는데 이미 대부분을 찾아서 먹었다면, 이후에는 약간의 여유가 생겨서 저녁에 친구들과 어울리는 자리에서는 새로운 음식들을 시도해볼 수도 있다.
- 그날의 목표 달성 여부를 확인할 수 있는 애플리케이션을 다운받는다. 그렇게 해두면 최소한 그 5가지 식품을 매일 먹을 수 있을 것이다.
- 운동을 할 때는 운동하기 전 또는 후에 5가지 중 대부분을 먹어서 몸의 건강을 챙기는 하나의 일과로 만들어라.

- 커피와 차를 매일 마신다면 5가지 건강식품 중 하나를 이미 충족한 셈이니, 하루에 나머지 네 가지만 더 선택해서 먹으면 된다.
- 경쟁심을 불러일으켜 동기를 자극하라. 함께할 친구나 동료를 물색해서 5×5×5 플랜을 누가 가장 잘 어기지 않고 오래 지속하는지 내기를 해보자.
- 직접 만들어 먹는다. 요리하는 법을 배워둔다. 다음 장에 소개할 몇 가지 기본 도구만 있으면 건강에 좋은 음식을 훨씬 쉽게 만들 수 있다. 꾸준히 음식을 직접 만들어 먹으면 밖에서 외식을 할 때보다 5×5×5 플랜을 더 자유자재로, 융통성 있게 실행할 수 있다.

경험과 지혜를 갖춘 중년

이 역시 전형적인 부류에 해당한다. 직업적으로 경력을 쌓고 가정도 이루어서 삶이 대체로 안정궤도에 오른 사람들이다. 계획을 짜는 데 능숙하고, 가정, 직장, 인간관계, 개인적인 관심사를 균형 있게 꾸려갈 줄 안다. 자신의 의지를 반영해서 무언가를 결정하고 자원을 활용할 수 있다. 인생에서 이 시기 즈음이 되면 자기 스스로에 대해 알고, 무엇을 좋아하고 싫어하는지를 잘 파악한 상태다.

음식과 관련해서는 어떤 것은 먹고 어떤 것은 입에 대지조차 않을 것인지가 정해져 있다. 자진해서 습관의 노예가 되어 버렸다. 자기는 실제 나이보다 젊다고 생각할지 모르지만, 현실은 그렇지 못하다. 친구들이 조금씩 나이 들어 보이고, 10년 전까지 생각도 못했던 병을 하나둘씩 앓기 시작한다. 심지어 친구나 가족 중에 만성질환으로 세상을 뜨는 사람이 생기기도 한다. 그런 현실이 마음에 들든 안 들든, 자기 자신의 죽음에 관한 생각이 마음속에 비집고 들어오기 시작한다.

경험에서 나오는 지혜가 있고, 각자의 방식이 굳어져 있는 사람들은 5×5×5 플랜을 다음과 같은 방식으로 활용하도록 한다.

- 스스로에 대한 지식과 경험을 바탕으로 선호식품목록의 식품을 검토하면서 좋아하는 식품에 체크 표시를 한다. 가장 좋아하는 음식에는 동그라미를 친다.
- 일주일의 시작에 앞서서 계획을 짜고, 당일에 먹을 5가지 식품은 하루 전날에 골라둔다. 5×5×5 플랜에 포함할 식품들은 가장 즐겨 먹을 수 있는 식품 위주로, 아주 신중하게 선택한다.
- 외식을 하게 되면 선호식품목록에 있는 식품들이 메뉴에 있는 레스토랑을 미리 생각해둔다. 건강한 식재료들을 써서 만든 음식을 어느 레스토랑에 가면 먹을 수 있는지 (아마도) 이미 잘 알고 있을 것이다. 한 끼 식사로 선호식품목록의 식품들을 몇 가지나 먹을 수 있는지 확인해보라.
- 요리에 재주가 없는 사람이라면, 몸에 좋은 음식을 집에서 만드는 것을 새로운 취미로 삼아도 좋다. 온라인 동영상을 보면서 요리를 따라해 보거나 강습을 들어서 요리 실력을 키워보자. 자기가 먹을 음식을 직접 만들면, 건강이라는 선물을 자기 자신에게뿐 아니라 가족과 친구들에게까지 전해줄 수 있다(다음 장에 부엌에서 유용하게 활용할 수 있는 다양한 기술과 요령을 소개할 것이니, 꼭 확인하기 바란다).

심각한 병에 걸린 사람

현재 투병 중인 사람들은 아마도 이 책을 읽으며 절박함을 느낄지 모른다. 병을 이기고 건강을 되찾기를 바랄 것이다. 혹은 큰 병을 앓고 있는 가족이나 친구가 어서 빨리 건강을 회복하기를 바라는 사람도 있을 것이다. 불가항력적인 상황처럼 보일지 몰라도 도움을 주기 위해 애쓰는 가족, 친구들, 주치의가 옆에 있다. 병을 앓는 중에는 식단을 짜거나 요리를 할 체력이 안 되고, 식욕이 전혀 없을 수도 있다. 하지만 음식은 몸의 선천적인 건강방어체계를 활성화하는 무기다. 음식을 잘 쓰면, 몸의 건강방어체계가 작동해서 몸을 건강하게 안정된 상태로 만들어 줄 것이다. 투병 중에 5×5×5 플랜을 활용하는 실용적인 방안은 다음과 같다.

- 식단에 조금이라도 변화가 생기면 의사와 상의한다.
- 가족이나 친구들의 도움을 받아서 선호식품목록에 있는 식품들의 목록을 훑어본다. 가족이나 친구들은 옆에서 목록을 읽어주고, 환자가 선택한 식품 옆에 체크한다. 환자가 어떤 음식을 좋아하는지 이미 알고 있으면 대신 표시해주어도 된다. 그리고 체크한 목록들이 제대로 됐는지 마지막에 함께 확인한다. 도움을 주는 가족이나 친구에게 목록을 사진으로 찍어두고, 나중에 먹을거리를 준비할 때 참고해달라고 부탁한다.
- 도와주는 가족이나 친구에게 선호식품목록을 토대로 일주일 단위로 식단 계획을 짜고, 장보기, 메뉴 짜기, 요리를 도와달라고 부탁한다.

- 먹는 양이 줄었을지 모르니, 가급적 5가지 식품이 한 끼나 두 끼 식사 안에 모두 포함되도록 계획한다.
- 병실에 입원 중이라면, 담당 영양사에게 선호식품목록의 식품을 제공해 줄 수 없는지 부탁해본다. 기본적인 병원 음식을 좋아하는 사람은 거의 없다. 그러니 개별적으로 식사를 준비해 달라고 영양사에게 요구하도록 한다. 이 요구를 관철시키는 데 도움이 필요하다면, 병원 환자들을 옹호하는 사회집단에 도움을 요청해본다.
- 앓고 있는 병의 종류에 관계없이 모든 환자들은 먹는 음식에 특별히 주의를 기울여야 한다. 음식은 몸의 건강방어체계를 튼튼히 해주며, 약물 치료와 병행해서 제대로 된 음식을 챙겨 먹으면 치료 효과를 높일 수 있다.

5×5×5 플랜을 실천할 때 도움이 되는 요령

5×5×5 플랜을 삶에 정착시키는 데 도움이 되는 정보를 공유하려고 한다. 지금 소개할 5가지 요령은 내가 식이요법을 실천할 때 큰 도움이 됐던 방법들이다.

억지로 먹어치우지 않는다

자랄 때 어떻게 배웠는지에 관계없이 먹던 음식을 남기지 않는 습관은 건강에 이롭지 못하다. 이미 배가 꽉 차도록 먹었는데 다른 누군가가 자신의 접시에 음식을 얹었을 때, 어쩔 수 없이 더 먹어야 하는 부담스러운 기분을 다들 느껴본 적이 있을 것이다. 그릇을 싹 비워야 한다는 구태의 관습은 과식과 비만을 부르는 원인으로, 그 기원은

1차 세계대전의 발발로 음식이 귀했던 1917년으로 거슬러 올라간다.[9]

매끼마다 적당량만 먹도록 하자. 더 이상 배가 부르지 않을 만큼만 먹으면 된다. 일본의 문화에는 '10분의 8만큼만(최대의 양에 비해 조금 덜 차게) 먹는' 원칙이 있기도 하다. 실제로 배가 꽉 차더라도 시간이 조금 지나야 포만감이 느껴지기 때문에 일본인들의 이런 원칙은 상당히 현명한 접근방식이다. 배고플 때 뜨는 첫 숟가락은 아주 맛이 좋다. 하지만 배가 슬슬 불러오면 첫술처럼 엄청나게 맛있게 느껴지지는 않는다. 그런데도 습관적으로, 아니면 음식을 버려서는 안 된다고 배웠기 때문에 계속 음식을 입에 떠 넣게 된다.

나는 먹던 음식을 남겨도 된다는 점을 분명히 해두고자 한다. 그리고 위가 식욕 자극 스위치를 끄라는 신호를 뇌에 보내는 호르몬을 분비할 수 있도록 음식을 조금 천천히 먹는 것이 좋다. 호르몬이 분비되어 식욕이 사라질 때까지는 약 20분이 소요된다. 게걸스럽게 음식을 먹으면 접시에 뜬 음식이 모조리 사라진 뒤에도 포만 반응이 아직 작동하지 않는다. 그러다 보면 과식을 하게 된다.

음식의 맛이 처음만 못하게 느껴지기 시작하면, 잠시 멈춰서 스스로의 상태를 의식하자. 먹는 동안 몸을 의식할 수 있도록 휴대폰이나 노트북은 치워두고, 텔레비전도 꺼둔다. 덜어 먹는 접시에는 음식을 너무 많이 담지 않도록 한다. 그리고 자제력을 잃을 것 같으면 얼른 자리를 뜨도록 하자.

일주일에 몇 끼는 거른다

음식과 수명에 관한 연구들 대부분이 칼로리 섭취를 제한하면 수명이 늘어난다고 밝히고 있다. 2년 동안 칼로리 섭취를 15퍼센트 줄이면 신체의 노화가 늦춰질 뿐 아니라 어떤 연구에서는 체중이 약 8킬로그램이나 줄어드는 결과가 확인됐다. 덜 먹으면 노화를 늦추고 체중이 줄어들 뿐 아니라 5가지 건강방어체계 모두가 활성화되는 효과까지 있다. 요즘 유행하는 간헐적 단식법들은 모두 칼로리 섭취를 제한하는 방법이지만, 이것보다 쉬운 방법들도 있다.

가령 이런 쉬운 방법도 있다. 일주일에 며칠씩 아침이나 점심을 거르는 것이다. 워낙 바쁘고 정신없이 지내는 사람들은 평소에 가끔씩 끼니를 건너뛸지도 모른다. 그렇게 하면 총 섭취량이 15퍼센트까지 줄어든다. 하지만 끼니를 굶더라도 하루에 먹어야 할 5가지 식품은 거르면 안 된다. 그날 먹는 식사나 간식 중 한 차례에 5가지 식품을 잘 배분해 넣으면 어렵지 않게 실행할 수 있다. 하지만 금식과 관련해서, 건강한 사람들이 극단적인 단식이나 케톤 식이요법을 할 때의 장기적인 효과가 아직 정확히 검증되지 않았다는 점을 참고해두어야 한다. 식이요법과 관련된 것이 모두 그렇듯, 극단적인 방법은 단기적으로는 유익한 효과가 있을지 몰라도 장기적으로는 건강에 악영향을 끼칠지 모른다. 그러니 끼니를 건너뛰더라도 너무 극단적으로 치우치지는 않도록 한다.

몸을 의식하면서 먹는다

무언가 먹을 때마다 신중히 생각하도록 한다. 잠시 멈추어서 지금 무엇을 먹으려고 하는지 생각한다. 왜 먹는 것인지 생각한다. 그저 열량을 잔뜩 몸속에 집어넣기 위해서가 아니라 몸을 더 건강하게 만들기 위해 먹는 것이다. 우리가 먹는 음식에는 생리활성물질이 들어 있다. 생리활성물질을 통해 건강을 지키겠다는 의도를 품자. 그리고 몸에 귀를 기울여라. 가공 식품, 포장 식품, 패스트푸드, 온라인 배달음식이 없던 시절에는 본능적이고 자연적인 먹거리를 먹었다. 인체에는 스스로를 조절하는 능력이 있기 때문에 본연의 작용을 하도록 몸을 내버려두면, 몸이 스스로 무엇이 필요한지를 뇌에 전달한다. 이제는 그런 신호가 마이크로바이옴에서도 나온다는 사실을 잘 안다. 장 마이크로바이옴을 잘 돌보겠다는 마음으로 음식을 먹자.

좋아하는 사람들과 함께 식사한다

음식 섭취는 생존을 위한 행위일 뿐 아니라 문화, 전통, 즐거움의 행위이기도 하다. 소위 블루존 Blue Zone 으로 불리는 장수촌인 일본 오키나와, 이탈리아 사르디니아, 그리스 이카리아, 코스타리카 니코야, 미국 로마닌다에는 100세 넘어서까지 장수하는 사람들이 많은데, 이들은 보통 사람들과는 아주 다르고 때로는 대단히 놀라운 식습관을 가지고 있다. 특이한 건 장수촌에 사는 사람들이 공통적으로 공동체를 이루고 살며, 사회적 유대가 강하다는 특성을 보인다는 점이다. 무릇 음식은 가족, 친구들과 함께 나누어야 가장 맛있는 법이다.

그러니 가능하면 혼자서 식사하는 횟수를 최대한 줄이자. 인간은 사회적인 동물이어서, 보통 다른 사람들과 함께할 때 더 즐겁게 먹게 된다. 수렵채집 생활을 하던 인류조차 획득한 소중한 식량을 각자가 속한 공동체와 나누어 먹었다. 많은 문화권에서 무리를 이루어 식사를 하는 관습은 더 많은 종류와 양의 식량을 요리해서 먹기 때문에 모든 구성원이 더 다양한 식품을 섭취할 수 있는 기회가 됐다. 음식을 함께 나누어 먹다 보면 보통 요리도 함께하게 됐다. 직접 요리를 하면 준비한 음식에 대해 감사하는 마음을 갖고, 몸속에 집어넣는 식재료들과 더 긴밀함을 느끼게 된다.

가끔은 생소한 음식도 먹어본다

새로운 경험은 자기 성장의 동력이다. 텔레비전 요리 프로그램이나 요리 탐방기를 시청하고 레스토랑 메뉴를 살피는 것도 그 일환이다. 5×5×5 플랜에 익숙하게 적응하면, 건강방어체계를 증진하는 식품이 생각보다 많다는 사실을 깨닫게 될 것이다. 좋아하는 음식들 중에 예전에 전혀 즐기지 않았던 음식들도 있을지 모른다. 그렇더라도 아직까지 먹어본 적 없는 음식이 분명히 있을 것이다. 나는 다음과 같은 이유로 각자의 선호식품목록을 6개월마다 업데이트할 것을 권한다. 첫째, 병을 이기는 식품에 대한 새로운 연구 결과가 앞으로도 계속 새롭게 발표될 것이므로, 그런 식품들을 식단에 넣고 싶은지 생각해볼 필요가 있다. 둘째, 새로운 발견은 삶의 기쁨이고, 특히 입에 맞는 건강한 음식을 새롭게 발견한다면 더 기쁜 일이 될 것이다. 14장에 나와 있는 주간 식단 샘플과 레시피를 활용해서 성공적인 첫 발을 내딛어보기 바란다.

그런데 그 전에 우선 부엌부터 살펴보고 넘어가자.

선호식품목록

과일

▢ 아세롤라	▢ 블랙베리	▢ 그레이프프루트
▢ 사과granny smith	▢ 건블랙베리	▢ 포도
▢ 사과red delicious	▢ 블루베리	▢ 구아바
▢ 사과reinette	▢ 건블루베리	▢ 키위
▢ 살구	▢ 카무카무	▢ 리치
▢ 여주bitter melon	▢ 체리	▢ 망고
▢ 블랙 초크베리	▢ 건체리	▢ 천도복숭아
▢ 검은 자두black plum	▢ 크랜베리	▢ 오렌지
▢ 블랙라즈베리	▢ 건크랜베리	▢ 파파야
▢ 자두	▢ 구기자	▢ 복숭아
▢ 건블랙라즈베리	▢ 석류	▢ 설태너 건포도
▢ 감	▢ 라즈베리	▢ 수박
▢ 핑크 그레이프프루트	▢ 딸기	

채소

▢ 숙성마늘	▢ 고추	▢ 적상추
▢ 아루굴라(루콜라, 로켓)	▢ 잎셀러리	▢ 흑토마토
▢ 아스파라거스	▢ 콜라드그린	▢ 로마네스코
▢ 죽순	▢ 가지	▢ 루타바가(순무의 일종)
▢ 벨지언 엔다이브	▢ 에스카롤(꽃상추의 일종)	▢ 산 마르자노 토마토
▢ 청경채	▢ 청나래고사리	▢ 사우어크라우트
▢ 브로콜리	▢ 프리세(치커리의 일종)	▢ 시금치
▢ 브로콜리라브	▢ 그린빈(껍질콩)	▢ 호박꽃
▢ 브로콜리싹	▢ 케일	▢ 근대
▢ 양배추	▢ 김치	▢ 탠저린 토마토
▢ 케이퍼	▢ 겨잣잎	▢ 타르디보 디 트레비소
▢ 당근	▢ 양파	▢ 토마토
▢ 콜리플라워	▢ 파오차이	▢ 순무
▢ 샐러리	▢ 푼타렐라	▢ 와사비
▢ 방울토마토	▢ 자색감자	▢ 물냉이
▢ 치커리	▢ 라디치오(적색 치커리)	

콩/균류

☐ 블랙빈	☐ 잎새버섯	☐ 표고버섯
☐ 꾀꼬리버섯	☐ 모렐버섯	☐ 대두
☐ 병아리콩	☐ 흰 강낭콩	☐ 서양 송로버섯
☐ 팽이버섯	☐ 참굴	☐ 양송이버섯
☐ 렌틸콩	☐ 완두콩	
☐ 노루궁뎅이버섯	☐ 포르치니버섯	

견과, 씨앗, 통곡물, 빵

☐ 아몬드버터	☐ 헤이즐넛	☐ 쌀겨
☐ 아몬드	☐ 마카다미아넛	☐ 참깨
☐ 보리	☐ 땅콩버터	☐ 발효빵
☐ 브라질너트	☐ 땅콩	☐ 호박씨
☐ 캐슈버터	☐ 피칸	☐ 해바라기씨
☐ 캐슈	☐ 잣	☐ 타히니
☐ 밤	☐ 피스타치오	☐ 호두
☐ 치아씨	☐ 펌퍼니클빵	☐ 통곡물
☐ 아마씨	☐ 늙은호박씨	

해산물

☐ 멸치	☐ 헤이크	☐ 산란기의 수컷 연어
☐ 북극 곤들매기	☐ 광어	☐ 연어
☐ 눈다랑어	☐ 달고기	☐ 정어리
☐ 블랙 베스 (농어의 일종)	☐ 고등어	☐ 도미
☐ 참다랑어	☐ 바지락	☐ 해삼
☐ 블루피시	☐ 지중해산 농어	☐ 닭새우
☐ 보타르가	☐ 굴소스	☐ 오징어 먹물
☐ 캐비어 (철갑상어알)	☐ 참굴	☐ 황새치
☐ 새조개	☐ 전갱이	☐ 참치
☐ 납작굴 (유럽굴)	☐ 무지개 송어	☐ 방어
☐ 연어알	☐ 맛조개	
☐ 숭어	☐ 노랑촉수	

육류

- ☐ 닭고기 (색이 짙은 부위)

유제품

- ☐ 카망베르 치즈
- ☐ 체더 치즈
- ☐ 에담 치즈
- ☐ 에멘탈 치즈
- ☐ 아마씨
- ☐ 고다 치즈
- ☐ 얄스버그치즈
- ☐ 뮌스터치즈
- ☐ 파르미자아노 레지아노 치즈
- ☐ 늙은호박씨
- ☐ 스틸튼 치즈
- ☐ 요구르트

향신료/허브

- ☐ 바질
- ☐ 시나몬
- ☐ 인삼
- ☐ 감초 뿌리
- ☐ 마저럼
- ☐ 오레가노
- ☐ 페퍼민트
- ☐ 로즈메리
- ☐ 샤프란
- ☐ 세이지
- ☐ 타임
- ☐ 강황

기름

- ☐ 엑스트라버진 올리브오일

초콜릿류

- ☐ 다크초콜릿

음료

- ☐ 맥주
- ☐ 홍차
- ☐ 캐모마일차
- ☐ 클라우디 애플사이다
- ☐ 커피
- ☐ 녹차
- ☐ 자스민차
- ☐ 믹스드베리 주스
- ☐ 우롱차
- ☐ 크랜베리 주스
- ☐ 적포도주
- ☐ 센차 (일본 녹차)
- ☐ 오렌지 주스
- ☐ 석류주스
- ☐ 콩코드 포도 주스

12장
우리 집 주방 점검

5×5×5 플랜을 설계하는 방법을 배웠으니, 이제는 실행에 필요할 도구를 알아볼 차례다. 우선 부엌부터 살펴보자. 워낙 정신없이 바쁜 일상을 살다 보니 밥은 거의 밖에서 사먹는 사람들도 있을 텐데, 그런 생활 방식은 건강에 그다지 바람직하지 않다. 몸에 좋은 집밥과 간식을 만드는 데 필요한 도구를 갖춰두면, 집에서 건강식을 챙겨 먹기가 훨씬 수월해진다.

이번 장에서 다루는 내용은 먹고 싶은 음식을 먹으면서 최대의 효과를 얻는 데 도움이 될 것이다. 음식으로 병을 이기려면 적절한 식재료를 선택하고, 변질되지 않게 잘 보관하고, 건강에 이로운 효과가 극대화되는 방식으로 요리해서 먹어야 한다. 단순히 맛이나 식품 위생 때문만이 아니다. 음식을 적절한 방식으로 조리하면, 재료에 들어 있는 몸에 좋은 성분의 손상을 막고 때로는 그런 성분의 효능을 더 높일 수 있다. 음식을 밖에서 사먹을 때는 식재료나 조리법에 대해 어찌해볼 도리가 없다. 그러나 집에서 직접 밥을 해먹으면, 완전히 자신이 원하는 방식으로 재료를 고르고 음식을 준비할 수 있다.

재료를 손질하고 익힐 때 필요한 적절한 도구와 알맞은 식재료를 부엌 찬장에 갖춰두어야 한다. 지금부터 각자의 주방을 찬찬히 살펴보고, 정확히 어떤 준비물이 필요한지 알아보도록 하자.

개인적으로 집의 중심인 장소는 항상 주방이었다. 학창 시절에 학교를 마치고 집에 돌아오면 어머니는 주방에서 뭔가 맛있는 음식을 늘 만들고 계셨다. 어릴 때의 기억 덕분에, 저녁 식사 준비가 한창인 주방에서 풍겨 나오는 냄새를 맡으면 지금도 푸근하고 편안한 기분이 든다. 나는 어머니가 무엇을 자르고, 썰고, 섞고, 볶고, 끓이고, 삶고 있는지에 대해 늘 관심이 많았기 때문에 어머니는 어떤 재료를 써서 어떻게 요리를 만드는지 가르쳐주곤 했다. 그래서 나중에는 내가 제일 좋아하는 음식을 어머니 레시피대로 만드는 법을 배웠다.

오늘날의 주방은 우리 조부모 세대의 주방과는 크게 다르다. 기본적인 주방기구와 도구들은 어디에나 있는 흔한 물건이 되었으며, 그런 주방기구들은 살림을 새로 장만하는 신혼부부에게 결혼선물로 주거나 윗세대에서 전해져 내려오는 경우도 흔히 있다. 요즘에는 요리를 주제로 한 텔레비전 프로그램이나 홈쇼핑 광고 등을 보고 이런저런 조리도구를 사 모으는 사람들이 많아졌지만, 그럼에도 주방에 기본 도구들이 제대로 갖춰지지 않은 경우가 꽤 있다. 꼭 화려한 주방용품이 잔뜩 있어야만 맛있고 몸에도 좋은 음식을 만들 수 있는 것은 아니지만, 최소한의 기본 도구는 준비해 두어야 한다.

건강을 중시하는 사람이라면 주방에 반드시 갖춰 놓아야 할 도구와 재료들을 지금부터 살펴보자. 아울러 간단하면서도 건강에 좋은 음식을 만드는 기본 요령에 대해서도 설명할 것이다.

주방용품

건강에 좋은 음식을 만들려면 기본적이 주방용품이 반드시 갖춰져야 한다. 군더더기 없이 소박하고 깔끔한 주방을 좋아하는 사람도 있겠지만, 집에서 식사를 준비해서 먹으려면 다음과 같은 도구들은 기본적으로 필요하다.

- **칼(식도, 과도)**: 스테인리스나 세라믹 재질로 된 칼은 잘 들고 견고하며, 세척도 간편하다.
- **금속 집게**: 뜨거운 솥이나 냄비에 든 재료를 집거나 옮길 때 유용하다.
- **스테인리스 소재 채반**: 삶은 국수나 파스타를 건지고, 야채나 과일을 씻을 때 사용한다.
- **질 좋은 냄비**(세라믹 코팅이 된 것, 스테인리스 스틸이나 주물 냄비, 소테팬): 스토브(조리기)와 오븐에서 모두 사용할 수 있도록 플라스틱 성분이 포함되지 않아야 하며, 쉽게 닦이는 소재가 좋다.
- **뚜껑이 달린 곰솥**: 육수나 수프를 만들 때 쓴다.
- **무쇠 주물 냄비 또는 뚜껑이 달린 캐서롤용 냄비**: 오븐에서 스튜를 뭉근히 끓일 때 쓴다.
- **유리나 세라믹 소재로 된 오븐 용기**: 야채, 해산물, 가금류 고기를 구울 때 쓴다.
- **구이판**: 스테인리스 스틸로 된 것이 가장 좋지만, 알루미늄 제품은 열을 더 고르게 분배하는 장점이 있다(알루미늄 판 위에는 요리용 종이호일을 깔고 굽는다).

- **대나무 찜기**: 세척하기가 편하고, 가벼우며, 기름 없이 단시간 내에 음식을 익힐 수 있다.
- **웍**: 무쇠나 탄소강으로 된 제품을 고른다. 테플론 가공을 해서 잘 눌어붙지 않는 웍은 절대 구매하지 않도록 한다. 손잡이가 플라스틱이 아닌 쇠로 된 제품을 선택한다.
- **전기밥솥**: 전기밥솥이 있으면 밥하기가 아주 쉬워진다. 물을 넣고 취사 버튼만 누르면, 밥이 다 됐을 때 자동으로 알려준다. 언제 불을 줄여 뜸을 들여야 할지 옆에서 지켜보거나 밥을 태울까봐 걱정할 필요가 없다.
- **푸드 밀**: 재료를 으깨거나 체로 걸러서 씨, 껍질, 큰 덩어리를 제거하는 데 쓴다. 스테인리스 스틸 재질이고 교체용 칼날이 여러 개 달린 제품을 고른다.
- **토스터 오븐**: 단시간 내에 음식을 데울 때, 전자레인지 대용으로 쓸 수 있다.
- **도마**: 전부 나무로 된 제품을 고른다. 나무 도마를 쓰는 것이 칼에도 가장 좋고, 음식을 놓고 쓰기에 가장 자연에 가까운 재질이다.
- **감자 칼**(야채 칼)
- **깡통 따개**
- **거품기**: 금속으로 된 제품
- **마이크로플레인** Microplane **사에서 만든 강판**: 치즈와 견과를 갈고, 레몬 등의 껍질을 벗길 때 필요하다.
- **후추 빻는 기구**
- **나무 숟가락**

- 스테인리스 스틸 국자

- **믹서**: 스무디와 수프를 만들 때 사용

- **유리로 된 계량컵**: 액체류를 계량할 때 사용

- **스테인리스 스틸로 된 계량컵**: 가루로 된 재료를 계량할 때 사용

- **금속 계량 스푼**

- **커피 분쇄기**: 2개를 구입해서 하나는 커피용으로, 다른 하나는 향신료용으로 쓴다.

- **프렌치 프레스** French press **커피메이커**: 커피의 생리활성물질이 종이 필터에 걸러지지 않고 그대로 물에 녹아들게 한다.

- **자동 온수기**: 버튼만 누르면 뜨거운 물이 바로 나와서 차를 타 마시기에 편리하다.

- **음식 보관용기**: 반드시 플라스틱이 아닌 유리 제품을 사용한다.

다음으로, 필수는 아니지만 구비해 두면 좋은 도구들을 소개하려고 한다. 이 도구들이 있으면 몸에 좋은 식품을 보다 기능적으로 보관하고 요리할 수 있다. 경제적으로 여유가 있다면 한번쯤 고려해볼 만한 품목들이다.

- **핸드블렌더**: 조리 용기에 바로 넣어서 사용이 가능한 믹서로, 수프 종류를 만들 때 아주 편리하다.

- **착즙기**: 다양한 종류의 주스를 쉽게 만들 수 있다.

- **절구와 절굿공이**: 마늘을 으깨서 페스토를 만들 때 아주 유용하다.

- **버섯 세척용 브러시**: 버섯을 물에 적시지 않고도 표면에 묻은 흙이나

퇴비 등을 제거할 수 있다. 주로 지푸라기, 말갈기, 닭털로 만든다.

• **구이판**: 불 위에 올려두고 쓰는 금속성 판이다. 표면에 고르게 열이 전달되고, 가스불이나 숯불에 기름이 떨어져서 유해 가스가 방출되는 것을 방지한다. 가스레인지나 그릴 위에 놓고 사용할 수 있도록 무쇠로 된 제품을 고른다.

• **압력솥**: 조리 시간을 단축해서 영양소 손실을 막는다.

• **슬로우 쿠커** slow cooker: 전기로 작동되는 묵직한 세라믹 냄비로, 아침에 켜놓고 외출하면 저녁 귀가 시간에 맞춰서 음식이 완성된다.

새로운 도구를 들여놓을 공간을 만들어라

적절한 주방용품을 갖추는 데 도움을 줄 때 내가 가장 먼저 하는 일은 오래된 물건들을 치워서 건강에 유용한 새로운 물품을 들여놓을 장소를 마련하는 것이다. 자세히 살펴보면, 더 이상 필요 없거나, 고장 났거나, 없는 게 더 나을 물건들이 몇 가지는 있을 것이다. 그런 물건을 발견하면 치워버리도록 하자.

• **테플론 프라이팬**: 들러붙는 것을 방지하기 위해 테플론으로 코팅한 팬은 가스레인지 위에서 과열되기 쉬우므로 가급적 사용을 피한다. 코팅제를 입힌 팬을 고온으로 가열하면 유해가스가 방출된다. 테플론 플루 Teflon flu라고 불리는 이 유해가스는 가스에 노출된 새들이 사망할 정도로 독성이 강하다. 사람이 이 가스에 노출되면 폴리머퓸열이라는 증상이 나타나고, 폐에 심각한 손상을 입을 수 있다.

- **플라스틱 보관용기**: 플라스틱은 시간이 흐르면 분해되어 음식에 녹아들 수 있다. 남은 음식이나 수프, 스튜는 플라스틱이 아니라 유리 용기에 보관하자.
- **플라스틱 식기와 조리기구**: 뒤집개, 순가락, 채반, 계량컵 등이다.
- **스티로폼과 플라스틱 컵**: 스티로폼과 플라스틱에는 뜨거운 액체를 담았을 때 용해되는 화학 물질이 들어 있다. 뜨거운 음료는 세라믹 재질로 된 머그컵을 사용하자. 그리고 가능하면 밖에서 커피를 사마실 때도 개인컵이나 텀블러를 이용하도록 한다.

팬트리

'팬트리pantry'는 식료품 보관실을 뜻하는 영어 단어로, 빵을 의미하는 프랑스어 단어 'pain('펜'이라고 발음된다)'에서 유래했다. 중세 시대의 팬트리는 빵과 그 밖의 식재료들을 보관하는 창고였지만, 현대에는 주방에서 건식품, 병에 담긴 저장식품, 가공식품처럼 냉장고에 넣을 필요가 없는 식품을 보관하는 붙박이장이나 수납장을 보통 의미한다. 팬트리에 식재료들이 적절히 잘 갖춰져 있으면 지속적으로 건강에 좋은 음식을 만들어 먹을 준비가 된 상태로, 그때그때 슈퍼마켓이나 시장에 가서 신선식품을 구입하는 것에만 신경을 쓰면 된다. 하지만 팬트리에 사용하지 않거나 오랫동안 손도 안 된 식재료들이 어지러이 널려 있는 경우가 많다. 그러니 정기적으로 팬트리를 점검해서 필요 없는 품목을 치우는 것이 좋다.

선물로 받았지만 먹을 생각이 전혀 없는 식품이 집에 있지 않은가? 어떤 요리를 만들 때 필요해서 샀지만 그 이후로는 한 번도 쓰지 않은 식재료는 어떤가? 여행지에서 구입하고서 수납장에 보관한 채로 몇 년이 흐른 식재료는 없는가? 만일 이런 질문에 '어쩌면 그럴 수도'라는 생각이 떠오른다면, 팬트리를 정리할 때가 된 것이다. 사용기한이 지난 재료는 버리고, 먹을 생각이 전혀 없는 식품은 버리거나 다른 사람에게 준다. 주기적으로 팬트리를 정리하면 기한이 지난 식품들이 수납장에 쌓이는 일을 방지할 수 있다. 또 요리에 쓸 수 있는 몸에 좋은 식재료들이 눈에 더 잘 들어올 것이다.

팬트리에 갖춰두어야 할 주요 식재료들은 다음과 같다. 각 식재료의 보존 가능 기간은 이번 장 끝부분에서 찾아볼 수 있다.

기름과 식초

- **엑스트라버진 올리브오일**: 폴리페놀 함량이 높은 품종인 그리스의 코로네이키, 이탈리아의 모라이올로, 스페인의 피쿠알 중 한 가지로 저온 압착한 올리브오일을 구비해 둔다. 올리브오일은 직사광선이 닿으면 산화되어 생리활성물질이 퇴화하기 때문에 짙은 색 병에 담아서 보관해야 한다.
- **식초**: 진짜로 잘 숙성된 발사믹 식초는 이탈리아의 모데나와 레이오 에밀리아에서 생산되는데, 값은 조금 비싸지만 그만한 값어치를 한다. 근처 마트나 슈퍼마켓에서 구할 수 없으면 온라인으로 구매하면 된다. 이 식초들은 맛이 대단히 좋을 뿐만 아니라 DNA 손상을 방지하는 생리활성물질인 멜라노딘^{melanodin}을 함유하고 있다. 또 혈중 콜레스테롤 수치를 낮춰주는 효능이 있는 애플사이다 식초도 팬트리에 갖춰두면 좋은 품목이다. 발사믹 식초 중에는

100년이나 묵은 것들도 있다. 그러니 변질의 우려 없이 팬트리에 꽤 오랜 기간 보관할 수 있을 것이다.

건식품

- **말린 향료**: 바질, 카르다몸cardamom, 시나몬, 정향clove, 허브 프로방스herbs de Provence, 육두구nutmeg, 오레가노, 파프리카, 로즈메리, 타임, 강황, 바닐라 열매. 유리 용기에 담아 밀봉한다.

- **후추**: 다른 식품에 들어 있는 생리활성물질(예를 들면 강황의 커큐민)의 흡수율을 높이는 피페린piperine 성분이 들어 있다. 통후추로 사서 후추 분쇄기를 이용해 필요할 때마다 바로 빻아서 쓴다.

- **말린 콩**: 팥, 검정콩, 병아리콩, 잠두(누에콩), 플래절렛(강낭콩의 일종-옮긴이), 그레이트 노던(흰 강낭콩의 일종-옮긴이), 강낭콩, 렌틸콩, 흰 강낭콩, 핀토(얼룩덜룩한 강낭콩-옮긴이) 등이 있다. 콩은 1~2년이 지나면 고유의 수분을 잃기 시작한다. 비타민 성분도 조금씩 줄어들어서, 5년 뒤에는 모두 사라진다.

- **쌀**: 현미 혹은 도정을 덜해서 쌀눈이 남아 있는 쌀을 선택한다. 현미에는 천연 기름 성분이 들어 있어서 보존 기간이 6~8개월밖에 안 된다.

- **곡물가루**: 통밀가루, 글루텐 프리 밀가루, 애로루트(칡의 일종을 갈은 것-옮긴이), 코코넛 가루, 아마란스amaranth 가루. 밀폐용기에 담아서 보관한다.

- **국수 및 파스타**: 통밀 파스타, 오징어 먹물 국수, 메밀소바(메밀소바는 면역력을 높여준다).

- **커피**: 볶은 원두를 구입해서 필요할 때마다 갈아서 쓴다. 빛이나 공기에 노출되면 향미와 몸에 좋은 생리활성물질이 저하되므로 밀폐용기에 담아서 어두운 곳에 보관한다. 커피를 냉동 보관했을 때 생리활성물질에 어떤 영향이 있는가는 아직 밝혀지지 않았다.

- **차**: 녹차, 우롱차, 홍차, 캐모마일차는 티백 형태나 가루가 담긴 용기나 봉지 형태로 나온다. 짙은 색 용기에 담아 보관한다.

- **견과류**: 아몬드, 캐슈, 마카다미아, 피칸, 잣, 호두. 지방 성분 함량이 높아서 장기간 보관하기는 어렵다. 냉동 보관하면 보존 기간을 늘릴 수 있지만, 몇 주 안에 먹을 수 있는 양만 그때그때 구입하는 편이 더 좋다. 견과류 보존제로 흔히 쓰이는 아황산염sulfite은 알레르기 반응을 유발할 수 있는데, 유기농 제품 중에는 아황산염을 사용하지 않은 제품들이 많다.

- **말린 버섯**: 말린 곰보버섯, 표고버섯, 꾀꼬리버섯은 따뜻한 물에 불려서 쓰면 어떤 요리에서든 맛과 향미를 더한다. 밀폐용기에 보관한다.

- **생선 통조림**: 스페인이나 포르투갈에서 생산된 안초비(유럽 멸치), 정어리, 고등어, 가다랑어, 조개, 먹물이 있는 어린 꼴뚜기 등은 별미다. 통조림은 여러 해 동안 보관이 가능하지만, 캔이 새거나 움푹 찌그러졌으면 폐기해야 한다.

- **통곡물**: 껍질을 벗겨내지 않은 보리, 메밀, 쿠스쿠스, 파로farro, 귀리, 퀴노아. 밀폐용기에 담아 보관한다.

- **씨앗류**: 치아씨, 늙은호박씨, 참깨, 해바라기씨. 천연 지방 함량이 높아서 실온에서 산패되기 쉬우므로 장기간 보관하기가 어렵다.

소량씩 구입해서 먹도록 한다.

- 케이퍼: 판텔렐리아 섬에서 소금으로 염장해서 만든 자드 시칠리안Jarred Sicilian 케이퍼가 최상품으로 꼽힌다. 개봉 후에는 냉장 보관한다.

소스 및 파스타

- **스리라차**Sriracha **소스**: 칠리 고추, 식초, 마늘로 만든 매운 소스로, 디핑 소스로 인기가 많다. 태국 동부 해안에 있는 마을인 스리라차에서 유래한 이름이다. 개봉 후에는 냉장 보관한다.

- **칠리 페이스트**: 칠리 고추로 만든 매운 페이스트로, 요리에 넣거나 음식에 뿌려서 먹는다.

- **토마토 통조림**: 산 마르자노 토마토가 리코펜 함량이 가장 높다.

- **토마토 페이스트**: 캔이나 튜브에 담겨 나온다. 튜브 형태 중에는 산 마르자노 토마토로 만든 것이 좋고, 2배로 농축된 제품은 맛이 더 진하다. 개봉 후에는 냉장 보관하고 3개월 내에 먹는다.

- **안초비(유럽 멸치) 페이스트**: 안초비, 소금, 올리브오일을 넣어서 만든 제품이다. 양념으로 쓰이며, 주로 튜브형으로 나온다. 개봉하지 않은 제품은 몇 년 동안 보존할 수 있다. 개봉 후에는 냉장 보관한다.

- **미소 페이스트**: 염장 발효한 콩, 쌀, 보리로 만들며, 감칠맛을 낼 때 쓴다. 개봉 후에는 냉장 보관한다.

- **굴소스**: 아시아 요리에서 감칠맛을 낼 때 쓰는 소스로, 마찬가지로 개봉 후 냉장 보관한다.

- **간장**: 발효 식품으로 가급적 어둡고 서늘한 곳에 보관한다. 개봉 후에는 냉장고에 넣어두는 것이 좋다.

천연 감미료
- **꿀**: 뉴질랜드산 마누카꿀은 면역 체계 활성화에 도움이 된다. 목감기에 걸렸을 때 레몬을 곁들여 차로 마시면 좋다.
- **메이플시럽**: 그레이드A 앰버에는 폴리페놀 생리활성물질이 20가지 이상 들어 있다.
- **메이플슈거**: 메이플시럽으로 만든 천연 감미료다. 폴리페놀 생리활성물질이 30가지 들어 있는데, 그중 일부는 항산화 효과와 항염 효과가 있음이 밝혀진 성분이다.

병에 든 생수와 관련해서 알아둘 점
많은 사람들이 간편하게 생수를 사서 팬트리에 보관해 두었다가 마시는데, 개인적으로 플라스틱 병에 든 생수를 지속적으로 마시는 것은 권장하고 싶지 않다. 관련 연구에 따르면 BPA 성분이 들어 있지 않은 플라스틱을 사용하더라도 플라스틱 병에 든 생수에는 미세플라스틱 성분이 녹아 있다고 한다. 한 연구에서는 약 235밀리리터짜리 생수병에 미세플라스틱이 최대 2,400조각 들어 있다는 사실이 밝혀졌다. 따라서 물은 가급적 유리병에 담아 냉장고에 넣어두었다가 마시도록 하자. 얇게 자른 감귤류, 복숭아 등의 핵과, 베리류, 샐러리, 오이를 물병에 넣으면 물맛이 상큼해지고 생리활성물질도 추가로 섭취할 수 있다.

기본적인 요리법

건강한 식사는 신선하고 질 좋은 재료에서 시작한다. 그런데 일단 좋은 재료를 구했으면, 요리하는 법을 알아야 한다. 몸에 좋은 음식을 만들 때 물론 다양한 요리법을 사용할 수 있지만, 그중에 집에서 요리를 할 때 특히 수월한 방법들도 있다. 텔레비전에 요리 프로그램이 홍수처럼 쏟아져 나오는 시대이니, 레스토랑에서 활용하는 조리법에 대해서 다들 익숙할 것이다. 그러니 여기에서는 집에서 직접 해볼 수 있는 실용적인 방법에 초점을 맞추려고 한다.

다음에 나오는 조리법은 기본적으로 익히고 지속적으로 사용해야 할 기술들이다. 이 방법들을 숙지하면 선호 식품으로 고른 식재료들로 맛있고, 신선하고, 참신한 요리를 만들어 먹을 수 있다. 이미 잘 알고 있는 조리법도 있을 테지만, 지금까지 전체적인 계획을 짜고, 필요한 도구와 재료를 알아보았으니, 음식을 만들어 먹는 법에 대해서도 전반적으로 알아보도록 하자. 참고로 튀김과 전자레인지를 이용하는 요리법은 배제했다.

- **찌기**: 금속이나 나무로 된 용기에 담아서 증기를 이용해서 쪄내는 방식은 아주 건강에 좋은 조리법이다. 무쇠 웍에 대나무 찜기를 넣고 물을 부어 끓인다. 재료에 허브나 액체류를 넣고 요리용 종이 호일로 싸서 찌거나 굽는 등의 방식으로 변형이 가능하다. 종이에 싸서 익히는 이런 조리법은 앙 파피요트^{en papillote}라고 불리는데, 포장 안에 넣는 액체류가 증기를 만들면서 재료 고유의 수분이 보존된다.

- **데치기**: 끓는 물에 채소를 넣고 아주 짧은 시간 동안(채소의 종류에 따라 다르다) 익히고, 꺼내서 찬물에 담가 열을 식힌 뒤 물기를 뺀다. 이 기법은 스터프라이용 채소를 준비하거나, 껍질을 벗기거나, 채소의 쓰고 떫은맛을 없앨 때 유용하다.
- **스터프라이**^{stir-fry}: 웍에 얇게 저민 식재료를 소량의 기름을 넣고(기름에서 연기가 날 정도로 가열하면 안 된다) 재빨리 단시간에 저으면서 볶는 조리법이다. 이렇게 단시간 동안 익히면 재료의 겉면이 순식간에 구워져서 영양소와 향미가 빠져나가지 않는다. 기름을 너무 많이 넣거나 발연점에 이를 때까지 가열하지 않도록 주의한다. 올리브오일로 스터프라이를 할 때는 엑스트라버진이 아닌 라이트 올리브오일을 쓴다. 엑스트라버진 올리브오일을 사용하면 기름이 타고, 음식에 탄 맛이 밴다.
- **소테**^{sauté}: 팬에 기름을 약간 두르고 재빨리 살짝만 익히는 조리법으로, 주로 얇게 자른 재료를 요리할 때 사용한다.
- **졸이기**: 생선 같은 물렁한 재료를 뭉근히 끓는 물에(80~90℃) 넣고 약한 불로 익혀서 맛과 생리활성물질이 물에 녹아들게 해 육수나 소스로 사용한다.
- **뭉근히 끓이기**: 물에 재료를 넣고 끓기 시작하면 불을 약하게 줄여서 끓는점보다 살짝 낮은 온도에서 뭉근히 익히는 방법이다. 토마토를 뭉근히 끓여서 소스를 만들면 토마토의 리코펜 성분이 흡수가 더 잘 되는 화학적 형태로 변형된다.
- **브레즈**^{braise}: 바닥이 두꺼운 팬에 재료(육류나 생선)를 넣고 재빨리 구운 뒤, 액체(주로 육수)를 붓고 나머지 재료를 넣고서 뚜껑

을 덮는다. 모든 재료가 완전히 익어서 깊은 맛이 날 때까지 약한
불로 뭉근히 끓인다. 이렇게 만든 국물은 맛이 진해서 소스로 사
용할 수 있다.

- **슬로우쿠킹** slow cooking: 오븐에 스튜를 끓이는 전통 방식에서 영감
  을 받은 이 조리법은 물에 재료를 넣고 낮은 온도에서 장시간 끓
  이는 방법으로, 슬로우쿠커 같은 전자기기를 주로 사용하므로 주
  위에 서서 계속 지켜볼 필요 없이 요리를 할 수 있다. 슬로우쿠킹
  은 온종일 바깥에서 일을 보거나 하루 종일 바쁜 일과를 보내지
  만, 저녁 식사만큼은 집에서 제대로 만들어 먹기를 바라는 사람들
  에게 유용한 조리법이다.

- **압력을 가해서 익히기**: 완전히 밀봉된 조리 용기를 고온으로 가열해
  서 증기로 재빨리 익히므로 요리 시간이 단축된다. 이 조리법은
  특히 고도가 높은 지역에서 요리할 때 유용하다. 고도가 높을 때
  는 물의 끓는점이 낮아서 충분히 뜨겁지 않은 데도 증기가 되어
  버리기 때문에 파스타를 익히기조차 힘들다. 다만 주의할 점이 있
  다. 압력솥을 잘못 다루면 폭발해서 심한 화상을 입을 수도 있다.

- **철판에 굽기**: 이 조리법은 철판이나 석판에 채소, 생선, 고기를 올리
  고 아주 뜨거운 불로 가열하되 재료에 열이 직접 닿지 않는 상태
  로 익히는 방식이다. 스터프라이와 마찬가지로, 재료의 표면이 금
  세 구워지기 때문에 맛과 영양소가 빠져나가지 않고 잘 보존된다.

- **석쇠에 굽기**: 기본적인 조리법으로, 철판이나 꼬챙이를 이용해서
  불 위에서 굽는 방법이다. 위에서 나오는 열로 굽는 브로일 broil 방
  식을 쓰기도 하는데, 주로 오븐이 이런 방식이다. 고기를 직화로

구우면 PAH polycyclic aromatic hydrocarbon라는 물질이 생성된다(야채는 그렇지 않다). PAH는 고기의 지방이 불길에 떨어지면서 생성되는 연기에 들어있는 발암물질이다. 이 물질은 고기를 굽는 동안 고기에 축적된다. 그리고 고기를 고온에서 구우면 고기에 들어 있는 아미노산과 단백질이[10] 헤테로사이클릭아민HCA, heterocyclic amine이라는 유해 성분으로 바뀐다. 다만 고기를 올리브오일, 강황, 간장, 과일을 섞은 양념에 미리 재어두었다가 구우면 발암물질 생성이 줄어드는 것으로 확인됐다. 따라서 구운 고기를 먹을 때는 발암성 PAH가 묻어 있을지 모르는 불에 탄 부위를 반드시 제거하고 먹어야 한다. 깨끗한 석쇠에 채소를 굽는 경우, 채소가 불에 타지만 않는다면 발암물질이 전혀 생성되지 않으니, 채소를 구워 먹을 때는 중불에서 굽도록 한다. 탄 음식은 맛도 나쁘고 건강에 유해할 수도 있다는 사실을 명심하라.

- **오븐에 굽기**: 오븐에 재료(채소 또는 육류)를 넣고 사방에서 나오는 열로 익히는 조리법이다. 고기와 채소를 오븐에서 120~150℃의 온도로, 식품에 꽂는 온도계를 이용해서 익은 상태를 확인하며 구울 때 가장 부드럽고 연하게 익힐 수 있다. 더 깊은 맛을 내고 재료의 수분을 최대한 보존하려면, 마리네이드marinade를 만들어 요리에 자주 끼얹거나 올리브오일을 조금씩 바른다.

- **마리네이드에 재워두기**: 오븐 구이, 소테, 스터프라이, 찜 등 어떤 방식을 쓰든 관계없이 요리를 본격적으로 하기 전에 미리 준비해둔 양념 국물에 재워두는 준비단계다. 재료를 마리네이드에 담가두면 질긴 고기의 육질이 부드러워지고, 불에 굽는 과정에서 나오

는 발암물질의 생성을 조금이나마 막아준다. 생선과 채소를 요리할 때 마리네이드를 활용하면 몸에 좋은 향료, 허브, 기름을 음식에 첨가해 먹을 수 있다.

- **절이기**: 채소를 소금물이나 식초에 담가 발효시켜서 식품 보존 기간을 늘리는 오래된 조리법이다. 절이는 과정에 질감과 맛이 변해서 원래 재료와는 완전히 다른 형태가 된다. 적정량의 소금과 식초, 자연적으로 생긴 박테리아 덕분에 숙성된다. 채소를 절여 놓으면 여름 채소를 겨울동안 먹을 수 있다. 8장에서 살펴보았지만 김치, 사우어크라우트, 파오차이 같은 발효된 절임 채소에는 몸에 좋은 박테리아가 가득 들어 있어서 프로바이오틱 효과가 있다.

건강에 더 좋은 조리법

건강에 더 많이 도움이 되는 조리법, 재료 손질법을 몇 가지 더 알아보자.

- **채소 요리를 할 때는 먹을 수 있는 부분을 모두 활용하자.** 가령 브로콜리라면 꽃 부분만 사용하는 게 아니라 줄기도 함께 쓴다. 버섯도 마찬가지다. 본래 버섯은 윗부분만 먹고 줄기는 버리는 경우가 많지만, 이제부터는 줄기도 먹자. 브로콜리와 버섯의 줄기에는 윗부분보다 생리활성물질이 더 많이 들어 있다. 당근의 경우도 그렇다. 당근의 초록색 줄기에는 강력한 항산화 성분이 들어 있다. 그러니 줄기가 달린 당근으로 구입해서 줄기도 함께 요리에 쓰도록 한다. 그리고 토마토를 요리할 때는 껍질을 벗기지 말고 사용하자. 토마

토 껍질은 리코펜 함량이 아주 높다.

- **튀김은 가급적 피하고, 한 번 사용한 기름은 절대 재사용하지 않는다.** 기름은 재가열할 때마다 안 좋은 쪽으로 바뀐다. 재가열한 뒤에는 화학 구조가 불안정해지고, 산패되기 시작하면서 DNA를 손상시킬 수 있는 산화된 물질로 분해된다.

- **기름을 사용해야 할 경우에는 엑스트라버진 올리브오일을 쓴다.** 하지만 올리브오일(그리고 다른 모든 기름들)은 발연점까지 가열해서는 안 된다. 기름이 발연점에 이르면 유해한 연기가 생성되며 기름은 건강에 해로운 트랜스지방 성분으로 바뀐다. 소테나 스터프라이를 할 때는 무쇠, 스테인리스 스틸, 잘 들러붙지 않는 세라믹 팬만 사용한다.

- **음식을 데울 때는 전자레인지 대신 오븐 또는 조리기(가스레인지, 인덕션 등)를 사용한다.** 탄수화물이 많이 든 식품은 전자레인지로 데우지 말아야 한다. 탄수화물이 고열에 몸에 해로운 중합체(최종당화산물)로 바뀌기 때문이다. 최종당화산물은 몸에 쌓여서 장기를 손상시킬 수 있다. 도시락을 직접 싸서 직장에서 점심으로 먹는다면, 플라스틱이 아닌 유리 용기를 이용하도록 한다. 전자레인지로 데워서 먹을 일이 없도록 뜨거운 음식은 보온 도시락에 싸가지고 간다.

냉장고에 식품 보관하기

사람들은 보통 장을 보고 집에 돌아오면, 먼저 신선 식품부터 정리해서 넣어둔다. 바로 먹을 것이 아니라면 냉장 보관해야 할 과일, 채소류와 얼마나 오래 보관할 수 있는지를 정리해 보았다. 냉장고를 확인하고 정리하는 것은 건강한 음식을 먹기 위해 꼭 챙겨야 할 일이다. 식품별 보존 기간이 얼마나 되는가를 알아두면 한 번에 얼마만큼을 구입하면 좋을지 계획하고 장을 볼 때 참고할 수 있을 것이다.

해산물 보관법

건강해지려면 생선을 자주 먹어야 한다. 해산물을 자주 먹는 사람들은 어떤 생선을 얼마나 구입해서 어떻게 요리해서 먹으면 좋은지를 대체로 잘 알고 있을 것이다. 하지만 생선과 거리가 먼 사람들도 있을지 모르니, 집에서 생선요리를 해먹는 것이 얼마나 쉬운지를 느낄 수 있도록 여기에서 간단히 설명하려고 한다. 해안 지역에 사는 사람들은 생선 가게에 가서 갓 잡은 생선을 사는 것이 일상적인 일이다. 어부들은 밤에 조업을 하고, 잡은 물고기를 다음날 생선 가게나 시장에서 판다. 하지만 사람들 대부분은 내륙 지역에 거주하기 때문에 얼음 위에 진열된 생선을 식료품점이나 슈퍼마켓에서 구입하게 된다. 어디에서 생선을 구입하든, 집에 와서 생선을 찬물에 우선 헹구고 물기를 제거한 뒤 그날이나 그 다음날 요리해 먹는 것이 가장 좋다. 요리하기 전까지는 냉장고에 보관한다. 어선에서 바로 급속냉동해서 진공 포장한 생선은 내륙 지역에 사는 사람들로서는 최적의 재료이다. 어쩌면 해안 지역 생선 가게에서 파는 선어보다도 더 신선할지 모른다. 잡은 지 몇 분만에 냉동되었으니 말이다. 냉동 생선을 구입할 경우에는 포장 상태 그대로 냉동 보관했다가 요리할 때 꺼내 쓴다.

생조개나 홍합 같은 갑각류는 집에 가지고 온 즉시 냉장 보관해야 한다. 물을 담지 않은(담수를 부으면 조개들이 죽는다) 큰 그릇에 넣고 축

축하게 적신 수건으로 그릇을 덮어서 수분을 보존한다. 비닐봉지에 담아 밀봉하면 죽으므로 절대 비닐에 담으면 안 된다. 조개를 담은 그릇은 냉장고에 넣는다. 이렇게 하면 조개는 최대 1주까지, 홍합은 3일까지 살아 있는 상태로 보관할 수 있다. 살아 있는 가재나 게 그리고 해동된 오징어는 부패하기 쉬우므로 구입한 당일에 반드시 먹어야 한다.

지금까지 주방을 새롭게 바꾸고, 필요한 주방 도구를 갖추고, 기본적인 조리 방법을 익혔다. 이제부터는 식품과 관련한 내용을 더 알아보도록 하자. 앞서 2부에서 몸에 이로운 여러 식품들에 관한 정보를 살펴보았다. 또 11장에서는 유익한 효과가 검증된 식품들 중에서 각자 선호하는 식품들을 골라서 선호식품목록을 작성했다. 이제는 그런 식품을 요리해서 먹는 방법을 알아볼 차례다. 이어지는 장에서는 건강에 뛰어난 효과가 있는 이례적인 식품들, 새로운 실험을 해볼 준비가 된 사람들이 시도해볼 만한 특별한 식품들에 관해서 설명하려고 한다.

냉장고에 보관해야 할 식품

식재료	보존 기간
사과	3주
블랙베리	키친타월 위에 한 겹으로 펼쳐서 2~3일
블루베리	1주
청경채	3일
브로콜리(브로콜리라브 포함)	1주
양배추	1~2주
당근	2주
샐러리	2주
근대	3일
체리	개봉된 그릇에 담아서 3일
고추(생것)	2주
크랜베리	4주
엔다이브	5일
생강(생것)	3주
포도	3일
그린빈	1주
케일	3일
키위	4일
레몬	3주
상추	5일
망고	4일
버섯	종이 봉지에 담아서 1주
오렌지	2주
완두콩(생 것)	콩깍지 째로 4일
석류(통째로)	3주
라디치오	4일
라즈베리	키친타월 위에 한 겹으로 펼쳐서 3일
시금치	3일
핵과(살구, 천도복숭아, 복숭아, 자두)	5일
딸기	3일
수박	통째로 1주, 자른 뒤에는 2일
애호박	5일

팬트리 또는 찬장에 보관하면 좋은 식품

식재료	보존 기간
안초비 페이스트	여러 해, 개봉 후에는 냉장고에서 1년 이하
콩(말린 것)	1~2년
후추	1~3년
홍차	2년
토마토 통조림	1년
케이퍼(밀봉 상태)	1년
칠리 페이스트	1년 남짓
커피(분쇄)	3~5년
커피(원두)	9개월
말린 과일	6~12개월
말린 버섯	1년 남짓
말린 향신료	1~3년
엑스트라버진 올리브오일	2년
밀가루	6개월
마늘	2개월
그레이프프루트	1주
녹차	1년
꿀	2년
메이플슈거	4년
메이플시럽	4년
미소 페이스트	1년 남짓, 개봉 후에는 냉장고에서 1년 이하
견과류	6~9개월
양파	2개월
굴소스	1년, 개봉 후에는 6개월
파스타 및 국수	1~2년
잣	2개월
자색 감자	3주
쌀	6~8개월
씨앗류	2~3개월
샬롯	1개월
간장	무기한, 개봉 후에는 2~3년
스리라차 소스	1년 남짓
생선 통조림	3년 남짓
토마토 페이스트	1년, 개봉 후에는 냉장고에서 3개월
토마토(생것)	3~4일
식초	5~10년
통곡물	6개월

13장
이례적인 식품

　내가 개인적으로 이례적이라고 생각하는 식품들에 관해 이야기해 보려고 한다. 이례적이라는 말의 의미를 해석하는 방식이 서로 다르겠지만, 대중매체에서 보거나 들은 내용에 영향을 받았을 가능성도 있다. 텔레비전의 음식 관련 프로그램에서는 셰프들이 외국을 여행하며 소위 기이한 음식들을 먹는 모습이 자주 비쳐진다. 또 음식을 주제로 하는 게임쇼들은 흔히 보기 어려운 비밀 재료들을 다룬다. 온라인에서 건강 부문의 구루로 통하는 사람들은 정글에 가서 최신 유행 식품에 관해 이야기한다. 식품 기업, 건강 전문가, 레스토랑 체인들은 슈퍼푸드superfood라고 이름 붙은 식품들을 내세운다. 물론 이례적인 먹거리에 관심이 가는 것도 이해할 만하다. 하지만 어떤 식품을 내세울 것인가를 결정하는 상업적인 의도에 좌지우지될 것이 아니라 과학과 증거로 입증된 식품들을 선택해야 한다. 유행보다는 실속을 챙기는 것이 우리의 목표다.

　이번 장에서는 음식으로서의 가치와 몸에 좋은 효능의 관점에서 내가 이례적이라고 생각하는 식품들에 관해 설명할 것이다. 이 책을 읽

410

는 독자들이 여기에서 소개할 식품들을 찾아서 먹어봤으면 좋겠다. 이 식품들은 5×5×5 플랜에 쉽게 추가할 수 있을 뿐 아니라 새로운 경험의 기쁨을 입으로 느끼고 마음으로 즐길 계기가 될 것이다.

나는 이례적인 식품들을 네 가지 항목으로 분류해 두었다. 첫 번째는 '세계 속의 맛'으로, 대부분의 사람들이 아직 들어본 적이 없거나 본 적이 없고, 먹어본 적은 더더욱 없을 법한 식재료들이다. 전 세계의 특정 문화권에서만 즐겨 먹는 별미로, 그런 재료로 제대로 요리한 음식을 먹어본다면 누구라도 그 뛰어난 맛에 감탄할 것이다.

두 번째는 잘 몰랐던 대단한 효능이 있는 '놀라운 발견'의 대상인 식품들이다. 이 분류에 속하는 식품들 대다수는 건강과의 연관성이 특별히 알려져 있지 않지만, 최근의 과학 연구들은 밀접한 연관성을 보고하고 있다. 이 식품들의 효능은 말 그대로 입이 떡 벌어질 정도여서, 친구들이나 동료들과 만난 자리에서 이 놀라운 이야기로 모인 사람들을 감탄시킬 수도 있을 것이다.

그 다음으로 소개할 건 '만루 홈런 타자'라고 이름붙인 식품들이다. 앞에서 1~2가지가 아니라 건강방어체계 5가지 모두를 강화하는 식품도 있다고 했는데, 이 부류가 바로 그에 해당한다. 이런 식품을 먹는 것은 건강에서 만루 홈런을 치는 것과 마찬가지다.

마지막으로 이미 몸에 좋은 식품들 중에 최고의 종류를 찾는 방법을 소개할 텐데, 나는 이런 식품들을 '탁월한 선택'이라고 이름 붙였다. 이 식품들을 알아보면서 가상의 장보기 훈련을 해보고, 전문가처럼 장을 봐서 최고 중의 최고를 찾는 방법을 설명할 것이다.

세계 속의 맛

문화들이 서로 섞이고 생소한 음식이 국경 너머로 전해지면서, 전 세계적으로 사람들의 미각이 고도로 발달하고 있다. 그렇다 보니 요즘 북미, 유럽, 아시아에서는 한때 이국적이라고 생각했던 피시소스, 부라타burrata 치즈, 흑미 같은 식품을 작은 슈퍼마켓에서도 흔히 구입할 수 있다. 해외여행이나 출장 중에, 새로운 것을 시도해보도록 친구, 동료, 현지 사람이 격려해준 덕분에 혹은 우연히 흥미로운 음식을 접하게 되기도 한다.

해외에 자주 나가는 편이 아니더라도 온라인 동영상, 요리 프로그램, 팝업 레스토랑, 푸드 트럭 등이 있어서 불과 한 세대 전까지만 해도 아주 생소했던 음식들을 지금은 어렵지 않게 접할 수 있게 됐다. 이런 음식들은 새로운 맛의 세계를 경험할 기회를 제공한다. 맛이 있는 것은 물론이고 건강에 좋다는 사실이 과학적으로 입증된, 세계 다양한 음식 문화권의 이례적인 식품들을 지금부터 소개하려고 한다.

- 호박꽃: 여름철에 피는 이 꽃은 농산물 시장에 가면 구할 수 있다. 꽃을 통째로 먹을 수 있으며, 살짝 달콤한 맛이 난다. 샐러드나 수프를 만들어 먹거나, 파스타에 넣거나, 속재료로 사용해서 구워먹을 수 있다. 호박꽃에는 DNA의 변이를 방지하고, 면역 기능을 높이고, 유방암과 자궁암 세포를 죽이는 스피나스테롤spinasterol이라는 천연 생리활성물질이 들어 있다.[11]
- 감: 감은 토마토와 비슷하게 생긴 달콤한 과일로, 중국이 원산지이지만 지중해지역과 터키에서 특히 인기가 있고, 이제는 전 세

계 어디에서든 흔히 찾을 수 있다. 감은 일본의 대표 과일이기도 하다. 감에는 여러 종류가 있는데, 그중에 대봉감은 익으면 아주 달콤하고 물렁물렁해져서 커스터드를 먹듯이 숟가락으로 떠먹을 수 있다. 감 추출물은 대장암과 전립선암 세포를 죽이는 효능이 있다.[12]

- **생와사비**: 서양고추냉이(호스래디시)에 상응하는 일본의 향신료이다. 생와사비는 본래 땅속에 있는 뿌리줄기로, 봄과 이른 가을에 손으로 땅을 파서 수확한다. 생와사비 줄기를 곱게 갈아서 와사비 페이스트를 만드는데, 와사비 페이스트는 은은하고 매콤한 향미로 초밥의 맛을 한결 좋게 만든다. 와사비 추출물은 유방암, 대장암, 간암 세포를 죽이는 효능이 있다.[13] 참고로, 초밥집에서 간장과 함께 흔히 나오는 초록색 양념 덩어리는 사실 진짜 와사비가 아니라 서양고추냉이 가루에 초록색 식용 색소를 넣어 만든 모조품이다.

- **여주**: 오이와 비슷한 형태이며 껍질이 얇고 표면에 뾰족뾰족하거나 울퉁불퉁한 여주는 중국, 인도, 인도네시아, 카리브해 지역에서 식재료와 약초로 귀하게 쓰인다. 여주는 특이한 쓴 맛이 나지만 요리에 넣으면 쓴맛이 중화되고, 어찌된 일인지 요리에 넣은 다른 재료들의 맛을 더 좋게 만든다. 보통 맛이 쓴 음식들이 몸에 좋은 경우가 많은데, 여주의 경우도 그러해서, 여주의 쓴맛을 내는 생리활성물질들은 대장암과 유방암 세포를 죽이고, 콜레스테롤을 낮추고, 당뇨병 환자의 혈당 수치 개선 효과가 있음이 밝혀졌다.[14] 요리 경험이 없는 초보자가 집에서 만들어 먹기에는 힘

든 재료이다.

- **청나래고사리**: 세계 일부 지역에서, 그것도 초봄 단 몇 주 동안만 시장에서 구할 수 있는, 덩굴 모양의 초록색 고사리순이다. 바이올린fiddle 끝에 있는 둥글게 구부러진 머리 부분을 따서 이름을 붙인 이 식물은 다른 자연식품들과 마찬가지로 건강방어체계를 강화하는 생리활성물질이 풍부하며, 특히 줄기세포와 마이크로바이옴에 도움이 되는 성분이 많다.[15] 엑스트라버진 올리브오일을 넣고 살짝 볶아 먹거나 생으로 얇게 저며서 샐러드에 넣어 먹는다. 흙이 묻어 있을지 모르니 잘 씻어서 사용하도록 한다.

- **송로버섯**: 산에서 나는 귀한 재료다. 특별하고 귀한 음식으로 스스로에게 포상을 내리고 싶은 생각이 들 때는 송로를 잘게 잘라서 파스타, 밥, 채소, 생선, 고기에 얹어 먹어보자. 골프공처럼 둥글고 울퉁불퉁하게 생겼으며, 땅속에서 자라는 이 버섯은 프랑스, 이탈리아, 스페인 지역에서 가을과 겨울 동안 돼지와 개들이 즐겨 찾는 먹이이기도 하다. 송로버섯에서는 강렬한 향기가 나는데, 이 냄새는 사람의 페로몬과 비슷한 천연 화학 성분에서 유래한다. 송로버섯에는 면역을 증강하고 신경전달물질의 역할도 하는 아난다미드anandamide라는 성분도 들어 있다. 놀랍게도 아난다미드는 뇌에서 대마초의 자극으로 희열감을 느끼는 곳과 똑같은 부위를 활성화한다.[16] 또 송로버섯에는 DNA를 보호하고 근육의 기능과 에너지 대사 개선하는 생리활성물질도 들어 있다. 송로버섯은 지구에서 가장 비싼 식재료 중 하나로 꼽히지만 그만한 값어치를 하는 귀한 음식이니 언제 기회가 생긴다면 한 번 먹어보기 바란다.

이어서 미각을 돋우고 건강방어체계를 뒷받침하는 세계의 귀한 식품들 중 바다에서 나는 식품 몇 가지를 알아보자.

- **보타르가**: 보타르가bottarga는 지중해에서 잡히는 숭어의 알을 말린 것이다. 이탈리아의 섬 사르디니아에서는 '보타르카 디 머긴스bottarga di muggine'라는 이름으로 불리며, 이탈리아 특산품 매장에서 구입할 수 있다. 곱게 갈아서 파스타나 쌀밥 위에 뿌려 먹으면 맛이 일품이며, 그 외에 어떤 음식에든 넣어서 바다의 짭짤하고 깊은 맛을 낼 수 있다. 다른 생선 알들과 마찬가지로 보타르가에도 오메가-3 지방산이 풍부하게 들어 있다. 그리고 보타르가 추출물은 대장암 세포를 죽이는 효능이 있음이 연구에서 밝혀지기도 했다.
- **오징어 먹물**: 두족류(오징어, 꼴뚜기, 문어 등) 동물 대부분은 포식자로부터 달아나기 위해 검은 먹물을 분사한다. 이 먹물은 두족류 동물의 몸속 주머니에서 어부들이 채취하며, 지중해지역에서 쌀과 파스타를 이용한 고급 해산물 요리에 향미를 더하는 특별한 재료로 쓰인다. 오징어 먹물이 들어간 유명한 요리로 스페인의 오징어 먹물 빠에야, 이탈리아 베네치아의 오징어 먹물 리조또와 오징어 먹물 파스타를 꼽을 수 있다. 연구에 따르면 오징어 먹물에는 항산화기능, 혈관신생 방지, 줄기세포 보호 기능, 면역력 증강 효능이 있다. 그뿐 아니라 오징어 먹물은 항암 화학요법 치료 중에 발생하는 부작용으로부터 장 마이크로바이옴을 지켜주는 역할도 한다.

• **맛조개**: 평소에 조개를 즐겨먹는 사람이라면 분명 맛조개를 무척 좋아할 것이다. 맛조개는 옛날에 이발소에서 쓰던 구식 면도칼을 닮아서, 영어로는 레이저 클램razor clam으로 불린다. 길이는 약 15~25센티미터이며, 전 세계 수산물 시장에서 생물 상태로 구입할 수 있다. 먹을 때는 그대로 삶아먹거나 팬에 올리브오일, 마늘, 백포도주를 넣고 구워서 먹는다. 익으면 껍데기가 저절로 벌어지기 때문에 굳이 손으로 껍데기를 까지 않아도 육즙이 가득한 조갯살이 쉽게 떼어진다. 맛조개는 군침이 도는 향기로운 맛이 난다. 실험실에서 진행된 연구에서는 맛조개살 추출물이 면역 세포에서 생성되는 항체를 늘리고, 유방암과 간암 세포를 직접 죽이는 능력이 있다는 사실이 확인됐다.

놀라운 발견

때로는 음식과 건강에 관한 연구에서 깜짝 놀랄 만한 사실이 발견되기도 한다. 특히 지금껏 건강에 아주 나쁜 음식이라고 알려졌거나 사람들이 유혹을 뿌리치지 못하고 먹으면서도 몸에 나쁠까봐 걱정하던 식품들이 사실은 건강에 이로울 수 있으며, 따라서 그 식품들의 가치를 재고해야 한다는 사실을 밝힌 연구들도 있다. 과학은 어떤 것이든 새로운 증거가 나오면 그에 대한 열린 마음을 갖게 만드는 매력이 있다. 때로는 새로운 과학적 발견을 계기로 음식을 완전히 새로운 시선으로 보게 되기도 한다. 지금부터 소개할 식품들은 꼭 먹어야 한다고 권하기 위해서가 아니라 그저 연구를 통해 확인된 놀라운 사실을 알리기 위해서 설명하는 것이다.

- **맥주**: 술은 어떤 종류가 됐든 과음하면 건강에 좋지 못하며, 맥주의 경우에는 많이 마시면 불필요한 칼로리를 과잉으로 섭취하는 결과에 이른다. 하지만 맥주에는 발효 과정에서 생성된 생리활성 물질들이 들어 있다. 그중 하나인 잔토휴몰xanthohumol은 항암 효과가 있고, 혈관 신생을 방지하며, 지방 세포의 증식을 지체시키는 작용을 한다. 10만 7,998명의 데이터를 분석한 역학조사에서는 맥주를 마시는 것이 신장암 발병 위험을 낮추는 결과와 관련성이 있었다.[17] 또 7장에서 살펴봤듯이 알코올을 제외한 맥주는 줄기세포를 활성화해서 심장의 건강에 도움을 주기도 한다.[18]

- **치즈**: 치즈에는 포화지방이 들어 있고 염분 함량도 높아서 그 자체만 따질 경우 건강에 위해할 수 있다. 하지만 스웨덴에서 수만 명을 대상으로 진행했던 연구에서는 치즈를 소량 먹는 것(하루에 최대 6조각)이 심근경색 위험을 낮추는 효과가 있음이 확인됐다. 독일에서 2만 4,340명을 대상으로 진행했던 주요 연구는 고다, 얄스버그, 에멘탈, 에담 같은 경성 치즈를 하루에 2조각 분량을 먹으면 폐암과 전립선암 발병 위험이 낮아지는 것으로 확인됐다. 6장에서 설명했지만 이런 효능은 경성 치즈에 들어 있는 비타민 K2 덕분이다. 또 파르미지아노 레지아노, 체다, 카망베르 등은 장의 마이크로바이옴에 건강한 박테리아를 공급해준다

- **초콜릿**: 당과糖菓류인 초콜릿에는 몸에 나쁜 포화지방과 정제설탕이 들어 있다. 하지만 다크초콜릿에는 몸에 좋은 코코아 가루가 다량 함유되어 있다. 다크초콜릿은 카카오 함량이 높고 설탕 함량은 적으며, 유제품이 거의 들어 있지 않아서 건강에 더 유익한

당과류 식품이다. 다크초콜릿을 먹으면 심장병과 당뇨병에 걸릴 위험이 줄어들고 DNA를 보호하고 장 박테리아를 더 좋게 만드는 것으로 밝혀졌다. 7장에서 살펴봤듯이 고농도의 코코아로 만든 코코아차는 줄기세포의 수를 늘리고 혈행을 개선하는 효능이 확인됐다. 또 코코아차는 면역 체계 세포를 전염증성에서 항염증성으로 바꾸어 놓기도 한다.

- **프로슈토** prosciutto**와 하몽** jamón: 가공육은 건강에 좋은 음식은 분명 아니다. 강한 의지와 절제의 미덕을 갖춘 사람들도 물론 있지만, 베이컨을 먹지 않고는 못 배기는 사람들이 꽤 많다. 삶의 소소한 기쁨을 위해서 햄을 꼭 먹어야겠다는 사람들에게는, 6장에서 설명했던 것을 기억할지 모르겠지만, 도토리를 먹여 키운 돼지로 만든 스페인의 하몽 이베리코 데 베요타 그리고 장 박테리아에 좋은 파르미지아노 레지아노 치즈 유장乳漿과 밤을 먹여 키운 돼지로 만든 이탈리아의 프로슈토 디 파르마를 추천한다. 도토리와 밤에는 모두 오메가-3 지방산이 들어 있다. 건강을 위해서는 육류 섭취를 최소화해야 하고 특히 가공육 섭취는 더더욱 줄여야 하지만(가공육이 사람의 건강에 도움이 된다는 사실은 지금껏 밝혀진 적이 전혀 없다), 놀랍게도 지역 특산물인 이 두 가지 햄에는 건강에 좋은 지방이 다소나마 들어 있다.

- **매운 음식**: 매운 음식이 건강에 위험하다고 받아들여지던 때가 있었다. 속쓰림을 유발할 수 있다는 이유에서였다. 그러나 매운 고추에(생고추와 말린 고추 모두) 들어 있는 성분인 캡사이신에 열을 발생시키고 건강을 증진하는 효능이 있다는 연구 결과들이 발표

되면서, 매운 음식을 완전히 다시 생각해 보아야 할 필요성이 대두됐다. 중국에서 매운 음식을 즐겨 먹는 한 지역을 대상으로 시행된 대규모 연구에서는 하루에 1회 이상 매운 음식을 먹는 것이 암, 심장병, 뇌졸중, 당뇨병, 호흡기 질환, 감염을 포함한 모든 원인에 따른 사망의 위험을 줄이는 것과 연관이 있음이 밝혀졌다.[19] 게다가 매운 음식으로 발생하는 열은 장 박테리아에 유리한 조건이다. 한 연구에서는 고추를 먹은 사람의 마이크로바이옴이 염증과 비만을 더 잘 이겨낸다는 사실이 밝혀졌다.

- **자색감자**: 껍질은 까맣고 속살은 남보라색인 이 특별한 감자는 이제 시장이나 식당 메뉴에서 종종 찾아볼 수 있다. 자색감자의 영양분이 최대한 보존되는 조리법은 아마도 굽거나 삶아서 샐러드에 넣어 먹는 방법일 것이다. 연구원들의 실험에 따르면 자색 감자에는 혈관신생을 막고 암 줄기세포를 죽이는 효능이 있다. 그런데 이 항암 효과는 삶거나, 굽거나, 포테이토칩을 만들어도 그대로 유지된다.

- **견과**: 아몬드, 캐슈, 밤, 마카다미아, 피칸, 잣, 피스타치오, 호두 등의 견과가 몸에 좋다는 사실은 잘 알려져 있으니 굳이 다시 돌아볼 만큼 놀랍지는 않다. 그러나 견과가 암의 예방에 어떤 작용을 하는지를 알면 입이 떡 벌어질지 모른다. 유럽에서 진행된 연구에서 견과를 매일 1.5회 제공량씩(호두 1/2태짜리 22개) 섭취했을 때 대장암 발병 위험이 31퍼센트 감소한 것이 확인됐다.[20] 더 놀라운 사실은 하버드대학교, 듀크대학교, 캘리포니아대학교 샌프란시스코 캠퍼스, 시카고대학교를 포함한 주요 대학 암센터 13곳

의 연구에서, 일주일에 견과를 2회 제공량을 섭취하면 통상적인 항암 화학요법 치료를 받고 있는 대장암 3기 환자들의 사망률이 무려 53퍼센트나 낮아지는 것으로 확인됐다.

만루 홈런 타자

지금까지 건강방어체계를 하나 이상 활성화하는 식품을 200가지 이상 살펴봤다. 눈썰미가 있는 사람이라면, 어떤 식품들은 여러 장에 걸쳐서 여러 차례 언급됐다는 사실을 알아챘을 것이다. 그랬던 이유는 다수의 건강방어체계에 영향을 끼치는 식품이기 때문이다. 5가지 건강방어체계를 한꺼번에 강화하는 만능 식품을 정리해서 목록으로 만들어 보았다. 모든 베이스에 선수가 진루한 상태에서 만루 홈런을 친 타자처럼, 이 식품들은 모든 베이스에 영향을 끼친다. 그래서 이 식품들에 만루 홈런 타자라는 이름을 붙였다.

나는 평소에 '꼭 먹어야 할 식품을 한 가지만 꼽는다면 어떤 것을 추천하겠는가?'라는 질문을 자주 받는다. 음식에 있어서는, 만병통치약이 되어 줄 단 한 가지 식품 같은 건 없다. 하지만 개인적으로 건강을 생각하며 내가 먹을 음식을 고른다면(실제로 매일 그렇게 하고 있다), 목록에 나온 식품들 중에서 선택하지 않을까 싶다(이 장 뒷부분에 정리해 두었다).

목록에 나온 것들 외에도, 이와 더불어 먹으면 좋은 음식과 식재료들이 많다는 사실을 잊지 말아야 한다. 그래서 이 식품들만 고집할 것이 아니라 다른 식품들도 골고루 챙겨 먹어서 다양하고 질리지 않는 식단을 유지하는 편이 좋다. 그래도 만루 홈런 타자로 여기에 소개된 것들은 선호식품목록에 꾸준히 넣어야 할 훌륭한 식품들임에는 틀림없다. 어떤 특정한 병이나 증상에 도움이 되는 식품을 집중적으로 먹고자 할 때는 15장에 있는 표를 참조하거나 6장에서 10장을 훑어보며 각 건강방어체계가 특정 질병과 어떻게 연결되는지를 다시 확인하도록 하자.

참고로 이 목록에 나온 식품들은 2부에서 지속적으로 언급되었던 식품들을 정리한 데 불과하다. 과학이 발전하고 관련 연구가 더 진행되면 이 목록에 덧붙일 항목들이 더 많아질 것이다. 내가 운영하는 웹사이트(www.drwilliamli.com)를 방문하면, 이와 관련한 최신 자료와 식품 목록을 지속적으로 확인할 수 있다.

탁월한 선택

시장이나 마트에서 장을 보는 활동은 반복적인 일상처럼 느껴질지 모르지만, 신경을 쓰지 않으면 자칫 틀에 박힌 선택의 연속이 될 수 있다. 줄줄이 늘어선 마트 진열대에는 선택할 수 있는 상품이 수없이 많지만, 어찌된 일인지 늘 찾는 곳으로만 가게 된다. 그렇다 보면 장보기가 따분한 일이 될 수도 있다. 더 나은 선택의 여지가 있다는 걸 알면서도 어떤 걸 골라야 할지 망설여진다. 이럴 때는 앞에서 만들었던 선호식품목록을 활용하면 다채롭고 맛있는 식재료들을 선택할 수 있을 것이다. 여기에서는 시장이나 마트를 직접 돌아보는 가상 체험을 통해 어떤 식품들이 탁월한 선택이 될 것인가를 알려주려고 한다. 약간의 지식과 집중력을 발휘하면 식재료를 선택하는 지평을 실제로 넓힐 수 있다. 음식에 있어서는 그저 괜찮은 정도가 아니라 탁월한 식품을 골라야 한다는 것이 나의 기본적인 철학이다.

- **농산물**: 항상 신선한 제철 식품을 선택하도록 한다. 시장에 나와 있는 상품 중에 제철 신선 식품이 가장 품질이 좋기 때문이다. 농산물 코너에 있는 것들은 모두 채소류이며, 종류가 워낙 많아서 먹어본 적 없는 식재료들을 쉽게 찾을 수 있다. 가령 채소 중에 케일을 많이 먹어서 물렸다면, 다양한 치커리류 채소들 중에서 골라 볼 수 있다. 치커리류에는 벨지언 엔다이브, 에스카롤, 꽃상추, 푼타렐라, 라디치오, 타르디보 디 트레비소 등 다양한 식용 채소들이 있으며, 모두 항암 효과가 있는 생리활성물질이 들어 있다. 여러 가지를 돌아가면서 먹으면 건강을 챙기면서도 다양한 채소를 맛보는 즐거움을 느낄 수 있다.[21] 유튜브 동영상을 검색하면 치커리 채소를 소테, 구이, 스튜 등 다양하게 요리해 먹는 방법을 많이 찾을 수 있다.

    토마토에는 건강방어체계를 활성화하는 생리활성물질이 많이 들어 있으며, 그런 효능이 특히 강력한 종자들도 있다. 리코펜 함량이 높은 토마토로는 산 마르자노 토마토, 방울토마토, 흑토마토, 탠저린 토마토가 있다. 그리고 토마토 외에 수박과 파파야에도 리코펜이 많이 들어 있다. 일부 파파야 종자는 토마토보다도 리코펜 함량이 높다.[22]

    과일을 고를 때 가을에 나는 사과는 특히 종류가 너무 많아서 분간을 하기 어려울 정도다. 몸에 좋은 폴리페놀이 많이 들어 있는 사과 종자로는 그래니 스미스, 레드 딜리셔스, 레네트가 있다. 이 사과들은 맛도 있고 몸에도 좋기 때문에, 나도 개인적으로 즐겨 먹는다.

버섯의 경우는 신선하고, 줄기가 온전하며, 나무 바구니에 담겨 있는 것을 고른다. 머리 부분만 얇게 잘라서 포장한 것은 통째로 있는 버섯보다 생리활성물질이 더 빨리 손상되기 때문에 구입하지 말도록 한다. 개인적으로 맛이 가장 뛰어난 버섯으로 꾀꼬리버섯, 곰보버섯, 포르치니버섯(그물버섯), 잎새버섯, 표고버섯(생버섯과 말린 버섯 모두)을 꼽을 수 있고, 흔히 먹는 양송이버섯도 건강에 아주 좋다.

• **해산물**: 연어가 몸에 좋다는 건 누구든 알지만, 연어를 별로 안 좋아하거나 아니면 다양한 생선을 맛보고 싶은 사람이라면 오메가-3 지방산이 풍부한 다른 해산물을 먹어보는 것도 좋다. 오메가-3 지방산 함량에 관한 여러 건의 국제적인 자료를 조사했는데, 내가 개인적으로도 좋아하는 바지락, 방어, 농어, 다랑어, 새조개 등이 오메가-3 지방산 함량이 높았다. 신선한 생굴을 구입할 수 있으면 굴도 아주 좋은 선택안이다. 굴은 DNA를 보호하고 면역력을 높여준다.

생선을 살 때는 참치나 황새치처럼 몸집이 크고 인기가 많은 생선은 수은 함량이 높다는 사실을 염두에 두어야 한다. 초밥을 무척 좋아하거나 평소에 참치를 즐겨먹는 사람들은 수은 중독 검사를 받아봐야 할지도 모른다. 이 때문에 임신부들은 대체적으로 초밥을 자제하거나 가려 먹어야 한다.

참치 통조림은 보통 작은 물고기로 만들어서 수은은 별로 없고 오메가-3는 많기 때문에 나쁘지 않은 선택이다. 참치 통조림 중에는 스페인, 포르투갈, 프랑스에서 생산된 상품이 품질이 뛰어난데, 세계 각국에 수출되기 때문에 마트나 시장에서 구입할 수도 있다. 통조림 제품을 모아놓은 코너에 가서 찾아보면 된다. 오메가-3 함량이 높고, 사람들이 가장 많이 찾는 생선 통조림으로는 연어, 고등어, 참치 정어리, 안초비 등이 있다.

• **올리브오일**: 지금쯤이면 낮은 온도에서 조리하는 요리와 샐러드 드레싱으로는 엑스트라버진 올리브오일이 가장 좋다는 사실을 잘 알고 있을 것이다. 그런데 사람들 대부분은 올리브오일을 살 때 이름을 많이 들어본 제조사에서 만든 제품을 보통 고르지만, 내 경우에는 폴리페놀 함량이 가장 높은 단일변종 올리브 세 가지(코로네이키, 피쿠알, 모라이올로)로 만든 올리브오일을 선택한다. 앞으로 수십 가지 올리브오일이 진열된 매장에서 어떤 것을 골라야 할지 고민스러울 때는 병의 라벨에 적힌 설명을 꼼꼼히 읽고 방금 이야기한 세 가지 올리브로 만든 올리브오일을 고르도록 하자.

지금까지 건강방어체계에 관한 지식으로 무장하고, 각자에 맞는 선호식품목록을 만들고, 집 주방에서 쓸 수 있는 기본적인 요리법과 재료를 알아봤다. 그리고 놀랍고 이례적인 식품들에 대해서도 살펴보았다. 이제는 이 모든 것을 접목해서 실제로 이 음식들을 먹을 차례다!

다음 장에서는 이 책에 나온 맛있는 식재료들을 활용한 조리법과 식단의 예를 소개할 것이다. 이런 구체적인 방법과 예를 보면서 독자들이 강한 의욕을 품고 맛있고, 건강하고, 만족스러운 식생활을 누리는 간단하고 융통성 있는 이 방법을 평생 실천했으면 하는 것이 나의 바람이다.

만루 홈런 타자

과일		채소	음료
살구	망고	죽순	홍차
블루베리	천도복숭아	당근	캐모마일차
체리	복숭아	가지	커피
키위	자두	여주	녹차
리치		케일	

견과 및 씨앗	해산물	기름	단 음식
아마씨	오징어 먹물	엑스트라버진 올리브오일	다크초콜릿
호박씨			
참깨			
해바라기씨			
호두			

몸에 좋은 지방 함량이 높은 해산물

오메가-3 지방산 함량 (해산물 100그램 당 0.5그램 이상)		
안초비	숭어	산란기의 수컷 연어
북극 곤들매기	헤이크	연어
눈다랑어	광어	정어리
블랙 베스	달고기	도미
참다랑어	고등어	해삼
블루피시	바지락	닭새우
보타르가	지중해산 농어	황새치
캐비어	참굴	방어
새조개	전갱이	
납작굴	무지개송어	
연어 알	노랑촉수	

14장
샘플 식단과 레시피

선택의 자유가 있다는 건 멋지고 기분 좋은 일이다. 하지만 무언가를 새롭게 시도하고 있을 때는 선택의 자유가 부담스러울 수도 있다. 새롭다고 무조건 겁이 나거나 당황스러워야 한다는 법은 없다. 음식으로 몸을 치유하는 5×5×5 플랜에 따라 각자 실행 계획 짜는 법을 배우고 익히는 동안에 참고할 지침이나 템플릿이 있으면 유용할 것이다. 이 장에서는 이 실천 계획을 실생활에 적용하는 연습을 해볼 수 있도록 발상의 토대와 적절한 안내를 제시하려고 한다.

나는 개인적으로 좋아하는 몸에 좋은 식재료로 만드는 맛있는 음식 레시피를 만들었다. 이 레시피를 참고하면 병을 물리치고 맛도 좋은 음식을 만드는 여정의 첫 발을 쉽게 내디딜 수 있을 것이다.

5×5×5 플랜 식단 샘플

샘플 식단을 제시하는 것은 복음을 신봉하듯 이 샘플 식단을 무조건 따라야 한다는 의미가 아니다. 그보다는 5×5×5 플랜이 실제 삶에서 적용되는 방식의 몇 가지 유형 중 하나를 보여주기 위해 여기에서 샘플 식단을 소개하는 것이다. 식사 계획을 짜는 몇 가지 방법을 확인하고, 샘플 지침을 활용해서 연습을 시작해볼 수 있다.

먹어서 병을 이기는 접근법은 실천 가능한 계획을 세워야만 효과가 있다. 계획에는 일상생활의 현실이 반영되어야 한다. 엄격한 식이요법들을 지속하기가 힘든 이유는 바로 그 부분에서 걸리기 때문이다. 그것 때문에 나는 5×5×5 플랜을 만들면서 우리가 아무리 좋은 의도에서 시작하더라도 우리가 사는 일상은 늘 계획대로 흘러가지만은 않는다는 점을 계산에 넣었다. 매일은 그 전날과는 최소한 아주 조금이라도 다르다. 살다 보면 예기치 못한 일이 갑작스럽게 생기거나 일정이 외부 요인으로 중단되거나 변경되는 경우가 발생하기 마련이다.

샘플 식단으로 연습해보고 조리법대로 음식을 만들어 보는 중에도 5×5×5 플랜의 기본 원칙은 건강을 지키는 데 도움이 되는 식품을 매일 5가지 이상 먹고, 선택한 식품들이 5가지 건강방어체계 중 한 가지 이상에 도움이 되는 것이어야 함을 잊지 않도록 한다. 이 간단한 원칙이 전부이다. 그 외에는 상황에 맞게 마음대로 응용해서 적용하면 된다. 물론 몸에 안 좋은 음식은 줄이는 게 맞지만, 나는 좋은 음식에 중점을 두어서 좋은 것이 나쁜 것을 대체하게 해야 한다고 본다. 이것은 비단 식생활에서뿐만 아니라 삶 전체에도 적용 가능한 유용한 철학이다.

샘플 식단을 보는 법
- 각 요일별로 세로로 정렬되어 있다.
- 각 열의 맨 위 칸에는 그날 선택한 5가지 건강식품과 그 효능이

표시되어 있다(혈: 혈관신생, 재: 재생, 마: 마이크로바이옴, 면: 면역,
D: DNA 보호).

자세히 살펴보면 어떤 날은 5가지 식품이 하루 동안 먹는 식사와
간식 시간에 골고루 나뉘어 있고, 어떤 날은 2~3끼에 집중되어 있다
는 사실이 눈에 들어올 것이다. 이런 예를 제시한 이유는 언제, 어디서
든, 무슨 일이 있든 5×5×5 플랜을 융통성 있게 적용할 수 있음을 보여
주기 위해서다.

뒤이어 건강방어체계를 활성화하는 식품들로 만든 음식 레시피 24
가지를 소개하려고 한다. 건강에 좋은 재료들로도 엄청나게 맛있는 음
식을 만들 수 있다는 사실을 알려주고 싶은 마음에서다. 여기에 나온
레시피들은 실제 검증 과정을 거친 것들이며, 모두 30분 내에 만들 수
있다(다만 익히는 시간이 조금 더 필요한 레시피는 몇 가지 있다).

이 책에서 다루는 식재료들과 마찬가지로 여기에서 소개하는 레시
피들도 다양한 문화와 요리 전통의 기술과 맛을 아우른다. 특히 지중
해와 아시아 지역의 요리 문화에 큰 영향을 받았는데, 이 지역의 음식
은 채소를 많이 사용하며, 포화지방이 적은 몸에 좋은 기름과 신선한
자연 재료로 만드는 간편한 요리가 많기 때문이다. 그런 재료로는 2장
에서 이미 여러 차례 언급됐던 브로콜리 줄기, 다크초콜릿, 밤, 익힌 토
마토, 호두, 닭고기 넓적다리 부위 등이 있다. 여기 소개하는 레시피는
모두 12장에서 설명한 주방도구로 쉽게 만들 수 있다. 이 레시피들 모
두 가족이나 친구들이 모인 자리에서 내가 즐겨 만드는 요리들이다.

일요일	월요일	화요일
오늘의 5가지 건강식품 • 천도복숭아(혈) • 다크초콜릿(재) • 브로콜리 줄기(마) • 연어(D) • 토마토(면)	오늘의 5가지 건강식품 • 닭 넓적다리(혈) • 녹차(재) • 발효빵(마) • 호두(D) • 오렌지(면)	오늘의 5가지 건강식품 • 케이퍼(혈) • 통밀(재) • 석류 주스(마) • 토마토(D) • 다크초콜릿(면)
아침 천도복숭아를 넣은 요구르트	아침	아침 다크초콜릿 시리얼바와 석류 주스
점심 브로콜리 줄기와 오레가노 수프	점심	점심
간식 홈메이드 토마토 살사와 토스트한 발효빵	간식 오렌지와 호두 녹차	간식
저녁 구운 연어	저녁 치킨 커리와 발효빵	저녁 신선한 토마토소스로 양념하고 위에 케이퍼를 얹은 통밀 파스타
디저트 몸에 좋은 초콜릿 무스	디저트	디저트

수요일	목요일	금요일	토요일
오늘의 5가지 건강식품	오늘의 5가지 건강식품	오늘의 5가지 건강식품	오늘의 5가지 건강식품
• 넙치(혈) • 콩(재) • 고다 치즈(마) • 우롱차(D) • 다크초콜릿(면)	• 두부(혈) • 잎셀러리(재) • 표고버섯(마) • 망고(D) • 고추(면)	• 호두(혈) • 자색감자(재) • 발효빵(마) • 토마토(D) • 케일(면)	• 닭고기(혈) • 굴(재) • 요구르트(마) • 키위(D) • 커피(면)
아침 우롱차	아침	아침	아침 키위를 넣은 요구르트 커피
점심 고다 치즈를 넣은 샌드위치	점심	점심 여름 채소 스튜 (토마토와 케일 포함)	점심 참굴 1/2접시
간식 다크초콜릿 바	간식	간식	간식
저녁 생강, 간장, 참기름, 샬롯으로 양념해서 찐 넙치	저녁 두부, 표고버섯, 칠리, 잎셀러리를 넣은 스터프라이	저녁 호두 페스토와 자색감자 뇨키 발효빵	저녁 민트와 피시소스를 넣고 요리한 닭고기
디저트	디저트 망고	디저트	디저트

이번 장에서 소개하는 샘플 식단과 레시피를 목적지가 아니라 출발점으로 생각했으면 한다. 5×5×5 플랜의 원칙은 각자의 생활에 맞춰서 쉽게 조절하고, 마음껏 탐구해볼 수 있다. 이 책에서 다룬 식품들이 200가지 이상이지만, 건강에 도움을 주는 식품들은 그 밖에도 아주 많다. 마트나 시장에서 마음에 끌리는 식재료를 발견하면 구입해서 한 번 먹어보도록 하자. 이 책에서 다룬 적이 없는 식품이라면, 관련 자료를 검색해서 어떤 건강방어체계에 영향을 끼치고 어떤 효능이 있는지 알아보자.

전문가처럼 정보를 찾으려면 이렇게 해보면 된다. 인터넷에 들어가서 펍메드 PubMed 사이트로 간다. 펍메드는 미국 국립보건원 의학도서관에서 관리하는 방대한 검색 데이터베이스를 활용하는 대단한 검색엔진으로, 이 검색엔진을 이용하면 2,800만 건 이상의 연구 논문을 열람할 수 있다. 펍메드는 무료로 사용 가능하며, 웹사이트 https://www.ncbi.nlm.nih.gov/pubmed에 접속해서 관련 자료를 검색하면 된다. 펍메드에는 신뢰성이 검증된 거의 모든 논문의 초록이 수록되어 있다. 연구가설, 연구방법, 결론의 내용을 확인할 수 있기 때문에 어떤 식품이 건강에 특별한 효능이 있는지 여부를 재빨리 알아볼 때 도움이 된다.

이를테면 이렇게 활용할 수 있다. 검색창에 확인하고자 하는 식품의 이름 그리고 '혈관신생', '재생', '줄기세포', '마이크로바이옴', 'DNA', '면역' 같은 건강방어체계의 용어를 검색어로 입력한다. 그러면 펍메드 검색엔진이 2,800만 건의 연구 논문 중에 입력한 검색용어와 관련이 있는 자료를 찾아 보여준다.

또 인터넷에서 선호식품목록의 재료를 검색하면, 이 책에서 익힌 레시피를 더 넓게 확장시킬 수 있을 것이다. 평소에 즐겨 쓰는 검색엔진에서 식품명과 '레시피'라는 검색어를 함께 입력하면 아주 많은 레시피를 찾아볼 수 있다. 다만 그중에서 건강한 재료와 조리법을 활용한 레시피를 골라서 활용해야 한다.

그럼 지금부터 건강에 좋은 식재료를 맛있게 요리해 먹는 레시피들을 몇 가지 살펴보도록 하자.

레시피

다크초콜릿 시리얼바

시리얼바는 아침 식사로 손색이 없으며, 특히 다크초콜릿으로 만들어서 마이크로바이옴과 줄기세포를 활성화하는 시리얼바라면 더더욱 좋다.

제공량: 시리얼바 12개

조리시간: 15~20분

준비시간: 15분, 식히는 데 2~3시간

〈재료〉

캐슈(굵게 다지기): 1/2컵(굵게 다져서 준비, 견과류 알레르기가 있으면 생략해도 됨)

일반 귀리 또는 으깬 귀리: 2컵

소금(천일염): 1/4 작은술

유기농 건살구(다지기): 1/4컵

유기농 건망고(다지기): 1/4컵

유기농 건크랜베리: 1/4컵

유기농 건블루베리: 1/4컵

미니 다크초콜릿칩(카카오 함량 70% 이상) 또는 잘게 썬 다크초콜 릿: 1/2컵

대추야자(씨를 빼고 굵게 다지기): 1/2컵(약 6~7개)

메이플시럽: 1/4컵

바닐라 추출액: 1/2 작은술

〈조리법〉

오븐을 180℃로 예열한다.

큰 믹싱볼에 캐슈, 오트, 소금을 넣는다. 그리고 살구, 망고, 크랜베리, 블루베리, 초콜릿을 넣고 함께 잘 섞는다. 푸드 프로세서(식품을 절단, 분쇄하는 만능 조리기-옮긴이) 용기에 대추야자, 메이플시럽, 바닐라 추출액을 넣고 재료가 섞여서 걸쭉해질 때까지 돌린다. 반죽이 너무 되거나 덩어리가 너무 많으면 따뜻한 물을 1순가락씩 넣으면서 애플소스와 비슷한 질감이 될 때까지 계속 돌린다. 대추야자와 메이플시럽을 섞은 반죽을 오트와 건과일을 섞어놓은 믹싱볼에 붓고, 내용물에 반죽으로 막이 씌워지고 끈적끈적해질 때까지 잘 섞는다.

한 변이 20~23센티미터 길이인 정사각형 베이킹팬에 유산지(종이 포일)를 깔고 섞은 반죽을 올려놓은 뒤 손가락이나 주걱 뒷면을 이용해서 골고루 꽉 누른다. 오븐에서 굽기 전에 반죽을 반드시 확실히 눌

러서 펴두어야 한다. 그 뒤 오븐에 팬을 넣고, 가장자리가 갈색으로 그을리기 시작할 때까지 15~20분 동안 굽는다. 오븐에서 꺼내서 완전히 식힌 뒤에 냉장고에 넣어서 모양을 굳힌다. 약 2~3시간 또는 밤새 냉장고에 넣어뒀다가 시리얼바 모양으로 자른다. 완성되었으면 잘 싸서 냉장고에 보관한다.

생강 오렌지 핫초콜릿

다크초콜릿으로 만든 따뜻한 코코아를 마시면 순환계 혈액 속 줄기세포의 수가 증가해서 몸의 재생 능력을 증진시킬 수 있다. 다크초콜릿을 재료로 쓰는 것이 가장 중요한 포인트다.

제공량: 약 180그램
조리시간: 5분
준비시간: 5분

〈재료〉

아몬드 밀크, 코코넛 밀크, 오트 밀크 또는 일반 우유: 3컵

72% 다크초콜릿: 약 85그램(1/2컵)

코코아 파우더: 약 30그램(1/4컵)

말린 생강 1/4 작은술 또는 즉석에서 간 생강 1/2 작은술

오렌지 껍질: 10cm 길이 1개

코코넛 슈거: 1큰술 (선택 사항)

코코넛 휘핑크림 (선택 사항)

〈조리법〉

우유, 초콜릿, 코코아, 생강, 오렌지 껍질, 설탕을 작은 냄비에 넣는다. 중불에 올리고, 재료들이 용해되고 초콜릿이 완전히 녹을 때까지 잘 저어준다. 오렌지 껍질을 꺼내고 컵에 담는다. 원할 경우 홈메이드 코코넛 휘핑크림을 얹어서 마신다.

〈코코넛 휘핑크림〉

코코넛 크림이나 코코넛 밀크: 약 400그램

아가베시럽: 2큰술

바닐라 추출액: 1/2작은술

소금(천일염): 1자밤

코코넛 크림(또는 밀크)을 냉장고에 하룻밤 넣어서 차갑게 만든다. 크림과 액체가 완전히 분리되어야 하므로 절대 흔들거나 기울이지 말고 가만히 놔둔다. 다음 날 휘핑크림을 만들 큰 믹싱볼을 10여 분 동안 차갑게 식힌다. 냉장고에서 코코넛 크림(또는 밀크)을 조심스럽게 꺼내서 뚜껑을 연다. 위쪽에 형성된 크림은 떠내고, 밑에 가라앉은 액체는 스무디나 초콜릿 음료를 만드는 데 쓴다. 굳어진 크림을 차갑게 식힌 믹싱볼에 담는다. 전동 믹서로 45초 간 빠른 속도로 돌려서 섞는다. 그리고 아가베시럽, 바닐라 추출액, 소금을 넣고 1분간 더 돌린다. 맛을 보면서 당도를 조절한다.

만든 휘핑크림은 즉시 사용하고 남은 것은 냉장 보관한다. 냉장고에 오래 둘수록 크림이 점점 더 굳어진다. 냉장고에 최대 일주일까지 보관할 수 있다.

따뜻한 당근 줄기 샐러드

혈관신생을 억제하는 당근 줄기와 표고버섯, 방울토마토의 달콤함과 쿠민향이 어우러진 따뜻한 샐러드이다.

제공량: 4인분

조리시간: 15분

준비시간: 15분

〈재료〉

당근 줄기(연한 잎과 줄기를 3~5센티미터 길이로 송송 썰기): 1묶음

엑스트라버진 올리브오일: 2큰술(고명으로 쓸 분량은 추가로 준비)

양파(깍둑썰기): 중간크기 1/2개

마늘(다지기): 2쪽

표고버섯(얇게 썰기, 줄기도 사용): 1컵

소금(천일염): 1/2작은술, 고명으로 쓸 여분도 추가로 준비

고춧가루: 1/2작은술(선택 사항)

쿠민 가루: 1/2작은술

방울토마토(반으로 썰기): 1컵, 반으로 썬 것

레몬(껍질을 갈기): 1개

통후추(즉석에서 갈아서 입맛에 맞게 사용)

<〈조리법〉>

〈조리법〉

당근 줄기를 준비해 큰 접시에 놓아둔다. 소테용 팬에 올리브오일을 두르고 중불로 가열한다. 양파와 마늘을 넣고서, 색이 반투명해지고 향기로운 냄새가 나면서 황갈색으로 익을 때까지 약 2~3분간 볶는다. 버섯을 넣고 말랑말랑해질 때까지 3~5분 동안 익힌다. 소금, 고춧가루(사용할 경우에만), 쿠민을 넣는다. 토마토를 넣고 푹 익을 때까지 볶는다. 볶은 야채를 준비해둔 당근 줄기 위에 붓고 들춰가면서 고루 섞어서, 당근 잎이 열기에 살짝 데쳐지게 한다. 소금, 통후추 간 것, 레몬 제스트, 엑스트라버진 올리브유를 뿌려서 곧바로 식탁에 낸다.

정통 레몬 비네그레트 드레싱

샐러드는 잎채소, 허브, 다듬은 야채들을 다채롭게 조합해서 만들 수 있다. 어떤 재료로 만들든 관계없이 그저 괜찮은 수준의 샐러드와 아주 맛있고 건강한 샐러드의 차이가 어떤 드레싱을 사용했느냐에 좌우되기도 한다. 선호식품목록에 있는 몸에 좋은 재료를 넣은 드레싱을 어떤 샐러드와도 곁들여 먹을 수 있다.

제공량: 4~6인분
조리시간: 0분
준비시간: 5분

〈재료〉
마늘(다지기): 작은 것 1쪽

소금에 절인 앤초비(물에 헹구기): 1마리

레몬(즙내기): 1/2개

디종 머스터드: 1작은술

엑스트라버진 올리브오일: 1/4컵

통후추(즉석에서 갈아서 입맛에 맞게 사용)

천일염(입맛에 맞게 사용)

〈조리법〉

절구에 마늘과 앤초비를 넣고 빻아서 으깬 뒤, 레몬즙과 머스터드를 넣고 섞는다. 올리브오일을 넣고 휘휘 저어서 재료들이 모두 잘 섞이게 한다. 간 통후추와 소금을 조금씩 넣는다. 도시락으로 쌀 때는 드레싱을 용기에 따로 담았다가 먹을 때 샐러드 위에 바로 뿌려 먹는다.

구운 버섯

면역 체계는 물론이고 마이크로바이옴과 혈관신생 방어체계에도 도움이 되는 버섯을 맛있게 먹을 수 있는 조리법이다.

제공량: 4인분

조리시간: 30분

준비시간: 10분

〈재료〉

버섯(양송이, 표고, 크레미니, 살구, 곰보, 잎새, 포르치니): 900그램(버

섯은 머리와 줄기 모두 사용하며, 흙을 제거한 뒤 비스듬하게 썬다)

엑스트라버진 올리브오일: 1/4컵

마늘(다지기): 4쪽

통후추(즉석에서 갈아서 입맛에 맞게 사용)

타임 또는 로즈메리: 6~8가지

천일염(입맛에 맞게 사용)

이탈리안 파슬리(잘게 다지기): 한 가지

〈조리법〉

오븐을 230℃로 예열한다. 큰 믹싱볼에 버섯, 올리브오일, 마늘, 후추를 넣고 살살 섞는다. 유산지를 얹은 큰 구이판에 섞은 버섯 내용물을 놓고 고르게 펴고, 타임 가지를 위에 올린 뒤 오븐에 넣는다. 버섯이 황갈색으로 익을 때까지 25~30분 동안 굽는다. 오븐에서 꺼내서 살짝 식힌 뒤, 소금으로 간을 하고 다진 파슬리를 뿌려서 따뜻한 채로 식탁에 낸다.

참고: 버섯은 물에 씻거나 담가두면 안 된다. 버섯을 닦을 때는 키친타월을 적셔서 슬며시 문질러 닦는다. 그리고 소금은 버섯이 완전히 익은 뒤에 넣어야 한다.

석쇠에 구운 가지

가지에는 몸의 재생 기능을 활성화하고 그 밖의 방어체계에도 영향을 끼치는 클로로겐산이 들어 있다. 이 조리법은 가지를 구운 뒤에 몸의 방어능력을 키우는 재료들을 양념으로 간을 해서 몸에 좋은 생리활성물질이 가지에 녹아들게 하기 때문에 건강하면서도 아주 맛이 있는 요리를 만들 수 있다.

제공량: 4~6인분

조리시간: 5~6분

준비시간: 20분, 추가로 양념이 밸 때까지 기다리는 시간이 최소 30분 필요함

〈재료〉

가지: 작은 크기 4개 또는 중간 크기 2개

오레가노(다지기): 생오레가노 2큰술 또는 말린 오레가노 1작은술

민트 잎(다지기): 큰 다발(원할 경우 파슬리로 바꿔도 무방함)

마늘(잘게 다지기): 3~4쪽

천일염(입맛에 맞게 사용)

고춧가루(입맛에 맞게 사용, 선택 사항)

엑스트라버진 올리브오일: 1/4컵

발사믹 식초(품질이 좋은 것, 기후에 따라 사용)

바질: 6~8잎

잘게 썬 올리브(입맛에 맞게 사용, 선택 사항)

케이퍼(입맛에 맞게 사용, 선택 사항)

〈조리법〉

가스레인지나 전기레인지용 석쇠판 또는 야외 조리용 석쇠판을 올

려놓고 불을 켠다. 가지는 씻어서 물기를 제거하고, 꼭지와 밑 부분은 잘라낸다. 준비한 가지를 0.6센티미터 두께로 세로로 길게 썬다.

썰어 놓은 가지를 석쇠 위에서 2~3분 굽고 뒤집어서 다시 2~3분 굽는다. 가지가 다 익었으면 우묵한 큰 접시에 한 겹으로 가지런히 담는다. 그 위에 오레가노, 민트, 마늘, 소금, 고춧가루를(이것들 중 준비된 재료만) 뿌린다. 올리브 오일을 골고루 뿌리고 발사믹 식초를 몇 방울 떨어뜨린다. 접시에 가지가 세 겹으로 담길 때까지 이 과정을 반복한다.

접시 위에 랩을 씌워서 밀봉하고, 실온이나 냉장고에 30분 이상 놔두어서 양념이 가지에 충분히 스며들게 한다. 상황에 따라 전날 밤에 만들어 놨다가 먹어도 좋고, 미리 만들어서 밀폐용기에 넣어둘 경우에는 냉장고에서 7~10일 동안 보관 가능하다.

식탁에 낼 때는 식탁용 접시에 가지를 가지런히 담고 위에 바질 잎을 통째로나 혹은 잘게 잘라서 올린다. 원할 경우 올리브와 케이퍼를 고명으로 올린다.

이 레시피는 전채요리나 곁들임 음식으로 제격이고, 아루굴라 위에 얹어서 샐러드로 먹어도 훌륭하다. 또 가지를 먹기 좋은 크기로 잘라 토스트 빵 위어 얹어서 브루스케타bruschetta로 만들어 먹어도 좋다.

브로콜리 줄기와 오레가노 수프

혈관신생 억제 효능이 있는 브로콜리 줄기와 꽃 부분을 모두 먹을 수 있는 훌륭한 조리법이다. 레시피에 특별히 브로콜리싹을 추가했기 때문에 면역 체계를 강화하는 효능까지 추가로 얻을 수 있다.

제공량: 6~8인분

조리시간: 20분

준비시간: 10분

〈재료〉

브로콜리: 1송이

엑스트라버진 올리브오일: 2큰술

중간 크기 양파(썰기): 1개

마늘(잘게 썰기): 4쪽

말린 오레가노: 2작은술

야채 육수: 5컵

시금치(씻기): 2컵

이탈리안 파슬리(씻어서 줄기를 잘라내기): 1컵

레몬(제스트): 1/2개

코셔 소금(요오드가 들어 있지 않은 소금-옮긴이)(입맛에 맞게 사용)

통후추(즉석에서 갈아서, 입맛에 맞게 사용)

브로콜리싹(고명으로 사용, 선택 사항)

〈조리법〉

브로콜리 줄기에서 꽃 부분을 잘라서 따로 둔다. 브로콜리 줄기의 껍질을 벗기고, 줄기를 2.5센티미터 크기의 정사각형 모양으로 자른다. 줄기와 꽃 부분을 구분해서 놓아둔다.

큰 냄비에 올리브오일을 두르고 중불로 가열한다. 양파와 마늘을 냄비에 넣고 불투명한 색을 띠면서 익는 냄새가 날 때까지 약 5분간 익힌다.

자른 브로콜리 줄기와 오레가노를 넣고 센 불에서 3~5분간 볶은 뒤, 야채 육수를 붓는다. 끓기 시작하면 중불에서 끓인다. 10분 간 끓여서 브로콜리가 물렁하게 익었으면 잠시 그대로 둔다.

중간 크기의 냄비에 물을 4컵 붓고 끓인다. 브로콜리의 꽃 부분을 2~3분간 데친 뒤 꺼내서 재빨리 얼음물에 담가 식힌다. 시금치와 파슬리도 똑같은 방법으로 데친 뒤 채반이나 키친타월 위에 두고 물기를 없앤다.

브로콜리 줄기에 야채 육수를 부어 끓인 것을 핸드블렌더를 이용해 중속으로 돌려 간다. 물기를 뺀 브로콜리, 시금치, 파슬리를 하나씩 차례로 넣고 핸드블렌더를 고속으로 높여서 내용물이 부드럽게 갈리고 선명한 초록색이 날 때까지 간다. 소금과 후추를 적당히 뿌리고, 레몬 제스트와 브로콜리싹을 고명으로 올린다.

밤 수프

몸에 좋은 엘라그산이 들어 있는 밤을 맛있게 즐길 수 있는 이 수프는 가을의 보양식이다. 센 불에 살짝 볶은 버섯과 겉껍질이 딱딱한 발효빵과 함께 먹어도 좋다.

제공량: 4인분
조리시간: 30분
준비시간: 10분

〈재료〉

엑스트라버진 올리브오일: 2큰술(고명으로 쓸 오일은 추가로 준비)

샬롯(잘게 썰기): 큰 줄기 1개

잎이 달린 셀러리: 2줄기

당근(잘게 썰기): 중간 크기 1개

마늘(잘게 썰기): 1쪽

타임(잎사귀만 뜯기): 잔가지 2개

월계수잎(생잎 또는 말린 잎): 3장(자르지 않고 그대로 사용하고 나중에 건져낸다)

천일염(입맛에 맞게 사용)

후추(입맛에 맞게 사용)

익힌 밤: 1.5컵

야채 육수: 4컵

〈조리법〉

중간 크기의 냄비에 엑스트라버진 올리브오일을 두르고 중불에 올려놓는다. 샬롯, 셀러리, 당근, 마늘, 타임, 월계수잎, 소금, 후추를 넣고, 야채들이 익는 향긋한 냄새가 날 때까지 5~7분 동안 센 불에서 볶는다. 그 다음 밤을 넣고 잘 섞는다. 야채 육수를 붓고, 끓기 시작하면 불을 줄여서 중불에서 20분간 끓인 뒤, 월계수잎은 건져낸다. 핸드블렌더로 갈아서 부드럽고 걸쭉한 상태로 만든다. 소금과 후추를 적당히 뿌리고, 그릇에 담은 뒤 엑스트라버진 올리브오일을 살짝 뿌려 마무리한다.

버섯 수프

면역 체계를 강화하는 버섯들로 만든, 감칠맛 나는 보양식이다. 다양한 종류의 버섯들을 활용해서 이 레시피를 창조적으로 응용해보자.

제공량: 4인분

조리시간: 30분

준비시간: 10분

〈재료〉

엑스트라버진 올리브오일: 2큰술

샬롯(잘게 썰기): 큰 줄기 1개

마늘(다지기): 4쪽

버섯(양송이, 표고, 살구, 크레미니, 느타리; 잘게 썰기): 450그램

타임(잎사귀만 뜯기): 잔가지 3~4개

천일염(입맛에 맞게 사용)

야채 육수: 4컵

후추(입맛에 맞게 사용)

이탈리안 파슬리(잘게 썰기): 1/4컵

〈조리법〉

중간 크기 냄비에 올리브오일을 두르고 약간 센 불 위에 올려놓는다. 샬롯과 마늘을 넣고, 향긋한 냄새가 날 때까지 약 4~5분간 볶는다. 버섯과 타임 잎사귀를 넣고 소금을 약간 넣어 간을 한다. 4~5분간 더

볶아서 황갈색이 감돌 때까지 익힌다. 맛깔스러워 보이는 버섯 몇 조각은 나중에 고명으로 쓸 수 있도록 따로 골라둔다. 야채 육수를 붓고 15~20분간 더 끓인다. 핸드블렌더나 일반 믹서를 사용해서 입자가 곱고 걸쭉해질 때까지 간다. 소금과 후추를 적당량 넣고, 따로 골라 놓았던 버섯 조각과 다진 파슬리를 올려서 식탁에 낸다.

호박 수프
늙은 호박이 나는 가을철에 먹는 전통 수프이다.

제공량: 4인분
조리시간: 45분
준비시간: 10분

〈재료〉
슈거 펌킨sugar pumpkin: 작은 것 2~3개 또는 유기농 펌킨 퓨레pumpkin puree 425그램짜리 통조림 2개
엑스트라버진 올리브오일: 2~3큰술
천일염(입맛에 맞게 사용)
마늘(잘게 썰기): 2쪽
흰양파(잘게 썰기): 중간 크기 1개
후추: 1/4작은술
카르다몸: 1/2작은술
시나몬: 1/2작은술

강황: 1/2작은술

육두구: 1/4작은술

야채 육수: 2컵

코코넛 밀크: 1컵

호박씨(입맛에 맞게 사용)

〈조리법〉

철제 구이판에 유산지를 깔아두고, 오븐은 180℃로 예열한다. 호박은 반으로 자른 뒤 씨와 줄기를 제거해서 준비한다. 호박에 엑스트라 버진 올리브오일을 살짝 뿌리고 소금으로 간을 한 뒤, 잘린 면을 밑으로 해서 구이판에 올려놓는다. 30~45분 동안 구우면서 칼로 찔러 익었는지 확인한다. 오븐에서 꺼내 뜨거운 열기를 살짝 식힌 뒤에 껍질을 벗기고, 한쪽에 잠시 둔다.

중간 크기 냄비에 올리브오일을 두르고 중불에 올려놓는다. 마늘과 양파를 센 불로 볶다가 소금 1/4작은술과 후추로 간을 하고, 익는 향기가 날 때까지 2~3분간 더 볶는다. 카르다몸, 시나몬, 강황, 육두구를 넣고 잘 저어서 섞는다. 구운 호박을 넣고 양념이 골고루 배도록 잘 섞는다. 야채 육수와 코코넛 밀크를 붓고 보글보글 끓인다. 핸드블렌더를 이용해서 곱게 간다. 소금을 적당히 넣고, 호박씨를 위에 뿌린다.

구운 자색감자 수프

감자 수프로 맛을 내기는 쉽지 않다. 자색감자에 들어 있는 천연 색소는 암세포를 죽이고, 혈관신생을 억제한다. 마이크로바이옴에 도움이 되는 요구르트를 조금 얹어서 먹어도 좋다.

제공량: 4인분

조리시간: 45분

준비시간: 10분

〈재료〉

자색감자(껍질을 벗겨 2.5센티미터 크기로 자르기): 중간 크기 4~6개

엑스트라버진 올리브오일: 3큰술

천일염(입맛에 맞게 사용)

통후추(즉석에서 간 것)

적양파: 작은 것 1/2개 또는 샬롯(깍둑썰기) 큰 줄기 1개

마늘(다지기): 2쪽

잎이 달린 셀러리(잘게 썰기) 줄기: 1개

로즈메리: 작은 줄기 2개

야채 육수: 4~6컵

곱게 다진 파슬리 또는 딜dill

요구르트(고명으로, 선택 사항)

〈조리법〉

오븐을 200℃로 예열한다. 큰 철제 구이판을 준비한다. 눌어붙지 않는 가공이 되어 있지 않으면 유산지를 깐다. 그 위에 감자를 올리고, 엑스트라버진 올리브오일 1큰술, 소금, 후추를 뿌린다. 말랑말랑해지고

겉이 갈색으로 바뀌기 시작할 때까지 약 25~30분간 오븐에서 굽는다.

중간 크기의 육수 냄비에 엑스트라버진 올리브오일 2큰술을 두르고 중불에 올려둔다. 양파를 넣고 1~2분간 볶는다. 마늘, 셀러리, 로즈메리, 소금, 후추를 넣고 4~5분간 더 익힌다. 구워 놓은 감자를 냄비에 넣고, 감자가 완전히 잠길 정도로 육수를 넉넉히 붓는다. 팔팔 끓으면 불을 줄이고 약한 불에서 8~10분간 혹은 감자가 흐물흐물하게 익을 때까지 더 끓인다. 로즈메리 줄기는 건져서 버린다. 끓인 내용물을 핸드블렌더로 부드럽고 걸쭉해질 때까지 간다. 소금으로 간을 맞춘 뒤, 다진 파슬리나 딜을 얹고, 통후추를 갈아 넣는다. 요구르트를 준비했으면 수프 위에 요구르트를 한 숟가락 크게 떠서 얹는다.

응용법: 구운 자색당근이나 자색콜리플라워를 자색감자와 함께 구워서 수프에 넣는다.

여름 채소 스튜

풍성한 여름의 신선한 채소와 허브의 영양분을 제대로 섭취하기에는 스튜만한 음식이 없다. 효과 만점인 이 레시피에는 건강방어능력을 높이는 18가지 재료가 들어간다.

제공량: 4~6인분
조리시간: 45분
준비시간: 30분

〈재료〉

엑스트라버진 올리브오일: 3큰술(고명으로 쓸 오일은 추가로 준비)

중간 크기 양파(잘게 썰기): 1개

잎이 달린 셀러리(1센티미터 남짓 두께로 썰기): 2줄기

잎과 줄기가 달린 당근(당근은 1센티미터 남짓 길이로 깍둑썰기하고, 줄기와 잎은 굵게 송송 썰기): 2개

소금(입맛에 맞게 사용)

마늘(잘게 다지기): 2~3개

고춧가루 1/2작은술 또는 생고추(세로로 반으로 가르기) 1개(선택 사항)

오레가노, 마저럼, 타임: 2~3가지(한 가지만 쓰거나 두 가지 이상을 사용해도 됨)

토마토 퓨레: 1컵(뒤에 나오는 신선한 토마토 소스 만드는 법 참조; 껍질과 씨를 제거한 뒤 잘게 썬 플럼 토마토 4~6개 또는 토마토 통조림 1캔으로 대체 가능)

주키니 호박(1센티미터 남짓 길이로 깍둑썰기): 중간 크기 1개

자색감자(1센티미터 남짓 길이로 깍둑썰기): 중간 크기 2개

고구마(1센티미터 남짓 길이로 깍둑썰기): 작은 크기 1개

야채 육수: 약 1리터

월계수잎: 마른 월계수잎 1장 또는 생월계수잎 2~3장

카볼로 네로 케일(잘게 썰기): 2컵

카넬리니콩 통조림(통조림에 담긴 액체를 따라내고 헹구기): 1캔

생 민트잎 또는 바질잎(잘게 썰기): 10~12장

토스트한 발효빵

〈조리법〉

큰 육수 냄비에 올리브오일을 넣고 약간 센 불 위에 올려놓는다. 양파, 셀러리, 당근, 소금을 넣고 3~4분간 익힌다. 마늘, 고춧가루, 오레가노를 넣고 2~3분간 더 익힌다. 토마토퓌레를 넣고 소금으로 간을 한 뒤에 약 5분간 끓인다. 주키니, 자색감자, 고구마, 야채 육수를 넣고, 팔팔 끓을 때까지 기다린다. 월계수잎을 넣고 불을 줄인 뒤, 감자가 완전히 익을 때까지 약 20~25분간 끓인다. 케일, 당근 줄기, 콩을 넣고 10분을 더 끓인다. 불을 끄고 민트를 넣은 뒤 잘 섞는다. 우묵한 그릇에 수프를 담고 위에 엑스트라버진 올리브유를 뿌려서 토스트한 발효빵과 함께 식탁에 낸다.

참고: 이 레시피에서는 각자 원하는 허브와 채소를 마음대로 조합해서 사용해도 된다. 가령 세이지나 고수잎 같은 허브를 넣어도 좋다. 또 써머 스쿼시summer squash, 버터넛 스쿼시butternut squash, 그린빈, 골든 포테이토golden potato, 옥수수 등의 야채도 훌륭하다. 더 푸짐하고 속이 든든한 스튜를 만들려면 삶은 파스타, 퀴노아, 통보리를 넣어서 만들 수도 있다. 스튜에 아보카도나 좋아하는 치즈를 조그맣게 잘라 넣어서 먹어도 좋다.

트로피에와 페스토

이탈리아 리구리아 지역의 대표적인 파스타인 트로피에는 끝내주는 맛, 간소함, 바질, 잣, 마늘, 올리브오일에 들어 있는 생리활성물질의 독특한 결합이 어우러진 최고의 재료다. 트로피에는 밤가루로 만들 때도 많은데, 그럴 경우 건강에 더더욱 좋다.

제공량: 2~3인분

조리시간: 0분

준비시간: 5분

〈재료〉

바질잎(줄기는 떼어내기): 2컵

잣 또는 호두: 1/4컵

마늘: 작은 것 2쪽

엑스트라버진 올리브오일: 2/3컵

파르미지아노 레지아노 치즈(갈아놓은 것): 2/3컵, 고명으로 쓸 분량은 추가로 준비

천일염(입맛에 맞게 사용)

밤가루로 만든 트로피에 파스타: 약 450그램(시장이나 마트에 없으면 온라인에서 구입할 수 있다)

〈조리법〉

믹서에 바질, 견과, 마늘, 올리브오일(준비한 분량의 반만), 치즈(준비한 분량의 반만)를 넣고 돌려서 잘 섞는다. 믹서를 저속으로 돌리면서 나머지 올리브오일을 조금씩 그 안에 붓는다. 올리브오일이 잘 섞였으면 믹서를 끄고, 내용물을 우묵한 그릇에 담는다. 이후 남은 치즈를 넣

고 부드럽게 섞는다. 원할 경우 소금을 약간 넣는다.

  그러는 동안 큰 냄비에 물과 소금을 넣고 끓인다. 물이 끓으면 파스타를 넣고, 적당히 씹히는 맛을 느낄 수 있도록 살짝 덜 익힌다(파스타 포장지에 적힌 것보다 1분 덜 익힌다). 파스타를 체에 거르기 전에 파스타 삶은 물을 따로 1컵 남겨놓는다. 크고 우묵한 접시에 파스타, 페스토, 파스타 삶은 물을 넣고 잘 섞는다. 파르미지아노 레지아노 치즈를 위에 뿌려서 바로 식탁에 낸다.

호두 페스토

  지금껏 바질을 넣은 페스토가 최고라고 생각했다면, 호두를 넣은 페스토도 꼭 한번 먹어보기 바란다. 앞에서 살펴봤듯 호두를 먹으면 몸이 건강해지고 병을 이길 수 있다는 사실이 임상 연구로 증명되어 있다.

  제공량: 4인분
  조리시간: 5분
  준비시간: 15분

〈재료〉
발효빵(딱딱한 껍질 부분은 떼어내기): 1쪽
일반우유: 1/2컵
간호두: 1컵
잣: 2작은술
마늘(껍질을 벗겨서 성글게 다지기): 1쪽

파르미지아노 레지아노 치즈(갈아놓은 것): 1/4컵

마저럼 가지

엑스트라버진 올리브오일: 3큰술

소금(입맛에 맞게 사용)

후추(입맛에 맞게 사용)

〈조리법〉

우묵한 작은 그릇에 빵을 담는다. 우유를 붓고 빵이 흠뻑 젖을 때까지 1~2분간 기다린다. 빵을 조심스럽게 쥐어서 짜고, 믹서 용기에 담는다. 짜내고 남은 우유는 따로 둔다.

믹서 용기에 호두, 잣, 마늘, 치즈, 마저럼을 넣는다. 믹서를 가동시키고 올리브오일을 천천히 붓는다. 남겨뒀던 우유를 조금씩 넣으면서 크림처럼 걸쭉한 농도가 되도록 조절한다. 소금과 후추를 기호에 맞춰서 적당히 넣는다.

호두 페스토는 파스타 위에 얹어서 먹거나 아니면 생선, 닭고기, 야채 위에 고명으로 올려서 먹을 수 있다. 밀폐용기에 넣으면 냉장고에 3~4일 동안 보관이 가능하다. 냉동실에 넣어서는 안 된다.

참고: 더 고소한 맛을 내려면 호두를 살짝 굽거나 190℃로 예열한 오븐에서 5분 동안 구워서 써도 좋다. 속껍질을 벗기고 싶으면 구운 호두를 깨끗한 키친타월로 슬슬 문지르면 된다.

자색감자 뇨키

우리 몸을 건강하게 지켜줄 파스타를 만드는 방법이 또 있다. 바로 자색감자로 뇨키를 만드는 것이다. 암 줄기세포를 없애는 자색감자의 효능만 생각해도 더 이상 말이 필요 없을 정도로 이로운 음식이다.

제공량: 4인분
조리시간: 40~50분
준비시간: 30분

〈재료〉
자색감자: 약 900그램
밀가루: 2컵(뿌리는 데 쓸 분량은 추가로 준비)
달걀(깨서 풀기): 1개
소금: 1/2작은술
파르미자노 레지아노 치즈(고명으로 사용)

〈조리법〉
감자를 껍질째 씻어서 큰 냄비에 담고, 충분히 잠길 정도로 물을 부은 뒤 불 위에 올린다. 약 30~40분간 삶은 뒤에 포크나 젓가락으로 찔러봐서 쉽게 들어갈 정도로 익었으면 불을 끄고 물을 따라 버린다. 삶은 감자는 깨끗한 키친타월이나 행주에 올려놓고 식힌다.

손으로 만져도 될 정도로 식었으면 껍질을 벗기고 으깬다. 감자 으깨는 도구나 야채분쇄기를 사용하면 질감이 폭신폭신하고 가벼워져 더 맛있는 뇨키를 만들 수 있다. 작업대나 큰 도마에 밀가루를 뿌리고, 으깬 감자를 올려서 넓게 펴놓고 식힌다. 준비한 밀가루의 2/3를 감자 위에 뿌린 뒤, 중앙에 움푹 팬 구멍을 만든다. 움푹 팬 부분에 풀어 놓은 달걀을 붓고 소금을 뿌린다. 손으로 재료를 섞으면서 반죽을 만든다. 남은 밀가루를 조금씩 추가하면서 반죽이 잘 뭉쳐질 때까지 조심스럽게 주무른다. 반죽을 너무 오래 치대거나 밀가루를 더 넣어서는 안 된다.

반죽을 긴 직사각형으로 만든 다음 8~10조각으로 자른다. 작업대에 밀가루를 살짝 뿌리고, 잘라 놓은 반죽을 한 개씩 가져다가 동글게 밀어서 약 1.3센티미터 두께의 가래떡 모양으로 만든다. 그리고 약 2.5센티미터 두께로 송송 썰어서 한쪽에 둔다.

큰 냄비에 물을 붓고 소금을 넣고서 팔팔 끓인다. 뇨키 반죽에 묻은 밀가루는 살살 털어낸 뒤에 뇨키를 끓는 물에 넣는다. 뇨키는 물에 떠오를 때까지 약 2~4분간 삶는다. 다 익었으면 구멍 뚫린 국자로 조심스럽게 건져서 물기를 뺀다. 뇨키 삶은 물은 1컵을 남겨둔다. 우묵한 큰 접시를 따뜻하게 데운 뒤에 뇨키를 담는다. 호두 페스토 혹은 그 밖에 준비한 소스를 얹고 조심스럽게 섞는다. 소스가 너무 걸쭉하면 농도를 봐가면서 뇨키 삶았던 물을 몇 수저씩 넣어 섞는다. 치즈를 좋아하면 파르미자노 레지아노 치즈를 위에 더 뿌려서 먹어도 좋다.

참고: 뇨키는 만든 지 30~45분 내에 삶지 않으면 끈적끈적하게 들러붙으므로, 바로 쓸 게 아니라면 얼려서 보관해야 한다. 빵 구이판 위에 밀가루를 뿌리고, 서로 붙지 않게 간격을 띄워놓고서 2시간 혹은 완전히 얼 때까지 냉동실에 넣어둔다. 다 얼었으면 냉동실용 보관용기에 옮겨 담아서 보관한다.

신선한 토마토소스 파스타

이 대표적인 토마토 파스타 요리는 혈관신생 억제, 마이크로바이옴 강화, DNA 보호 효능이 있는 토마토의 신선함이 특히 생생히 느껴진다. 완성된 파스타 위에는 파르미자노 레지아노 치즈를 뿌려서 먹는다.

제공량: 4~6인분

조리시간: 30분

준비시간: 30~40분

〈재료〉

잘 익은 토마토(가능하면 플럼 토마토 종류): 900~1300그램

엑스트라버진 올리브오일: 1~2큰술(고명으로 쓸 분량은 추가로 준비)

작은 크기 양파(잘게 다지기): 1/2개

마늘(잘게 다지기): 1~2개

홍고추(으깨기): 1/2작은술(선택 사항)

소금(입맛에 맞게 사용)

생바질잎(잘게 썰기): 3~4개

통밀파스타: 900그램

곱게 간 파르미자노 레지아노 치즈(선택 사항)

〈조리법: 토마토퓌레를 만드는 방법 1(야채분쇄기를 사용)〉

큰 냄비에 물을 담고 끓인다. 토마토를 씻어서 세로로 반을 자른다.

줄기를 제거한다. 눈에 띄는 큰 씨가 있으면 빼낸다. 끓는 물에 토마토를 넣고 4~6분간 익힌다. 말랑말랑하지만 형체는 그대로 있는 정도까지 익히면 된다.

토마토를 체에 건지고, 물이 최대한 빠지도록 몇 분간 그대로 둔다.

우묵한 큰 그릇 위에 야채분쇄기를 걸쳐 올려놓는다. 야채분쇄기에 삶은 토마토를 한 국자씩 떠 넣고 손잡이를 시계 방향으로 돌리면 분쇄기 아래쪽으로 토마토퓌레가 추출된다. 분쇄기에 한 차례 떠 넣은 분량이 추출되면 분쇄기 핸들을 반시계방향으로 돌려서 기계에 남은 껍질과 씨를 빼버리면서 작업한다.

〈조리법: 토마토퓌레를 만드는 방법 2(믹서를 사용)〉

큰 냄비에 물을 담고 끓인다. 우묵한 큰 그릇에 얼음물을 담아 준비한다. 한 번에 토마토 3~4개씩을 끓는 물에 넣는다. 껍질이 갈라지기 시작할 때까지 약 45~90초 삶은 뒤, 구멍이 뚫린 국자로 토마토를 건져서 얼음물에 담근다.

토마토 껍질을 까서 세로로 반으로 자르고, 줄기와 씨를 모두 빼서 버린다. 그리고 체에 올려놓고 물기를 최대한 뺀다. 전동 믹서에 토마토를 적당량씩 넣고 돌려서 곱게 간다.

〈조리법: 기본 토마토소스〉

큰 냄비나 솥에 올리브오일을 두르고 약간 센 불로 가열한다. 양파를 넣고 2~3분간 볶는다. 마늘과 으깬 홍고추(사용할 경우)를 넣고, 익는 향이 날 때까지 볶되 타지 않게 주의한다. 토마토퓌레를 2컵 넣고,

소금으로 간을 한다. 그리고 20~30분간 끓인 뒤, 준비한 바질잎 중에 절반만 넣는다. 각자 좋아하는 종류의 파스타를 넣는다(특별히 선호하는 종류가 없으면 스파게티를 추천한다). 엑스트라버진 올리브오일을 위에 살짝 붓고, 남은 바질을 올린 뒤에 파르미자노 레지아노 치즈가 준비되었으면 치즈를 뿌려 완성한다.

〈응용법〉

버섯 소스: 양파와 마늘을 볶은 것에 각자 준비한 종류의 버섯을 넣고 2~3분간 볶은 뒤에 토마토퓌레를 넣는다.

가지 소스: 가지를 깍둑썰기해서(껍질째 먹으면 좋지만, 싫어할 경우 껍질을 벗겨서 조리해도 된다) 양파와 마늘을 볶아 놓은 냄비에 넣는다. 물을 1/2컵 붓고 뚜껑을 닫은 채로 4~5분간 익힌 뒤에 토마토퓌레를 넣는다.

참고: 토마토퓌레를 대량으로 만들어 열에 소독한 유리 용기에 넣어서 저장해둘 수도 있다. 소스를 용기에 담기 전에 소금으로 간을 한다. 여의치 않을 경우에는 남은 토마토퓌레를 냉동해두었다가 사용해도 된다. 토마토퓌레에 올리브오일, 소금, 오레가노로 간을 해서 피자 소스로도 활용할 수 있다.

마늘종과 방울토마토 파스타

마늘종은 여름철에 나는 특별한 재료다. 캐러멜화 한 마늘종과 리코펜이 풍부한 방울토마토가 만나면 담백하고 맛있는 파스타가 된다. 신선한 레몬즙을 넣으면 미각을 돋우고, 감귤류 특유의 생리활성물질도 함께 섭취할 수 있다.

제공량: 2~4인분

조리시간: 15분

준비시간: 10분

〈재료〉

마늘종(씻어서 5센티미터 길이로 자르기, 꽃 포함): 12가닥(약 170그램)

엑스트라버진 올리브오일: 4큰술

소금(입맛에 맞게 사용)

방울토마토: 약 900그램

링귀니 또는 기다란 국수 형태의 다른 파스타: 340그램

즉석에서 짠 레몬즙(입맛에 맞게 사용)

레몬 제스트: 1작은술

후추(입맛에 맞게 사용)

생바질잎(손으로 반으로 자르기): 1장

모차렐라 치즈(2.5센티미터 길이 정사각형으로 자르기, 선택 사항)

〈조리법〉

오븐을 220℃로 예열한다. 마늘종을 믹싱볼에 담고 올리브오일 2큰
술과 소금을 한 자밤 넣고 기름이 골고루 묻게 잘 섞는다. 그리고 철제
구이판이나 구이팬에 한 겹으로 잘 편 다음 오븐에 넣는다. 마늘종이
캐러멜화 하고 겉이 바삭해질 때까지 10~13분 정도 굽는다. 타지 않

게 조심해야 한다. 다 익었으면 꺼내서 식힌다.

그동안에 큰 냄비에 물을 넣고 끓인 뒤 소금을 넉넉히 넣는다. 파스타를 넣어 삶는데, 적당히 씹히는 맛이 있도록 포장지에 나온 설명보다 1분 정도 덜 익힌다. 삶은 파스타는 물을 따라버리고 한쪽에 둔다.

새로운 냄비에 남은 엑스트라버진 올리브오일 2큰술을 넣고 불 위에 올린다. 방울토마토를 넣고 토마토 껍질이 터지고 안의 과즙이 흘러나올 때까지 볶는다.

믹싱볼에 준비된 링귀니와 마늘종을 넣고 뒤적거리며 잘 섞는다. 파스타용 우묵한 접시에 파스타를 담고 위에 구운 토마토를 듬뿍 얹는다. 레몬즙과 레몬 제스트를 뿌리고, 통후추도 바로 갈아서 기호에 맞게 뿌린다. 반으로 자른 바질잎과 모차렐라 치즈(사용할 경우)를 얹어서 실온 상태로 식탁에 낸다.

코코아, 칼라마리, 칠리 양념 스파게티

생소하게 느껴질지 모르지만, 맛을 보면 대단히 만족할 것이다. 코코아와 칠리 양념의 조합은 파스타에 놀라운 향미를 입힌다. 게다가 칼라마리가 완벽하게 어우러져서 맛을 더한다.

제공량: 4인분

조리시간: 15~20분

준비시간: 10분

〈재료〉

엑스트라버진 올리브오일: 2큰술

샬롯(잘게 다지기): 1/2줄기

마늘(다지기): 작은 것 1개

으깬 홍고추: 1/4작은술

칼라마리 또는 칼라마리 몸통과 다리를 얇게 자른 것: 약 225그램

소금(입맛에 맞게 사용)

카카오닙스: 2큰술

다크초콜릿 파우더: 2큰술

생선 육수: 170밀리리터

생과일 오렌지주스: 60밀리리터

스파게티: 340그램

80% 다크초콜릿(대패로 밀듯 얇게 깎아낸 것)

오렌지 제스트: 1큰술

칠리 파우더(입맛에 맞게 사용)

〈조리법〉

크고 납작한 냄비에 올리브오일을 두르고 약간 센 불로 가열한다. 샬롯, 마늘, 으깬 홍고추를 넣는다. 뒤이어 칼라마리와 소금도 넣고 2~3분간 볶는다. 칼라마리를 꺼내서 식지 않게 따로 보관한다.

냄비에 카카오닙스, 다크초콜릿 파우더, 생선 육수, 오렌지주스를 넣는다. 초콜릿 파우더가 완전히 녹을 때까지 잘 저은 뒤에 불을 약하게 줄인다.

끓는 소금물에 스파게티를 넣고, 적당히 씹히는 맛이 있을 정도로 삶는다. 스파게티를 건져서 소스가 담긴 냄비에 옮긴다. 냄비를 1분 동안 가열하면서 내용물을 섞는다.

스파게티를 그릇에 담고, 따로 보관해 두었던 칼라마리를 위에 얹은 뒤 얇게 깎은 다크초콜릿, 오렌지 제스트, 칠리 파우더를 뿌려서 완성한다.

닭고기 코코넛 커리

도시락을 만들기에 좋은 커리 레시피는 어느 집이든 꼭 필요하다. 커리 파우더에는 몸에 좋은 강황이 들어 있다. 특히 이 레시피는 닭 넓적다리 부위와 칠리 고추가 들어가서 혈관신생 억제와 면역 증강에도 도움이 된다.

제공량: 4인분
조리시간: 45분
준비시간: 15분

〈재료(소스)〉
코코넛 밀크: 400밀리리터짜리 캔 1개
닭 육수(집에서 만든 것이나 유기농 제품): 1/3컵
오렌지 마멀레이드: 1/4컵
타이 피시소스: 2큰술
커리 파우더: 1큰술

할라페뇨 또는 세라노 고추(씨를 빼서 곱게 다지기): 1/2개

통후추(바로 갈아서 입맛에 맞게 사용)

〈재료(닭고기)〉

식용유: 1큰술

뼈 없는 닭고기 넓적다리(반으로 자르기): 약 1,150그램

양파(2.5센티미터 크기로 자르기): 중간 크기 1개

다진 마늘: 1큰술

껍질이 얇은 감자(2.5센티미터 크기로 자르기): 중간 크기 2개

고구마(껍질을 벗겨서 2.5센티미터 크기로 자르기): 중간 크기 1개

껍질을 벗긴 꼬마 당근: 340그램

오렌지 껍질(오렌지 겉껍질인 제스트와 흰 속껍질을 모두 포함한 것)을
간 것: 2작은술

소금(입맛에 맞게 사용)

타이 바질 또는 일반 바질(다지기): 3큰술

〈조리법〉

스테인리스 믹싱볼에 소스용 재료들을 모두 넣고 골고루 휘저어 소
스를 만들어서 잠시 한쪽에 둔다.

웍이나 크고 납작한 팬에 식용유를 두르고 약간 센 불로 가열한다.
닭고기를 한 쪽 면이 살짝 갈색이 돌 때까지 익히고 뒤집어서 익히는
데, 총 5분 정도 소요된다. 팬에서 닭고기를 꺼내고, 팬에 남은 기름은
2큰술만 남기고 따라버린다. 팬에 양파를 우선 넣고 1~2분간 볶고, 마

늘을 넣고 15초 동안 볶는다. 익혀서 따로 놔두었던 닭고기를 다시 팬에 넣는다. 그 다음 감자, 당근, 오렌지 껍질을 넣고 소스를 붓는다. 팔팔 끓을 때까지 가열한 뒤에 불을 줄인 상태에서 뚜껑을 닫고 닭고기, 감자, 당근이 모두 완전히 익을 때까지 약 45분 정도 끓인다. 소금으로 간을 하고, 그릇에 담기 직전에 바질을 넣고 저어준다.

민트와 피시소스로 요리한 닭고기

혈관신생 억제 효능이 있는 닭 넓적다리살은 민트와 타이 피시소스를 활용한 이 요리에서 둘도 없이 훌륭한 맛을 낸다.

제공량: 4인분
조리시간: 15분
준비시간: 15분

〈재료(소스)〉
달지 않은 백포도주: 1/2컵
간장: 2큰술
타이 피시소스: 2큰술
다진 민트: 2큰술
데메라라 설탕(황설탕의 일종-옮긴이): 2작은술
후추: 1/4작은술

〈재료(닭고기)〉

식용유: 1/4컵

민트잎(씻어서 키친타월에 두드려 말리기): 6~8장

할라페뇨 또는 세라노 고추(얇게 저며썰기): 1개

간마늘: 2작은술

으깬 홍고추: 1/2작은술 또는 입맛에 맞게 사용

뼈와 껍질을 제거한 닭고기 넓적다리살(얇게 자르기): 450그램

〈조리법〉

작은 그릇에 소스 재료를 넣고 잘 섞어둔다.

웍에 식용유를 붓고 뜨겁게, 하지만 연기가 나지는 않을 정도로 달군다. 기름에 민트 잎을 한 장 떨어뜨리고, 잎이 반짝거리면서 투명하고 밝은 초록빛을 낼 때까지 약 30초 정도 가열한다. 기름의 온도가 너무 높으면 민트잎 색깔이 황록색으로 변하고 쓴맛이 난다. 꺼낸 잎은 키친타월에 놓고 기름기를 뺀다. 나머지 잎으로 동일한 과정을 반복한다.

웍의 기름을 2큰술만 남기고 모두 따라낸다. 그리고 할라페뇨 또는 세라노, 마늘, 홍고추를 넣고 15초 동안 센 불에서 살짝 볶는다. 타지 않게 주의한다. 곧바로 닭고기를 넣고서 2~3분간 볶는다. 그리고 만들어 둔 소스를 붓고서 2분간 저어가면서 닭고기를 완전히 익힌다. 뜨거운 채로 바로 현미밥과 함께 먹는다.

조개 철판구이

신선한 조개, 올리브오일, 마늘, 백포도주의 단순한 조합이 맛과 건강을 동시에 보증하는 절묘한 요리로 탄생한다.

제공량: 4인분
조리시간: 15분
준비시간: 10분

〈재료〉
엑스트라버진 올리브오일: 1/4컵
마늘(잘게 다지기): 3쪽
생조개(새끼 대합, 맛조개, 새조개, 바지락 등): 900그램
달지 않은 백포도주: 1컵
입자가 굵은 천일염(입맛에 맞게 사용)
껍질이 딱딱한 빵

〈조리법〉
바비큐 그릴이나 가스버너에 두꺼운 팬이나 철판을 올려놓고 아주 뜨겁게 가열한다(실내에서 조리할 경우 환풍기를 반드시 켜고 조리한다). 기름에서 연기가 발생하지 않도록 팬이 뜨겁게 달궈진 뒤에 올리브오일을 붓는다. 그리고 마늘을 넣고 10초간 볶은 뒤 곧바로 조개를 한 겹으로 깔고 익으면 한 번 뒤집는다. 조개들이 대부분 입이 벌어지고 조개의 육즙이 흘러나올 때까지 약 5분간 익힌다. 백포도주를 넣고 팬

을 힘차게 한두 번 흔들어준다. 조개들이 모두 입을 벌릴 때까지 5~6분간 더 익힌다. 혹시 벌어지지 않은 조개가 있으면 먹지 말고 버린다.

우묵한 큰 그릇에 조개를 옮겨 담고 국물도 부은 뒤에 소금으로 간을 한다. 국물에 찍어 먹을 빵을 많이 준비해서, 뜨거울 때 바로 먹는다.

생강을 넣은 생선찜

생선찜은 쉽게 뚝딱 만들 수 있는 건강한 요리다. 버섯, 콩, 대파를 넣어서 만들면 한 가지 요리로 다양한 건강방어 능력을 활성화할 수 있다.

제공량: 4인분

조리시간: 20분

준비시간: 10분

〈재료〉

표고버섯: 2개

간장: 6큰술

설탕: 1/8작은술

농어: 4토막

참기름: 2큰술

대파(흰 머리와 초록색 줄기 부분을 분리해서 길게 채치기): 2줄기

생강(껍질을 벗겨서 길게 채치기): 약 8센티미터 크기 1개

고수잎(손으로 뜯어서 잎사귀들이 몇 개씩 달린 줄기로 나누기): 1다발

사오싱주(찹쌀을 발효시켜 만든 중국술-옮긴이): 3큰술

〈조리법〉

버섯은 얇게 썰어둔다. 우묵한 작은 그릇에 간장, 소금, 설탕, 물 2큰술을 넣고 섞어 간장 양념을 만들어 둔다. 웍을 꺼내서 물을 바닥부터 5센티미터 정도 높이까지 붓고 뚜껑을 덮은 뒤 가열한다. 물이 팔팔 끓으면 뚜껑을 열고 대나무 찜기를 넣는다.

생선은 흐르는 물에 씻은 뒤 키친타월로 두드려 물기를 제거한다. 생선을 내열 접시나 유리용기에 담는다. 생선에 사오싱주를 붓는다. 생선이 담긴 접시를 대나무 찜기에 넣고 뚜껑을 닫은 뒤 10~12분간 찐다. 날렵한 칼이나 젓가락으로 찔러서 생선이 익은 정도를 확인한다. 젓가락이 끝까지 푹 들어가면 다 익은 것이다. 익었으면 찜기에서 생선을 꺼내서 식탁용 접시에 옮겨 담는다. 생선 옆으로 길게 대파, 준비한 생강의 절반, 고수잎과 버섯을 담는다.

냄비에 참기름을 넣고 불에 올리되 연기가 나지 않을 정도로만 가열한다. 불을 끄고 데운 기름을 생선 위에 붓는다. 그리고 준비해 둔 간장 양념을 뿌리고 남은 생강을 얹어서 즉시 식탁에 낸다.

밤과 다크초콜릿으로 만든 트러플

적은 양으로도 밤의 엘라그산과 초콜릿의 유익한 성분을 섭취할 수 있는 트러플 초콜릿이다. 이 훌륭한 유럽식 디저트를 맛있게 만들어 먹어보자.

제공량: 트러플 약 36개

조리시간: 5분

준비시간: 20분, 숙성시간 30분

〈재료〉

삶은 밤: 450그램

다크초콜릿(카카오 함량 70% 이상, 2.5센티미터 크기 조각으로 자르기):
약 115그램

꿀: 3큰술

바닐라 추출액: 1작은술

다크 코코아 파우더: 1/3컵

오렌지 제스트(곱게 간 것, 선택 사항)

아몬드, 코코넛, 일반 우유(필요한 만큼 사용)

초콜릿 유산지컵(선택 사항)

〈트러플 코팅: 초콜릿 겉에 입힐 재료를 원하는 대로 골라서 각기 다른 그릇에
담아두기〉

다크초콜릿 파우더

코코넛 가루

비정제 케인 슈거 Pure cane sugar

곱게 다진 호두

곱게 다진 초콜릿 칩

〈조리법〉

삶은 밤을 야채분쇄기나 감자 으깨는 도구 또는 포크로 으깨서 큰

믹싱볼에 담는다. 초콜릿은 이중 냄비로 중탕해서 녹인다. 다 녹은 초콜릿을 으깬 밤과 섞은 뒤에 꿀, 바닐라, 코코아 파우더, 오렌지 제스트(사용할 경우)를 넣는다. 잘 저어서 재료를 고루 섞는다. 반죽이 걸쭉해 잘 섞이지 않을 경우에는 우유를 1큰술씩 넣어가면서 농도를 맞춘다. 완성된 반죽이 너무 끈적끈적해서 손에 들러붙을 것 같으면 냉장고에 20~30분 동안 넣어둔다.

반죽을 한 숟가락 떠서 손바닥에 올려놓고 둥글게 굴린다. 둥글게 만든 초콜릿은 준비한 코팅 재료 중 한 가지에 굴려 묻혀서 유산지컵이나 그릇에 올려둔다. 다 만들었으면 뚜껑이 있는 용기에 담아서 냉장 보관한다.

응용법: 트러플 초콜릿 반죽에 다진 호두나 견과를 추가한다.

몸에 좋은 초콜릿 무스

초코릿 디저트는 늘 인기가 많은데, 특히 다크초콜릿으로 만든 디저트는 혈관과 줄기세포의 건강에 도움이 된다. 게다가 이 레시피는 콩단백질까지 함께 섭취할 수 있다.

제공량: 4인분

조리시간: 5분, 숙성시간 30분

준비시간: 5분

〈재료〉

다크초콜릿(카카오 함량 70% 이상, 2.5센티미터 크기 조각으로 자르기):

약 115그램

연두부: 340그램

메이플시럽: 2큰술

다진 견과(호두, 헤이즐넛, 피칸; 고명으로 사용)

베리류(블루베리, 딸기, 블랙베리; 고명으로 사용)

생민트 또는 라벤더(고명으로 사용; 선택 사항)

〈조리법〉

이중 냄비에 초콜릿을 넣고 중불로 가열하고, 타지 않게 이따금 저어 가면서 중탕해서 초콜릿을 녹인다. 초콜릿이 완전히 녹으면 연두부와 메이플시럽을 넣고 저어서 섞는다. 섞인 반죽을 믹서에 옮겨 담고 돌려서 폭신폭신하게 만든다. 무스를 숟가락으로 떠서 램킨^{ramekin}이나 작은 컵에 담는다. 냉장고에 넣어서 식히면서 최소 30분간 숙성시킨다. 식탁에 낼 때는 으깬 견과, 베리, 민트잎(사용할 경우)을 얹어서 낸다.

다음 장에는 병과 싸우는 중이거나 가족 중 병에 걸린 사람이 있는 독자들을 위한 내용을 담았다. 지금까지 네 장에 걸쳐서 알아보았던 내용을 통해 식재료를 선택하고 먹을 음식을 준비하는 방식을 새로이 생각해보게 되었기를 바란다. 이제 마지막 장에서는 음식에 관한 이야기를 한 단계 심화된 차원에서 논의하려고 한다. 음식과 건강에 관한 다른 책들은 주로 무엇을 먹어야 하는가에 관한 조언을 하는 데 그치지만, 여기에서는 정확히 어느 정도를 먹어야 소기의 효과를 볼 수 있는가를 이야기할 것이다. 자, 그럼 음식의 적정 섭취량에 관해 지금부터 알아보자.

15장
식품 복용량

마지막 장에서는 '식품 복용량food dose'이라는 중요한 개념을 소개하려고 한다. 음식이 약이 된다는 관점에서 접근한다면 식품에도 기준 복용량이 있어야 마땅하다. 식품의 생리활성물질은 약의 생화학 성분과 마찬가지로, 인체 세포에 특정한 약리적 영향을 끼친다. 앞에서 계속 확인했듯이 식품의 효능에 관한 연구는 신약을 개발할 때 쓰이는 것과 똑같은 방법으로 검증된다. 이 장에서는 식품을 약으로 받아들이는 움직임의 최신 동향으로 독자들을 안내하고, 음식으로 병을 이기는 미래를 만드는 데 식품 복용량이라는 개념이 어떤 역할을 하고 있는가를 설명하고자 한다. 우선 건강 개선에 도움이 되는 식품들의 적정 섭취량부터 알아보자.

약을 쓸 때는 어떤 종류의 약을 사용해야 하는지 그리고 어느 정도를 사용해야 최상의 결과를 얻을 수 있는지가 중요하며, 그 중요성을 모든 의사들이 잘 알고 있다. 복용량이란 정해진 빈도에 따라 특정한 방식으로 복용해야 할 약의 양을 의미한다. 신약이 FDA 승인을 거쳐서 널리 쓰일 수 있게 되기까지 제약회사들은 약제를 개발하고 최적의

475

결과를 도출하는 복용량을 찾는 데 엄청난 돈을 투자한다(실제로 신약을 하나 개발하는 데에는 보통 26억 달러 이상이 든다). 그런데 의사들은 환자를 진료할 때 약의 복용량에 관해서는 자세히 설명하지만, 식품의 복용량에 관해서는 이야기를 꺼내지 않는다.

식품 복용량은 특정한 건강 효과를 얻기 위해 섭취해야 할 음식의 양을 뜻한다. 예컨대 어떤 특정한 질병에 걸릴 위험을 낮추려면 사과를 얼마나 먹어야 하는지를 명시한 것이다. 식품 복용량은 병의 예방, 치료, 장기적인 건강관리, 병의 재발 방지와 밀접한 관련이 있다. 지금껏 수많은 연구들이 어떤 특정 식품이 건강과 병에 어떤 영향을 끼칠 수 있으며, 어느 정도의 양이 그런 효과를 내는지를 밝혀왔다.

나는 환자들과 식이요법을 통한 건강관리를 논의할 때마다 식품 복용량에 관한 이야기를 꺼낸다. 그럴 때면 나는 식품에 들어 있는 생리활성물질들이 약과 비슷한 방식으로 세포와 몸의 기관에 영향을 끼치기 때문에 특정 식품들이 건강관리에 유용할 수 있다고 설명한다. 또 어떤 음식을 선택해서 먹는가는 물론이고 어떻게 요리해서 먹어야 이로운 효능을 최대한 얻을 수 있는지에 관해 내가 아는 바를 전달한다. 그리고 학계에서 발표된 논문에 나온 섭취량에 관한 정보가 있을 경우 그것을 환자에게 알려서 환자들이 각자 식이요법을 일상생활 속에서 실천할 방법을 모색할 수 있게 한다. 의사들 대부분은 음식을 건강관리에 접목하는 방법과 그 주제를 환자들과 논의하는 방법에 있어 아직까지는 부족한 부분이 많다. 따라서 의대생들, 의사들, 영양학자들에게 식품 복용량에 관한 내용을 교육하는 데 더 많이 투자하고, 더 적극적으로 나설 필요가 있다. 포괄적인 보건의료에는 환자들이 각자 상황에 맞게 식단을 활용할 방법을 찾아주는 활동도 포함되어야 마땅하다고 본다.

식품 복용량의 과학

식품 복용량은 혈관신생재단에서 활동하는 우리 팀 연구원들과 내가 함께 개발한 논리적 개념이다. 혈관신생재단에서는 식품, 식품 추출물, 생리활성물질을 철저한 과학적 검증방식을 통해 연구하고 있다. 우리는 가장 먼저 다수 집단을 대상으로 실제 식생활 패턴을 조사했던 역학 연구와 임상 연구를 토대로 어떤 식품의 섭취량과 그 식품이 건강에 어떤 이로운 영향을 끼쳤는지부터 조사했다. 그리고 그런 연구에서 밝혀진 식품 섭취의 이로운 영향이 건강방어체계에 기여하는 생리활성물질의 효능이라고 알려져 있는 바와 일치하는지 그리고 그 생리활성물질이 건강을 유지하고 병을 이기는 데 실제로 도움이 되는지를 조사했다. 그 다음에는 그 연구들이 밝힌 식품의 양과 섭취 빈도를 환산해서 복용량을 산출했다.

식품과 관련된 요인(총열량, 탄수화물, 단백질, 지방, 식이섬유, 콜레스테롤 등)을 계산할 때 우리는 정부 데이터베이스를 이용해서 실제 식품을 기준으로 측정한 수치를 가져다 썼다. 또 식품에 들어 있는 실제 생리활성물질을 분석하고, 생약 연구에서 흔히 쓰이는 것과 똑같은 분자 실험, 유전 실험, 생화학 실험을 진행했던 실험 연구 자료를 참고했다. 그렇게 계산한 생리활성물질의 효능을 이번에는 해당 식품의 양으로 다시 환산해서 필요한 식품의 복용량이 실생활에서 실천 가능한 수준인가를 알아보았다. 이것이 바로 약의 기능을 하는 식품을 연구하는 방법이다.

내 테드TED 강연 영상을 보면, 혈관신생에 영향을 끼치는 약과 식품의 효능을 일대일로 비교한 내용을 설명할 때 청중들의 반응이 가장 적극적이었다. 우리 연구팀은 항암제 네 가지, 항염제, 콜레스테롤 억제제인 스타틴, 혈압약, 항생제 등 흔히 쓰이는 약품 7가지 그리고 다양한 암 발병률을 낮추는 효능이 있는 식품 섭취 관련 요인 16가지를 조사했다. 그런데 놀랍게도 우리가 진행했던 실험에서 식품 관련 요인 15가지의 영향이 항암제 한 가지보다 더 강력했다. 대부분의 식품은 그 나름의 확실한 영향력이 있었으며, 흔히 쓰이는 약품들보다도 강력했다. 오래전에 나온 항암제 중에는 나무껍질, 약초, 심지어 해양생물에서 유래한 것들도 있다. 비록 식품에 약에 버금가는 직접적인 효능이 있다는 사실을 밝힌 것은 아니지만, 이런 결과는 병을 약으로만 치료할 수 있다고 굳게 믿는 사람들조차 잠시 멈칫하고, 우리가 먹는 음식에 깃든 대자연에 경탄하게 만든다.

지금까지 건강에 좋은 식품의 양에 관한 문헌은 대부분 1회 제공량에 관한 것이었으며, 대부분 체중 감량이라는 목표와 관련이 있었다. 하지만 이제는 분자 생물학과 세포 생물학, 유전학이라는 새로운 기술을 적용해서 음식이 건강을 어떻게 뒷받침할 수 있는가를 탐구할 수 있게 됐는데, 이런 식의 연구는 불과 몇 년 전까지만 해도 불가능했던 것이다. 그리고 이미 우리가 먹는 음식의 양과 빈도를 새로운 관점에서 보게 만드는 놀라운 임상 연구, 역학 조사 결과들이 발표되고 있다.

낮음 ⟵ 혈관신생에 영향을 끼치는 정도 ⟶ 높음

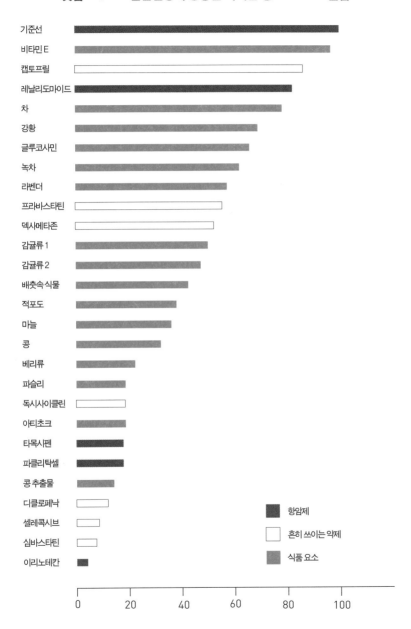

항암제
흔히 쓰이는 약제
식품 요소

이 장의 뒤에 나오는 표는 이 책에서 다루었던 식품들 상당수와 병에 맞서는 데 도움이 되는 복용량을 정리한 것이다. 자세히 살펴보기 바란다. 대장암, 신장암, 루프스, 관절염을 비롯한 많은 질병에 영향을 끼치는 특정 식품에 관한 정보와 발표된 연구 내용을 확인할 수 있다.

이 표는 빠짐없이 작성된 목록은 당연히 아니다. 새로운 연구 결과와 발견이 매주 발표되고 있기 때문에 완성된 목록이라는 것이 애초에 존재하지 않는다. 참고로 이 표에 등재된 식품들은 특정 질병에 특정한 양을 섭취했을 때 어떤 결과가 있었는지가 연구를 통해 확인된 것들이다. 건강한 상태를 유지하도록 뒷받침하거나 건강방어체계를 활성화하는 방식으로 병에 맞서는 식품들은 이것 외에도 수없이 많다. 어떤 식품들이 어떤 건강방어체계에 영향을 끼치는지 그리고 방어체계를 강화하면 어떤 질병이 억제되는지는 〈부록 A〉에 정리해 두었으니, 그것을 참고해서 먹는 음식을 병에 맞서 싸우는 식품들의 다양한 무기고로 만들어 나가자.

먹는 음식으로 병을 예방하거나 병의 진전을 막아야겠다고 결심한 사람들이 예전에 가장 많이 물었던 질문은 '무엇을 먹지 말아야 하는가?'였다. 하지만 그보다 더 좋은 질문은 사실 '무엇을 더 먹어야 하는가?'라는 사실을 꼭 기억했으면 좋겠다.

생각을 이렇게 긍정적으로 전환하면, 이 책에서 설명했듯 각자 좋아하고 즐겨먹는 음식에 대해 생각하게 되므로 더 힘이 나고 의욕이 생긴다. 이런 방식으로 접근하면 관련 자료를 보면서 '얼마나 많이?', '얼마나 자주' 같은 새로운 궁금증이 생길 것이다.

나는 식품 복용량이라는 개념이 암과 싸우는 환자, 친구, 가족에게 특히 중요한 의미가 있다는 사실을 알게 됐다. 2장에서 논의했듯이 대장암 환자가 일주일에 견과류 2회 제공량(호두 14개)을 먹으면 병이 재발될 위험이 42퍼센트 낮아지는 효과가 있다는 연구 결과가 있다. 따라서 돈을 들이지 않고 생활방식을 바꾸는 아주 쉬운 결정을 환자에게 권할 수 있다. 유방암의 경우 매일 콩 단백질을 10그램씩(두유 1잔에 해당한다) 섭취하는 것은 유방암으로 사망할 확률을 29퍼센트 낮추는 효과가 있다. 일단 증거를 확인하면 이런 유형의 정보를 모른 척 넘길 수 없다. 그리고 이런 정보는 암 같은 병을 예방하려고 노력하는 사람들이 먹을 음식을 선택하는 데에도 분명 좋은 기준이 된다.

만병통치약은 없다

건강과 병에 관한 문제가 원래 그렇듯이, 식품 복용량도 겉보기처럼 그렇게 간단한 문제는 아니다. 물론 식품 복용량이라는 개념 자체는 대단하고 멋지지만, 이를 적용하는 데 있어 꼭 명심해야 할 사항이 5가지 있다.

첫째, 발표된 논문 대부분은 역학조사 연구를 바탕으로 해서 이 세상을 사는 평범한 사람들을 대상으로, 설문이나 연구원들의 추적 조사로 확인한 연구 대상자들의 식이 패턴과 건강상 어떤 결과와의 관련성을 살폈다. 통계학자들과 영양학자들은 이런 유형의 연구에 대해, 쥐 실험이나 임상실험을 활용하는 제약사들의 연구에서와 같은 명확한 인과관계가 부족하다고 지적할지 모른다. 하지만 식품에 관한 연구들도 상당히 영향력이 있는 접근방식을 따랐으며, 건강 문제로 고생하는 사람들이 수없이 많은 요즘과 같은 상황에서 식품 복용량과 관련해 새로이 밝혀지는 정보들은 대단히 유익하게 활용될 수 있다.

둘째, 식품과 특정 건강상의 결과(예를 들면 고혈압, 혈당관리, 심장병)에 관한 대부분의 임상 연구들은 소규모로 진행된다. 그래서 실험 대상 집단이 불과 수십 명에 불과하거나 그보다도 적은 경우도 있다. 그 말은 수십만 명을 대상으로 연구를 진행하는 제약사의 실험만큼 증거 기반이 확실하지는 못하다는 의미다. 그러나 이렇게 밝혀진 데이터는 음식과 건강에 관한 소중한 지식이다. 제약사에서 진행하는 실험만큼 큰 규모로 진행되지 않았다고 임상 실험의 가치를 무조건 깎아내리는 것은 잘못된 생각이다. 데이터는 말 그대로 데이터이다. 진실이 밝혀지기까지는 항상 더 많은 연구와 데이터가 필요하며, 그것은 약의 연구에서도 마찬가지이다.

셋째, 우리는 모든 사람을 다르게 보는 개별화 의료의 최전선에서 새로이 배워가고 있다. 사람들은 각자 고유의 마이크로바이옴, 유전자, 후성유전학적 요소를 가지고 있다. 음식을 대사 처리하는 방식도 사람들마다 다르다. 여러 가지 식품을 한꺼번에 먹으면 그 속에 든 생리활성물질이 결합 작용해서 한 가지 식품을 먹었을 때와는 다른 효과가 나타난다. 그렇다는 것은 다수를 대상으로 연구했더라도 개별 구성원들이 어떤 특정 식품에 똑같이 반응했는가 여부를 정확히 예측할 수는 없으며, 개인별 반응은 개별 구성원 수준에서 연구되어야 한다는 뜻이다. 이 또한 식품에 관한 연구에서 의미 있는 정보를 얻으려면 수많은 환자들을 대상으로 연구해야 한다는 잘못된 믿음을 되돌아보게 한다.

넷째, 현재 어떤 병과 싸우고 있다면 식생활에 변화를 주기 전에 주치의와 반드시 상의해야 한다는 점을 기억해두자. 음식은 약과 상호작용할 수 있으며, 항응고제, 항암제, 항생제 등 수없이 많은 약들이 우리가 먹는 식품에 의해 영향을 받을 수 있다. 건강에 도움을 주는 식품과 식품 복용량에 관한 새로운 지식을 얻었으면, 그 다음에는 의사나 건강관리 전문가들과 논의해서 무엇을 먹어야 할지 함께 결정하는 게 좋다.

다섯째, 음식과 건강에 보다 넓고 융통성 있게 접근해야 하는 가장 큰 이유는 모든 병을 퇴치하는 한 가지 묘책 같은 것은 이 세상에 존재하지 않기 때문이다. 3부에서 알아보았듯, 인체는 서로 연결된 장기들의 집합체로서 기능한다. 하나의 장기나 조직에 영향을 끼치는 무언가가 몸 전체에 영향을 끼칠 수도 있다. 어떤 음식을 먹어야 할지 선택하는 데 있어서 이런 상호연관성은 우리에게 이로운 점이다. 식품은 여러 측면에서 약과 같은 관점에서 볼 수 있지만, 식품은 본질적으로 약보다 복합적이기 때문에 약으로 해결 못하는 문제를 해결할 수 있는 잠재력을 가진다. 약은 건강을 유지하기 위해서가 아니라 병을 치료하거나 더 이상 악화하지 않게 관리하는 데 쓴다. 하지만 음식은 몸을 건강하게 만드는 데 쓰일 수 있다.

많은 사람들은 클수록 좋다는 원칙에 따라 삶을 살아간다. 그렇다 보니 음식으로 건강을 챙겨야겠다고 마음먹고는, 어떤 한 가지 음식을 가능한 많이 먹어야 한다고 생각한다. 하지만 그런 단편적인 생각은 인체와 같은 복잡한 생물학 체계에서는 통하지 않는다. 건강은 어느 한 쪽에 치우친 상태가 아니라 균형 잡힌 상태를 뜻한다. 일주일에 토마토소스 2컵을 먹는 것이 전립선암에 걸릴 위험을 낮춘다는 사실이 매일 토마토소스를 3리터씩 먹으면 전립선암에 걸릴 위험을 크게 낮출 수 있음을 의미하지는 않는다. 독성학의 선구자인 스위스의 파라켈수스Paracelsus는 이런 말을 한 적이 있다.

"모든 것은 독이다. 독이 들어 있지 않은 물질은 없기 때문이다. 어떤 물질을 독으로 만드는 건 바로 용량이다."

무조건 많을수록 좋은 것은 아니다. 적을수록 좋은 경우도 있다.

건강의 문제에 있어서는 균형을 목표로 해야 한다. 균형 잡힌 건강 방어체계를 유지하는 것이 우리가 추구해야 할 목표다. 이와 관련해 생물학에는 '호르메시스hormesis'라는 아주 중요한 개념이 있다. 간단히 설명해서 호르메시스는 복합적인 체계의 반응을 묘사하는 용어로, 소량의 자극(예를 들면 음식)이 이롭게 작용해서 약간의 자극을 더 주면 약간 더 좋아지는 상태를 의미한다. 하지만 자극을 계속 주다 보면 더 많이 주더라도 더 이상 이로운 결과를 내지 못하는 지점에 이른다. 이 단계를 지나면 자극에 따른 이익이 줄어들고, 더 나아가 해로운 영향을 끼치기도 한다. 이런 현상은 U자 곡선이라고 불리기도 한다. 사람의 경우 이와 관련된 흔한 예로 운동, 금식, 물 마시기 등을 들 수 있다. 이 모든 활동은 건강에 이롭지만, 정도가 지나치면 체력 고갈과 부상, 아사, 물 중독으로 건강을 해치고 심하면 생명에 지장이 생길 수도 있다.

따라서 식품 복용량 관련 자료를 활용할 때에는 책임감 있게 스스로를 돌봐야 한다. 로봇이라도 되듯이 어느 한 가지 음식만 줄기차게 먹어서는 안 된다! 유행하는 다이어트 비법에 관심이 많은 사람들은 뭔가 유행하는 다이어트 방식이 새로 나오면 어떻게든 최대의 효과를 얻어 보려고 죽자사자 매달린다. 하지만 음식으로 건강을 유지하는 것은 뼈 빠지는 노력과 인내를 통해서가 아니라 자연스럽게 나타나는 결과여야 한다. 좋은 습관을 새로 들이려면 시간도 필요하다. 때로는 과거의 나쁜 습관을 버리고 새로 배워야 할 수도 있다. 나는 어느 한 가지가 아니라 다양한 식단을 따르고, 내가 이 책에서 설명한 원칙과 유형을 따를 것을 독자들에게 권한다. 건강에 이롭다는 증거가 밝혀진 식품들 중에서 각자 좋아하는 식품들의 식품 권장량을 참고해 식단을 구성하도록 하자.

사망률이 가장 높은 질병에 맞서기

심혈관 질환, 암, 당뇨, 비만, 자가 면역 질환, 노인성 질환. 이런 만성질환은 매년 수백만 명의 목숨을 앗아가고 말 못할 고통을 전가하며, 의료보호제도에 부담을 안긴다. 이런 병 대부분은 생활방식과 직접적인 관련이 있다. 〈부록 B〉에 있는 건강 위험도 측정 문항에서 확인할 수 있듯이, 우리 주위에 있는 많은 위험요인이 병에 걸릴 확률을 높인다. 하지만 위험도가 높든 낮든 관계없이 일단 만성질환이 생기면, 사망률이 높은 질병에 걸리기 쉽다. 그것도 하나가 아니라 여러 가지에 한꺼번에 발병할 확률이 상당히 크다. 그렇다면 식품 복용량 표를 보고 해당 질병을 퇴치하는 데 도움이 되는 식품을 골라서 먹기만 하면 되는 게 아닐까?

애석하게도 그렇지는 않다. 중대 질병을 음식으로 퇴치하려면, 전체론적 관점에서 보다 포괄적으로 접근해야 한다. 이런 질병들은 다수의 건강방어체계의 기능에 문제가 있기 때문에 생긴 것이어서 이것들의 기능을 모두 개선하는 다면적인 접근이 필요하다. 사실 인체의 방어체계가 완벽한 태세를 갖추고 있다면 심각한 질병에 걸리지 않을 확률이 크다. 건강방어체계들이 제대로 작동해서 병을 예방하거나 제한하도록 만들어야 우리가 원하는 목표를 이룰 수 있다. 어느 한 가지 음식으로 해결될 문제가 아니라 몸의 모든 방어체계를 결집해야 한다. 어째서 그러한지를 대단히 심각한 질병 6가지의 사례를 들어 설명하려고 한다. 이 정보를 충분히 숙지하고 나면 〈부록 A〉에 있는 표를 보면서 건강방어체계에 영향을 주는 식품들이 어떤 것인지를 다시 확인할 수 있다. 그리고 건강방어체계와의 연관성을 확인한 뒤에는 생명을 앗아가는 병으로부터 자기 몸을 지키기 위한 계획을 세울 방법을 고려해야 할 것이다.

심혈관 질환

심장질환은 전 세계적으로 사망 원인의 수위를 차지하는 병이다. 누구든 가족, 친구 혹은 주위에 아는 사람이 심근경색을 겪은 경우가 거의 틀림없이 있을 것이다. 그런데 심혈관 질환은 단순히 심장에만 영향을 끼치는 것이 아니다. 심혈관 질환이 있으면 순환계에 문제가 생겨서 심장, 뇌, 다리 근육, 그 외 장기의 기능부전을 야기한다. 유전적 요인, 높은 콜레스테롤(특히 '나쁜' 콜레스테롤인 LDL) 수치, 염증, 비만, 당뇨, 흡연은 모두 심혈관 질환을 유발하는 요인이다. 이런 요인들은 균형과 건강을 유지하는 인체의 건강방어체계에 큰 부담을 안긴다. 먹는 음식은 이런 위험 요인의 영향을 예방하고 억제하는 데 분명히 중요한 역할을 한다.

건강방어체계를 활성화하는 식품은 심혈관 질환에 걸리지 않을까 염려하는 사람들에게는 획기적인 대처방안이 된다. 그런 식품이 다음과 같은 측면에서 도움이 되기 때문이다.

- 혈관신생을 자극하는 식품은 혈관을 생성시켜서 심혈관 장기의 혈액 흐름을 개선한다.
- 줄기세포를 활성화하는 식품은 새로운 혈관을 만드는 데 도움을 줄 뿐 아니라 심장 근육, 뇌 세포, 그 밖의 근육들을 재생하는 데에도 도움이 된다.
- 염증을 줄이는 식품은 혈관에 플라크가 생성되어 혈관이 터지면서 심근경색이나 뇌졸중이 발생할 가능성을 줄인다.
- 심혈관 전문의들은 최근 장 마이크로바이옴과 혈중 콜레스테롤 사이에 중요한 연관성이 있다는 사실을 발견했다. 따라서 마이크로바이옴을 개선하는 식품은 심장의 건강에 여러모로 도움이 될 수 있다.

암

암은 전 세계적인 사망 원인이며, 암 치료에 쓰이는 유독성 항암 화학요법은 예로부터 암이라는 질병 자체만큼이나 두려움의 대상이었다. 미국의 경우 국민 3명 중 1명이 평생 한 가지 이상의 암을 진단 받는다. 암은 심장질환에 이어 사망 원인 2위를 차지한다. 영국에서는 그 위험성이 더 커서, 국민 2명 중 1명에서 암이 발병한다. 다음에 언제 저녁 모임에 나가게 되면 주위에 앉아 있는 사람들을 둘러보면서, 이

통계 수치를 떠올려보라(당신 자신도 잊지 말고 셈에 포함시켜야 한다).

한때는 암세포를 없애는 것을 암 치료의 유일한 목표로 생각했지만, 요즘은 암을 인체의 방어체계가 제거하거나 무력화시키는 데 실패한 변종 세포가 일으키는 병으로 보고 대처한다. 유전 요인, 생활방식, 위험 요인에의 노출이 모두 몸의 방어체계를 위협하는데, 21세기의 가장 혁명적인 암 치료법 중에는 면역 방어체계를 활성화하는 방법도 있다. 이런 치료법에 우리가 먹는 음식들이 힘을 보탤 수 있다.

앞에서 논의했던 암의 종류들 대다수는 대장암, 자궁암, 폐암처럼 암이 발생한 기관의 이름을 딴 고형종양이다. 그 외에 백혈병, 림프종, 다발성 경화증처럼 혈액암으로 불리는 또 다른 유형의 암도 있다. 혈액암은 골수의 백혈구에서 발생한다. 혈액암 세포는 하나의 장기에 머무르는 것이 아니라 온 몸 전체를 돌아다닌다. 현재 혈액암을 앓고 있거나 과거에 앓았던 적이 있다면 고형종양과 똑같은 기본적인 건강방어 원칙이 혈액암에 적용된다는 사실을 알아두기 바란다. 혈액암 역시 혈관신생을 통해 성장하고, 제거되어야 할 암 줄기세포들이 있고, DNA 변이가 가득하며, 면역방어체계를 이용해 암세포들을 퇴치하는 방식으로 치료할 수 있다. 뒤에서 설명하겠지만, 혈액암을 치료하는 데 도움이 되는 식품들을 찾을 방법이 있다.

건강하지 못한 식단이 암 발병 위험을 높인다는 사실은 과거에도 잘 알려져 있었다. 예전에는 식품에 들어 있는 발암성분을 가려내고, 그런 식품을 피하는 것에 초점이 맞춰졌다. 그런데 그런 접근법은 해결책의 일부일 뿐이다. 이제는 건강방어체계를 강화해 암에 걸릴 위험을 낮추고, 암이 이미 발병한 경우에는 생존율을 높여주는 식품을 찾아 먹어야 할 때다.

- 혈관신생을 억제하는 식품은 혈액 공급을 차단해 종양을 굶겨 죽인다.
- 끈질기고 위험한 암 줄기세포를 없애는 데 도움이 되는 식품은 암 치료 이후 암이 재발할 확률을 낮춘다.
- 면역체계를 활성화하는 식단은 마이크로바이옴을 더 건강하게 만드는 식품을 섭취하는 방법으로도 달성이 가능한데, 이런 식단은 암을 억제하고 제거하는 데 도움이 된다.
- DNA를 보호하고 복구하는 과정을 활성화하는 식품을 먹으면 DNA의 오류가 발생해서 암이 확대되는 결과를 방지할 수 있다.

당뇨병

물질대사가 정상적으로 조절되지 못하면서 여러 장기에 심각한 문제를 초래하는 병으로, 환자가 갈수록 늘어가고 있다. 제1형 당뇨병은 자가 면역 질환이지만 제2형 당뇨병은 생활방식과 관련이 있으며, 인슐린 저항성이 생기면서 발생하지만 운동이나 건강한 식습관으로 호전될 수 있는 병으로 받아들여진다. 사실 당뇨병을 물리칠 최적의 기회는 초기, 즉 전당뇨prediabetes로 불리는 당뇨병 전단계에 있다. 45세의 건강한 사람들을 대상으로 했던 연구에 따르면, 49퍼센트가 전당뇨증이 생길 가능성이 있었으며, 전당뇨가 생길 경우 그중 74퍼센트는 결국 제2형 당뇨병으로 발전할 것으로 분석됐다.

당뇨병은 무슨 수를 써서라도 피해야 할 병이다. 탄수화물, 붉은 고기, 가당 음료의 섭취를 줄이는 것이 당뇨병 예방의 기본이지만, 건강 방어체계를 강화하는 식품을 적극적으로 찾아 먹는 것도 당뇨병에 걸릴 위험을 낮춘다고 알려져 있다.

통곡물, 견과, 채소류, 생선이 당뇨병 예방에 도움이 된다는 증거가 있다. 이미 당뇨병을 앓고 있는 사람의 경우에도 합병증이 생기면 심장, 눈, 뇌, 신경, 신장, 발, 면역체계에 큰 손상을 입을 수 있다. 때문에 여러 심각한 합병증의 발병 위험을 낮추기 위해서라도 먹는 음식에 더더욱 신경을 써야 한다.

- 당뇨병이 있으면 혈관의 생성이 느려지는데, 이때 혈관신생을 촉진하는 식품을 먹으면 그런 증상을 상쇄할 수 있다. 혈관신생이 잘 되어야 심장으로 들어가고 나오는 혈액의 흐름이 원활해지고, 치유가 필요한 상처 부위에 혈액이 더 많이 공급될 수 있다. 한편 눈의 혈관신생을 억제하는 식품은 시력 손실을 유발하는 문제의 발생을 방지하는 데 기여한다. 인체는 혈관신생의 영향을 나쁜 혈관이 아니라 좋은 혈관을 돕는 쪽으로 가려서 쓸 줄 안다. 그래서 혈관신생을 촉진하는 식품과 억제하는 식품 두 가지를 모두 섭취해도 상관없다.
- 당뇨병이 있는 사람들은 줄기세포의 수가 적고 활성도도 낮다. 그래서 줄기세포를 활성화하는 식품을 먹으면 혈액 순환이 개선되고, 신경이 재생되고, 심장이 회복되고, 눈의 손상이 복구되는 데 도움이 된다.
- 당뇨병은 장 마이크로바이옴에 지장을 주기 때문에 건강한 장 박

테리아를 재건하는 식단이 꼭 필요하다.

- 당뇨병이 온몸에 염증을 유발하기 때문에 염증을 막는 데 도움이 되는 음식을 먹는 것이 중요하다.

- 당뇨병은 면역력을 약화시킨다. 그래서 면역체계를 활성화하는 식품은 당뇨병 환자들의 감염 예방에 도움이 될 수 있다.

- 당뇨병으로 인해 물질대사가 엉망이 되면서 몸의 생화학적인 포탄의 파편들이 DNA를 파괴하고, 노화를 앞당길 수 있다. DNA를 보호하는 식품은 이런 피해를 입지 않도록 몸을 지켜줄 수 있다.

비만

전 세계 성인 중에 무려 40퍼센트가 과체중이거나 비만이며, 그로 인해 300만 명 이상이 목숨을 잃는다. 중국과 미국은 비만 문제가 가장 심각한 국가이며, 부분적으로는 불건전한 식습관과 운동 부족이 그 원인으로 작용한다. 그런데 과체중인 사람들은 잠재적으로 대사증후군이라는 더 심각한 상태로 발전할 가능성이 크다. 대사증후군은 복부 비만, 높은 콜레스테롤과 중성지방 수치, 고혈압, 고혈당 같은 심장질환의 위험요인이 복합적으로 나타나는 상태다. 미국 성인의 3분의 1이 이런 대사증후군을 앓고 있다. 살을 빼는 가장 현명한 방법은 몸에 좋은 음식을 먹고, 먹는 양을 줄이고, 운동을 하는 것이다.

건강방어체계를 강화하는 음식은 다음과 같은 이유에서 비만을 물리치는 데 도움이 된다.

- 지방조직은 종양과 마찬가지로 갈수록 커지며, 그러려면 혈액 공

급이 필요한데, 혈관신생을 억제하는 식품을 섭취하면 지방조직을 말 그대로 굶겨서 성장을 제한할 수 있다.

- 건강한 마이크로바이옴 환경 조성에 도움이 되는 식품은 혈중 콜레스테롤을 낮추고 체중 감량을 촉진한다.

- 비만이 있으면 세포의 DNA가 정상인 사람들보다 더 많이 손상된다. 그러므로 DNA 복구 기능이 있는 식품은 비만인 사람들에게 이롭다.

- 본질적으로 비만은 몸 전체적인 만성 염증 상태임이 연구로 증명됐다. 따라서 항염 효능이 있는 식품을 먹으면 염증을 경감시키는 데 도움을 얻을 수 있다.

- 면역체계의 무기는 비만이 있으면 작용력이 약해진다. 비만 환자들에게서 만성질환이 많이 생기는 이유도 거기에 있다. 면역체계를 활성화하는 식품이 포함된 식단은 면역체계의 약화된 능력을 회복하는 데 도움이 된다.

자가 면역 질환

자가 면역 질환은 몸의 면역체계가 자기 세포를 공격하는 병이다. 자가 면역 질환의 범주에 드는 질병은 80가지 이상이다. 대표적으로 제1당뇨병, 전신 홍반성 루프스, 류마티스성 관절염, 다발성 경화증, 염증성 장질환(크론병과 궤양성 대장염)이 있다. 면역체계가 자기 자신을 공격하면 몸 전체적으로 심각한 만성 염증이 발생한다. 스테로이드제나 생물학적 요법 같은 치료가 염증을 가라앉히는 데 도움이 될 수 있지만, 이런 치료법에는 심각한 부작용이 따른다. 특히 스테로이드제는 녹내장, 체중 증가, 감염 위험 증가, 심지어 정신병 같은 고약한 증상을 유발한다.

자가 면역 질환에는 모든 건강방어체계를 고려한 식단을 적용해야 한다.

- 항염 효능이 있는 식품을 포함해서, 면역체계를 진정시키는 데 도움이 되는 식품은 어떤 것이든 유용하다.
- 만성 염증은 보통 건강에 이롭지 못한 혈관을 생성시킨다. 이런 혈관들은 예를 들면 류마티스성 관절염에서처럼 건강한 조직을 공격하고 파괴한다. 혈관신생을 억제하는 식품을 먹으면 이런 피해를 덜 수 있다.
- 비정상적인 장 마이크로바이옴이 자가 면역 질환을 유발하기도 한다. 따라서 건강한 장 박테리아를 회복하는 식품을 먹으면 건강에 도움이 될 수 있다. 가령 호두, 콩(검정콩과 흰 강낭콩), 키위, 코코아는 박테리아의 부산물인 부티르산염의 생성을 늘린다. 부티르산염은 항염 효과가 있어서 관절염에서 뼈와 관절의 손상을 줄이는 것으로 알려져 있다.
- 줄기세포 이식을 통해 면역체계를 재건하면 피부 경화증, 다발성 경화증, 중증 근무력증 등의 일부 자가 면역 질환을 없앨 수 있다는 강력한 증거가 임상 실험을 통해 입증됐다.[23] 그 밖에 금식을 이용해서 면역 체계를 재가동하는 방법도 있다. 건강한 면역 체계의 재생을 촉진하는 식품은 면역 질환에 따른 혼란을 방지하고 면역 체계를 안정화하는 데 기여할 것이다.

노인성 질환

나이가 들면 흰머리나 주름 같은 불가피한 노화 현상이 나타나기 마련이다. 그런데 노인들에게서 흔히 나타나는 질병 중에는 건강하고 행복한 삶을 철저히 짓밟아서, 모두들 피하고 싶어 하는 무서운 병도 있다.

알츠하이머병과 파킨슨병 같은 퇴행성 신경질환은 정상적인 뇌의 기능을 서서히 파괴한다. 지중해식 식단과 DASH Dietary Approaches to Stop Hypertension 식단을 결합한 'MIND 식단'과 '캐나다 뇌 건강식품 지침 Canadian Brain Health Food Guide' 같은 일부 식이요법은 정상적인 정신 기능을 유지하고 퇴행성 신경질환의 진행을 늦추는 효과가 있다.

나이가 들수록 건강방어체계를 강화하는 식품을 챙겨먹는 것이 더 중요할지 모른다. 다음과 같은 이유 때문이다.

- 퇴행성 신경질환이 있을 때 혈관신생을 촉진하는 식품을 먹으면 혈액 흐름이 개선되고 염증이 줄어들어서 인지 기능에 도움이 될 수 있다.
- 줄기세포를 활성화하는 식품은 신경과 뇌 조직의 재생에도 도움이 될 수 있다.
- 건강한 마이크로바이옴 조성에 도움이 되는 식품은 건강한 장 박테리아들이 뇌에 신호를 제대로 전달하는 데 기여할 수 있다.
- DNA를 보호하는 식품은 뇌의 노화로 DNA가 손상되어 정신 기능이 손상되는 것을 방지할 수 있다.
- 사실상 모든 퇴행성 신경질환에서 뇌의 염증이 관찰된다. 따라서

항염 효과가 있는 식품은 면역체계의 반응을 가라앉히는 데 도움
이 될 수 있다.

노화와 관련이 있는 또 다른 질병으로 노인 황반변성이 있다. 50대
이상인 사람들에게서 나타나는 시력 손실의 가장 흔한 원인이 바로
이 노인 황반변성이다. 황반변성 중에서도 가장 심각한 상태인 '습성'
황반변성은 시력을 담당하는 신경층 밑에서 비정상적인 삼출성 혈관
이 자라는 병으로, 계속 진행되면 결국에는 실명에 이른다. 시력은 생
명과 직접적인 연관은 없지만, 시력을 잃으면 다른 사람에게 의지하
지 않고서는 일상생활이 불가능해진다. 그렇게 되면 삶의 질이 떨어
지면서 우울증에 빠지고, 사회와 격리되며, 다른 병이 있어서 병원에
다니고 약을 챙겨 먹어야 하는 경우에는 제대로 병을 관리하기가 더
힘들어진다.

노인 황반변성을 예방하는 데에도 먹는 음식이 물론 중요하다. 녹
색 채소와 생선 그리고 비타민, 미네랄, 식물성 생리활성물질을 결합
한 건강 보조제인 아레즈^AREDS가 도움이 될 수 있다.

- 나이가 들면서 습성 황반변성의 포괄적인 예방 차원에서 혈관신
  생 억제 효과가 있는 식품을 섭취하면, 그런 해로운 혈관이 자라
  지 않게 막을 수 있다.
- 습성 노인 황반변성이 생기면 눈 뒤쪽에 있는 핵심적인 신경이 퇴
  화하기 때문에 망막 줄기세포의 조직 재생을 촉진하는 식품을 먹
  으면 도움이 될 수 있다.

- 노인 황반변성 환자들에게서는 마이크로바이옴의 기능에 지장이 초래된다는 증거가 명확히 확인되었다. 따라서 음식을 통해 건강한 장 박테리아를 회복시켜야 한다.
- 황반변성이 있을 경우 지방조직 축적, 염증 발생, 산화에 따른 손상으로 DNA가 파괴되기 때문에 DNA를 보호하고 염증을 방지하는 식품이 도움이 될 수 있다.

끝으로 덧붙이는 말

앞에서도 계속 이야기했지만 건강은 단순히 병이 없는 상태가 아니다. 건강은 우리 몸의 5가지 건강방어체계들이 복합적으로 정교하게 작용해서 몸의 정상적인 기능을 유지하면서 동시에 병을 막아내기 위해 일상의 삶과 노화의 가차 없는 공격에 대응하는 상태를 의미한다. 오늘날 세계 대다수 국가의 보건의료 제도는 국민들의 건강을 지키는 임무를 제대로 이행하지 못하고 있다. 보건의료체계의 구성원인 의사, 병원, 건강보험 가입자들 모두가 건강방어능력을 키우는 건강관리가 아니라 질병관리에만 관심을 둔다. 내가 보기에 현대 의료는 인간이 만든 기술 그리고 부작용이 따르는 수단으로 병을 근절하는 데에만 급급한 체계가 되어 버린 것 같다. 물론 수술이 여전히 많은 사람들의 생명을 살리고 있지만, 환자가 입을 피해를 생각해서 병을 없애겠다고 반사적으로 약을 처방하는 식의 대응은 사회를 더 건강하게 만들 기회를 제한한다. 그렇게 하다 보면 보건의료체계가 사람들이 건강과 활력을 유지할 수 있게 돕고 보호하기보다는 병을 치료하는 데 그치게 된다.

이런 의견에 의료 기관들은 지금까지 해왔던 접근방식이 질병과의 싸움에서 굉장한 성과를 낳았다고 주장할 것이다. 그리고 그런 부분은 나도 확실히 인정한다. 삶과 죽음의 기로에 놓였던 환자들이 목숨을 건져서 보람 있는 인생을 사는 모습을 개인적으로 많이 보아왔다. 수술, 약, 방사선 치료가 없었다면 그 환자들이 그런 기회를 얻지 못했을 것이다. 하지만 보다 넓은 견지에서 보았을 때, 건강과 병의 예방에 부적절하게 관심이 온통 쏠리면서, 건강을 되찾겠다는 목표를 절대 달성할 수 없음에도 값비싼 약에 의존해 사는 사람들이 엄청나게 많아졌다. 질병의 부담이 증가하면서 전 세계 보건의료제도는 엄청난 재정적 부담에 시달리고 있다.

병의 치료비용은 천문학적 수준을 넘어 한계에 이른 상황이다. 예를 들어 백혈병의 가장 중요한 치료제 중 하나인 어떤 약은 1회 투약 분량의 가격이 47만 5,000달러다. 현대 의학을 뒤바꾸어 놓을 정도로 놀라운 중대한 발견들이 나오고 있지만, 설사 암환자를 완쾌시킬 방법이 발견되더라도 비용이 엄청나기 때문에 대부분의 사람들은 그런 치료를 전혀 받을 수가 없다. 이런 불평등이 의학 연구의 실질적인 진보를 가로막고 있다.

지구 자체의 건강이 나빠지는 가운데 지구 어디에 살든 관계없이 모든 사람이 화학 독소, 오염, 방사능, 전염병에 갈수록 더 많이 노출되고 있다. 환경이 이렇다 보니 병에 더 자주 걸리지 않고 오래 사는 것이 놀라울 정도다. 면역치료, 유전자 편집 기술, 로봇 수술, 정밀 의료, 조직 재생, 건강 관련 빅데이터 수집 같은 발전으로 현대 의료가 변화하고 있는 것은 사실이지만, 이런 혁명적인 기술은 병을 치료하는 데

치중하는 접근방식을 그대로 유지하면서 보건의료의 기존 모델을 더 넓게 확대한 것에 그친다.

그런 가운데 사람들은 건강에 관해 아는 것이 거의 없다는 사실을 깨달아가고 있다. 우리는 DNA 오류가 매일 일어난다는 건 알지만, 그런데도 어째서 암이 더 많이 발생하지 않는 것인가는 잘 모른다. 마이크로바이옴이 중요하다는 것은 알지만, 박테리아가 창궐하는데도 어째서 병이 나지 않는지는 알지 못한다. 몸속 장기들 사이의 액체로 가득 찬 공간으로 몸 전체에 걸쳐 연결되어 있는 간질interstitium, 그리고 소장과 복막 뒤쪽을 연결하는 방사형 조직인 장간막mesentery, 두 가지 장기가 새롭게 발견됐지만, 새롭게 알려진 이 장기들이 면역 체계를 도울 것이라고 추측할 뿐 정확한 역할이 무엇인지는 아직 알지 못한다. 항암 면역요법이 발전하면서 이제는 노인의 면역체계도 전이성 암세포를 제거할 능력이 충분히 있다는 사실을 알게 되었지만, 어떻게 해야 대부분의 암환자들에게서 이런 능력을 발현시킬 수 있을지는 아직 모른다. 일부 장 박테리아가 암에 대응하는 면역반응의 핵심 중재자이며, 항생제로 이런 박테리아를 모조리 없애버릴 경우 암을 치료하는 면역 요법의 희망도 사라진다는 사실을 발견했다(참고로 이런 중요한 박테리아를 복구하는 데 도움이 되는 식품들이 있다).

그래서 건강에 관한 중요하고 흥미로운 의문점들이 많이 생겨났다. 생명의 흔적을 찾아 먼 우주 먼 행성을 연구하는 우주생물학자들이나 심해를 탐사하는 탐험가들처럼 나와 같은 의학 연구원들은 경이로움에 감탄하는 겸손한 마음으로 건강의 비밀을 발견하는 임무를 수행해 나가야 한다.

나는 환자들 수천 명을 진료한 의사이자 의학의 선두에서 활동해온 과학자로서, 병을 이기는 가장 강력한 방법은 애초에 병에 걸리지 않도록 예방하는 것이라는 결론을 내리게 됐다. 그러려면 건강과 병의 예방에 목표를 둔 과학 연구가 더 많이 나오고, 그에 맞는 공중 보건 체계가 마련되어야 한다. 그리고 그 과정에서, 운전대를 원래의 주인에게 돌려주어야 마땅하다. 즉 사람들 각자의 손에 맡겨서 스스로 건강을 지키기 위해 행동에 나서게 해야 한다.

먹어서 병을 이기는 법을 실천하면 자신과 가족, 친구들을 우리 스스로 지킬 수 있다. 그러니 이 책에 나온 식품들을 꼼꼼히 훑어보고, 이 많은 것들 중에서 각자 좋아하는 식품을 고르면 된다. 모든 것은 각자 자신에게 달려 있다. 건강방어체계에 도움이 되는 식품은 어떤 것이 되었든 모두 올바른 방향으로 이끌어준다. 실천할 수 있는 타당한 방법을 따라야 한다. 5×5×5 플랜은 선호식품목록에서 매일 먹을 식품 5가지를 고르도록 되어 있다(물론 원할 경우에는 그 이상 선택해도 된다). 틀에 박힌 식단이 되지 않도록 여러 가지를 바꿔가며 선택하고, 어느 한 가지 식품만 지나치게 많이 먹지 않도록 한다.

먹어서 병을 이기는 법은 위기를 맞은 보건의료 정책의 해법으로도 중요하다. 전 세계적으로 관련 연구가 탄력을 받고, 건강이 먹는 음식에 영향을 받으며 음식으로 더 건강한 몸을 만들 수 있다는 과학적 증거가 갈수록 많아지는 가운데, 앞으로 다가올 몇 년 동안 훨씬 많은 자료가 나올 것으로 기대된다. 제약 연구에서는 신약을 하나 개발하려면 수십억 달러나 되는 엄청난 돈이 투입되고 시간도 수십 년씩 걸리지만, 음식과 건강에 관한 연구는 즉각적으로 확인하고 적용할 수 있다.

장기적인 임상연구가 끝나고 FDA의 승인이 나올 때까지 하염없이 기다릴 필요 없이 건강에 이롭다고 알려진 식품들, 예를 들면 감귤이나 순무 같은 것들을 챙겨 먹으면 된다.

　나는 지난 2018년 4월에 바티칸에서 열린 '유나이트 투 큐어'라는 보기 드문 의학 연구 컨퍼런스에 다녀왔는데, 그 자리에 모인 사람들 앞에서 프란치스코 교황은 "진정한 진보의 척도는 모든 사람을 도울 수 있는 능력이다"라고 이야기했다. 여기에서 배운 것이 독자들의 건강의 새로운 시작이 되기를, 그리고 이 내용을 주위 사람들과 함께 나누기를 바란다.

식품, 복용량, 영향을 받는 질병에 관한 차트

식품	복용량	질병
사과	하루에 1~2개	방광암
	하루에 1~2개	대장암
살구	하루에 2개	식도암
	하루에 2개	두경부암
죽순	하루에 1/3컵	대사증후군 및 비만
맥주	하루에 1잔	대장암
	하루에 1잔	관상동맥 질환
	일주일에 5잔	신장암
	하루에 1~2잔	치매
블랙 라즈베리	하루에 2컵	바렛식도
	하루에 7컵	방광암
	하루에 4개	심혈관 질환
홍차	하루에 2잔	고혈압
블랙베리	하루에 5.5컵	방광암
블루베리	일주일에 1컵	유방암
블루피시	일주일에 1회 제공량 이상	노인 황반변성
	하루에 100그램	대장암
브로콜리	일주일에 1~2컵	유방암
	일주일에 1~2컵	식도암
	하루에 2컵	전신 홍반성 루프스
캐슈	하루에 26개	대장암
체리	하루에 2개	식도암
	하루에 2개	두경부암
방울토마토	생과일로 하루에 8컵	전신 홍반성 루프스
밤	하루에 48그램	방광암

식품	복용량	질병
다크초콜릿	하루에 플라보노이드 375밀리그램/ 코코아프로1포	관상동맥 질환
색이 짙은 부위의 닭고기	하루에 100그램 (닭다리 1개 이하)	대장암
에담 치즈	하루에 얇게 썬 치즈 2조각	대장암
풋콩	하루에 1,2컵	유방암
익은 김치	하루에 1,2컵	대사증후군 및 비만
다가불포화지방산 함량이 높은 생선과 갑각류	하루에 85그램	대장암
	하루에 85그램	유방암
녹차	하루에 2~3잔	대장암
	하루에 4잔	심혈관 질환
	하루에 4~5잔	전신 홍반성 루프스
	하루에 4~5잔	다발성 경화증
	하루에 4~5잔	류마티스성 관절염
김치	하루에 1,2컵	고혈압
마카다미아	하루에 17개	대장암
고등어	일주일에 1회 제공량 이상	노인 황반변성
	매일 100그램	대장암
망고	하루에 2개	식도암
	하루에 2개	두경부암
천도복숭아	하루에 2개	식도암
	하루에 2개	두경부암
올리브오일	하루에 3~4큰술	유방암
	하루에 3~4큰술	대장암
	하루에 3~4큰술	후두암
오렌지	하루에 1,5개	전신 홍반성 루프스
복숭아	하루에 2개	식도암
	하루에 2개	두경부암
잣	하루에 1/4컵	대장암

식품	복용량	질병
자두	하루에 2개	식도암
	하루에 2개	두경부암
자색감자	하루에 작은 감자 5개	대장암
적포도주	하루에 1잔	대장암
	하루에 1/2잔	죽상동맥경화증
연어	일주일에 1회 제공량 이상	노인 황반변성
	하루에 100그램	대장암
정어리	일주일에 1회 제공량 이상	노인 황반변성
	하루에 100그램	대장암
두유	하루에 1컵	유방암
	하루에 1컵	죽상동맥경화증
딸기	하루에 1.5컵	전신 홍반성 루프스
황새치	일주일에 1회 제공량 이상	노인 황반변성
	하루에 100그램	대장암
참치	일주일에 1회 제공량 이상	노인 황반변성
	하루에 100그램	대장암
호두	하루에 1/2태 22개	대장암(발병위험)
	일주일에 1/2태 29개	대장암(3기 사망률)
통밀	하루에 2.7회 제공량	심혈관 질환
	하루에 2.7회 제공량	제2형 당뇨병
요구르트	하루에 1회 제공량 이상	심혈관 질환

1. 콜로라도 대학교 볼더 캠퍼스 연구원들은 비만이 아닌 건강한 60대 남성의 줄기세포를 20대 남성들의 줄기세포와 비교하는 방법으로 이를 연구했다. 확인 결과 이 두 집단 사이에 놀라운 차이점이 나타났다. 나이든 피험자 집단의 혈관내피 전구세포는 세포의 생존을 돕는 요소를 젊은 피험자 집단에 비해 60퍼센트나 적게 생성했다.

2. 여기서 신호를 보내는 주체는 바로 MHC^major histocompatability complex (주조직 적합성 복합체) 2형이다. MHC는 대식세포, 수지상 세포, 세포독성 T세포, B 세포 등의 다양한 면역 세포에서 발견된다. 이 세포들이 침입자의 파편을 2형 MHC에 끼워 넣고, 그것이 면역 세포의 표면에 드러나면, 격전이 벌어지고 있으니 지침과 지원이 필요하다는 신호가 전달된다. 그 신호를 인식한 도움 T세포는 지원 계획을 세우고 대응을 확대한다.

3. 그 표지가 되는 것은 MHC 1형이다. 감염된 세포는 침입자의 외부 항원을 MHC 1형에 끼워 넣은 뒤에 세포 표면에 드러나는데, 그것이 신호 역할을 해서 세포독성 T세포가 제거 작업에 나선다.

4. 실험에 사용된 적포도주는 프랑스 랑그독 루시옹의 카르베네 쇼비뇽이었다. 맥주는 타이완 비어, 보드카는 스미노프였다.

5. 스페인 코르도바의 Deoleo company에서 만든 제품이었다.

6. 크랜베리 주스는 Ocean Spray Cranberries에서 만든 제품을 사용했다.

7. 블루베리 가루는 루벨Rubel과 티프블루Tifblue 두 가지 품종으로 만들어진 것으로, 미국 Highbush Blueberry Council에서 제조했다.

8. 일본 시즈오카 키사쿠엔에서 만든 제품을 사용했다.

9. 음식 남기지 않기 운동은 1차 세계대전으로 식량이 귀해지면서 1917년에 우드로 윌슨 대통령이 처음 주창했다. 뒤이어 1947년에는 헤리 트루먼 대통령이 2차 세계대전으로 식량 부족을 겪는 유럽인들을 돕기 위해 미국인들이 식량을 절약해야 한다고 촉구했다. 사람들의 음식 섭취량을 늘리기 위해서 음식 남기지 않기 운동을 벌였던 것은 절대 아니었다.

10. 육류에 들어 있는 발암성 헤테로사이클릭아민HCA의 전구물질은 크레아틴creatine과 크레아티닌creatinine이다.

11. 호박꽃은 생리활성물질인 폴리페놀이 양배추, 파슬리, 셀러리보다 최대 16배나 많이 들어있는 훌륭한 건강식품이다. 호박꽃에는 제노톡신genotoxin이라는 화학물질에 의한 세포의 DNA 손상을 방지하는 생리활성물질인 스피나스테롤spinasterol도 들어 있다. 스피나스테롤은 혈관신생을 억제하며, 유방암 세포와 난소암 세포를 죽이는 것으로도 알려져 있다. 게다가 호박꽃에는 면역력을 높이는 비타민 C와 카로티노이드(호박꽃이 연노란색을 띄는 것은 카로티노이드 때문이다)도 들어 있다. E. N. Aquino-Bolanos et al., "Physicochemical Parameters and Antioxidant Compounds in Edible Squash Flowers Stored under Controlled Atmospheres," Journal of Food Quality 36 (2013): 302–308; I. M. Villasenor, P. Lemon, A. Palileo, and J. B. Bremner,

"Antigenotoxic Spinasterol from Cucurbita maxima Flowers," Mutation Research 360, no. 2 (1996): 89–93; N. K. Sedky et al., "The Molecular Basis of Cytotoxicity of α-pinasterol from Ganoderma resinaceum: Induction of Apoptosis and Overexpression of p53 in Breast and Ovarian Cancer Cell Lines," Journal of Cellular Biochemistry 119, no. 5 (2017); G. N. Y. van Gorkom et al., "Influence of Vitamin C on Lymphocytes: An Overview," Antioxidants 7, no. 3 (2018).

12. 감의 주황색 과육에서 얻은 추출물은 대장암과 전립선암 세포의 성장을 막는다. S. B. Park et al., "Anticancer Activity of Calyx of Diospyros kaki Thunb. through Downregulation of Cyclin D1 via Inducing Proteasomal Degradation and Transcriptional Inhibition in Human Colorectal Cancer Cells," BMC Complementary and Alternative Medicine 17, no. 1 (2017): 445; Y. Ding et al, "Flavonoids from Persimmon (Diospyros kaki L.) Leaves Inhibit Proliferation and Induce Apoptosis in PC-3 Cells by Activation of Oxidative Stress and Mitochondrial Apoptosis," Chemico-Biological Interactions 275 (2017): 210–217.

13. 와사비에는 유방암 세포와 간암 세포를 죽이는 이소티오시아네이트[iso-thiocyanate]를 비롯한 많은 생리활성물질이 들어 있다. S. Yano, S. Wu, K. Sakao, and D. X. Hou, "Wasabi 6-methylsulfinyl)hexyl Isothiocyanate Induces Apoptosis in Human Colorectal Cancer Cells through p53-Independent Mitochondrial Dysfunction Pathway,"

Biofactors (May 14, 2018), doi: 10.1002/biof.1431; Y. Fuke et al., "Wasabi-Derived6-methylsulfinyl Hexyl Isothiocyanate Induces Apoptosis in Human Breast Cancer by Possible Involvement of the NF-kB Pathways," Nutrition and Cancer 66, no. 5 (2014): 879 - 887; P. Z. Trio et al., "DNA Microarray Profiling Highlights Nrf2-Mediated Chemoprevention Targeted by Wasabi-Derived Isothiocyanates in HepG2 Cells," Nutrition and Cancer 69, no. 1 (2017): 105 - 116.

14. 여주에는 트리터핀triterpene, 알칼로이드alkaloid, 펩타이드peptide 같은 강력한 생리활성물질이 들어 있어서 식물의 천연 살충제 역할을 한다. 여주 열매에서 얻은 추출물은 대장암과 유방암 세포를 죽이는 효능이 있음이 확인됐다. 또 여주는 혈중 지질 농도를 낮추고 지방 세포의 성장을 억제하기 때문에 심혈관 질환 예방 효과가 있다. 여주의 즙은 면역 T세포의 활동성을 낮추어서 염증을 줄이는 데에도 도움이 된다. V. P. Dia and H. B. Krishnan, "BG-4, a Novel Anticancer Peptide from Bitter Gourd Momordica charantia, Promotes Apoptosis in Human Colon Cancer Cells," Scientific Reports 6 (2016): 33532; J. R. Weng et al., "Cucurbitane Triterpenoid from Momordica charantia Induces Apoptosis and Autophagy in Breast Cancer Cells, in Part, through Peroxisome Proliferator-Activated Receptor γ Activation," Evidence-Based Complementary and Alternative Medicine (2013): 935675; M. B. Krawinkel et al., "Bitter Gourd Reduces Elevated Fasting Plasma Glucose Levels in an Intervention Study

among Prediabetics in Tanzania," Journal of Ethnopharmacology 216 (2018): 1-7; M. Cortez-Navarrette et al., "Momordica charantia Administration Improves Insulin Secretion in Type 2 Diabetes Mellitus," Journal of Medicinal Food 21, no. 7 (2018); Q. Chen and E. T. Li, "Reduced Adiposity in Bitter Melon Momordica charantia Fed Rats Is Associated with Lower Tissue Triglyceride and Higher Plasma Catecholamines," British Journal of Nutrition 93, no. 5 (2005): 747–754; Mahwish et al., "Hypoglycemic and Hypolipidemic Effects of Different Parts and Formulations of Bitter Gourd Momordica charantia," Lipids in Health and Disease 16, no. 1 (2017): 211; D. G. Popovich, L. Li, and W. Zhang, "Bitter Melon Momordica charantia Triterpenoid Extract Reduces Preadipocyte Viability, Lipid Accumulation, and Adiponectin Expression in 3T3-L1 Cells," Food and Chemical Toxicology 48, no. 6 (2010): 1619–1626; R. Fachinan, A. Yessoufou, M. P. Nekoua, and K. Moutairou, "Effectiveness of Antihyperglycemic Effect of Momordica charantia: Implication of T-Cell Cytokines," Evidence-Based Complementary and Alternative Medicine (2017):3707046.

15. 청나래고사리에는 면역력을 증강하는 비타민 A와 비타민 C 그리고 오메가-3 지방산, 베타 카로틴, 갈산, 루테인, 제아잔틴 등 혈관신생을 억제하는 생리활성물질이 다량 함유되어 있다. 프랑스, 인도, 인도네시아, 일본, 네팔, 미국 원주민 문화권에서는 최소한 7가지 종류 이상의 청나래고사리류를 채취해서 먹는다. 그런데 고사리류 식물 중에는 독

508

이 있는 것이 많으므로, 경험이 많지 않은 사람은 혼자서 청나래고사리를 찾으러 다녀서는 안 된다. 관련 연구에 따르면 제아잔틴은 노화에 따른 시력 감퇴를 방지하고, 간을 재생하는 줄기세포의 기능을 강화한다. 한편 갈산은 장에서 건강에 이로운 락토바실러스 박테리아가 생성되도록 돕는다. J. M. DeLong et al., "The Unique Fatty Acid and Antioxidant Composition of Ostrich Fern Matteuccia struthiopteris Fiddleheads," Canadian Journal of Plant Science 91 (2011): 919–930; Y. Liu et al., "Precise Regulation of miR-210 Is Critical for the Cellular Homeostasis Maintenance and Transplantation Efficacy Enhancement of Mesenchymal Stem Cells in Acute Liver Failure Therapy," Cell Transplantation 26, no. 5 (2017): 805–820; R. Pacheco-Ordaz et al., "Effect of Phenolic Compounds on the Growth of Selected Probiotic and Pathogenic Bacteria," Letters in Applied Microbiology 66, no. 1 (2018): 25–31.

16. 아난다미드anandamide도 장의 면역 체계를 활성화하고, 면역 항상성을 유지하는 데 도움이 되며, 자궁내막암 세포를 죽이는 효능도 있다. G. Pacioni et al., "Truffles Contain Endocannabinoid Metabolic Enzymes and Anandamide," Phytochemistry 11 (2015): 104–110; N. Acharya et al., "Endocannabinoid System Acts as a Regulator of Immune Homeostasis in the Gut," Proceedings of the National Academy of Sciences USA 114, no. 19 (2017): 5005–5010; B. M. Fonseca, G. Correia-da-Silva, and N. A. Teixeira, "Cannabinoid-Induced Cell Death in Endometrial Cancer Cells: Involve-

ment of TRPV1 Receptors in Apoptosis," Journal of Physiology and Biochemistry 74, no. 2 (2018).

17. S. Karami, S. E. Daugherty, and M. P. Purdue, "A Prospective Study of Alcohol Consumption and Renal Cell Carcinoma Risk," International Journal of Cancer 137, no. 1 (2015): 238–242.

18. 맥주가 몸에 유익한 것은 알코올 성분이 아니라, 맥주 특유의 맛을 내는 여러 화합물들 덕분이다. 가령 홉에 들어 있는 한 화합물은 혈관신생 억제 효능이 있다. 그리고 스페인의 한 연구에서는 맥주를 마신 남성들에게서 혈중 줄기세포 수가 증가하는 현상이 관찰됐는데, 이런 현상은 비알콜성 맥주를 마신 사람들에게서도 똑같이 나타났다. G. Chiva-Blanch et al., "The Non-alcoholic Fraction of Beer Increases Stromal Cell Derived Factor 1 and the Number of Circulating Endothelial Progenitor Cells in High Cardiovascular Risk Subjects: A Randomized Clinical Trial," Atherosclerosis 233, no. 2 (2014): 518–524.

19. 대규모로 진행됐던 다수의 연구들에서 매운 음식과 건강의 상관관계가 확인됐다. 중국에서 시행된 중국 카두리 바이오뱅크China Kadoorie Biobank 연구는 중국 전역에 거주하는 48만 7,375명을 조사해서 하루에 1차례 이상 매운 음식을 먹는 것은, 암, 심장질환, 뇌졸중, 당뇨병, 호흡기 질환, 감염을 포함한 모든 원인에 의한 사망 위험을 14퍼센트 낮추는 결과와 관련이 있음을 확인했다. 이런 관련성은 북미에서 1만 6,179명이 참여했던 대규모 연구조사인 미국 건강영양조사 설문(세 번째) 조사 데이터를 통해서도 확인됐다. M. Chopan and B. Littenberg, "The

510

Association of Hot Red Chili Pepper Consumption and Mortality: A Large Population-Based Cohort Study," PLOS One 12, no. 1 (2017): e0169876.

20. EPIC연구의 일환으로 진행되었으며, 47만 8,040명의 견과류 섭취 관련 자료를 분석했다. M. Jenab et al., "Association of Nut and Seed Intake with Colorectal Cancer Risk in the European Prospective Investigation into Cancer and Nutrition," Cancer Epidemiology, Biomarkers, and Prevention 13, no. 10 (2004): 1595 – 1603.

21. 치커리는 암을 억제하는 효능도 있다. P. H. Tsai et al., "Dietary Flavonoids Luteolin and Quercetin Suppressed Cancer Stem Cell Properties and Metastatic Potential of Isolated Prostate Cancer Cells," Anticancer Research 36, no. 12 (2016): 6367 – 6380.

22. 파파야는 맛이 달콤한 열대 과일로, 아시아에서 유래했다. 과육이 주황색을 띠는 것은 혈관신생 억제, 항산화, 면역 증강 효능이 있는 카로티노이드, 리코펜, 베타크립토잔틴이 들어 있기 때문이다. R. M. Schweiggert et al., "Carotenoids Are More Bioavailable from Papaya than from Tomato and Carrot in Humans: A Randomised Cross-Over Study," British Journal of Nutrition 111, no. 3 (2014): 490 – 498; S. Pandey, P. J. Cabot, P. N. Shaw, and A. K. Hewavitharana, "Anti-Inflammatory and Immunomodulatory Properties of Carica papaya," Journal of Immunotoxicology 13, no. 4 (2016): 590 – 602.

23. 줄기세포 이식을 통해 자가 면역 질환을 극복이라는 큰 승리를 얻어 낸 환자 2명의 이야기가 2016년 바티칸에서 '세포의 새로운 한계'라는 제

목으로 열렸던 학회에서 소개됐다. 자세한 프레젠테이션 내용 유튜브 동영상으로 시청할 수 있다.

https://www.youtube.com/watch?v=Iafkr-qRnm0.

과학에 관한 짧은 설명

나는 이 책에서 우리 몸의 건강 방어 능력에 도움이 되는 식품에 관한 과학적 바탕을 특히 강조했다. 독자들이 이 책을 읽고 배운 정보를 행동으로 옮겼으면 하는 것이 내 바람이었으며, 아마 실제로 그런 이유로 다들 처음에 이 책을 골라들었을 것이라고 본다. 그런데 내가 어째서 과학적인 자료를 선택해서 제시했는지 설명해 둘 필요가 있을 것 같다. 건강 뉴스에 관심이 있는 사람이라면 다들 잘 알겠지만, 음식과 건강에 관해 세상에 알려진 정보들 중에서는 서로 모순되는 것이 상당히 많다.

과학 뉴스를 대중들에게 설명하기란 쉽지 않다. 그래서 이와 관련해 독자들이 꼭 알아두었으면 하는 사항이 몇 가지가 있다. 첫째, 어떤 하나의 연구가 그 연구 주제에 대한 최후의 결론이 되는 법은 절대 없다. 타당한 과학 체계는 철저해서, 조사하고, 검토하고, 결론짓고, 반복과 연구방법의 개선을 통해 내렸던 결론을 재확인하는 과정을 거친다. 이것이 바로 우리가 음식과 건강의 문제를 포함한 이 세상의 모든 지식을 끊임없이 발전시키고 개선해가는 방법이다. 이 책에서 설명했던 수백 가지 연구들 중에는 놀랍고 흥미로운 결과들이 많지만, 각 연구에서 밝혀진 결과는 필연적으로 또 다른 새로운 의문을 낳는다. 그것은 과학의 본질이다. 식품과 건강방어체계를 논의할 때, 물론 이 주제가 흥미로운 탐구의 새로운 분야이며 우리가 알아두어야 할 자료가 상당히 많고 알아두는 것이 중요하지만, 아직 밝혀지지 않은 부분도 너무 많다.

이 책에서 내가 독자들에게 소개한 연구 자료들은 일반적으로 사람 대상의 임상 실험, 일반 대중을 대상으로 한 대규모 역학 연구, 동물 실험, 인간의 세포에 식품 관련 요인이 끼치는 영향을 조사한 실험실 연구, 이렇게 네 가지 연구 방법 중 하나에 해당하는 연구였다. 가능한 최대한 사람을 대상으로 검증한 결과를 찾으려고 애썼다. 그것이 가장 중요한 문제이기 때문이다. 하지만 동물 실험이나 세포 실험도 과학적 이치와 이유에 관한 깊은 이해의 토대를 형성한다. 만일 이런 데이터가 이미 나와 있는 사람에 관한 데이터를 이해하거나 명확히 밝히는 데 도움이 된다면 대단히 의미 있는 자료가 된다.

이런 연구들도 신약 개발과 비슷한 연구 방법을 사용한다. 유전자 배열, 단백질 유전 정보학, 세포 배양, 동물 모형, 사람을 대상으로 하는 무작위 플라세보 대조군 임상실험, 일반인으로 구성된 다수의 인구집단에 대한 연구 등을 실시하는 것이다. 이 책에서는 돋보이는 가설이나 결과를 제시한 연구들을 골라서 소개했다. 실제로 이런 연구는 선구적인 의사와 과학자들과 이야기를 나눌 때 주로 언급하는 유형의 자료이다.

앞으로도 개인적인 수준에서는 어떤 특정 식품을 권하면 좋을지에 관한 과학적 토대를 더 탄탄히 만들어 나갈 필요가 있다. 식품 과학자,

생명 과학자, 영양학자, 농업 전문가, 의사, 행동 과학자, 전염병학자들은 서로 협력해서 음식이 우리 몸에 어떻게 영향을 끼치는가를 지속적으로 탐색해 나가야 한다.

끝으로 짚고 넘어 갈 사항이 몇 가지 더 있다.

이 책에서 소개한 식품에 대한 권고는 절대적으로 따라야 한다는 의미에서 제시한 것은 아니다. 몸에 필요한 음식은 개인의 조건과 상황에 따라 다르다. 그래서 5×5×5 플랜은 각자에게 가장 잘 맞는 식단 계획을 세울 수 있도록 고안됐다. 앞으로 식품에 대한 정보와 자료가 지금까지보다 훨씬 더 많이 발표될 것이므로, 의학 논문 검색 엔진인 펍메드 PubMed를 이용해서 최신 정보를 주기적으로 확인하도록 하자.

두 번째로 이 책에 소개된 식품을 먹을 때는 상식적으로 접근하도록 하자. 나는 어떤 한 가지 식품을 무조건 많이 먹어야 좋다고 권하지는 않았다. 아무리 가공하지 않은 자연식품이라도 비정상적으로 많이 섭취하면 해로운 영향이 나타나게 되어 있다. 건강은 균형이 잡힌 상태 혹은 항상성이 유지되는 상태를 의미한다. 술, 당분, 심지어 평범한 물조차 과하게 섭취하면 건강의 균형이 깨진다. 몸의 건강에 있어서는 많으면 많을수록 무조건 좋은 것이 아니다. 그리고 건강의 만병통치약 같은 건 없다.

마지막으로 음식은 의학적 치료를 대체할 수 없다. 나는 우리 모두가 각자에게 주어진 모든 자원을 최대한 활용해야 한다고 믿는다. 약은 생명을 구하는 수단이 되기도 한다. 하지만 음식도 건강을 지키는 많은 수단들 중 하나이며, 음식은 처방이나 정맥주사 같은 복잡한 절차 없이도 활용할 수 있다. 음식과 약의 혼용과 관련한 주제는 지금까지는 주로 잠재적인 위험을 밝히는 연구에 주로 초점이 맞춰졌지만, 이 두 가지가 상호 협력해서 어떤 이로운 작용을 할 수 있는가에 관한 연구 역시 탐구해볼 만한 흥미로운 분야다.

자연식품 중에 그 어떤 것도 모든 사람에게 좋거나 모든 사람에게 나쁘지는 않다. 식품이 각 개인에게 끼치는 영향은 유전자를 포함한 많은 요인에 좌우된다. 이 책에서는 건강방어체계에 좋은 영향을 주어 우리 몸에 이로운 기능을 하는 식품들을 집중적으로 다루었지만, 어떤 음식을 먹을 것인가를 정할 때 각 개인 차원에서 고려해야 할 다른 요인들도 있다. 그러니 식단에 대대적인 변화를 꾀하기 전에 주치의와 상의하는 것이 좋다. 현재 병을 앓고 있거나 약을 복용하는 중이라면 더더욱 그럴 필요가 있다. 그리고 비만, 심혈관 질환, 그 밖의 만성질환 등이 있다면 각자의 상태를 충분히 고려해서 선택해야 한다.

독자들이 이 책을 도약대로 삼기를 바란다. 단순히 샐러드에 들어가는 채소들만이 아니라 건강에 도움이 되는 수많은 식품들과 그 과학적 증거를 지금껏 세세히 살펴보았다. 모든 사람들이 세계 다양한 문화와 전통을 배경으로 하는, 먹음직스럽고 구입하기도 어렵지 않은 식품들을 챙겨먹고, 그렇게 해서 병을 물리칠 수 있다. 나는 몸이 본연의 건강방어체계에 힘입어 스스로 치유하는 능력에 관한 새롭고 흥미로운 사실을 전하기 위해 독자들 앞에 나섰다. 바라건대, 먹어서 병을 이기겠다는 확실한 의도와 충분한 지식을 바탕으로 매일 먹는 음식을 선택하고, 앞으로도 다들 계속 그렇게 실천해 나갔으면 좋겠다. 그렇게만 된다면 나의 목표가 성취된 셈이다.

5×5×5 일일 워크시트: 선호식품목록

매일 하루 동안 먹을 식품을 각 방어체계 항목별로 한 가지씩 고른다.

방어체계: 혈관신생

혈관신생 억제		
▢ 아몬드	▢ 양배추	▢ 에스카롤
▢ 안초비	▢ 카망베르 치즈	▢ 청나래고사리
▢ 사과 껍질	▢ 케이퍼	▢ 연어알
▢ 사과	▢ 당근	▢ 아마씨
(그래니 스미스 레드 딜리셔스, 네트)	▢ 캐슈	▢ 치커리
▢ 살구	▢ 콜리플라워	▢ 인삼
▢ 북극 곤들매기	▢ 캐비어	▢ 고다 치즈
▢ 아루굴라	▢ 캐모마일차	▢ 숭어
▢ 죽순	▢ 체리	▢ 녹차
▢ 보리	▢ 건체리	▢ 구아바
▢ 맥주	▢ 방울토마토	▢ 헤이크
▢ 벨지언 엔다이브	▢ 밤	▢ 광어
▢ 눈다랑어	▢ 치아씨	▢ 하몽 이베리코 데 베요타
▢ 블랙 베스	▢ 닭고기(색이 짙은 부위)	▢ 얄스버그 치즈
▢ 검정콩	▢ 고추	▢ 자스민차
▢ 검은 자두	▢ 시나몬	▢ 달고기
▢ 블랙라즈베리	▢ 클라우디 애플사이다	▢ 케일
▢ 홍차	▢ 새조개	▢ 김치
▢ 블랙베리	▢ 커피	▢ 키위
▢ 블루베리	▢ 크랜베리	▢ 감초 뿌리
▢ 건블루베리	▢ 건크랜베리	▢ 리치
▢ 참다랑어	▢ 다크초콜릿	▢ 마카다미아넛
▢ 블루피시	▢ 납작굴	▢ 고등어
▢ 청경채	▢ 에담 치즈	▢ 망고
▢ 보타르가	▢ 가지	▢ 바지락

□ 브로콜리	□ 에멘탈 치즈	□ 지중해산 농어
□ 브로콜리라브	□ 푼타렐라	□ 센차
□ 뮌스터 치즈	□ 라디치오	□ 닭새우
□ 흰 강낭콩	□ 무지개 송어	□ 호박꽃
□ 천도복숭아	□ 라즈베리	□ 오징어 먹물
□ 엑스트라버진 올리브오일	□ 흑토마토	□ 스틸튼 치즈
□ 양파	□ 산란기의 수컷 연어	□ 딸기
□ 우롱차	□ 적상추	□ 설태너 건포도
□ 오레가노	□ 노랑촉수	□ 해바라기씨
□ 참굴	□ 적포도주	□ 황새치
□ 복숭아	(카르베네, 케르베네 프랑,	□ 탠저린 토마토
□ 피칸	프티 베르도)	□ 타르디보 디 트레비소
□ 페퍼민트	□ 로마네스코	□ 철관음차
□ 핑크 그레이프프루트	□ 로즈메리	□ 참치
□ 피스타치오	□ 루타바가	□ 강황
□ 자두	□ 연어	□ 순무
□ 석류	□ 산 마르자노 토마토	□ 호두
□ 전갱이	□ 정어리	□ 수박
□ 프로슈토 디 파르마	□ 사우어크라우트	□ 방어
□ 호박씨	□ 도미	□ 콩
□ 해삼		

혈관신생 촉진		
□ 사과 껍질	□ 고추	□ 푼타렐라
□ 사과	□ 크랜베리	□ 라디치오
(그래니 스미스,	□ 건크랜베리	□ 적상추
레드 딜리셔스, 레네트)	□ 에스카롤	□ 로즈메리
□ 아스파라거스	□ 아마씨	□ 참깨
□ 보리	□ 치커리	□ 설태너 건포도
□ 벨지언 엔다이브	□ 인삼	□ 해바라기씨
□ 검은 자두	□ 양파	□ 타르디보 디 트레비소
□ 건블루베리	□ 페퍼민트	□ 치아씨
□ 케이퍼	□ 호박씨	□ 건체리

방어체계: 재생

- 엔초비
- 사과 껍질
- 사과
  (그래니 스미스
  레드 딜리셔스, 레네트)
- 살구
- 북극 곤들매기
- 죽순
- 보리
- 맥주
- 벨지언 엔다이브
- 눈다랑어
- 여주
- 블랙 베스
- 블랙 초크베리
- 검은 자두
- 블랙라즈베리
- 홍차
- 블랙베리
- 블루베리
- 건블루베리
- 참다랑어
- 블루피시
- 보타르가
- 케이퍼
- 당근
- 캐비어
- 셀러리
- 캐모마일차
- 체리
- 건체리
- 밤
- 치아씨
- 고추
- 잎셀러리

- 새조개
- 커피
- 콜라드그린
- 콩코드 포도
- 크랜베리
- 건크랜베리
- 다크초콜릿
- 납작굴
- 가지
- 에스카롤
- 청나래고사리
- 연어알
- 아마씨
- 치커리
- 인삼
- 구기자
- 포도
- 숭어
- 그린빈
- 녹차
- 헤이크
- 광어
- 달고기
- 케일
- 키위
- 리치
- 고등어
- 망고
- 바지락
- 지중해산 농어
- 갓
- 천도복숭아
- 엑스트라버진 올리브오일
- 시금치
- 강황

- 양파
- 오레가노
- 참굴
- 복숭아
- 땅콩
- 페퍼민트
- 감
- 피스타치오
- 자두
- 석류
- 전갱이
- 호박씨
- 푼타렐라
- 자색감자
- 라디치오
- 무지개 송어
- 라즈베리
- 맛조개
- 적상추
- 노랑촉수
- 적포도주
  (카르베네, 케르베네 프랑,
  프티 베르도)
- 산란기의 수컷 연어
- 쌀겨
- 로즈메리
- 샤프란
- 연어
- 정어리
- 농어
- 도미
- 해삼
- 참깨
- 콩
- 해바라기씨

☐ 닭새우	☐ 황새치	☐ 호두
☐ 호박꽃	☐ 타르디보 디 트레비소	☐ 와사비
☐ 오징어 먹물	☐ 타임	☐ 물냉이
☐ 딸기	☐ 송로버섯	☐ 통곡물
☐ 설태너 건포도	☐ 참치	☐ 방어

방어체계: 마이크로바이옴

☐ 살구	☐ 가지	☐ 완두콩
☐ 아루굴라	☐ 팽이버섯	☐ 자두
☐ 아스파라거스	☐ 에스카롤	☐ 석류 주스
☐ 죽순	☐ 청나래고사리	☐ 포르치니버섯
☐ 검정콩	☐ 프리세	☐ 펌퍼니클빵
☐ 홍차	☐ 고다 치즈	☐ 호박씨
☐ 블루베리	☐ 녹차	☐ 푼타렐라
☐ 청경채	☐ 케일	☐ 라디치오
☐ 브로콜리	☐ 김치	☐ 적포도주
☐ 양배추	☐ 키위	(카르베네, 케르베네 프랑,
☐ 카망베르 치즈	☐ 렌틸콩	프티 베르도)
☐ 당근	☐ 노루궁뎅이버섯	☐ 루타바가
☐ 콜리플라워	☐ 리치	☐ 사우어크라우트
☐ 캐모마일차	☐ 잎새버섯	☐ 참깨
☐ 꾀꼬리버섯	☐ 망고	☐ 표고버섯
☐ 체리	☐ 모렐 버섯	☐ 발효빵
☐ 치아씨	☐ 흰 강낭콩	☐ 오징어 먹물
☐ 병아리콩	☐ 천도복숭아	☐ 해바라기씨
☐ 고추	☐ 엑스트라버진 올리브오일	☐ 타르디보 디 트레비소
☐ 커피	☐ 우롱차	☐ 토마토
☐ 콩코드 포도 주스	☐ 느타리버섯	☐ 순무
☐ 크랜베리	☐ 파오차이	☐ 호두
☐ 크랜베리 주스	☐ 파르미지아노	☐ 양송이버섯
☐ 다크초콜릿	레지아노 치즈	☐ 통곡물
☐ 요구르트	☐ 복숭아	

방어체계: DNA 보호

▢ 아세롤라	▢ 콩코드 포도 주스	▢ 땅콩
▢ 아몬드버터	▢ 다크초콜릿	▢ 피칸
▢ 아몬드	▢ 납작굴	▢ 페퍼민트
▢ 안초비	▢ 가지	▢ 잣
▢ 살구	▢ 청나래고사리	▢ 핑크 그레이프프루트
▢ 북극 곤들매기	▢ 연어알	▢ 피스타치오
▢ 아루굴라	▢ 아마씨	▢ 자두
▢ 죽순	▢ 그레이프프루트	▢ 전갱이
▢ 바질	▢ 숭어	▢ 호박씨
▢ 눈다랑어	▢ 녹차	▢ 무지개 송어
▢ 블랙 베스	▢ 구아바	▢ 흑토마토
▢ 홍차	▢ 헤이크	▢ 노랑촉수
▢ 블루베리	▢ 헤이즐넛	▢ 산란기의 수컷 연어
▢ 참다랑어	▢ 달고기	▢ 로마네스코
▢ 블루피시	▢ 케일	▢ 로즈메리
▢ 청경채	▢ 키위	▢ 루타바가
▢ 보타르가	▢ 리치	▢ 세이지
▢ 브라질너트	▢ 마카다미아넛	▢ 연어
▢ 브로콜리	▢ 고등어	▢ 산 마르자노 토마토
▢ 브로콜리라브	▢ 망고	▢ 정어리
▢ 브로콜리싹	▢ 바지락	▢ 농어
▢ 양배추	▢ 마저럼	▢ 도미
▢ 카무카무	▢ 지중해산 농어	▢ 해삼
▢ 당근	▢ 믹스드베리 주스	▢ 참깨
▢ 캐슈버터	▢ 천도복숭아	▢ 콩
▢ 캐슈	▢ 엑스트라버진 올리브오일	▢ 닭새우
▢ 콜리플라워	▢ 우롱차	▢ 호박꽃
▢ 캐비어	▢ 오렌지 주스	▢ 호박squash씨
▢ 캐모마일차	▢ 오렌지	▢ 오징어 먹물
▢ 체리	▢ 굴소스	▢ 딸기
▢ 방울토마토	▢ 참굴	▢ 해바라기씨

□ 밤	□ 파파야	□ 황새치
□ 새조개	□ 복숭아	□ 타히니
□ 커피	□ 피넛버터	□ 탠저린 토마토
□ 타임	□ 강황	□ 수박
□ 송로버섯	□ 순무	□ 방어
□ 참치	□ 호두	

방어체계: 면역

□ 아세롤라	□ 꾀꼬리버섯	□ 김치
□ 숙성 마늘	□ 체리	□ 키위
□ 사과 껍질	□ 건체리	□ 감초 뿌리
□ 사과	□ 방울토마토	□ 리치
(그래니 스미스,	□ 밤	□ 잎새버섯
레드 딜리셔스, 레네트)	□ 치아씨	□ 망고
□ 살구	□ 고추	□ 모렐버섯
□ 아루굴라	□ 커피	□ 겨잣잎
□ 죽순	□ 콜라드그린	□ 천도복숭아
□ 보리	□ 콩코드 포도 주스	□ 엑스트라버진 올리브오일
□ 벨지언 엔다이브	□ 크랜베리	□ 양파
□ 검은 자두	□ 건크랜베리	□ 오렌지 주스
□ 블랙 라즈베리	□ 크랜베리 주스	□ 오렌지
□ 홍차	□ 다크초콜릿	□ 느타리버섯
□ 블랙베리	□ 가지	□ 참굴
□ 건블랙베리	□ 팽이버섯	□ 복숭아
□ 블루베리	□ 에스카롤	□ 페퍼민트
□ 건블루베리	□ 청나래고사리	□ 자두
□ 청경채	□ 아마씨	□ 석류
□ 브로콜리	□ 프리세	□ 포르치니버섯
□ 브로콜리라브	□ 인삼	□ 호박씨
□ 브로콜리싹	□ 구기자	□ 푼타렐라
□ 양배추	□ 카무카무	□ 물냉이

- □ 케이퍼
- □ 당근
- □ 콜리플라워
- □ 캐모마일차
- □ 적포도주

  (카르베네, 케르베네 프랑.

  프티 베르도)
- □ 로마네스코
- □ 로즈메리
- □ 루타바가
- □ 샤프란
- □ 사우어크라우트

- □ 그레이프프루트
- □ 녹차
- □ 구아바
- □ 케일
- □ 표고버섯
- □ 시금치
- □ 호박꽃
- □ 양송이버섯
- □ 오징어 먹물
- □ 딸기
- □ 설태너 건포도

- □ 라디치오
- □ 라즈베리
- □ 맛조개
- □ 적상추
- □ 근대
- □ 타르디보 디 트레비소
- □ 송로버섯
- □ 강황
- □ 순무
- □ 호두
- □ 참깨

<부록 B>
건강 위험도 측정

건강방어체계에 대해 자세히 알아보고 건강방어체계를 강화하는 식품을 일상에서 챙겨 먹을 방법도 배웠으니, 이제는 건강의 위협 요인에 얼마나 많이 노출되어 있는지를 여기 나온 평가기준을 이용해 가늠해보도록 하자. 이 평가 기준은 전 세계 의사들이 사용하는 알고리즘을 응용해서 내가 개발한 것이다.

내가 건강 위험도 평가 체계를 만든 이유는 현재의 건강 상태를 평가하고 미래의 위험 요인을 확인해서 건강을 지키는 데 더 현명한 선택을 내리도록 하기 위함이다. 개인적인 위험 요인을 이해하면 식습관과 생활방식에 변화를 주어야겠다는 생각이 절실해질지 모른다. 우리가 날마다 선택해서 먹는 음식은 미래의 위험을 줄이는 데 도움이 될 수 있다.

인정하고 싶지 않겠지만, 사람은 누구든 건강상 취약한 부분이 있다. 수많은 요인이 우리 몸의 건강 상태와 평생 동안 큰 병이 생길 확률에 영향을 끼친다. 이를테면 아동기에서 청소년기, 성년기, 노년기에 이르기까지, 어디에 살고, 어떤 일을 하고, 무엇을 먹고, 여가 시간을 어떻게 보내느냐가 그런 위험을 높이거나 낮춘다. 우리가 가지고 태어나는 유전자가 어떤 질환이 발병할 가능성의 기본 바탕이지만 우리가 일부 위험 요인을 인식하고 그에 대비하면, 결과적으로 운명을 바꿀 수도 있다.

이미 눈치 챘을지 모르지만 병원에 정기적으로 검진을 받으러 갈 때마다 가정의학과나 일반 내과 의사들이 환자의 건강 위험도를 측정한다. 의사들은 환자를 처음 진료할 때는 청진기를 들기 전에 우선 개인적인 병력, 가족력, 생활방식, 평소에 특히 신경을 쓰거나 두려워하는 요인부터 조사한다. 가령 직장에서는 무슨 일을 하는지, 취미는 무엇인지, 가족이나 형제가 특별히 앓은 병은 없는지 등 문진에 필요한 여러 질문을 환자에게 던진다. 이런 질문을 해서 그 환자에 대해 파악하고, 동시에 건강 위험도를 평가한다. 환자가 말한 정보를 모아서 머릿속으로 분석하면서 생명까지 넘보는 심각한 병에 걸릴 확률이 얼마나 되는지를 가늠하고, 건강을 위협하는 끔찍한 상황을 피하는 데 도움이 될 방법과 계획을 궁리한다.

건강 위험도 평가

위험도를 평가하기 위해 현재 처해 있는 건강의 위험도를 계산하는 데 도움이 되는 점수 체계를 만들었다. 내가 만든 이 점수 체계는 위험도 낮음, 위험도 보통, 위험도 높음의 세 가지가 기본이다. 건강 위험도 평가를 계산하는 데 쓰이는 18개 질문의 답변을 토대로, 각자 어떤 범주에 해당하는지 확인할 수 있다. 18개 평가문항마다 각각 해당 점수가 있다. 그 점수를 모두 더하면 총점이 나온다.

건강을 평가하는 점수 체계는 병에 대한 위험도뿐 아니라 사망률을 가늠하는 데에도 도움이 된다. 미국 질병관리본부, 보건복지부 산하 연구소인 아크^{AHRQ, Agency for Healthcare Research and Quality}, 보험회사들 모두 건강 위험도를 측정하는 여러 도구를 사용한다. 내가 개발한 이 평가 체계는 개인의 병력과 가족력 등 알려진 건강 위험 요인을 토대로 한 것으로, 평가 총점은 특정 질병의 예측변수가 아니라 위험요인이 전부 더해진 가중치를 보여주는 것이다. 그렇게 해서 위험 요인이 더 많아서 건강에 문제가 발생할 가능성이 더 큰지 여부를 확인할 수 있게 했다.

그럼 지금부터 건강 위험도 평가 항목을 하나씩 살펴보고, 점수 계산 과정과 총점 계산법을 알아보자.

질문 1: 당신의 나이는?

수많은 예방할 수 있는 수많은 만성질환에 걸릴 위험은 나이가 들수록 높아진다.

점수계산: 30세 이하는 0점이다. 30~50세는 +1점, 50세 이상은 +2점으로 계산한다(50세 이상부터는 대부분의 만성질환에 걸릴 위험이 훌쩍 높아진다).

질문 2: 당신의 성별은?

이 문항은 특별히 점수를 매기지 않는다. 이 질문을 하는 목적은 여성이나 남성 한쪽 성별에서 위험도를 낮추는 식품 관련 요소가 있다는 사실을 짚고 넘어가기 위해서이다.

여성의 경우 나이가 들면 유방암, 난소암, 자궁경부암, 자궁내막암, 자궁암 같은 병의 위험이 증가한다. 남성은 나이가 들면 전립선암 발병 위험이 높아진다.

질문 3: 당신의 체질량지수는?

체질량지수BMI, body mass index는 병이 생길 위험과 관련이 있다. 체질량지수가 높을수록 당뇨, 암, 심혈관 질환 등에 걸릴 위험도 높아진다. 체질량지수는 키와 몸무게를 기준으로 지방의 양을 계산한 것이다. 체질량지수를 구하는 공식은 다음과 같다.

체질량지수BMI = 몸무게(킬로그램) / 키(미터)^2

정상 체질량지수의 범위는 18~25로 알려져 있다. 18 미만은 저체중으로, 25~30은 과체중으로 분류되며, 30 이상이면 비만에 해당한다. 병적 비만은 체질량지수 40 이상으로 규정된다. 30 이상이 되면 비만과 관련된 모든 질병에 걸릴 위험이 대단히 높아진다. 체질량지수가 높은 사람은 건강 위험도 평가 지수도 높아진다. 체질량지수 평가와 해석 방법에는 여러 가지가 있다. 아동용 기준이 따로 있는 경우도 있고, 아시아 일부 지역에서는 약간 다른 기준표를 사용하기도 한다는 점을 참고해 두기 바란다. 방금 소개한 공식은 세계보건기구WHO에서 채택한 계산법을 따랐다.

점수계산: 체질량지수가 정상(18~25)이면 0점이다. 26~30은 +1점, 30 이상이면 +2점이다.

질문 4: 당신의 과거 병력은?

삶의 다른 많은 부분이 그렇듯 건강도 과거를 바탕으로 미래를 예측할 수 있다. 과거에 병치레가 잦았으면 예전의 몸 상태가 어땠는지에 상관없이 미래에 건강 문제가 생길 위험이 더 크다. 이런 연관성은 수술이나 부상이 아니라 병이 생길 위험과의 관계를 의미하는 것이다. 현재 복용 중인 약이 있다면, 최소한 한 가지 이상의 병이 있을 터이다. 또 출산이나 사고로 인한 수술 외의 이유로 병원에 입원한 적이 있었다면, 과거에 한 가지 이상의 병을 앓은 경험이 있다는 의미다. 우울증, 조울증, 조현병 같은 정신 질환도 중요한 과거 병력에 해당한다. 만일 자신의 과거 병력과 관련한 의문이 있다면 주치의에게 문의하거나 진료 기록 복사본을 요청해서 환자의 과거 병력으로 의사가 메모해 둔 부분을 찾아 읽어본다. 과거의 병력을 훑어보면서 현재까지 진행 중인(활성화 상태인) 질환과 과거에 앓았지만 이제는 완쾌되어서 더 이상 신경을 쓸 필요가 없는(비활성화 상태인) 질환을 구분해서 정리해두면 좋다.

점수계산: 지금까지 병을 앓았던 적이 전혀 없다면, 기쁜 마음으로 0점으로 계산하면 된다. 병을 한 차례 앓았지만 다 나아서 지금은 비활성화 상태(신경을 쓰거나 그에 대해 처치 받을 필요가 없는 상태)라면 +1점이 된다. 이는 완쾌되었을지 모르지만 병으로 입은 피해가 여전히 남아 있을지 몰라서 미래의 건강 위험이 높아진다는 뜻이다. 현재 치료 중인 병이 한 가지 이상이거나 과거에 앓았던 병이 두 가지 이상일 경우(현재 활성화 상태인지 비활성화 상태인지에 관계없이) +2점이 된다.

질문 5: 향후 합병증이나 다른 질환으로 발전할 위험이 지극히 높은 병을 앓고 있는가?

후속적인 영향으로 향후에 다른 문제가 발생할 가능성이 아주 높다고 알려진 질환들이 있다. 예를 들면 다음과 같은 증상들이다.

- 광선각화증
- 염증성 장질환, 셀리악병, 피부경화증, 루프스, 류마티스성 관절염, 다발성 경화증 같은 자가 면역 질환
- 알코올성 간질환
- 바렛 식도
- 고혈압, 관상동맥 질환, 경동맥 질환, 말초혈관 질환 같은 심혈관 질환
- 자궁내막증
- 간염
- 인유두종(HPV) 바이러스 보균
- 가족성 고콜레스테롤 혈증을 포함한 고지혈증
- 치주염
- 자가전증(임신 후반에 나타나는 독소혈증으로 전자간증으로도 불림-옮긴이)
- 만성 신부전
- 두부 외상
- 제1형 당뇨병, 제2형 당뇨병, 임신성 당뇨병

점수계산: 이처럼 위험도가 지극히 높은 병을 앓은 적이 없으면 0점으로 계산한다. 이런 고위험도 질병을 한 가지 앓았다면 +1점, 두 가지 이상이면 +2점이다.

질문 6: 가족의 병력은 어떠한가?

일부 질환은 가족력이 있을 경우 미래의 건강 위험도가 높아지기도 한다. 가족(부모, 형제, 조부)들 중에 다음 세대로 전달될 수 있는 병을 앓았던 사람은 없는지 생각해본다. 유전적으로 어찌해볼 도리가 없는 상황이지만, 이런 상황에 대한 인식은 이런 병에 대한 위험을 낮추는 쪽으로 식생활의 변화를 꾀하는 자극제가 되기도 한다. 가족력 유무를 확인해야 할 질환에는 다음과 같은 것들이 있다.

- 가족성 대장 폴립증, 리프라우메니Li-Fraumeni 증후군, 린치 증후군, 폰 히펠 린다우Von Hippel-Lindau syndrome 증후군, 다낭성 난소 증후군처럼 암과 관련이 있는 증상
- 크론병
- 가족성 고콜레스테롤 혈증
- 유방암, 난소암, 대장암, 전립선암, 위암, 악성 흑색종, 췌장암, 자궁암, 망막모세포종 등의 유전성 암
- 알츠하이머병, 헌팅턴병, 파킨슨병 등의 퇴행성 신경질환

점수계산: 유전 가능성이 있는 병의 가족력이 없으면 0점이다. 이런 병의 가족력이 한 가지 이상 있으면 +2점으로 계산한다.

질문 7: 거주지가 어디인가?

어디에 사느냐가 생사를 좌우하기도 한다. 체르노빌이나 후쿠시마 같은 방사능 오염 지역 근방에 사는 것이 아니더라도 암 같은 특정 질병의 발생률이 높은 지역들이 있다. 그런데 그런 지역에 거주하는 사람들은 위험성이 높다는 사실이나 그런 위험을 낮추는 방법이 있다는 사실을 대부분 모른 채로 살아간다. 가령 미국에서 암 발병률이 가장 높은 주를 순서대로 꼽으면 켄터키, 델라웨어, 루이지애나, 펜실베이니아, 뉴욕, 메인, 뉴저지, 아이오와, 로드아일랜드, 코네티컷주이다. 공중 보건 전문가들은 환경을 비롯한 여러 요인이 위험도를 높인다고 추측한다. 암 발병률이 높은 주에 산다면 위험을 낮출 수 있는 조치를 반드시 실천해야 한다. 전 세계에서 암 발병률이 높은 국가로는 덴마크, 프랑스(대도시지역), 오스트레일리아, 벨기에, 노르웨이, 아일랜드, 한국, 네덜란드, 뉴칼레도니아이다. 지금 나열한 국가들에 현재 거주한다면 암 발생 고위험 지역에서 사는 셈이다.

당뇨병의 경우 미국령인 푸에르토리코와 괌, 미국의 주들 중에서는 미시시피, 웨스트버지니아, 켄터키, 앨라배마, 루이지애나, 테네시, 텍사스, 아칸소가 발병률이 높다. 전 세계적으로는 마셜제도, 미크로네시아, 키리바시, 프랑스령 폴리네시아, 사우디아라비아, 바누아투, 쿠웨이트, 바레인, 모리셔스, 뉴칼레도니아가 발병률이 높다.

심혈관 질환이 높은 미국의 주는 켄터키, 웨스트버지니아, 루이지애나, 오클라호마, 앨러배마, 미시시피, 미시간, 아칸소, 테네시, 텍사스주이다. 전 세계에서 심혈관 질환 발병률이 높은 국가들로는 러시아, 우크라이나, 루마니아, 헝가리, 쿠바, 브라질, 체코공화국, 아르헨

티나, 멕시코가 있다.

현대적인 의료 서비스를 받을 수 없거나 의사가 부족해서 사망자가 더 많이 발생하는 경우도 있다는 사실을 염두에 두자. 그렇더라도 이 지역들은 치명적인 병에 걸릴 확률이 세계에서 가장 높은 편에 든다. 이 지역에 산다면 다른 지역에 사는 사람들보다 건강상의 위험이 높다.

암, 당뇨병, 심혈관 질환의 세 가지 주요 질환은 식생활과 생활방식을 개선할 경우 병의 진행을 늦추거나 상태를 호전시키고 더 나아가 예방할 수도 있는 대표적인 사례이다.

점수계산: 이 세 가지 질병의 위험도가 높은 상위 10개 지역에 거주하는 사람은 +1점이다. 그렇지 않은 사람들은 모두 0점이다.

질문 8: 당신의 유전적인 위험도는?

체액으로 DNA 검사를 실시해서 유전적인 질병의 위험도를 진단해주는 회사들이 많아졌다. 이런 서비스들은 컴퓨터의 성능이 발달해서 수백만 개의 유전 데이터 값을 분석할 수 있게 되면서 가능해진 정밀 의료 혁명의 일환이다. 가령 타액에도 DNA가 들어 있기 때문에, 침을 뱉어서 유전자 분석 기관에 보내면 암, 파킨슨병, 후발성 알츠하이머병, 셀리악병, 그 밖의 희귀병-유전성 혈전증, 유전성 혈색소 침착증, 포도당-6-인산탈수소효소결핍증, 고쉐병gaucher's disease 제1형, 제XI인자 결핍증factor XI deficiency, 후발성 근육 긴장 이상primary dystonia, alpha-1-항트립신 결핍증alpha-1-antitrysin deficiency-에 걸릴 위험을 확인할 수 있다.

비록 유전성 암이 전체의 5~10퍼센트에 불과하기는 해도 이런 암들은 유전자 검사로 가려낼 수 있다. 이에 해당하는 암은 유방암(남성과 여성 모두), 대장암, 흑색종, 난소암, 췌장암, 전립선암, 위암, 자궁암이다. 일부 심장질환의 발병 위험 역시 DNA 검사로 확인할 수 있다. 가족성 고콜레스테롤 혈증, 동맥 질환, 부정맥, 심근증 발병 위험은 모두 확인이 가능하다. DNA 분석 결과 암, 자가 면역 질환, 퇴행성 신경 질환, 심장질환 등의 유전적 위험성에서 양성 반응이 나타났을 경우, 식단의 변화를 포함해서 생활방식에서 필요한 조치를 즉각적으로 취하면 병의 발생 위험을 낮출 수 있다.

점수계산: DNA 검사를 아직 받은 적이 없다면 0점이다. DNA 검사를 받았는데 위험성이 발견되지 않았을 경우도 0점으로 계산한다. 하지만 DNA 검사 결과 한 가지 질병의 위험도가 높게 나타났다면 +1점이다. 두 가지 이상의 질병에서 위험도가 높게 나왔을 경우에는 +2점이다.

질문 9: 독성 물질에 노출된 적이 있는가?

환경 독소에 노출되면 병에 걸릴 위험이 높아진다. 그런데 우리 주변에 산재한 잠재적인 독성 물질은 너무 많아서 일일이 나열하기가 힘들 정도다. 지금껏 사는 동네, 직장, 가정, 심지어 취미 활동 중에도 독성 물질에 노출됐을지 모른다. 건강에 위협이 될 수 있는 흔한 독성 물질을 몇 가지 소개한다. 혹시 이런 물질들에 장기간 직접적으로 접촉한 일은 없는지 생각해보자.

- 비소(옛날 장난감)

- 석면(오래된 건물)

- 벤젠(휘발유)

- 4염화탄소(과거에 드라이클리닝 용제로 사용됨)

- 다이옥신과 살충제인 DDT

- 포름알데히드(자동차 배기가스)

- 산업 염료(방향족 아민, 아닐린 염료)

- 납

- 수은(과거에 많이 쓰이던 치과용 충전제)

- 염화메틸렌(도료 희석제)

- 파라다이클로로벤젠(좀약, 변기 세정볼, 실내 방취제)

- 과불화 화합물(과거에 프라이팬의 들러붙음 방지 코팅제로 쓰임)

- 방사능(노출 방지 조치를 특별히 취하지 않았을 때)

- 라돈(지면에 있는 방사능이 집에 스며듦)

- 톨루엔(도료 희석제)

- 불연성 담배의 연기(전자담배)

- 염화비닐(수도관)

점수계산: 심각하게 노출되었던 사례가 전혀 없으면 0점이다. 한 가지 독성 물질에 상당히 심각하게 노출되었던 전력이 있다면 +1점, 두 가지 이상의 독성 물질에 노출되었으면 +2점으로 계산한다.

질문 10: 과거에 흡연을 했거나 요즘 흡연을 하고 있는가?

생각해볼 것도 없이 당연한 사실이다. 담배(궐련, 시가, 파이프담배, 코담배, 씹는 담배 등)는 치명적인 습관이다. 하지만 과거에 담배를 피웠지만 끊은 지 오래된 사람이라도 미래의 건강에 악영향이 끼친다는 사실을 인식하지 못하는 사람들이 꽤 있다. 피우는 담배인지 씹는 담배인지 여부는 관계가 없다. 담배는 건강에 끼치는 위해성이 대단히 심각하기 때문에 다른 독성 물질들과 함께 다루지 않고 이렇게 따로 질문 항목을 만들어야 할 정도다. 흡연자와 한 집에서 같이 살거나 함께 많은 시간을 보내는 사람들도 흡연자에 버금가게 위험성이 크다. 심지어 흡연자와 함께 사는 고양이도 털에 묻은 담배 연기를 혀로 핥기 때문에 구강암이 잘 생긴다.

점수계산: 평생 담배를 피운 적이 없다면 0점이다. 과거에 담배를 많이 피웠거나, 과거에 흡연자가 있는 집에서 살았거나, 지금은 아니더라도 과거에 담배를 피우는 사람들이 많은 환경에서(레스토랑, 술집) 많은 시간을 보냈던 사람은 +1점이다. 현재 담배를 피우거나(전자 담배를 포함해서), 흡연자가 있는 환경에서 오랜 시간을 보내고 있다면 +2점이 된다.

질문 11: 술을 마시는가?

적포도주와 맥주의 경우에는 앞에서 설명했듯이 과하지 않게 조금만 마실 경우에는 건강에 도움이 될 수 있다. 과음은 여러 만성질환의 위험을 높이며, 알코올이 독소이기 때문에 특히 소화관에 악영향을 끼친다. 과음이 몸에 해로운 것은 종류에 관계없이 모든 술이 마찬가지다.

점수계산: 술을 전혀 마시지 않는 사람은 0점이다. 적당히(적포도주
나 맥주를 하루에 1잔 이하로 마시는 사람, 독한 술은 제외) 마시는 사람
은 병에 걸릴 위험이 낮아지기 때문에 −1점으로 계산한다. 적포도주
나 맥주, 증류를 하루에 1잔 이상 주기적으로 마시는 사람은 +1점이
다. 알코올 도수가 높은 독한 술을 빈번히 마시는 사람은 +2점으로 계
산한다.

질문 12: 평생 동안 어떤 식이 패턴을 따라왔는가?

사람들 대부분은 식생활을 일평생의 관점에서는 잘 생각하지 않는
다. 하지만 어떤 패턴에 따라서 어떤 음식을 어떻게 먹고 자랐는지에
따라 건강 위험이 높아지거나 줄어든다. 물론 갑자기 식습관에 변화를
주어 방향을 전환하는 것은 더 건강한 미래를 위한 새로운 좋은 출발
이 될 수도 있지만, 전반적인 건강 위험 평가 지수에서 음식과 관련한
부분은 평생 동안의 노출과 오래된 습관이 기본이 된다.

그렇다면 평생 동안 자기 자신이 어떤 식이 패턴을 따라 왔다고 생
각하는가? 크게 보아 다음의 세 가지 패턴 중 한 가지로 분류할 수 있
을 것이다. 첫 번째는 신선한 재료와 야채, 섬유질이 풍부한 지중해식
혹은 아시아식 식단이다. 두 번째는 육류 비중이 높고 야채의 비중은
낮아 '고기와 감자' 위주 식단으로 흔히 일컬어지는 서구식 식단이다.
세 번째는 포장 식품이나 반조리 식품 형태로 시중에서 파는 가공 식
품을 사다 먹거나, 식당에서 패스트푸드나 튀김 음식을 사먹고, 포화
지방, 탄산음료, 간식을 많이 먹는 정크 푸드 식단이다.

점수계산: 첫 번째 분류에 속하면 −1점(건강에 이로우므로 위험도가 낮아진다)이다. 과거에 건강에 나쁜 음식을 먹었지만 지금은 채식 위주의 몸에 좋은 식단을 따르고 있다면 0점으로 계산한다. 그리고 두 번째인 서구식 식단이라고 답했다면 +1점, 세 번째인 정크 푸드라고 답했으면 +2점으로 계산한다.

질문 13: 신체 활동 수준은 어느 정도인가?

연령대에 관계없이 몸을 많이 움직이는 것은 건강에 아주 중요하다. 신체를 단련하고 체력을 키우려면 운동을 해야 하지만, 규칙적으로 빠르게 걷는 것 정도도 건강에 도움이 된다. 군이 헬스클럽에 다니거나 트레이너에게 수업을 받을 필요는 없다. 바깥 활동을 좋아해서 등산을 자주 다니는 사람도 있을 것이다. 혹은 직업적으로 힘을 써야 하는 일을 해서 자연스럽게 육체 활동을 지속적으로 하고 있을지도 모른다.

그런데 직장에서 하루 종일 책상 앞에 앉아 컴퓨터 화면을 들여다보다가, 일과를 마치고 차를 운전해서 퇴근하고, 집에 와서는 소파에 앉거나 누워서 텔레비전만 보는 사람은, 변명의 여지없이 운동이 부족한 생활 방식대로 살고 있다. 신체 활동량이 적은 사람은 거의 모든 시간을 실내에서 보내는 경향이 있다. 정적인 생활 방식은 그 자체로 건강에 위험 요인이 되고, 앞으로 병이 생길 위험을 높인다.

점수계산: 정기적으로 운동을 한다든지 해서 신체 활동량이 꾸준히 많은 사람은 −2점이다(계산할 때 2점을 뺀다). 가끔 운동을 하고, 육체적 활동이 많은 편이라고 스스로 생각하는 사람은 0점이다. 운동을 전혀 안 하고, 몸을 잘 안 움직이는 사람은 +2점으로 계산한다.

질문 14: 반려 동물이 있는가?

반려 동물을 키우면 스트레스와 불안감이 줄어서 정신 건강에 도움이 되고, 신체 활동도 더 많아진다. 개, 고양이, 새, 도마뱀, 말 등의 동물과 함께 생활하고 있는가? 지금이 아니라 과거에 반려 동물을 키웠던 경험조차도 건강 위험 평가에 긍정적으로 반영될 수 있다.

점수계산: 반려 동물을 키우거나 키웠던 경험이 있으면 −1점이다(계산할 때 1점을 뺀다). 반려 동물을 키운 적이 전혀 없으면 0점으로 계산한다.

질문 15: 어릴 때 모유를 먹고 자랐는가?

모유 수유는 아기와 엄마의 유대감을 형성할 뿐 아니라 아기의 면역에 유리한 조건을 만들어준다. 모유수유를 하며 자란 아이는 평생 동안 면역 체계가 훨씬 튼튼하다는 사실이 연구를 통해 밝혀졌다. 모유에는 엄마의 항체뿐 아니라 건강한 박테리아가 들어 있어서 모유는 아기의 몸에 건강한 마이크로바이옴이 형성시킨다. 게다가 텔로미어의 길이도 늘린다. 간단히 말해서 모유를 먹고 큰 사람은 모유를 먹지 않은 사람에 비해 건강에 유리한 고지에 서게 되는 것이다.

점수계산: 어릴 때 모유를 먹고 컸으면 −1점이다. 모유를 먹었는지 여부가 확실하지 않으면 0점, 확실히 모유를 먹지 않았으면 +1점으로 계산한다.

질문 16: 야간 근무를 하는가?

여러 중요한 직업들 중에는 밤에 일할 사람이 필요한 경우가 많다.

의료기관, 경찰, 보안업체, 군대, 기술지원 기관에는 일반적으로 야간 근무 담당자가 있다. 나도 병원에서 레지던트 과정을 밟던 시절에 주기적으로 몇 주씩 철야 근무를 해야 했다. 야간 근무를 할 때는 설사 낮에 충분히 잠을 잘 시간이 있더라도 몸에 무리가 갈 수 있다. 인간의 몸은 본질적으로 태양의 신호에 맞춰져 있기 때문이다. 호르몬, 심혈관계, 마이크로바이옴, 면역은 모두 24주기 생활 리듬에 따르도록 설계됐다. 밤에 잠을 자지 못하면 이런 체계가 본능적인 주기와 어긋나서 몸의 방어력이 약해진다. 학생 시절에 가끔씩 며칠 밤을 새우는 것은 어렵지 않은 일이지만, 나중에 가서 몸이 그 대가를 치른다. 며칠 동안이나 몸이 찌뿌둥할 뿐 아니라 평소보다 병에 쉽게 걸린다. 몸의 방어력이 정상이 아니라는 신호가 여기저기에서 나타난다. 직업적으로 밤샘 근무를 할 경우에는 몸에 훨씬 큰 지장이 생긴다. 야간 근무를 하는 사람들은 심혈관 질환, 일부 암을 비롯한 다양한 만성 질병에 걸릴 위험이 높다는 사실은 관련 연구들로도 확인됐다.

점수계산: 현재 야간 근무를 하고 있다면 +1점을, 밤에는 일을 하지 않고 있다면 0점을 매긴다.

질문 17: 생활 속에서 받는 스트레스는 어느 정도인가?

삶에서 느끼는 약간의 스트레스는 아무런 문제가 되지 않으며, 오히려 일과 취미 활동에서 성공의 자극제가 되기도 한다. 하지만 만성적인 스트레스는 건강방어 능력에 해가 되는 큰 부담을 안긴다. 가령 부신에서 분비되는 코티졸의 양을 증가시키고, 심장에 과도한 활동을 요구하고 마이크로바이옴을 안 좋게 바꾸고, 혈관신생에 지장을 초래하고, 줄기세포의 기능을 손상시키고, 면역력을 약화시킨다. 스트레스는 감정, 행동, 신체, 사회, 재정적 요인과 연관이 있을 수 있다. 끊임없이 스트레스, 불안, 두려움, 분노를 느끼며 살아가고 있는가? 아니면 삶에서 주기적으로 직면하는 스트레스 요인을 큰 고뇌 없이 넘기는 편인가? 일상생활에서 느끼는 자신의 스트레스 수치를 낮음, 보통, 높음으로 평가해보자.

점수계산: 낮음으로 평가했으면 0점이다. 보통이면 +1점, 높음이면 +2점을 매긴다.

질문 18: 부모님이 건강 문제로 이른 나이에(50세 이전에) 돌아가셨는가?

부모의 건강은 당신 건강의 운명을 예측하는 요소 중 하나가 될 수 있다. 단순히 부모의 유전자뿐 아니라 생활방식에 영향을 끼치는 성격이나 행동도 어릴 때 은연중에 보고 배우면서 대물림이 된다. 우리는 건강에 이로울 수도, 해로울 수도 있는 이런 후성적인 영향을 평생 지니고 살아간다. 부모님이 사고 등의 다른 원인이 아니라 건강 문제로 이른 나이에 세상을 떴을 경우는 유전적, 후성적으로 대물림되는 어떤 문제가 존재한다는 신호일 수 있다. 부모가 젊은 나이에 목숨을 잃는 흔한 원인으로는 암, 심혈관 질환, 당뇨 합병증 등이 있다. 만일 부모 중에 이런 다인성 질환으로 50세 이전에 세상을 떴을 경우, 당신의 건강 위험도는 평균보다 높아질 수 있다.

점수계산: 부모가 두 분 모두 50세 이상까지 사셨으면 0점이다. 두 분 중 한 분이 50세 이전에 병으로 사망했으면 +1점, 두 분 모두 50세 이

전에 병으로 사망했으면 +2점이다.

건강 위험도 평가 총점 계산

건강 위험 평가 문항에 모두 응답했으면, 이제는 각 문항별 점수를 더해서 건강 위험도 총점을 구해보자. 총점이 높을수록 위험도가 커진다. 총점의 최댓값은 29점이며, 총점을 기준으로 레드, 옐로우, 그린의 세 가지 영역으로 나뉘게 된다. 각자 계산한 총점에 해당하는 영역을 찾아 읽어서, 어느 정도의 위험이 있으며 어떤 행동을 취할 필요가 있는지를 확인해보자.

총점 19~29점: 레드 존Red Zone

고위험군

평가 점수의 합계가 이 범위 내에 있다면, 당신은 정확히 위험 구역에 들어와 있다. 계획적으로 삶을 변화시키지 않는다면 곤란한, 아주 좋지 않은 상황이다. 앞으로 심각한 질환에 정면으로 맞닥뜨릴 가능성이 농후하다. 미래의 건강 위험을 낮추기 위해 지금 할 수 있는 일이 무엇인지, 특히 식습관과 생활방식에 어떤 변화가 필요한지를 진지하게 살펴보아야 할 때다. 앞에서의 평가 문항 중에 최소한 9개와 관련해서 의도적인 변화를 꾀할 수 있다. 이를테면 이런 식의 변화가 가능하다. 체중을 줄이고, 위험도가 낮은 지역으로 이사하고(물론 쉽지는 않겠지만 고려해볼 만한 가치가 있다), 금연하고, 술을 덜 먹고, 스트레스를 줄이고, 야간 근무를 그만두고, 반려동물을 키우고, 매일 산책을 하는 것이다. 그리고 가장 중요하게는 5×5×5 플랜을 이용해서 즉시 식단에 변화를 주는 것이다. 이 책에 나온 몸에 좋은 음식을 먹어야 한다.

총점 10~18점: 옐로우 존^{Yellow Zone}

중위험군

평가 점수의 합계가 이 범위 내에 있다면, 절박한 위험에 처해 있지는 않지만, 위험도가 더 이상 높아지지 않게 적극적으로 노력할 필요가 있다. 건강 위험을 낮추려면 식단에 면밀한 주의를 기울이도록 한다. 담배를 피우지 않고 규칙적으로 운동을 하는 사람이라면, 식단을 활용해서 암에 걸릴 위험을 70퍼센트, 당뇨병에 걸릴 위험은 90퍼센트, 심장질환에 걸릴 위험도 80퍼센트나 낮출 수 있다는 사실을 기억하라. 아직 위험에 처하지는 않았지만, 경계를 늦춰서는 안 된다. 건강 방어 능력을 높이는 음식을 꾸준히 챙겨 먹도록 하자.

그런데 이 영역에 해당하는 사람들은 스스로가 건강하다고 생각할지 모르지만, 경계 영역인 옐로우 존에 있는 것임을 잊지 말아야 한다. 경계 범위에 든 이유가 사는 지역이나 나이처럼 스스로의 통제 가능 범위가 아닐지도 모른다. 특히 나이는 세월이 흐를수록 높아지므로 많은 질병에 걸릴 위험도 갈수록 높아진다. 게다가 가족력, 나쁜 습관, 직업적인 위험 요인 등이 더해져서 옐로우 존에 들어오게 되었을 것이다. 이런 경우에는 스스로의 힘으로 통제 가능한 부분의 위험을 줄이는 것을 최우선으로 해야 한다.

총점 0~9점: 그린 존^{Green Zone}

저위험군

위험이 가장 낮은 축에 들게 된 것을 축하한다! 이 범위에 든 사람들은 아마도 보통 사람들보다 젊고, 날씬하고, 살면서 해로운 요소에 노출이 덜 되었고, 담배를 피운 적이 없고, 몸에 좋은 음식을 챙겨 먹는 편이고(의식하고 있었든 아니든 상관없이), 유전자가 훌륭하고, 신체 활동량이 많은 편일 것이다. 앞으로도 계속 이 그린 존에 머물고 싶을 텐데, 실제로도 그렇게 하기에 가장 유리한 입지에 있다. 나이가 들고 주위 환경에서 독성 물질에 지속적으로 노출될 것이므로, 위험도 총점은 앞으로 증가할 수밖에 없다. 이때 먹는 음식의 도움을 받을 수 있다.

우선은 계획적으로 식단을 조절해서 건강방어체계를 강화하는 것으로 시작한다. 그리고 이 책에 나왔던 것들 중에 본인에게 생소한 식품을 먹어보도록 하자. 2부에서 각 건강방어체계 항목마다 그와 관련한 수많은 식재료가 있다는 사실을 알아보았다. 새롭게 시도한 식품들을 기록에 남겨서 어떤 음식들이 입에 잘 맞았는지를 주기적으로 확인하자. 앞으로도 계속 지금처럼 잘 해나가고 건강방어체계를 강화해서 이 시대의 환경과 노화의 공격에 맞서자.

몸이 스스로 치유할 수 있는 새로운 과학적 방법

먹어서 병을 이기는 법

초판 1쇄 발행 2020년 7월 1일
초판 5쇄 발행 2024년 4월 22일

지은이 윌리엄 리
옮긴이 신동숙
감수 김남규
펴낸이 유정연

이사 김귀분
책임편집 조현주 **기획편집** 신성식 유리슬아 서옥수 황서연 정유진 **디자인** 안수진 기경란
마케팅 반지영 박중혁 하유정 **제작** 임정호 **경영지원** 박소영

펴낸곳 흐름출판(주) **출판등록** 제313-2003-199호(2003년 5월 28일)
주소 서울시 마포구 월드컵북로5길 48-9(서교동)
전화 (02)325-4944 **팩스** (02)325-4945 **이메일** book@hbooks.co.kr
홈페이지 http://www.hbooks.co.kr **블로그** blog.naver.com/nextwave7
출력·인쇄·제본 (주)상지사 **용지** 월드페이퍼(주) **후가공** (주)이지앤비(특허 제10-1081185호)

ISBN 978-89-6596-386-8 03510